B. Zernikow (Hrsg.)

Schmerztherapie bei Kindern

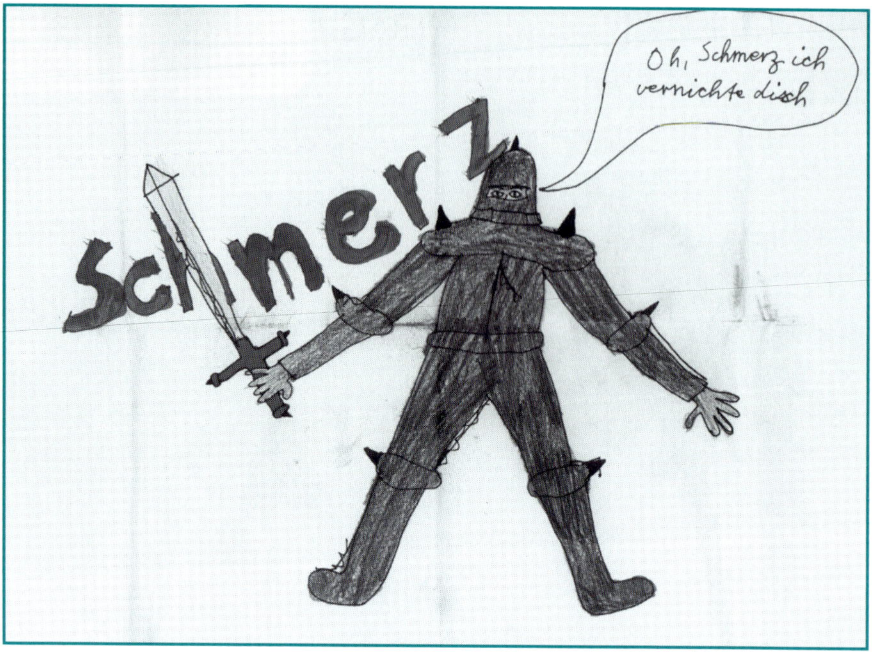

„Den Ritter auf der Umschlagseite hat die 10jährige Senta A. gemalt. Senta leidet an rezidivierenden Bauchschmerzen. Die Abbildung stellt einen Schmerzfighter dar. Der Schmerzfighter wurde von Senta im Rahmen einer Imaginationsübung erstellt. Er soll ihr in ihrer Phantasie bei aufkommenden Schmerzen zur Seite stehen. Senta meint, der Schmerzfighter zerschneidet den Schmerz und hilft ihr so, den Schmerz nicht stärker werden zu lassen".

Springer

Berlin
Heidelberg
New York
Barcelona
Hongkong
London
Mailand
Paris
Singapur
Tokio

B. ZERNIKOW (HRSG.)

Schmerztherapie bei Kindern

Mit 20 Abbildungen und 48 Tabellen

Springer

Dr. med. Boris Zernikow
Universität Witten-Herdecke
Vestische Kinderklinik
Dr.-Friedrich-Steiner-Straße 5
45711 Datteln
e-mail: Boris.Zernikow@t-online.de

ISBN 3-540-67324-5 Springer-Verlag Berlin Heidelberg New York

Die Deutsche Bibliothek – CIP-Einheitsaufnahme

Schmerztherapie bei Kindern / Hrsg.: B. Zernikow. – Berlin; Heidelberg; New York; Barcelona; Hongkong; London; Mailand; Paris; Singapur; Tokio: Springer, 2001
ISBN 3-540-67324-5

Springer-Verlag Berlin Heidelberg New York
ein Unternehmen der BertelsmannSpringer Science+Business Media GmbH

Spezieller Hinweis: Obwohl die gegebenen Dosisempfehlungen von den Autoren sorgfältig geprüft wurden, können die Autoren keine Verantwortung für die Dosisangaben übernehmen. Es liegt in der Verantwortung des behandelnden Arztes, die Dosierungen anhand der Produktinformation bzw. unter Benutzung von Standardliteratur zu überprüfen.
Aus der Tatsache, dass ein Medikament für eine bestimmte Indikation vorgeschlagen wird, kann nicht geschlossen werden, dass für diese Indikation eine Zulassung besteht. Zulassungsbeschränkungen hinsichtlich des Alters der Patienten und mögliche Kontraindikationen müssen vom behandelnden Arzt gewissenhaft geprüft und nicht zuletzt aus forensischen Gründen mit den Patienten und/oder Eltern besprochen werden.

Lektoratsplanung: U. Hartmann
Umschlaggestaltung: M. Mönnich, de'blik Konzept & Design, Berlin
Satz und Grafiken: Fotosatz-Service Köhler GmbH, Würzburg
Druck- und Bindearbeiten: Saladruck GmbH, Berlin
SPIN: 10755071 22/3130 – 5 4 3 2 1 0 Gedruckt auf säurefreiem Papier

Liebe Hannah Sophie!

Voller Energie vorzeitig ins Leben gepurzelt, hast Du früh Schmerzerfahrungen machen müssen. In der Hoffnung, dass andere Frühgeborene und auch ältere Kinder eine so verantwortungsvolle Schmerztherapie erhalten wie Du, sei Dir dieses Buch gewidmet.

Geleitwort

Schmerz und Schmerztherapie ist immer noch vernachlässigt innerhalb der Medizin. Die Fortschritte der letzten Jahre, vor allem im Bewusstsein der Öffentlichkeit und auch der Politiker, können nicht darüber hinwegtäuschen, dass das Problemfeld akuter und chronischer Schmerz noch weit von einer Lösung entfernt ist. Immer noch wird postoperativer Schmerz als „natürliche“ Folge einer Operation missverstanden, und immer noch ist Schmerz im Bewusstsein vieler etwas, das z. B. zum Tumorleiden dazugehört. Meist handelt es sich bei den Betroffenen um Erwachsene, die sich ausdrücken können und ihre Bedürfnisse durchsetzen können.

Besonders schlimm ist die Situation aber für Kleinkinder und Kinder. Zunächst stand da über viele Jahre die Behauptung im Raum, dass Kinder keine oder weniger Schmerzen verspüren würden. Eine lange Tradition, die z. B. in Beschneidungen und ähnlichen Riten, die sich bis heute noch erhalten haben, ihren Ausdruck findet. Kleinkindern fehlt die Möglichkeit, sich zu artikulieren, zumindest aber kann die Artikulation fehlgedeutet werden. Schmerz, Stress, Unwillen bilden dann fliessende Grenzen, und die Interpretation bleibt Erwachsenen vorbehalten, die offensichtlich nicht immer das richtige Verständnis aufbringen. Auch die Interaktion von Eltern mit ihren Kindern ist oft nicht so ausgelegt, dass die wirklichen Wünsche und Bedürfnisse der Kinder ausreichend berücksichtigt werden. All dies macht Kinder, wenn sie Patient werden, wehrlos, verletzlich und teilweise zu Opfern.

Ein anderer Aspekt ist, dass wir noch viel zu wenig von den Auswirkungen der akuten Schmerzen bei Kindern auf das spätere „Schmerzgedächtnis“ und auf spätere Lebensweisen wissen. Die Literatur ist gefüllt von Arbeiten über Chronifizierung, aber leer an Arbeiten über die Chronifizierungseinflüsse kindlicher Schmerzen. Wir können nur vermuten, dass kindlicher Schmerz nicht nur biochemische Prozesse auslöst, nicht nur Genveränderungen induziert, sonder auch Verhalten, Reaktionen, Empfinden verändert. Ausreichende Schmerztherapie ist deshalb bei Kindern enorm wichtig, will man nicht völlig unbekannte und vielleicht weitreichende Folgen in der Entwicklung des Kindes riskieren.

Das vorliegende Buch geht auf viele dieser Aspekte ein, gibt praktische Hinweise und Anleitungen, berücksichtigt die psycho-sozialen Auswirkungen chronischer Schmerzen und beschreibt unterschiedliche Krankheitsbilder. Es ist das Verdienst von Herrn Dr. Zernikow, hier das erste umfassende deutsche Lehrbuch für Schmerztherapie bei Kindern vorzulegen und damit ein grosses

Vakuum auszufüllen. Dieses Vakuum ist besonders bedeutsam geworden, seit der deutsche Ärztetag 1996 beschlossen hat, Schmerztherapie als Weiterbildungsinhalt in jedem klinischen Fach zu verankern, so auch in der Pädiatrie. Pädiater sind nach wie vor in der Deutschen Gesellschaft zum Studium des Schmerzes (DGSS) völlig unterrepräsentiert, auch in der Deutschen Interdisziplinären Vereinigung für Schmerztherapie (DIVS) fehlt eine pädiatrische Beteiligung. Man kann dem Buch und dem Bemühen der Autoren daher nur wünschen, dass notwendige Brücken geschlagen werden, dass Sensibilität und Bewusstsein wachsen, und dass schließlich das vernachlässigte Gebiet kindlicher Schmerzen aus dem Schatten hervorgeholt wird. Unbehandelter Schmerz bei Kinder trifft die wehrlosen Opfer. Dieses Buch bietet die Grundlage für qualifizierte Therapie und eine Beherrschung des Problems kindlicher Schmerzen.

MICHAEL ZENZ, Bochum

Vorwort

Noch 1968 hieß es in einem amerikanischen Übersichtsartikel von Swafford u. Allen: „Pädiatrische Patienten benötigen nur selten Schmerzmedikamente. Im Allgemeinen tolerieren sie Schmerzen gut" [Swafford u. Allen (1968) Med Clin N Am 52: 131–136]. 1987 publizierte Anand im Lancet eine richtungweisende Arbeit, als er zeigen konnte, dass Frühgeborene bei der Ductusligatur von einer intraoperativen Fentanylanalgesie profitieren [Anand et al. (1987) Lancet I: 62–66]. Seine Literaturrecherche vor Studienbeginn hatte ergeben, dass damals 3/4 aller Operationen an Frühgeborenen ohne (ausreichende) Analgesie durchgeführt wurden. Nach herrschender Lehrmeinung hatten Frühgeborene keine Schmerzen – wozu sollte man sie dann analgesieren? Heute – nur 13 Jahre später – empfinden wir ein solches Vorgehen zu Recht als barbarisch.

Die Lehrmeinungen haben sich grundlegend geändert: Frühgeborene empfinden Schmerzen nicht viel anders als Erwachsene! Physiologische Besonderheiten, die von Prof. Sandkühler u. Dr. Benrath in Kap. 1 sehr anschaulich dargestellt werden, lassen vermuten, dass sie vielleicht sogar mehr Schmerzen empfinden.

„L'homme est un apprenti, la douleur est son maître" („Der Mensch ist ein Lehrling, und Schmerz ist sein Meister", Alfred de Musset, *La Nuit d'Octobre*, 1837) erlangt in der Neonatologie traurige Wahrheit. In der Neonatalzeit – bekanntlich die Zeit der größten zerebralen Plastizität – verändern starke Schmerzen das nozizeptive System so sehr, dass der Effekt nach Monaten, vielleicht sogar bis ins Erwachsenenalter hinein nachweisbar ist [Taddio et al. (1997) Lancet 349: 599–603].

Wir können heute hinsichtlich des Schmerzempfindens von Kindern auf deutlich mehr wissenschaftliche Erkenntnisse zurückgreifen als vor 13 Jahren, und dennoch: In der täglichen Routine erhalten Kinder nach wie vor weniger Analgesie als Erwachsene [Petrack et al. (1997) Pediatrics 99: 711–714] und Neugeborene weniger als ältere Kinder [Bauchner et al. (1992) J Pediatr 121: 647–9].

Selbst während der Lebensendphase wird bei Kindern die Schmerztherapie sträflich vernachlässigt [Wolfe et al. (2000) N Engl J Med 342: 326–333]. Hierfür lassen sich 5 Gründe anführen:

1. Noch immer grassiert der Irrglaube, Kinder empfänden weniger Schmerz und könnten sich kaum an erlittene Schmerzen erinnern. Heutzutage vertritt kaum jemand diese Meinung explizit. Aber liegt sie nicht implizit dem beobachteten Unterschied im Analgetikaeinsatz zwischen Pädiatrischen und Neonatologischen Intensivstationen zugrunde?

2. Bei kleineren Kindern sind Schmerzen unzweifelhaft schwerer zu erkennen als bei Erwachsenen. Unter Umständen zeigen Neugeborene unter starkem Schmerz nach außen hin völlige Ruhe.
3. Kindern ist es verwehrt, sich schmerzhaften Eingriffen durch Noncompliance zu entziehen.
4. Gewisse Schmerzen – man denke an Kopf- oder Bauchschmerzen – werden bagatellisiert.
5. Es ist das gemeinsame Bestreben von Kinderärztinnen/ärzten und Krankenschwestern/-pflegern, zu helfen, und nicht zu schaden. Meist gelingt es, Kinder vollständig von ihrer Krankheit zu heilen. Bleibende analgesiebedingte Schäden sind demnach inakzeptabel. Bei Erwachsenen mit ihren chronischen Krankheiten steht eher die Schmerzlinderung im Vordergrund – auch um den Preis körperlicher Integrität.

Die Arbeiten in diesem Buch helfen, Schmerzen bei Kindern zu verstehen und zu bewerten. Zunächst möchten wir Leserinnen und Leser mit den Grundlagen der pädiatrischen Schmerztherapie vertraut machen durch die einleitenden Kapitel zu Schmerzphysiologie, Schmerzmessung, klinischer Pharmakologie, psychologischer Schmerzprävention bei akuten Schmerzen und der Rolle der Kinderkrankenpflege.

Aktuelle, wissenschaftlich fundierte Erkenntnisse werden in den folgenden Kapiteln zu kochbuchartigen Rezepten verdichtet und geben Anleitung, wie in einer Vielzahl von Situationen Schmerzen bei Kindern risikoarm und gleichzeitig effektiv zu therapieren sind (Kap. 6–10; 12–14). Ein Schwerpunkt wird auf die Prävention von Stress sowie die psychologische Vor- und Nachbereitung unvermeidbarer Schmerzen gelegt.

Chronische Schmerzen bei Kindern bedürfen eines ausgeklügelten interdisziplinären Behandlungsplans. In ihrer Behandlung spielen neben Kinderärztinnen/Kinderärzten, Kinderkrankenschwestern/-pflegern sowie Krankengymnastinnen/Krankengymnasten auch Psychologinnen/Psychologen eine wichtige Rolle. Am Beispiel funktioneller Bauchschmerzen (Kap. 11) und chronischer Kopfschmerzen (Kap. 12) werden durch ein Team aus Ärztin/Arzt und Psychologin/Psychologe evaluierte interdisziplinäre Therapieansätze vorgestellt. In der postoperativen Phase oder bei schmerzhaften Eingriffen (Kap. 7 und 8) sind sowohl Kinderärztinnen/ärzte als auch Kinderanästhesistinnen/anästhesisten gefragt.

Wenn irgend möglich, sind Regime mit wissenschaftlichem Wirknachweis aufgelistet. Es ist leider ein Faktum, dass die Studien zu Schmerzen beim Kind in einigen Bereichen noch zu lückenhaft sind, um alle Aussagen wissenschaftlich absichern zu können; durch Sachverstand und langjährige Erfahrung der Spezialisten kommen die Autorinnen und Autoren durchweg zu tragfähigen Empfehlungen.

Ausschließlich auf Erfahrung beruht das Abschlusskapitel dieses Buches über ergänzende, naturheilkundlich orientierte Pflege bei schmerzhaften Erkrankungen. Diese Vorschläge harren noch der dringend notwendigen wissenschaftlichen Verifizierung, um Teil der täglich praktizierten Medizin zu werden. Eine jede Leserin und ein jeder Leser ist eingeladen, daran mitzuarbeiten.

Dieses Buch ist ein Beispiel für funktionierende interprofessionelle und interdisziplinäre Kooperation aller beteiligten Berufsgruppen, wie die Autorinnen/Autoren sie sich für jede Kinderklinik wünschen.

Es konnte nur zustande kommen, weil

- die Qualitätssicherungsgruppe der Gesellschaft für Pädiatrische Hämatologie und Onkologie den Dres. Fengler, Grießinger und mir das Verfassen von Schmerztherapieempfehlungen anvertraute, deren Verwirklichung insbesondere von Frau Prof. Dr. U. Creutzig und Prof. Dr. G. Henze mit Rat und Tat unterstützt wurde,
- die Deutsche Leukämieforschungshilfe und die Mundipharma GmbH das Projekt STOP (*S*chmerz-*T*herapie in der *O*nkologischen *P*ädiatrie) förderten, wodurch ich zeitliche Freiräume für die Forschung auf dem Gebiet pädiatrischer Schmerzen erhielt,
- sich Prof. Dr. M. Zenz vor Jahren die Zeit nahm, einen „Frischling" an seinen schmerztherapeutischen Erfahrungen teilhaben zu lassen,
- mein Freund und Mentor Dr. E. Michel sowie meine Frau Dipl.-Psych. Jutta Ossenbrügger viel Zeit, Energie und kritischen Sachverstand bei der „Geburt" dieses Werkes aufbrachten,
- Prof. Dr. W. Andler und der leitende Oberarzt der Vestischen Kinderklinik, Guido Bürk, auf freundschaftliche Art und Weise die teilweise unkonventionellen Wege eines Assistenzarztes mittrugen.

Danken möchte ich allen Autoren für ihr großes Engagement, Frau Dr. Gabriele Lindena (Mundipharma GmbH) für wertvolle Kritik, den Mitarbeitern des Springer-Verlags für ihre professionelle Arbeit, den Hauptsponsoren für ihre Unterstützung sowie ihre konsequente inhaltliche Nichteinmischung und Wilma Henkel für ihre unermüdliche Arbeit mit den Manuskripten.

Kann das Buch „Schmerztherapie bei Kindern" nur ein wenig dazu beitragen, die aktuellen Erkenntnisse zur Schmerztherapie bei Kindern in die klinische Praxis umzusetzen, hat sich die Mühe seiner Autoren gelohnt.

Datteln, im Herbst 2000 BORIS ZERNIKOW

Inhaltsverzeichnis

Kapitel 3 Klinisch-pharmakologische Grundlagen der Schmerztherapie insbesondere des Neugeborenenalters

B. ROTH, CH. HÜNSELER

Kapitel 4 Psychologische Interventionen bei akuten Schmerzen im Kindesalter

H. LABOUVIE, M. KUSCH, U. BODE

Kapitel 5 Die Rolle der Kinderkrankenpflege in der Schmerztherapie
B. Jung, S. Würdisch

Kapitel 6 Schmerztherapie bei akuten pädiatrischen Erkrankungen und bei Impfungen
B. Zernikow, G. Bürk, E. Michel

Kapitel 7 Schmerzhafte interventionelle Eingriffe
P. Reinhold, P. Köster-Oehlmann

Kapitel 13 Schmerztherapie auf der (neonatologischen) Intensivstation

E. Michel, B. Zernikow

Kapitel 14 Schmerztherapie in der Zahnheilkunde

P. Jöhren, O. Tarsaev, J. Dieckmann

Kapitel 15 Ergänzende, naturheilkundlich orientierte Pflege bei schmerzhaften Erkrankungen

G. Blaser

Verzeichnis der Erstautoren

Blaser, G., Krankenschwester
Medizinische Universitätspoliklinik,
Wilhelmstr. 35–37, 53111 Bonn;
E-Mail: ne-blaser-@netcologne.de
Leitung der naturheilkundlichen Pflege-Ambulanz an der Medizinischen Universitäts-Poliklinik Bonn in Zusammenarbeit mit Priv.-Doz. Dr. K. Kraft.
Arbeitsschwerpunkte: Einführen von naturheilkundlichen Pflegemethoden in Stationen der Universitäts- und Universitätskinderklinik. In Zusammenarbeit mit der schmerztherapeutischen Ambulanz Betreuung von Schmerzpatienten. Schulungen in naturheilkundlicher Pflege. Mitautorin der Checkliste Phytotherapie.

Bürk, G.
Vestische Kinderklinik Datteln – Universität Witten/Herdecke,
Dr.-Friedrich-Steiner-Str. 5, 45711 Datteln
Leitender Oberarzt der Vestischen Kinderklinik – Universität Witten/Herdecke.
Arbeitsschwerpunkte: Rheumatologie, Immunologie, Infektiologie und Gastroenterologie.

Berger, T., Dr. med.
Vestische Kinderklinik Datteln – Universität Witten/Herdecke,
Dr.-Friedrich-Steiner-Str. 5, 45711 Datteln
Oberarzt der Vestischen Kinderklinik – Universität Witten/Herdecke.
Arbeitsschwerpunkt: Gastroenterologie. Ärztliche Leitung des Bauchschmerzprojektes „Bauchtänzer".

Denecke, H., Dr. rer. nat.
Heinrich-Heine-Universität Düsseldorf, Klinische Psychologie,
Universitätsstr. 1, 40225 Düsseldorf,
E-Mail: denecke@uni-duesseldorf.de
Wissenschaftliche Mitarbeiterin der Klinischen Psychologie an der Heinrich-Heine-Universität Düsseldorf.
Forschungsschwerpunkte: Psychologische Schmerzforschung, -diagnostik und -therapie, Psychoendokrinologie und Aufmerksamkeitsprozesse. 1996–1998 Konzeption, Durchführung und Evaluation des Kopfschmerzprojektes "STOP den Kopfschmerz". Mitautorin des dazugehörigen Buches und Manuals "Kopfschmerztherapie mit Kindern und Jugendlichen". Mitglied der Deutschen Gesellschaft zum Studium des Schmerzes (DGSS) und der Deutschen Gesellschaft für Psychologische Schmerztherapie und -forschung (DGPSF).

Jöhren, P., Dr. med. dent.
Universität Witten/Herdecke, Fakultät für Zahn-, Mund- und Kieferheilkunde,
Alfred-Herrhausen-Str. 50, 58448 Witten,
E-Mail: Peterj@uni-wh.de
Leitender Oberarzt der Universitätszahnklinik, Fakultät Zahn-, Mund- und Kieferheilkunde.
Forschungsschwerpunkte: Zahnbehandlungsangst, Schmerztherapie und Implantologie.

JUNG, B., Diplom-Gesundheitswissenschaftlerin
Fachkinderkrankenschwester Anästhesie und Intensivmedizin,
Rolandstr. 32, 33615 Bielefeld,
E-Mail: Barbara.Jung@uni-bielefeld.de
Master of Public Health, Fachkinderkrankenschwester für Anästhesie und Intensivpflege, Diplom-Agraringenieurin. Langjährige Berufserfahrung in unterschiedlichsten Bereichen der Kinderkrankenpflege, Kinderanästhesie und -intensivpflege sowie im Pflegemanagement. Wissenschaftliche Mitarbeiterin der Gesundheitswissenschaftlichen Fakultät der Universität Bielefeld in den Bereichen Gesundheitssystemforschung, schmerzbezogene Pflegeforschung und Qualitätsmanagement. Autorin des Buches: Patientenorientierte Schmerztherapie und Kinderintensivpflege.

LABOUVIE, H., Dipl.-Psych.
Zentrum für Kinderheilkunde der Universität Bonn,
Abteilung für Hämatologie/Onkologie,
Adenauerallee 119, 53113 Bonn,
E-Mail: Labouvie@mailer.meb.uni-bonn.de
Leitende Psychologin in der Abteilung für Hämatologie und Onkologie der Universitätskinderklinik Bonn. Langjährige Berufserfahrung mit der psychologischen Vorbereitung von Kindern und Jugendlichen auf schmerzhafte Maßnahmen innerhalb der stationären onkologischen Therapie. Seit 1999 Leitung und Koordination des Projektes: „Evaluation eines psychosozialen Versorgungskonzeptes für die pädiatrische Onkologie". Das dazugehörige Manual enthält u. a. ein Patientenschulungsprogramm „Hilfe zur Selbsthilfe", in dem für die Patienteneltern psychologische Schmerztherapie praktisch erlernbar gemacht wird.
Wissenschaftliche Arbeiten u. a. auf den Gebieten psychologische Schmerztherapie sowie Versorgungs- und Qualitätsmanagement. Mitherausgeberin des Buches „Stationäre psychologische Betreuung in der Pädiatrie".

MICHEL, E., Dr. med.
Kinderklinik, Kreiskrankenhaus Freudenstadt,
Postfach 380, 72233 Freudenstadt,
E-Mail: Erik.Michel@t-online.de
Oberarzt der Pädiatrischen Intensivstation des Emma Kinderziekenhuis, Academisch Medisch Centrum, Universität Amsterdam, Niederlande.
Berufliche Stationen: Universitätskinderkliniken Freiburg und Münster; Max-Planck-Institut Münster; Kinderklinik Berlin-Neukölln. Zusatzqualifikation: Neonatologie; Spezielle Pädiatrische Intensivmedizin; Sozialmedizin. Mitglied der New York Academy of Sciences.

REINHOLD, P., Priv.-Doz. Dr. med.
Klinik für Anästhesiologie, op. Intensivmedizin, Schmerztherapie,
Klinikum Kreis Herford, 32049 Herford,
E-Mail: Dr.Reinhold@Klinikum-Kreis-Herford.de
Chefarzt der Klinik für Anästhesiologie, operative Intensivmedizin und Schmerztherapie. Facharzt für Anästhesiologie/Spezielle Schmerztherapie.
Arbeitsschwerpunkte liegen in der Kinderanästhesie, -intensimedizin und schmerztherapie. Veröffentlichungen insbesondere zu Lokalanästhetika (inklusive EMLA) und Propofol bei Kindern.

ROTH, B., Prof. Dr. med.
Universitäts-Kinderklinik,
Joseph-Stelzmann-Str. 9, 50924 Köln,
E-Mail: bernhard.roth@medizin.uni-koeln.de
Leitender Oberarzt der Universitätskinderklinik Köln, Leiter des Bereichs Neonatologie und Pädiatrische Intensivmedizin. Mehrjährige Tätigkeit in der pharmakologischen und

toxikologischen Forschung eines Pharmaunternehmens als Laborant. Klinische Forschungs- und Arbeitsgebiete der letzten 10 Jahre: klinische Pharmakologie in der Neonatologie und pädiatrischen Intensivmedizin (Koffein, Analgetika, Sedativa, Kinetikstudien, 1H-MR-Spektroskopie in vivo, Schmerzverhalten bei Frühgeborenen etc). Medizinische Habilitation über die klinische Pharmakologie synthetischer Glukokortikoide im Kindesalter.

Sandkühler, J., Prof. Dr. med.
Institut für Physiologie und Pathophysiologie der Universität Heidelberg,
Im Neuenheimer Feld 326, 69120 Heidelberg,
E-Mail: sandkuhler@urz.uni-heidelberg.de
Professor am Institut für Physiologie und Pathophysiologie der Universität Heidelberg. Studium der Humanmedizin in Heidelberg, Freiburg und Iowa-City (Iowa, USA). Promotion über antinozizeptive Wirkmechanismen von Morphin. Habilitation im Fach Physiologie über die körpereigene Schmerzabwehr. Heisenberg-Stipendium der Deutschen Forschungsgemeinschaft. Sprecher des Forschungsschwerpunktes Multidimensionalität des chronifizierenden Schmerzes an der Medizinischen Fakultät der Universität Heidelberg. Ruf auf das Ordinariat für Neurophysiologie der Universität Wien.

Sittl, R., Dr. med. Dipl.-Soz.
Klinik für Anästhesiologie, Schmerzambulanz,
Krankenhausstraße 12, 91054 Erlangen,
E-Mail: reinhard.sittl@kfa.imed.uni-erlangen.de
Leiter der Schmerzambulanz und des Akutschmerzdienstes für Kinder und Erwachsene der Universitätsklinik Erlangen. Seit Jahren Beschäftigung mit der Schmerztherapie bei Kindern und Jugendlichen und enge Zusammenarbeit mit der Kinderklinik der Universität.

Überall, M.A., Priv.-Doz. Dr. med.
Universitätsklinik für Kinder und Jugendliche,
Loschgestraße 15, 91054 Erlangen,
E-Mail: michael.ueberall@kinder.imed.uni-erlangen.de
Oberarzt an der Abteilung für Neuropädiatrie der Universitätsklinik für Kinder und Jugendliche in Erlangen. Langjährige Tatigkeit im Bereich Neuropädiatrie mit Schwerpunkten auf den Gebieten der Behandlung kindlicher Kopfschmerzen und der pädiatrischen Epileptologie. Habilitation im Fach Pädiatrie über die Relevanz apparativer Untersuchungsverfahren bei kindlichen Kopfschmerzen. Durchführung mehrerer international beachteter Studien zum Einsatz von Triptanen bei kindlicher Migräne. Unter anderem Mitglied der Deutschen Migräne- und Kopfschmerzgesellschaft (DMKG), der Deutschen Gesellschaft zum Studium des Schmerzes (DGSS) und der International Headache Society (IHS).

Zernikow, B., Dr. med.
Vestische Kinderklinik Datteln – Universität Witten/Herdecke,
Dr.-Friedrich-Steiner-Str. 5, 45711 Datteln,
E-Mail: Boris.Zernikow@t-online.de
Assistenzarzt an der Vestischen Kinderklinik – Universität Witten/Herdecke. Seit 1998 Projektleiter von STOP – Schmerz-Therapie in der Onkologischen Pädiatrie, einem Projekt der Gesellschaft für Pädiatrische Onkologie und Hämatologie. Mitglied der International Association for the Study of Pain sowie im Arbeitskreis „Schmerztherapie bei Kindern" der Deutschen Gesellschaft zum Studium des Schmerzes (DGSS). Sprecher des DGSS-Arbeitskreises "Klinische Studien". Träger des Wissenschaftspreises der Gesellschaft für Neonatologie und Pädiatrische Intensivmedizin 1994.

Verzeichnis der Mitautoren

BENRATH, J., Dr. med.
Klinik für Anästhesiologie der Universität Heidelberg,
69120 Heidelberg

BODE, U., Prof. Dr. med.
Zentrum für Kinderheilkunde der Universität Bonn,
Abteilung für Hämatologie/Onkologie,
Adenauerallee 119, 53113 Bonn

DAMSCHEN, U., Dipl.-Psych.
Vestische Kinderklinik Datteln – Universität Witten/Herdecke,
Dr.-Friedrich-Steiner-Str. 5, 45711 Datteln

DIECKMANN, J., Prof. Dr. med. Dr. med. dent.
Klinik für Mund-, Kiefer- und Gesichtschirurgie,
Knappschaftskrankenhaus Recklinghausen,
Dorstenerstr. 151, 45657 Recklinghausen

FROSCH, M., Dr. med.
Universitätskinderklinik,
Albert-Schweitzer-Str.33, 48129 Münster

GRIESSINGER, N., Dr. med.
Schmerzambulanz, Klinik für Anästhesiologie,
Krankenhausstr. 12, 91054 Erlangen

HÜNSELER, C., Dr.
Klinik und Poliklinik für Allgemeine Kinderheilkunde, Universität zu Köln,
Joseph-Stelzmann-Str. 9, 50924 Köln

KÖSTER-OEHLMANN, P., Dr. med.
Klinik für Anästhesiologie, op. Intensivmedizin, Schmerztherapie,
Klinikum Kreis Herford, Postfach 2151, 32049 Herford

KRÖNER-HERWIG, B., Prof. Dr.
Georg-August-Universität Göttingen, Klinische Psychologie und Psychiatrie,
Gosslerstr. 14, 37073 Göttingen

KUSCH, M., Dr. phil., Dipl.-Psych.
Zentrum für Kinderheilkunde der Universität Bonn, Abteilung für Hämatologie/Onkologie, Adenauerallee 119, 53113 Bonn

KOPPERT, W., Dr.
Klinik für Anästhesiologie, Universität Erlangen-Nürnberg,
Krankenhausstraße 12, 91054 Erlangen

Schiessl, C., Dr. med.
Klinik für Anästhesiologie, Universität Erlangen-Nürnberg,
Krankenhausstraße 12, 91054 Erlangen

Tarsaev, O., Dr. med. dent.
Universität Witten/Herdecke, Zahnärztliche Poliklinik,
Fakultät für Zahn-, Mund- und Kieferheilkunde,
Alfred-Herrhausen-Str. 50, 58448 Witten

Würdisch, S.
Kinderkrankenschwester, Vestische Kinderklinik, Universität Witten/Herdecke,
Dr.-Friedrich-Steiner-Str. 5, 45711 Datteln

1 Das nozizeptive System von Früh- und Neugeborenen

J. Sandkühler, J. Benrath

INHALT

1.1 Einleitung

Scheinbar harmlose Schmerzreize können bei Früh- und Neugeborenen das nozizeptive System für Monate oder Jahre ungünstig beeinflussen [51]. So zeigen Neugeborene, bei denen eine Zirkumzision ohne ausreichende Schmerzbehandlung vorgenommen wurde, auch noch Monate später generell erniedrigte Schmerzschwellen [61]. Neuere Arbeiten bestätigen, dass bei Früh- und Neugeborenen Hyperalgesie und Allodynie nicht nur durch große Traumata, z.B. bei Operationen, sondern bereits durch kleinere schmerzhafte Eingriffe, z.B. solche zu diagnostischen Zwecken oder bei der intensivmedizinischen Behandlung, ausgelöst werden können [4,51]. Andererseits können Frühgeborene, die während der Zeit der Intensivbehandlung einer Reihe von schmerzhaften Stimuli ausgesetzt sind, im späteren Leben auch unphysiologisch hohe Schmerzschwellen entwickeln [36,42].

Bei Früh- und Neugeborenen gleicht das nozizeptive System noch nicht dem des Erwachsenen, sondern macht noch eine Reihe von z. T. erheblichen Entwicklungsschritten durch. Hier sind Grundlagenwissenschaften und klinische Forschung in den letzten Jahren zu Erkenntnissen gelangt, die den klinischen Alltag zu beeinflussen beginnen [3, 5, 14, 51]. Allerdings können Eltern, Anästhesisten und Pädiater die Schmerzintensität bei Früh- und Neugeborenen oft nur grob abschätzen. Eine adäquate Schmerztherapie ist daher bei Neugeborenen allein aus diesem Grund schwierig und bedarf besonderer Aufmerksamkeit.

In der folgenden Übersicht werden aktuelle Erkenntnisse über die Besonderheiten von Schmerz und Nozizeption beim menschlichen Früh- und Neugeborenen zusammenfassend dargestellt und durch Ergebnisse aus Tierversuchen ergänzt, die wesentlich zum Verständnis der neurobiologischen Vorgänge beigetragen haben.

1.2 Entwicklung des Schmerzverhaltens

Frühgeborene mit einem Geburtsgewicht von unter 1000 g zeigen bereits in der 26. Woche einen unspezifischen, dennoch deutlichen und gut messbaren Wegziehreflex auf schmerzhafte Reize (Tabelle 1.1).

Man muss daher annehmen, dass bereits zu diesem frühen Zeitpunkt nozizeptive Information das Rückenmark erreicht und dort verarbeitet wird. In diesem Entwicklungsabschnitt führen auch nichtschmerzhafte Stimuli zu unspezifischen Wegziehreaktionen [21]. Spezifische Reaktionen, wie gezieltes Wegziehen der stimulierten Extremität oder Grimassieren, treten dagegen erst auf, wenn nozizeptives und motorisches System weiter ausgereift sind. Spezifische Reflexe sind dann nur noch auf schmerzhafte Stimulation hin auslösbar [46].

Tabelle 1.1. Übersicht über die Entwicklung des Schmerzsystems bei Feten von Mensch und Ratte. Die Ratte hat mit E20 (20. Tag der Embryonalentwicklung) Geburtsreife erlangt

Mensch Woche p.c.	Ratte Tag p.c.	System	Literatur
7.–8.	E15	Reflektorische Bewegung auf Stimulation, Beginn von Spontanbewegungen	[10, 17, 47]
10.–11.	E16	Sensible Versorgung der Hand/Pfote	[24]
13.–14.	E17	Gesamte Körperoberfläche sensibel innerviert, rezeptive Felder vorhanden	[20, 26]
26.	E19	Wegziehreflex auf noxische Stimulation	[6, 30]
22.–34.	Ab E19	Ausbildung der Projektionsbahnen vom Thalamus zum primär sensorischen Kortex	[26]
26.–31.	Entfällt	Grimassieren auf noxische Stimulation	[15]

Im Gegensatz zu früheren Annahmen liegen die Schmerzschwellen bei Früh- und Neugeborenen generell niedriger, und die Schmerzreaktionen sind stärker ausgeprägt als bei Jugendlichen oder Erwachsenen [6].

1.2.1 Entwicklung des peripheren sensiblen Nervensystems

Die Innervation der Haut mit myelinisierten, schnell leitenden A-Fasern und nichtmyelinisierten, langsam leitenden C-Fasern beginnt bereits am 14. Tag der Embryonalentwicklung (E14) der Ratte [20]. Obwohl die Entwicklung der A-Fasern früher als die der C-Fasern beginnt, erfolgt die Innervation der Haut ausgehend vom Rumpf auf die Extremitäten für beide Fasertypen etwa gleichzeitig.

Eine deutliche Zuordnung innervierter Hautareale zu einzelnen Nervenfasern (rezeptive Felder) ist bereits ab E17 nachweisbar [20, 27]. Sensorische Informationen aus diesen rezeptiven Feldern werden zunächst mit niedrigerer Frequenz und geringerer Geschwindigkeit als beim adulten Tier fortgeleitet. Erst von Geburt an entsprechen Reizschwelle und Entladungsfrequenz von polymodalen, d.h. auf Temperatur und Druck reagierenden Nozizeptoren denen im Erwachsenenalter. Dagegen erreichen hochschwellige Aδ-Mechanorezeptoren bei der Geburt noch nicht ihre spätere maximale Aktionspotentialfrequenz. Die niederschwelligen Mechanorezeptoren sind zum Geburtszeitpunkt ebenfalls funktionell noch nicht ausgereift [25].

1.2.2 Entwicklung der spinalen Nozizeption

Zeitgleich zur Innervation der peripheren Gewebe sprossen die sensiblen Fasern in das Rückenmark ein. Die A-Fasern wachsen bei der Ratte ab E15 in das Hinterhorn ein, ab E19 folgen die C-Fasern [19]. Es wird vermutet, dass eine erfolgreiche Innervation der Haut das Einwachsen der Nervenfasern in das Rückenmark auslöst [22]. Damit ist gewährleistet, dass nur sensible Nervenfasern, denen ein rezeptives Feld zugeordnet ist, Synapsen zu Rückenmarksneuronen ausbilden. Synaptische Verbindungen mit den Motoneuronen sind eine Voraussetzung zum Auslösen von Reflexen und bestehen ab E17 [65].

Das Einwachsen von A- und C-Fasern in das Hinterhorn folgt der Somatotopie [18, 23], d. h. benachbarte Abschnitte der Körperoberfläche lassen sich benachbarten Neuronenpopulationen im Rückenmark und im Kortex zuordnen.

Darüber hinaus entwickeln sich verschiedene histologische Schichten (Laminae) im Hinterhorn, deren Neurone unterschiedliche Funktionen ausüben. Beim Erwachsenen enden Aβ-Fasern *ausschließlich* in den Laminae III und IV des Hinterhorns. Beim Feten und Neugeborenen enden sie *zusätzlich* in den Laminae I und II und ziehen sich aus diesen innerhalb der ersten 3 Wochen postpartal wieder zurück [26].

Im Gegensatz dazu wachsen C-Fasern von Anfang an in die oberflächlichen Laminae I und II ein. Das Einwachsen von C-Fasern in die Laminae I und II scheint für das Zurückziehen der Aβ-Fasern aus diesen Laminae verantwortlich zu sein. Vermutlich sezernieren die C-Fasern Substanzen, die das Einsprossen von Aβ-Fasern in ihr Territorium verhindern oder wieder rückgängig machen.

In einer Übergangszeit von einigen Tagen postpartal enden bei Ratten sowohl Aβ- als auch C-Fasern in den Laminae I und II des Hinterhorns [26]. Die heftige Reaktion von Frühgeborenen auf leichte Berührungsreize könnte so erklärt werden.

1.2.3 Entwicklung der synaptischen Verbindungen im Rückenmark

Die Entwicklung des neuronalen Netzes im Rückenmark verläuft von ventral nach dorsal [2]. Zuerst entwickeln sich die Motoneurone im Vorderhorn. Sie werden gefolgt von den Interneuronen, die synaptische Verbindungen mit den Motoneuronen herstellen. Die Neurone der Laminae I und II entstehen zuletzt. Auch die Ausbildung der synaptischen Verbindungen verläuft entsprechend von ventral nach dorsal.

Das führt dazu, dass bei Ratten im Hinterhorn der Höhepunkt der Synaptogenese zwischen primär afferenten Neuronen und Interneuronen erst innerhalb der 1. Woche postpartal liegt [30]. Daher sind bei neugeborenen Tieren die synaptischen Verbindungen zwischen primären Afferenzen und Hinterhornneuronen funktionell noch nicht vollständig ausgereift. So führt elektrische Stimulation von sensiblen Nervenfasern bei Hinterhornneuronen zu Reizantworten mit längerer und stärker variabler Latenz als bei adulten Tieren [18, 41].

Hautreize bewirken eine langanhaltende Erregung von Hinterhornneuronen, und bei wiederholten Reizen können die Reizschwellen deutlich absinken.

Beim Neugeborenen können Erregungen von niederschwelligen Aβ-Faserafferenzen Reaktionen auslösen, die beim Erwachsenen nur durch Schmerzreize entstehen. So führt z.B. die wiederholte Stimulation von Aβ-Fasern bei Neugeborenen zu einer Sensibilisierung von Hinterhornneuronen. Eine solche zentrale Sensibilisierung, also eine verstärkte Antwort von Hinterhornneuronen auf einen Testreiz, ist beim adulten Tier nur durch die Stimulation von hochschwelligen C-Fasern möglich.

Nichtschmerzhafte Reize können in den Hinterhornneuronen die Expression des „immediate early gene" c-fos auslösen, das als Marker für Umbauvorgänge in der Zelle angesehen wird. Diese Genexpression wird im adulten Tier nur durch schmerzhafte Stimuli und durch Erregungen von Aδ- und C-Fasern hervorgerufen [40].

Schließlich sind die rezeptiven Felder der Hinterhornneurone bis 2 Wochen postpartal größer als beim adulten Tier, sodass ein Neuron von einem größeren Hautareal (Schmerz-)Informationen aus der Peripherie erhält [18]. Zusätzlich ist die körpereigene Schmerzhemmung noch nicht wirksam (s. unten). Die Folge dieses noch nicht ausgereiften neuronalen Netzwerks ist, dass nichtnoxische Reize im Rückenmark Sensibilisierungmechanismen induzieren können, die beim Erwachsenen allein durch Schmerzreize ausgelöst werden können.

1.2.4 Entwicklung der supraspinalen Schmerzverarbeitung

Mit Hilfe von Wegziehreflexen lassen sich wichtige Aussagen über die spinalen Mechanismen der Nozizeption treffen. Allerdings führt erst die Verarbeitung dieser nozizeptiven Informationen supraspinal in Thalamus, Gyrus cinguli und somatosensorischem Kortex zum Sinneseindruck „Schmerz" mit seiner affektiven Komponente. Über die supraspinale Verarbeitung nozizeptiver Informationen bei Früh- und Neugeborenen ist erst wenig bekannt. Bereits Frühgeborene zwischen der 26. und 31. Woche reagieren auf schmerzhafte Reizung der Ferse nicht nur mit einem Wegziehreflex, sondern auch mit Tachykardie und Grimmassieren [43]. Noch jüngere Frühgeborene zeigen kein Grimassieren auf Schmerzreize, wahrscheinlich weil das komplexe Zusammenspiel der Motoneurone für die Gesichtsmuskulatur noch nicht ausgereift ist [25].

Bei der Ratte sind afferente nozizeptive Bahnen zum Thalamus und von dort zum Kortex ab E19 nachweisbar. Zum Zeitpunkt der Geburt sind viele thalamokortikale Synapsen zwar anatomisch vorhanden, ihre Funktion entwickeln sie jedoch erst postpartal. So sind somatosensorisch evozierte Potentiale im somatosensorischen Kortex der Ratte erst am 12. Tag postpartal vollständig ausgereift [62].

Nicht nur Neurone des Rückenmarks, wie oben beschrieben, sondern auch die Neurone des somatosensorischen Kortex besitzen bei Geburt größere rezeptive Felder als beim adulten Tier, was auf eine unzureichende Entwicklung der Schmerzhemmung zu diesem Zeitpunkt der Entwicklung zurückzuführen ist [7]. Auch im Hippocampus der Ratte konnte eine Entwicklung der exzitatorischen vor den inhibitorischen Mechanismen nachgewiesen werden [49].

1.3 Segmentale und absteigende Schmerzhemmung bei Früh- und Neugeborenen

Die Weiterleitung nozizeptiver Informationen wird im zentralen Nervensystem des Erwachsenen normalerweise sehr gut durch die körpereigene Schmerzabwehr kontrolliert. Im Hinterhorn des Rückenmarks existieren hemmende Neurone, die durch Freisetzung von hemmenden Aminosäuren, Opioiden und/oder biogenen Aminen nozizeptive Neurone prä- oder postsynaptisch hemmen.

Hemmende Neurone können durch Stimulation von niederschwelligen Aα- und Aβ-Fasern aktiviert werden. Dieser Mechanimus erklärt die Schmerzlinderung durch hochfrequente TENS (transkutane elektrische Nervenstimulation) mit niedriger Intensität. Hemmende Neurone werden im Rückenmark auch durch lange absteigende Bahnen aktiviert, deren Ursprung im Hirnstamm, u. a. im periaquäduktalen Grau des Mittelhirns, liegt. Das periaquäduktale Grau ist reich an Opioden und deren Rezeptoren.

Die absteigende Hemmung ist permanent wirksam, unterliegt einem zirkadianen Rhythmus und wird zusätzlich in Stresssituationen aktiviert. Wird die körpereigene Schmerzabwehr durch Rezeptorantagonisten blockiert, entstehen schwerste Formen der Allodynie und der Hyperalgesie. Die Gabe von Rezeptoragonisten hingegen, z. B. Opiaten, führt durch Aktivierung von Opioidrezeptoren im periaquäduktalen Grau und im Rückenmark zu einer sehr wirksamen Schmerzhemmung [8].

Diese Mechanismen der Schmerzhemmung sind bei Früh- und Neugeborenen noch nicht entwickelt. Hemmende Interneurone bilden sich im Hinterhorn von Ratten erst nach der Geburt aus [9], und niederschwellige Aα- und Aβ-Fasern enden nicht nur an hemmenden Neuronen, sondern auch an nozizeptiven Neuronen im oberflächlichen Hinterhorn [26]. Erregungen von Aα- und Aβ-Fasern können eine Sensibilisierung des nozizeptiven Systems auslösen [41]. Daher sind Gegenirritationsverfahren wie TENS, Akupunktur und Vibrationsreize in einem sehr frühen Stadium der Entwicklung aus neurobiologischer Sicht kontraindiziert.

Die absteigende Hemmung entwickelt sich deutlich später als die aufsteigenden nozizeptiven Bahnen [28], sodass bei Ratten in einem Zeitfenster 2–3 Wochen nach der Geburt der normale Schutzmechanismus der körpereigenen Schmerzabwehr insuffizient ist oder gänzlich fehlt.

1.4 Entwicklung der wichtigsten an der Schmerzverarbeitung beteiligten Neurotransmittersysteme

An den chemischen Synapsen können Informationen kurz- oder langfristig verändert werden. Modulation der synaptischen Übertragungsstärke kann u.a. durch die Expression, Speicherung, Freisetzung oder Inaktivierung von Neurotransmittern und durch Expression, Dichte in der postsynaptischen Membran und Funktionszustand von Transmitterrezeptoren erfolgen.

Während der Embryonalzeit und auch noch nach der Geburt unterliegen die Neurotransmittersysteme im Rückenmark starken entwicklungsbiologischen Veränderungen, die auch die Nozizeption wesentlich beeinflussen. Das Expressionsmuster der Neurotransmitter und der zugehörigen Rezeptoren wandelt sich schnell und mit ihm die Funktion der Synapsen.

1.4.1 Exzitatorische Neurotransmitter

Die Aminosäure Glutamat ist der wichtigste erregende Neurotransmitter im nozizeptiven System. Glutamatrezeptoren sind auf nahezu allen Neuronen im zentralen Nervensystem zu finden. Glutamat aktiviert 2 Klassen von Rezeptortypen:

- Ionotrope Glutamatrezeptoren (iGluR) sind ligandengesteuerte Ionenkanäle; dazu zählen die N-Methyl-D-Aspartat- (NMDA-)Rezeptoren und die α-amino-3-hydroxy-5-methylisoxazolepropionic-acid- (AMPA-) bzw. Kainatrezeptoren.
- Metabotrope Glutamatrezeptoren (mGluR) lösen über G-Proteine Signaltransduktionen aus.

Ionotrope Glutamatrezeptoren (iGluR)

Im neonatalen Rückenmark sind NMDA-Rezeptoren (NMDAR) in höherer Konzentration als beim Erwachsenen zu finden [35]. Zusätzlich ist die Bindungsaffinität der NMDAR im Rückenmark der Ratte für NMDA bis 30 Tage nach der Geburt erhöht [37]. Die postnatale Reifung der NMDAR im Hinterhorn des Rückenmarks ist von der Aktivität der C-Fasern abhängig.

Capsaicin, eine die C-Fasern schädigende Substanz, führt zu einer verzögerten Entwicklung des NMDAR-vermittelten Kalziumeinstroms in Hinterhornneuronen [37]. Ohne NMDAR gibt es bei jungen Tieren (8–14 Tage) in vitro keine C-faserinduzierte Depolarisation [45, 63]. Der Einstrom von Kalziumionen durch NMDAR ist ein wichtiger Auslöser für Langzeitveränderungen der synaptischen Übertragungsstärke und anderer Zellfunktionen und führt u. a. zur Hyperalgesie bei adulten Tieren [58].

AMPA-Rezeptoren (AMPAR) zeigen, wie die NMDAR, neonatal eine höhere Dichte im Rückenmark als bei adulten Tieren, die sich innerhalb der ersten 3 Wochen postpartal angleicht [39]. Allerdings sind die AMPAR zunächst funktionell häufig inaktiv und tragen nicht zur schnellen synaptischen Übertragung bei, während sich die NMDAR bereits aktivieren lassen. Das führt zu dem Phänomen der sogenannten stummen Synapsen („silent synapses"), die möglicherweise eine Funktion beim Reifungsprozess des neuronalen Netzes spielen. Über die Rolle der AMPAR beim Frühgeborenen ist bislang noch wenig bekannt.

Metabotrope Glutamatrezeptoren (mGluR)

MGluR werden anhand von Sequenzhomologien, pharmakologischen Profilen und Signaltransduktionswegen in 3 Gruppen eingeteilt. Aktivierung der Gruppe-I-Rezeptoren aktiviert die Phospholipase C, während die Aktivierung der Gruppe-II- und -III-Rezeptoren zu einer Hemmung der Adenylatcyclase führt. Die Rezeptoren werden während der Embryonalzeit unterschiedlich reguliert. Einige mGluR zeigen niedrigere, andere höhere Konzentration als beim adulten Tier [12]. Diese Konzentrationsunterschiede gleichen sich bis zur Geburt jedoch aus. Untersuchungen über die funktionelle Bedeutung dieser Konzentrationsunterschiede während der Embryonalzeit stehen noch aus.

Neuropeptide

Neuropeptide wie die Tachykinine, Substanz P und Neurokinin A spielen bei der Verstärkung von Schmerzinformation im Rückenmark eine wichtige Rolle (s. unten). Substanz-P-haltige, primär afferente Neurone sind in der Ratte ab E18–E19 nachweisbar. Erst ab dem 14. postpartalen Entwicklungstag (P14) werden Neuropeptidspiegel wie bei der adulten Ratte erreicht. Andererseits ist die Rezeptorendichte für Substanz P innerhalb der ersten beiden Wochen postpartal stark erhöht.

Zusätzlich findet sich eine im Vergleich zum adulten Tier inverse Verteilung der Rezeptoren: In den oberflächlichen Laminae des Hinterhorns sind die Rezeptoren – im Gegensatz zur Situation bei adulten Tieren – rar. Bereits während der Neonatalzeit wird Substanz P durch C-Faserstimulation freigesetzt und führt zu langanhaltender Depolarisation von Neuronen im Rückenmark [2].

1.4.2 Inhibitorische Neurotransmitter

Das funktionelle Gleichgewicht von exzitatorischen und inhibitorischen Neurotransmittersystemen hat eine große klinische Bedeutung, wie z. B. pathophysiologische Zustände zeigen, bei denen die inhibitorischen Transmitter oder Synapsen zugrunde gehen und die exzitatorischen überwiegen.

γ-Aminobuttersäure (GABA)

GABA ist der wichtigste inhibitorische Neurotransmitter im Rückenmark adulter Tiere. Präsynaptische $GABA_B$-Rezeptoren befinden sich auf terminalen sensorischen Afferenzen. Sie hemmen dort den Kalziumeinstrom und damit die Transmitterfreisetzung. Die postsynaptischen $GABA_A$-Rezeptoren öffnen direkt Ionenkanäle, es kommt durch einen Chlorideinstrom in die Zelle zur Hyperpolarisation. Die postsynaptischen $GABA_B$-Rezeptoren öffnen Kaliumkanäle. Durch die Aktivierung beider Rezeptortypen wird die postsynaptische Membran hyperpolarisiert und dadurch die Erregbarkeit des Neurons reduziert.

Zum Zeitpunkt der Geburt ist die Hemmung durch postsynaptische $GABA_B$-Rezeptoren nur schwach entwickelt, die präsynaptische $GABA_B$-vermittelte Hemmung jedoch schon wirksam [33, 34]. GABA ist als Transmitter im Rückenmark innerhalb der ersten 2 Wochen postpartal in erhöhter Konzentration zu finden. Zusätzlich sind in diesem Zeitabschnitt 50% der Neurone GABA-postitiv im Vergleich zu nur 20% beim adulten Tier [59]. Dies deutet auf eine wichtige Rolle von GABA während der Embryonalzeit hin.

Opioide

Opioide kommen in Neuronen als kurzkettige (Met-Enkephalin, Leu-Enkephalin) und längerkettige (β-Endorphin, Dynorphin) Peptide vor und können u. a. Schmerzinformationen modulieren. Opioide werden seit Jahrhunderten sehr wirksam als Analgetika eingesetzt. Sie hemmen die Weiterleitung nozizeptiver Informationen im Rückenmark und aktivieren die körpereigene Schmerzabwehr u. a. im periaquäduktalen Grau (s. oben).

Klinisch werden sie seit der Entdeckung von Opioidrezeptoren im Rückenmark auch rückenmarksnah als Zusatz zur Spinal- und Periduralanästhesie appliziert. Auch bei Früh- und Neugeborenen bilden Opioidanalgetika die wichtigste Stütze der Analgesie während der Anästhesie.

Die Verteilung und Dichte von Opiatrezeptoren im zentralen Nervensystem unterliegt in der Embryonalentwicklung starken Veränderungen. Opioide sind im Rattengehirn zeitlich vor den Opioidrezeptoren zu finden. β-Endorphin, Met-Enkephalin und Dynorphin werden ab dem Zeitpunkt E 11,5 nachgewiesen, eine Bindung an den μ-Opioidrezeptor zum Zeitpunkt E 12,5 [56]. Während der ersten beiden Wochen postpartal ist die Rezeptoraffinität 3-fach erhöht. Im Hinterhorn des Rückenmarks sind zur Zeit der Geburt μ-Opioidrezeptoren in höherer Konzentration als beim adulten Tier zu finden [53].

Das Zurückziehen der Rattenpfote von einer heißen Oberfläche (Hot-plate-Test) kann mit Morphin dosisabhängig (0,5–4,0 mg/kgKG) ab dem 2. postpartalen Tag verzögert werden. Das Maximum dieser Verzögerung liegt jedoch erst am 6. postpartalen Tag [10]. Bei früh- und neugeborenen Ratten ist die antinozizeptive Wirksamkeit von Morphin innerhalb der ersten Wochen postpartal in einigen Testverfahren 40-fach geringer als bei juvenilen Tieren [64].

Monoamine

Monoaminerge Neurotransmitter bilden die wichtigsten Überträgerstoffe der absteigenden Hemmung im Rückenmark (s. oben). Noradrenerge Axone wachsen in das Rückenmark zum Zeitpunkt E16 von ventral ein und erreichen das Hinterhorn des Rückenmarks zum Zeitpunkt der Geburt [15]. Noradrenerge Rezeptoren finden sich im Rückenmark ab P12 (Postnataler Tag 12).

Intrathekale Gaben von Noradrenalin und des α_2-Agonisten Clonidin wirken entsprechend erst ab dem Zeitpunkt P10 analgetisch [38]. Serotonin (5-Hydroxy-Tryptamin, 5-HT) ist beim Menschen im Rückenmark erst 6 Wochen nach der Geburt nachweisbar [47]. Im Tierversuch kann D-Amphetamin in hoher Dosierung die Ausschüttung von 5-HT, Dopamin und Noradrenalin verstärken. Diese schmerzreduzierende Wirkung ist allerdings erst 10 Tage postpartal messbar. Das bedeutet, dass die genannten Monoamine erst zu diesem Zeitpunkt die Schmerzwahrnehmung wirksam hemmen können [1].

1.5 Entwicklung pathologischer Schmerzzustände

Sowohl nozizeptives als auch antinozizeptives System des Früh- und Neugeborenen weisen also eine Reihe von Besonderheiten im Vergleich zum Erwachsenen auf. Diese Besonderheiten müssen bei der Behandlung und der Prävention von Schmerzen berücksichtigt werden. Die Unterschiede wirken sich auch auf die Entstehung pathologischer Schmerzzustände aus.

Bei der *Allodynie* werden Schmerzen durch normalerweise harmlose, niederschwellige Reize, z. B. durch Berührungsreize der Haut, ausgelöst. Bei der *Hyperalgesie* führen Schmerzreize zu abnorm gesteigerten Schmerzempfindungen.

Als Ursache für Allodynie und Hyperalgesie wird eine erhöhte Empfindlichkeit von Nozizeptoren (periphere Sensibilisierung) oder von Neuronen des zentralen Nervensystems (zentrale Sensibilisierung) angesehen. Die Sensibilisierung von Nozizeptoren ist normalerweise auf die Dauer der ursprünglichen Gewebeschädigung begrenzt. Die zentrale Sensibilisierung hingegen kann persistieren, auch wenn die primäre Schmerzursache bereits vollständig verschwunden ist. Die langanhaltende zentrale Sensibilisierung ist gegenwärtig nur schwer zu behandeln, weswegen ihre neurobiologischen Ursachen intensiv erforscht werden [57].

1.5.1 Periphere Sensibilisierung

Durch Öffnen von Ionenkanälen in der Nozizeptormembran kommt es zu einem Einwärtsstrom in die Nervenendigung und damit zur Depolarisation (Signaltransduktion). Überschreitet die Depolarisation einen Schwellenwert, erfolgt die Auslösung von Aktionspotentialen in den nozizeptiven Nervenfasern (Transformation), die bis zu den synaptischen Endigungen der Fasern im oberflächlichen Hinterhorn des Rückenmarks weitergeleitet werden. Ein genaues Verständnis dieser Vorgänge ist von erheblicher klinischer Bedeutung, da die Sensibilisierung von Nozizeptoren offenbar durch Veränderungen in der Signaltransduktion und Transformation zustande kommt und eine der Ursachen für Hyperalgesie und Allodynie nach peripheren Verletzungen und Entzündungen darstellt.

Über die Signaltransduktion bei physiologischen Schmerzreizen ist zurzeit nur wenig bekannt. Hitzereize lösen bei Nozizeptoren durch Öffnen eines nicht selektiven Kationenkanals einen schnellen Einwärtsstrom aus. Dieser Ionenkanal erhöht seine Leitfähigkeit bei hohen Temperaturen, d.h. er ist direkt hitzesensitiv. Eine lang anhaltende Steigerung der Hitzeempfindlichkeit (Hitzesensibilisierung) dieses Kanals kann durch Bildung eines „second messenger" entstehen. Dies geschieht z.B., wenn bei Entzündungen und Verletzungen das Gewebshormon Bradykinin gebildet wird und an den spezifischen B_2-Bradykininrezeptor der Nozizeptormembran bindet.

Bei einer Reihe von Zellen, u.a. auch bei Hinterwurzelganglienzellen, wurden Ionenkanäle identifiziert, deren Leitfähigkeit sich durch Dehnung der Plasmamembran erhöht. Diese mechanisch ausgelöste Leitfähigkeitsänderung ist vermutlich auch bei der Signaltransduktion an mechanosensitiven Nozizeptoren beteiligt.

Bei Gewebeverletzungen gelangen intrazelluläre Substanzen, wie z.B. das Adenosintriphospat, in den Extrazellulärraum und können dort als Indikatoren für Gewebeschäden dienen. Intrazelluläre Substanzen können darüber hinaus auch die Bildung von Indikatorsubstanzen im Extrazellulärraum bewirken. Nozizeptoren besitzen Rezeptoren für diese Substanzen und werden durch sie entweder direkt erregt, oder ihre Empfindlichkeit gegenüber anderen erregenden Substanzen wird gesteigert (Sensibilisierung). So können Nozizeptoren z.B. durch Protonen und Serotonin direkt erregt und durch Bradykinin und Prostaglandin E_2 sensibilisiert werden.

1.5.2 Zentrale Sensibilisierung

Moderne neurobiologische Konzepte gehen heute von 4 Prinzipien der zentralen Sensibilisierung aus [58].

> Die 4 Prinzipien der zentralen Sensibilisierung
>
> 1. *Synaptische Mechanismen*
>   Diese schließen alle Veränderungen ein, die an nozizeptiven Synapsen im Rückenmark und im Gehirn beim chronischen Schmerz auftreten können. Dazu zählen Änderungen bei der Speicherung und Freisetzung von Neurotransmittern, also präsynaptische Mechanismen, sowie die Diffusion, die Dichte, die Bindungsstärke und die Leitfähigkeit und schließlich die Inaktivierung von Rezeptoren und Ionenkanälen (postsynaptisch).

2. *Erregbarkeit nozizeptiver Neurone*
   Die Membraneigenschaften nozizeptiver Neurone bestimmen, ob und wie die synaptischen Ströme, die durch Bindung der Neurotransmitter in den postsynaptischen Neuronen ausgelöst werden, in Salven von Aktionspotentialen kodiert werden. Die Stärke der Erregung von nozizeptiven Neuronen korreliert eng mit der empfundenen Schmerzintensität, sodass Änderungen der Membraneigenschaften (Eingangswiderstand, Höhe des Ruhemembranpotentials, Schwellenwert zum Auslösen von Aktionspotentialen usw.) die Schmerzempfindung direkt beeinflussen können.
3. *Phänotypische Änderungen nozizeptiver Neurone*
   Hierzu zählt die Induktion der de-novo-Synthese von Proteinen, z. B. von neuroaktiven Substanzen, deren Rezeptoren und von Enzymen in den Neuronen. Die Expression neuer Proteine kann die Übertragung nozizeptiver Informationen dauerhaft verstärken oder abschwächen.
4. *Morphologische Umstrukturierungen*
   Bei chronischen Schmerzzuständen kann die Struktur des neuronalen Netzwerkes im Hinterhorn des Rückenmarks drastisch verändert sein und zur Chronifizierung von Schmerzen beitragen. So können z. B. sensorische Nervenfasern, die durch niederschwellige Reize (Berührungsreize) erregt werden, neue erregende Synapsen mit rein nozizeptiven Neuronen ausbilden, sodass nun Schmerzen durch leichte Berührung ausgelöst werden können (Allodynie).

Diese Mechanismen können isoliert oder, was wahrscheinlicher ist, in Kombination miteinander zu einer Sensibilisierung des zentralen nozizeptiven Systems führen, die lange anhalten kann und dann als *Schmerzgedächtnis* bezeichnet wird.

Ein Beispiel soll dies verdeutlichen: Entzündung eines peripheren Gewebes, z. B. der Haut oder eines Gelenks, löst eine phänotypische Veränderung in niederschwelligen Aβ-Fasern aus, sodass diese Fasern, die normalerweise keine Neuropeptide synthetisieren, nun das Tachykinin Substanz P exprimieren.

Die Speicherung und Freisetzung von Substanz P an den zentralen Endigungen der Aβ-Fasern stellt eine präsynaptische Veränderung dar. Im Rückenmark diffundiert Substanz P extrasynaptisch und erleichtert die Freisetzung von erregenden Aminosäuren wie Glutamat. Zusätzlich verstärkt Substanz P die Wirkung von Glutamat auf das postsynaptische Neuron, sodass die synaptische Übertragungsstärke erhöht wird (synaptische Potenzierung).

Substanz P wirkt auch direkt auf die postsynaptische Membran und steigert die Erregbarkeit der nozizeptiven Neurone. Die Effekte auf die synaptische Übertragung und die Membranerregbarkeit wirken synergistisch und erhöhen die Entladungsraten der nozizeptiven Neuronen auf Schmerzreize. Die starke Erregung der nozizeptiven Neurone löst nicht nur unmittelbar heftige

Schmerzreaktionen aus, wie erhöhte motorische und vegetative Reflexe und Schmerzempfindung (Hyperalgesie), sondern führt auch zu einem drastischen Anstieg der freien zytosolischen Kalziumionenkonzentration ($[Ca^{2+}]_i$) in den nozizeptiven Neuronen des Rückenmarks.

Der Kalziumanstieg kann durch Kalziumeinstrom in die Zellen durch spannungsabhängige Kalziumkanäle, durch ionotrope Glutamatrezeptoren (NMDAR oder AMPAR) oder durch Freisetzung von Kalzium aus intrazellulären Speichern erfolgen. Ein Anstieg von $[Ca^{2+}]_i$ triggert eine Reihe von zellulären Kaskaden, die letztlich in veränderten Zelleigenschaften, synaptischer Übertragung oder Zelltod münden können. So können kalziumabhängige Proteinkinasen und Phosphatasen den Phosphorylierungsgrad von synaptischen Phosphoproteinen steigern oder reduzieren.

Die Phosphorylierung von AMPAR oder NMDAR führt zu einer Steigerung der Leitfähigkeit und damit zu einer *Langzeitpotenzierung* der synaptischen Übertragungsstärke. Andere Phosphoproteine steuern in Abhängigkeit von ihrem Phosphorylierungsgrad die Ablesung von Genen im Zellkern und können so ebenfalls Zelleigenschaften langfristig verändern.

Ein exzessiver $[Ca^{2+}]_i$-Anstieg kann sogar den Zelltod einleiten. Hemmende Interneurone im Hinterhorn des Rückenmarks sind besonders vulnerabel für einen so ausgelösten Zelltod. Der Untergang dieser hemmenden Neurone führt ebenfalls zu einer gesteigerten Erregbarkeit von nozizeptiven Neuronen, sodass deren Entladungen noch weiter gesteigert werden.

1.5.3 Sensibilisierungsmechanismen bei Früh- und Neugeborenen

Verletzungen von peripheren Geweben führen bei Neugeborenen zu einem starken Aussprossen von sensiblen A- und C-Fasern in Richtung der Gewebeschädigung. Diese Hyperinnervation bleibt bis in das Erwachsenenalter erhalten, also lange, nachdem eine Wunde vollständig ausgeheilt ist. Vermutlich werden im Wundgebiet chemotaktische Stoffe, z. B. neurotrophe Faktoren, freigesetzt, die das Einsprossen von Nervenfasern bewirken.

Das Nervensystem von Neugeborenen ist gegenüber Verletzungen peripherer Nerven besonders vulnerabel. 75 % aller axotomierten Hinterwurzelganglienzellen gehen bei Neugeborenen zugrunde gegenüber nur 30 % bei Erwachsenen. Im Rückenmark sprossen benachbarte intakte Afferenzen in das denervierte Gebiet ein und bilden neue, somatotopisch inadäquate synaptische Kontakte.

Die so *gestörte Somatotopie* bleibt auch in aufsteigenden Bahnen bis zum somatosensorischen Kortex erhalten [44]. Diese neuroplastischen Veränderungen sind bei Neugeborenen stärker ausgeprägt als bei Erwachsenen und können die Verarbeitung von Schmerzreizen ungünstig beeinflussen.

Starke Erregung von C-Fasern löst bei Erwachsenen eine *zentrale Sensibilisierung* aus, die dann besonders ausgeprägt ist, wenn die körpereigene Schmerzabwehr keine ausreichende Hemmung der Nozizeption im Rückenmark erzeugt. Bei Frühgeborenen ist die körpereigene Schmerzabwehr noch gar nicht entwickelt (s. oben), sodass hier wichtige Schutzmechanismen fehlen und die zentrale Sensibilisierung begünstigt wird.

In der Embryonalentwicklung erreichen die A-Fasern vor den C-Fasern das Rückenmark und können dann, ähnlich wie später nur die C-Fasern, anhaltende Steigerungen der synaptischen Übertragungsstärke und Sensibilisierungen von Neuronen im oberflächlichen Hinterhorn des Rückenmarks auslösen.

Die hieran beteiligten NMDAR sind bereits sehr früh im Hinterhorn nachweisbar und diffuser verteilt als im Rückenmark von adulten Tieren. Über die Signaltransduktionswege, die bei Neugeborenen zu Sensibilisierungen führen, ist noch wenig bekannt, sie unterscheiden sich aber offenbar in wichtigen Punkten von denen der Erwachsenen.

Es ist erwiesen, dass Sensibilisierungen auch bei menschlichen Früh- und Neugeborenen zu Hyperalgesie und Allodynie führen [24, 29]. Die Tatsache, dass hierfür, anders als beim Erwachsenen, auch niederschwellige A-Fasern verantwortlich sind, könnte die Beobachtung erklären, wonach wiederholte Berührungsreize bei Frühgeborenen Abwehrverhalten und Agitation auslösen und daher vermutlich als aversiv empfunden werden [48].

Die neurobiologischen Erkenntnisse und die klinischen Befunde der letzten Jahre machen es erforderlich, dass spezielle Präventions- und Therapiekonzepte entwickelt werden, die den Besonderheiten der Nozizeption bei Früh- und Neugeborenen besser entsprechen, als dies heute noch der Fall ist.

Literatur

1. Abbott FV, Guy ER (1995) Effects of morphine, pentobarbital and amphetamine on formalin-induced behaviours in infant rats: Sedation vs. specific suppression of pain. Pain 62: 303–312
2. Altman J, Bayer SA (1984) The development of the rat spinal cord. Adv Anat Embryol Cell Biol 85: 1–164
3. American Academy of Pediatrics, Canadian Paediatric Society (2000) Prevention and management of pain and stress in the neonate. Pediatrics 105: 454–461
4. Anand KJ (1998) Clinical importance of pain and stress in preterm neonates. Biol Neonate 73: 1–9
5. Anand KJS, Hickey PR (1987) Pain and its effects in the human neonate and fetus. NEJM 317: 1321–1329
6. Andrews K, Fitzgerald M (1994) The cutaneous withdrawal reflex in human neonates: sensitization, receptive fields, and the effects of contralateral stimulation. Pain 56: 95–101
7. Andrew-James M (1975) The functional status and columnar organization of single cells responding to cutaneous stimulation in neonatal rat somatosensory cortex. SI J Physiol (London) 246: 501–538
8. Besson J-M, Chaouch A (1987) Peripheral and spinal mechanisms of nociception. Physiol Rev 67: 67–186
9. Bicknell HRJ, Beal JA (1984) Axonal and dendritic development of substantia gelatinosa neurons in the lumbosacral spinal cord of the rat. J Comp Neurol 226: 508–522
10. Blass EM, Cramer CP, Fanselow MS (1993) The development of morphine-induced antinociception in neonatal rats: a comparison of forepaw, hindpaw, and tail retraction from a thermal stimulus. Pharmacol Biochem Behav 44: 643–649
11. Bradley RM, Mistretta CM (1975) Fetal sensory receptors. Physiol Rev 55: 352–382

12. Catania MV, Landwehrmeyer GB, Testa CM, Standaert DG, Penney JBJ, Young AB (1994) Metabotropic glutamate receptors are differentially regulated during development. Neuroscience 61: 481–495
13. Charlton CG, Helke CJ (1986) Ontogeny of substance P receptors in rat spinal cord: quantitative changes in receptor number and differential expression in specific loci. Brain Res 394: 81–91
14. Chiswick ML (2000) Assessment of pain in neonates. Lancet 355: 6–8
15. Commission JW (1983) The development of catecholaminergic nerves in the spinal cord of rat. Dev Brain Res 11: 75–92
16. Craig KD, Whitfield MF, Grunau RV, Linton J, Hadjistavropoulos HD (1993) Pain in the preterm neonate: behavioural and physiological indices. Pain 52: 287–299
17. de Vries JI, Visser GH, Prechtl HF (1982) The emergence of fetal behaviour. I. Qualitative aspects. Early Human Dev 7: 301–322
18. Fitzgerald M (1985) The postnatal development of cutaneous afferent fibre input and receptive field organization in the rat dorsal horn. J Physiol (London) 364: 1–18
19. Fitzgerald M (1987a) Prenatal growth of fine-diameter primary afferents into the rat spinal cord: a transganglionic tracer study. J Comp Neurol 261: 98–104
20. Fitzgerald M (1987b) Spontaneous and evoked activity of fetal primary afferents in vivo. Nature (London) 326: 603–605
21. Fitzgerald M (1988) The development of activity evoked by fine diameter cutaneous fibres in the spinal cord of the newborn rat. Neurosci Lett 86: 161–166
22. Fitzgerald M (1991) A physiological study of the prenatal development of cutaneous sensory inputs to dorsal horn cells in the rat. J Physiol (London) 432: 473–482
23. Fitzgerald M (1991) The development of descending brainstem control of spinal cord sensory processing. In: Hanson M (ed) Fetal and neonatal brainstem: developmental and clinical issuses. Cambridge Univ Press, Cambridge, pp 127–136
24. Fitzgerald M (1995) Developmental biology of inflammatory pain. Br J Anaesth 75: 177–185
25. Fitzgerald M (1999) Developmental neurobiology of pain. In: Wall PD, Melzack R (eds) Textbook of pain. Churchill Livingstone, Edinburgh, London, pp 235–251
26. Fitzgerald M, Butcher T, Shortland P (1994) Developmental changes in the laminar termination of a fibre cutaneous sensory afferents in the rat spinal cord dorsal horn. J Comp Neurol 348: 225–233
27. Fitzgerald M, Fulton B (1992) The physiological properties of developing sensory neurons. In: Scott S (ed) Sensory neurons. Univ Press, Oxford, pp 287–306
28. Fitzgerald M, Koltzenburg M (1986) The functional development of descending inhibitory pathways in the dorsolateral funiculus of the newborn rat spinal cord. Brain Res 389: 261–270
29. Fitzgerald M, Millard C, McIntosh N (1989) Cutaneous hypersensitivity following peripheral tissue damage in newborn infants and its reversal with topical anaesthesia. Pain 39: 31–36
30. Fitzgerald M, Reynolds ML, Benowitz LI (1991) GAP-43 expression in the developing rat lumbar spinal cord. Neuroscience 41: 187–199
31. Fitzgerald M, Shaw A, MacIntosh N (1988) Postnatal development of the cutaneous flexor reflex: comparative study of preterm infants and newborn rat pups. Dev Med Child Neurol 30: 520–526
32. Fitzgerald M, Swett J (1983) The termination pattern of sciatic nerve afferents in the substantia gelatinosa of neonatal rats. Neurosci Lett 43: 149–154
33. Gaiarsa JL, McLean H, Congar P, Leinekugel X, Khazipov R, Tseeb V, Ben-Ari Y (1995) Postnatal maturation of γ-aminobutyric acid A- and B-mediated inhibition in the CA3 hippocampal region of the rat. J Neurobiol 26: 339–349
34. Gaiarsa JL, Tseeb V, Ben-Ari Y (1995) Postnatal development of pre- and postsynaptic $GABA_B$-mediated inhibitions in the CA3 hippocampal region of the rat. J Neurophysiol 73: 246–255

35. Gonzales DL, Fuchs JL, Sherbourne CD (1993) Distribution of NMDA receptor binding in developing mouse spinal cord. Neurosci Lett 134–137
36. Grunau RV, Whitfield MF, Petrie JH (1994) Pain sensitivity and temperament in extremely low-birth-weight premature toddlers and preterm and full-term controls. Pain 58: 341–346
37. Hori Y, Kanda K (1994) Developmental alterations in NMDA receptor-mediated $[Ca2+]_i$ elevation in substantia gelatinosa neurons of neonatal rat spinal cord. Brain Res Dev Brain Res 80: 141–148
38. Hughes HE, Barr GA (1988) Analgesic effects of intrathecally applied noradrenergic compounds in the developing rat: differences due to thermal vs mechanical nociception. Brain Res 469: 109–120
39. Jakowec MW, Fox AJ, Martin LJ, Kalb RG (1995) Quantitative and qualitative changes in AMPA receptor expression during spinal cord development. Neuroscience 67: 893–907
40. Jennings E, Fitzgerald M (1996) C-fos can be induced in the neonatal rat spinal cord by both noxious and innoxious peripheral stimulation. Pain 68: 301–306
41. Jennings E, Fitzgerald M (1998) Postnatal changes in responses of rat dorsal horn cells to afferent stimulation: a fibre-induced sensitization. J Physiol (London) 509: 859–868
42. Johnston CC, Stevens BJ (1996) Experience in a neonatal intensive care unit affects pain response. Pediatrics 98: 925–930
43. Johnston CC, Stevens BJ, Yang, F Horton L (1995) Differential response to pain by very premature neonates. Pain 61:471–479
44. Kaas JH, Merzenich MM, Killackey HP (1983) The reorganization of somatosensory cortex following peripheral nerve damage in adult and developing mammals. Annu Rev Neurosci 6: 325–356
45. King AE, Lopez-Garcia JA (1993) Excitatory amino acid receptor-mediated neurotransmission from cutaneous afferents in rat dorsal horn in vitro. J Physiol (London) 472: 443–457
46. Lloyd-Thomas AR, Fitzgerald M (1996) Do fetuses feel pain? Reflex responses do not necessarily signify pain. BMJ 313: 797–798
47. Marti E, Gibson SJ, Polak JM, Facer P, Springall DR, Van Aswegen G, Aitchison M, Koltzenburg M (1987) Ontogeny of peptide- and amine-containing neurones in motor, sensory, and autonomic regions of rat and human spinal cord, dorsal root ganglia, and rat skin. J Comp Neurol 266: 332–359
48. McIntosh N (1997) Pain in the newborn, a possible new starting point. Eur J Pediat 156: 173–177
49. Michelson HB, Lothman EW (1989) An in vivo electrophysiological study of the ontogeny of excitatory and inhibitory processes in the rat hippocampus. Brain Res Dev Brain Res 47: 113–122
50. Narayanan CH, Fox MW, Hamburger V (1971) Prenatal development of spontaneous and evoked activity in the rat (Rattus norvegicus albinus). Behaviour 40: 100–134
51. Porter FL, Grunau RE, Anand KJ (1999) Long-term effects of pain in infants. J Dev Behav Pediat 20: 253–261
52. Purcell-Jones G, Dormon F, Sumner E (1988) Paediatric anaesthetists' perceptions of neonatal and infant pain. Pain 33: 181–187
53. Rahman W, Dashwood MR, Fitzgerald M, Aynsley-Green A, Dickenson AH (1998) Postnatal development of multiple opioid receptors in the spinal cord and development of spinal morphine analgesia. Brain Res Dev Brain Res 108: 239–254
54. Reynolds ML, Fitzgerald M (1992) Neonatal sciatic nerve section results in thiamine monophosphate but not substance P or calcitonin gene-related peptide depletion from the terminal field in the dorsal horn of the rat: the role of collateral sprouting. Neuroscience 51: 191–202
55. Reynolds ML, Fitzgerald M (1995) Long-term sensory hyperinnervation following neonatal skin wounds. J Comp Neurol 358: 487–498

56. Rius RA, Barg J, Bem WT, Coscia CJ, Loh YP (1991) The prenatal development profile of expression of opioid peptides and receptors in the mouse brain. Brain Res Dev Brain Res 58: 237–241
57. Sandkühler J (2000) Neurobiologie der Nozizeption. In: Schulte am Esch J, Martin E, Beck H, Motsch J (Hrsg) Anästhesiologie, Intensivmedizin, Notfallmedizin, Schmerztherapie (AINS), Bd 4: Schmerztherapie. Thieme, Stuttgart, New York (im Druck)
58. Sandkühler J, Benrath J, Brechtel C, Ruscheweyh R, Heinke B (2000) Synaptic mechanisms of hyperalgesia. In: Sandkühler J, Bromm B, Gebhart GF (eds) Progress in Brain Research, Nervous System Plasticty and Chronic Pain. Vol. 129 Elsevier, Amsterdam pp 81–100
59. Schaffner AE, Behar T, Nadi S, Smallwood V, Barker JL (1993) Quantitative analysis of transient GABA expression in embryonic and early postnatal rat spinal cord neurons. Dev Brain Res 72: 265–276
60. Shortland P, Fitzgerald M (1991) Functional connections formed by saphenous nerve terminal sprouts in the dorsal horn following neonatal nerve section. Eur J Neurosci 208: 54–66
61. Taddio A, Katz J, Ilersich AL, Koren G (1997) Effect of neonatal circumcision on pain response during subsequent routine vaccination. Lancet 349: 599–603
62. Thairu BK (1971) Post-natal changes in the somaesthetic evoked potentials in the albino rat. Nature (London) 231: 30–31
63. Thompson SWN, Gerber G, Sivilotti LG, Woolf CJ (1992) Long duration ventral root potentials in the neonatal rat spinal cord in vitro; the effects of ionotropic and metabotropic excitatory amino acid receptor antagonists. Brain Res 595: 87–97
64. Zhang AZ, Pasternak GW (1981) Ontogeny of opioid pharmacology and receptors: high and low affinity site differences. Eur J Pharmacol 73: 29–40
65. Ziskind-Conhaim L (1990) NMDA receptors mediate poly- and monosynaptic potentials in motoneurons of rat embryos. J Neurosci 10: 125–135

2 Messen und Erfassen von Schmerz

H. Denecke, C. Hünseler

INHALT

2.1 Einleitung

Bei der Messung von Schmerz stellt sich grundsätzlich das Problem der prinzipiellen Subjektivität der Schmerzerfahrung. Nach Handwerker [30; S. 87] ist „... der Schmerz eines anderen Menschen nicht unmittelbar, sondern nur durch beabsichtigte oder unwillkürliche Mitteilungen erfassbar." Die klinische Algesimetrie besitzt deshalb, insbesondere bei chronischem Schmerz, keine Möglichkeit, den nozizeptiven Reiz direkt zu messen. Er ist nur indirekt durch die Erfassung von Indikatoren quantifizierbar, die auf die ganz private Schmerzerfahrung schließen lassen.

Die Reaktionen auf Schmerz lassen sich 3 Kategorien zuordnen [8, 56]:

- dem subjektiven Erleben,
- dem beobachtbaren Verhalten,
- physiologischen Prozessen (Tabelle 2.1).

Diese Reaktionen stellen die prinzipiell messbaren Verhaltenskorrelate bzw. Indikatoren des Schmerzes dar. Das umfassendere Konzept der Schmerzdiagnostik bezieht neben der reinen Schmerzmessung soziale Faktoren und Umgebungseinflüsse ein.

Schwieriger als bei Erwachsenen gestaltet sich die Schmerzerfassung bei Kindern. Unreife des Nervensystems, entwicklungsbedingtes Fehlen des Körperschemas, mangelnde kognitive Fähigkeiten und ein hohes Ausmaß an Emotionalität können die Interpretation der „tatsächlich empfundenen" Schmerzen erschweren.

Unter sorgfältiger Berücksichtigung des körperlichen Allgemeinzustands, der Art der Schmerzen, des Einflusses kognitiver und emotionaler Entwicklungsfaktoren und des psychologischen Status lässt sich jedoch auch für Kinder eine aussagekräftige Schmerzdiagnostik durchführen. Insbesondere bei chronischen und rekurrierenden Schmerzen sollte die Schmerzdiagnostik durch Angaben zum Kontext, in dem die Schmerzdiagnostik durchgeführt wird, sowie zum sozialen Umfeld ergänzt werden.

Die Schmerzerfassung bei Kindern verfolgt dabei folgende Ziele [53]:

1. Beschreibung des Schmerzgeschehens unter Berücksichtigung des Entwicklungsalters,
2. Analyse der schmerzaufrechterhaltenden und -verstärkenden Bedingungen,
3. Entscheidungsfindung für das Schmerzmanagement,
4. Evaluation des therapeutischen Vorgehens.

Tabelle 2.1. Ebenen und Indikatoren der Schmerzreaktion

Ebene	Indikatoren der Schmerzreaktion
Schmerzerleben	– Verdeckt: z. B. Empfinden (sensorisch-affektiv), Emotionen, Kognitionen – Offen: z. B. Klagen, Stöhnen, Bericht über verdeckte Reaktionen
Schmerzverhalten	z. B. Veränderung der Ausdrucksmotorik (Mimik, Gestik, Körperhaltung), reflektorische und willkürliche schmerzreduzierende Bewegungen, Vermeidungsverhalten
Physiologische Parameter	z. B. Erregung des nozizeptiven Systems (Freisetzung von algogenen Substanzen), Aktivierung des zentralen Nervensystems (Auftreten evozierter Potentiale), Aktivierung des autonomen Nervensystems (Veränderung von Herzaktivität, Blutdruck, Hautleitfähigkeit, Muskeltonus, Atemfrequenz), Veränderung hormoneller und biochemischer Parameter

2.2 Schmerz bei Früh- und Neugeborenen

Früh- und Neugeborene werden im Rahmen einer intensivmedizinischen Behandlung häufig schmerzhaften diagnostischen und therapeutischen Maßnahmen ausgesetzt. Dass Kinder dieser Altersgruppe Schmerzen empfinden, ist mittlerweile unumstritten [3].

Die klinische Beobachtung zeigt, dass die Reaktionen auf schmerzhafte Reize bei sehr kleinen und unreifen Frühgeborenen im Vergleich zum reifen Neugeborenen heftiger sind und die Reizschwelle deutlich niedriger liegt. Eine mögliche physiologische Erklärung ist die noch unvollständig ausgebildete Inhibition und Modulation der afferenten Schmerzimpulse auf spinaler Ebene durch übergeordnete Zentren bei ansonsten funktionsfähigem nozizeptivem System (s. Kap. 1).

Akute Schmerzen können nicht nur deletäre Auswirkungen auf die aktuelle Situation des Kindes mit Anstieg von Herzfrequenz, Blutdruck, Schwankungen der Atemfrequenz, Absinken der transkutanen O_2-Sättigung, Anstieg des intrakraniellen Drucks und einer katabolen Stoffwechselsituation haben; neuere Studien belegen die negativen Folgen von im Neugeborenenalter erlebten Schmerzen auch auf die spätere Entwicklung des Kindes.

Schmerzerfahrungen im Neugeborenenalter können in der Kindheit zu einem verstärkten Schmerzempfinden führen [28, 63], Erkenntnisse, die die Forderung nach „minimal handling" und einer angemessenen analgetischen Therapie bei kranken Früh- und Neugeborenen unterstreichen. Es muss jedoch eingeräumt werden, dass die positiven Langzeitfolgen einer „sanften Pflege" noch nicht nachgewiesen wurden.

Voraussetzung der Behandlung von Schmerzen ist deren Erkennung, Quantifizierung und Bewertung im aktuellen Kontext. Zur objektiven Quantifizierung und Dokumentation von Schmerzen im Neugeborenenalter wurden zahlreiche Versuche unternommen, Schmerzerfassungsbögen zu erstellen, meist im Rahmen klinischer Studien. Viele dieser Skalen sind nie in den klinischen Alltag übergegangen, da sie sich als nicht praktikabel erwiesen oder keine ausreichende Schmerzspezifität zeigten.

Eine Skala, die u.a. eine Beurteilung des Absinkens der transkutanen O_2-Sättigung von der Baseline um 0–2,4%, von 2,5–4,9% über 5%–7,4% bis zu mehr als 7,5% verlangt (Premature Infant Pain Profile, PIPP [61]) ist für den täglichen Gebrauch im klinischen Alltag ungeeignet. Der Einsatzbereich von derart aufgebauten arbeitsaufwendigen und umständlichen Skalen liegt mehr bei klinischen Studien.

2.2.1 Schmerzparameter

Die Schmerzerfassung bei Früh- und Neugeborenen ist besonders problematisch, da sich Kinder diesen Alters nicht verbal mitteilen können und es sich demnach bei der Schmerzerfassung immer um eine Fremdbeurteilung handeln muss.

Schmerzbedingte Veränderungen bei Neugeborenen zeigen sich in bestimmten Verhaltensmustern sowie in Veränderungen von Vitalparametern und biochemischen oder hormonellen Größen [29, 59, 64].

Verhaltensmuster als Schmerzäußerungen sind im Neugeborenenalter relativ spezifisch. Unter 13 in der Literatur häufig zur Schmerzbeurteilung bei Neugeborenen und Säuglingen herangezogenen Beobachtungsparametern erreichten bei Büttner et al. [11] 5 eine ausreichende Spezifität und Reliabilität. Darunter fallen mimische Äußerungen (Gesichtsausdruck, Stirnfalten [26, 27]) und Veränderungen der Körperhaltung (Armhaltung, Beinhaltung, Fingerhaltung, Zehenhaltung, Rumpfhaltung, motorische Unruhe) und das Weinen. Ein schmerztypischer Schrei, der sich in Frequenz und Modulation von Schreien aus anderen Ursachen zu unterscheiden scheint, ist bereits zuvor beschrieben worden [21, 50].

Auch kann es zu Veränderungen komplexer Verhaltensmuster wie dem Wach-Schlaf-Rhythmus kommen. Die Erfassung dieser Verhaltensäußerungen bedarf einiger Übung und Sensibilisierung auf Seiten des Untersuchers, ist dann aber in kurzer Zeit problemlos durchzuführen.

Veränderungen der *Vitalparameter* (Atem-, Herzfrequenz, Blutdruck, O_2-Sättigung) sind als alleinige Größen für die Schmerzbeurteilung zu unspezifisch und bieten nur Zusatzinformationen. Vitalparameter unterliegen vielerlei Einflüssen (kardiale, pulmonale, zentralnervöse und hämatologische Affektionen); in erster Linie spiegeln die genannten Veränderungen das Vorliegen von allgemeinem Distress wider [4].

Hormonelle und biochemische Parameter (Glukokortikoide, Katecholamine, Insulin, Laktat, Alanin) lassen sich nicht zur routinemäßigen Schmerzmessung heranziehen. Ihre Bestimmung ist zu aufwendig und nicht zeitnah möglich.

2.2.2 Schmerzskalen

Die bisher in der Literatur beschriebenen Schmerzscores für das Neugeborenenalter sind uni- und multidimensionale Skalen, die in unterschiedlichem Maße die oben angeführten Größen berücksichtigen und kombinieren. Dabei ist jede Skala für eine definierte Altersgruppe und eine spezielle Situation (postoperativer Schmerz, invasive Maßnahmen oder Beatmung) entworfen und validiert. Ein „golden standard" existiert nicht wegen durchweg mangelnder Skalenspezifität und -sensibilität.

Bei der Schmerzbeurteilung sind Gestationsalter, Schwere der Erkrankung und die eventuelle Gabe von Sedativa und Muskelrelaxanzien zu berücksichtigen. Ein extrem unreifes, sehr krankes oder tief sediertes Kind kann bei Erschöpfung trotz starken Schmerzempfindens nur schwache oder fehlende Schmerzäußerungen zeigen. Aus diesen Gründen muss der Untersucher jedes Kind in seiner Gesamtsituation betrachten, für jedes Kind muss der Schmerzscore individuell an die aktuelle Situation adaptiert werden; der resultierende Punktewert allein gibt nicht immer eine zutreffende Auskunft über das Schmerzempfinden.

Schmerzäußerungen von Neugeborenen ähneln oft deren Verhalten bei Hunger oder bei Distress aus anderen Gründen. Schmerzbeurteilungsskalen vermögen daher oftmals nicht ausreichend zwischen Schmerzen und Distress zu trennen. In diesen Situationen ist es an der Erfahrung des medizinischen Personals, zu erkennen, ob das Kind Analgesie benötigt oder vielleicht eher Zuwendung, Nahrung, Ruhe bzw. Abgeschirmtheit oder ein Sedativum, um wieder zu einem inneren Gleichgewicht zu finden.

Die gebräuchlichen Schmerzskalen geben in der Regel nur Auskunft über akuten Schmerz. Lang andauernde oder häufig wiederkehrende, d.h. chronische Schmerzen werden schlechter erfasst. Die Verhaltensmuster bei chronischen Schmerzen können vollständig verschieden vom Verhalten bei akuten Schmerzen sein. Die Kinder können auf oft wiederkehrende Schmerzreize mit einer „Erstarrung" der Mimik und Körperbewegung reagieren. In diesem Fall lassen sich eventuell durch Überprüfung der Pupillenweite oder Messung des vagalen Tonus Auskünfte über den Aktivitätszustand des autonomen Nervensystems und damit über Distress und Schmerzen erheben.

Zur Beurteilung der *postoperativen Schmerzen* bei nicht beatmeten Neugeborenen bis zum Ende des 4. Lebensjahres ist die KUS-Skala (Kindliche Unbehagens- und Schmerz-Skala [11]; s. Anhang B) gut geeignet. KUSS berücksichtigt 5 Beobachtungsgrößen aus dem Verhaltensbereich. Sie ist ausgesprochen praktikabel und einfach anzuwenden, gut validiert und reliabel und hat einen definierten Cut-off-Wert von 4 Punkten, ab dem nachgewiesenermaßen ein Analgetikabedarf besteht. Für die Frühgeborenen wurde diese Skala noch nicht validiert.

Zur Einschätzung des Schmerzempfindens bei *invasiven Maßnahmen* im Neugeborenenalter ist der NIPS (Neonatal Infant Pain Scale, [42]; s. Anhang B) eine empfehlenswerte Skala, der die Items Gesichtsausdruck, Schrei, Bewegung, Weckbarkeit und Atmung umfasst. Jedem Item können 0, 1 bzw. 2 Punkte bei der Beurteilung des Schreiens zugeordnet werden. Damit lässt dieser Score kaum Raum für eine graduelle Quantifizierung der Schmerzreaktion in leicht, mäßig oder stark, sondern er trennt „keine Schmerzreaktion" von „eindeutigen Schmerzreaktionen". Von Vorteil ist, dass er einfach und schnell zu bewerten ist.

Der ebenfalls zur Schmerzdokumentation bei invasiven Maßnahmen bei Frühgeborenen entwickelte PIPP (Premature Infant Pain Profile, [61]) berücksichtigt das Gestationsalter als Parameter. Wie oben schon erwähnt, ist diese Skala umständlich in der Handhabung.

Für *beatmete Früh- und Neugeborene sowie Säuglinge* wurde an der Universitätskinderklinik Köln ein von Hartwig [31] entwickelter Sedierungsbogen eingeführt, der sich zur kontinuierlichen Beobachtung beatmeter Kinder auf der Intensivstation eignet (s. Anhang B). Dieser berücksichtigt neben dem kindlichen Verhalten v. a. die Akzeptanz der Beatmung und die damit verbundene schmerzhafte Maßnahme des Absaugens. Der Zielbereich beträgt 8–14 Punkte, hier sind die Kinder gut sediert. Bei Werten >14 ist die Sedierung nicht ausreichend, bei Werten <8 sind die Kinder zu stark sediert.

Der Comfort-Scale [2] wurde ebenfalls zur Beurteilung von Distress und Schmerzen bei beatmeten Kindern entwickelt. Diese Skala berücksichtigt u. a. Herzfrequenz und Blutdruck. Bei der nichtinvasiven Messung des Blutdrucks ist zu berücksichtigen, dass der Messvorgang die Kinder häufig irritiert und so das Messergebnis verfälschen kann. Apparative Messmethoden wie die Messung von Blutdruck und transkutaner O_2-Sättigung sind zudem bei sehr unruhigen Kindern in ihrer Messgenauigkeit nur bedingt verlässlich.

Erschwerend in der Anwendung von Schmerzskalen ist auch die Tatsache, dass fast alle Skalen in englischer Sprache veröffentlicht und im englischen Sprachraum validiert wurden. Von einigen Skalen (NIPS, CHEOPS, DEGR) existieren Übersetzungen ins Deutsche, deren vielleicht verschiedene Begrifflichkeiten jedoch (noch) nicht für unseren Sprachraum validiert wurden. KUSS ist ein primär im Deutschen entwickeltes Instrument.

Bei der Auswahl eines geeigneten Instruments sind Praktikabilität und Akzeptanz durch den Anwender im klinischen Alltag ein wichtiges Kriterium. Die Skala muss schmerzspezifisch und reliabel sein und sollte eine geringe Inter-Rater-Variabilität besitzen. Die ideale Skala sollte einen möglichst breiten Altersbereich abdecken, Schmerzen in unterschiedlichen Situationen erfassen und eine kontinuierliche Beobachtung des Patienten erlauben. Die Realität entspricht derzeit diesem Ideal noch nicht. Auf einer neonatologisch-pädiatrischen Intensivstation wird man mehrere Schmerzerfassungsinstrumente benötigen, um den unterschiedlichen Populationen und Situationen gerecht zu werden.

Interessant im Hinblick auf die Überwachung der Sedierungstiefe von beatmeten Kindern ist in diesem Kontext die kontinuierliche Ableitung des bispektralen Index (BIS) mittels spezieller EEG-Ableitung [60, 68]. Diese ursprünglich zur Steuerung der Narkosetiefe und Analgesie bei operativen Eingriffen erdachte Methode erlaubt offensichtlich zuverlässig anhand eines absoluten und kontinuierlich angezeigten Wertes zwischen 0 und 100 die Einschätzung der Sedierungstiefe und eine Abgrenzung von Schmerzreaktionen. Bei Kleinkindern liegen nur limitierte, bei Neugeborenen bislang keine Erfahrungen vor.

2.3 Schmerzmessung im Säuglings- und Kleinkindesalter (1.–3. Lebensjahr)

Gemeinsam ist dieser nur z. T. präverbalen Altersgruppe, dass eine Selbsteinschätzung weiterhin nicht möglich ist.

Die KUS-Skala [11] zur Beurteilung des postoperativen Schmerzes ist auch in dieser Altersgruppe einzusetzen. Zur Beobachtung von Distress und Schmerz bei beatmeten Kleinkindern auf der Intensivstation eignet sich ebenfalls der oben genannte Sedierungsbogen nach Hartwig [31]. Die größten Erfahrungen mit dieser Skala liegen allerdings bei Neugeborenen und Säuglingen vor.

Der DEGR-Skala (Douleur Echelle Gustave Roussy, [22, 23]) für onkologische Patienten liegt der Gedanke zugrunde, chronischen von akutem Schmerz zu unterscheiden. Die Zielgruppe sind 2- bis 6-jährige Kinder mit tumorassoziierten Schmerzen unterschiedlicher Genese. Beurteilt werden 5 direkte Schmerzzeichen, 2 freiwillige Äußerungen von Schmerzen und 3 Zeichen für eine „psychomotorische Atonie“.

Eine Übersicht über die am häufigsten zitierten Schmerzbeurteilungsskalen für Früh- und Neugeborene sowie Kleinkinder geben Tabelle 2.2 und 2-3. Die Skalen unterscheiden sich neben der Zusammensetzung der Beobachtungsparameter in der Ausrichtung auf eine besondere Population (Alter) und in der Begrenzung der Anwendbarkeit auf spezielle schmerzhafte Situationen. Besonders berücksichtigt wird die Praktikabilität beim Einsatz im Stationsalltag.

Tabelle 2.2. Schmerzmessung im präverbalen Alter – unidimensionale Instrumente

Instrument	Kurzbeschreibung	Anwendungsbereich	Handhabung	Altersgruppe
NFCS Neonatal Facial Coding System [26]	10 mimische Größen (Ja/Nein): vorgewölbte Augenbrauen, zusammengekniffene Augen, betonte Nasolabialfalte, geöffnete Lippen, vertikal verzogener Mund, horizontal verzogener Mund, angespannte Zunge, vorgestreckte Zunge, Kinnzittern, aufgeworfene Lippen. **Güte:** Gut validiert. **Nachteil:** Veränderungen im unteren Gesichtsbereich sind nur inkonsistente Schmerzzeichen. Umständlich, ausreichende Erfahrung des Beobachters notwendig.	Invasive Maßnahmen	+	Früh-und Neugeborene

Tabelle 2.2 (Fortsetzung)

Instrument	Kurzbeschreibung	Anwendungsbereich	Handhabung	Altersgruppe
MAX Maximally Discriminative Social Movement Coding System [35]	Berücksichtigt Gesichtsausdruck und emotionalen Status. **Nachteil:** Nicht ausreichend validiert. Aufwendig, nicht schmerzspezifisch.	Beurteilung v. a. des emotionalen Status	+	Reife Neugeborene
CSS Clinical Scoring System [5]	10 Items: Schlafmuster, Gesichtsausdruck, Schrei, Spontanbewegungen, spontane Erregbarkeit, Reaktion auf Umgebungsreize, Beugung von Fingern und Zehen, Saugen, Muskeltonus, Fähigkeit zur Beruhigung, Reaktion auf Zuwendung. **Nachteil:** Für Studienzwecke entworfen. Schmerzstärke korreliert invers mit Punktwert. Weitere Validierung notwendig.	Postoperative Schmerzen	++	Reife Neugeborene und Säuglinge bis 7 Monate
BPS Behavioural Pain Score System [49]	4 Verhaltensgrößen: Gesichtsausdruck, Bewegungen, Reaktion auf Handling und Tonus von Extremitäten/Körper. **Nachteil:** Nicht ausreichend validiert.	Versorgung unter Beatmung	+++	Früh- und Neugeborene
IBCS Infant Body Coding System [16]	Berücksichtigt 4 Verhaltensäußerungen: Schrei, Körperbewegungen, Arm- und Beinbewegungen. **Güte:** Einfach in der Anwendung. **Nachteil:** Nicht schmerzspezifisch. Bei sehr kranken Kindern mit eingeschränkter Vitalität nicht anwendbar.	Invasive Maßnahmen (Fersenstich)	+++	v. a. agile reife Neugeborene
KUSS Kindliche Unbehagens- und Schmerz-Skala [11]	Beurteilung der 5 Verhaltensgrößen Weinen, Gesichtsausdruck, Rumpfhaltung, Beinhaltung, motorische Unruhe (0, 1, 2 Punkte). **Güte:** Gut validiert. Einfach und schnell in der Handhabung. Therapeutischer Bedarf ab 4 Punkten. Breiter Altersbereich wird abgedeckt. **Nachteil:** Nicht bekannt.	Postoperative Schmerzen	+++	Reife Neugeborene bis Ende 4. Jahr

Tabelle 2.2 (Fortsetzung)

Instrument	Kurzbeschreibung	Anwendungsbereich	Handhabung	Altersgruppe
CHEOPS Children's Hospital of Eastern Ontario Pain Scale [47]	Berücksichtigt werden 6 Items, für die 0 bis 2 oder 1–3 Punkte vergeben werden: Schrei, Mimik, spontane verbale Äußerungen, Rumpfhaltung, Beinhaltung, spontanes Berühren des Wundgebietes. **Güte:** Hohe Validität und Reliabilität. Eine der am häufigsten eingesetzten englischsprachigen Skalen. **Nachteil:** Umständlich in der Handhabung mit verschiedenen gleichwertigen Subkategorien.	Postoperative Schmerzen	++	1–5 Jahre
DEGR Douleur Echelle Gustave Roussy [22, 23]	Beurteilt 10 Verhaltensgrößen (0–4 Punkte): Schonhaltung in Ruhe, Ausdruckslosigkeit, spontaner Schutz der schmerzhaften Bereiche, Klagen über körperliche Schmerzen, Schonhaltung bei Bewegung, fehlendes Interesse an der Außenwelt, kontrollierter Widerstand gegen passive Mobilisierung, Lokalisation der schmerzhaften Bereiche durch das Kind, Reaktion auf die Untersuchung der schmerzhaften Bereiche, Einschränkung der Spontanmotorik. Beurteilung v.a. von chronischen Schmerzen. Bezieht depressive Verstimmungen in gewissem Umfang mit ein. **Güte:** Gut validiert. Einzige Skala, die chronische Schmerzen berücksichtigt. **Nachteil:** Sehr arbeitsaufwendig.	Tumorassoziierte Schmerzen verschiedener Genese	+	2–6 Jahre

+++ = sehr einfach, ++ = einfach, + = aufwendig/kompliziert.

Tabelle 2.3. Schmerzmessung im präverbalen Alter – multidimensionale Instrumente

Instrument	Kurzbeschreibung	Anwendungsbereich	Handhabung	Altersgruppe
NIPS Neonatal Infant Pain Scale [42]	Beurteilung der 6 Items Gesichtsausdruck, Weinen/Schreien, Armbewegungen, Beinbewegungen, Atmung, Wachheit/Aufmerksamkeit. Skala ist nicht symmetrisch (0 oder 1 Punkt bzw. 0, 1, 2 Punkte). **Güte:** Gut validiert. Einfach und schnell in der Handhabung. **Nachteil:** Geringe Trennschärfe in der Graduierung von Schmerzen. Arm- und Beinbewegungen sind überschneidende Kriterien und bringen keine Zusatzinformation.	Invasive Maßnahmen	+++	Früh- und Neugeborene
CRIES Crying, Requires increased oxygen administration, Increased vital signs, Expression, Sleeplessness [39]	Aufbau wie Apgar[1]. 5 Items mit 0, 1, 2, Punkten: Schrei, O_2-Bedarf um $S_aO_2 > 95\%$ zu halten, Vitalparameter verändert, Gesichtsausdruck, Schlaflosigkeit. **Güte:** Leicht zu merken. Einfach in der Anwendung. **Nachteil:** Unzureichende Spezifität. Apparativer Aufwand (Pulsoxymetrie). Blutdruckmessung kann Patient irritieren.	Postoperative Schmerzen	+++	Frühgeborene bis Säuglingsalter
PIPP Premature Infant Pain Profile [61]	Berücksichtigt 7 Items (0–3 Punkte): Gestationsalter, Bewusstseinszustand, Herzfrequenz, Blutdruck, Augenbrauenwölbung, Augenkneifen, Nasolabialfalte. **Güte:** Gut validiert. **Nachteil:** Blutdruckmessung kann Patient irritieren. In der praktischen Anwendung zu kompliziert, eher für Studien geeignet.	Invasive Maßnahmen (Fersenstich, Zirkumzision)	++	Früh- und Neugeborene

Tabelle 2.3 (Fortsetzung)

Instrument	Kurzbeschreibung	Anwendungsbereich	Handhabung	Altersgruppe
COMFORT [2]	Berücksichtigt 8 Verhaltens- und Vitalparameter: Wachheitsgrad, Aufmerksamkeitsgrad, Akzeptanz der maschinellen Beatmung, Bewegungen, Blutdruck, Herzfrequenz, Muskeltonus, mimische Muskulatur. **Güte:** Deckt großen Altersbereich ab. **Nachteil:** Sehr umständlich, nicht symmetrisch. Graduierungen z. T. schwierig abzugrenzen. Blutdruckmessung kann Patient irritieren.	Einschätzung des Sedierungsgrads während einer intensivmedizinischen Behandlung mit künstlicher Beatmung	+	Neugeborene, Säuglinge und Kinder bis 8 Jahre
PAT Pain Assessment Tool [49]	Berücksichtigt 10 Verhaltens- und physiologische Größen und die subjektive Beurteilung des Pflegepersonals: Haltung/Tonus, Schlafmuster, Gesichtsausdruck, Hautfarbe, Schrei, Atmung, Herzfrequenz, O_2-Sättigung, Blutdruck, Beurteilung des Pflegepersonals. **Güte:** Nicht ausreichend validiert. **Nachteil:** Nicht symmetrisch, nicht für beatmete Kinder, Blutdruckmessung kann Patient irritieren.	Postoperative Schmerzen	++	Früh- und Neugeborene
SUN Scale for Use in Newborns [9]	7 Verhaltens- und physiologische Parameter (0–4 Punkte): Bewusstseinsstatus, Atmung, Bewegungen, Muskeltonus, Mimik, Herzfrequenz, Blutdruck. **Güte:** Auch für beatmete Kinder geeignet. Symmetrisch, Level 2 = normaler Zustand. **Nachteil:** Umständlich, Graduierungen z. T. schwierig abzugrenzen. Blutdruckmessung kann Patient irritieren.	Invasive Maßnahmen (Intubation, Venenpunktion, endotracheales Absaugen, Windelwechsel)	+	Früh- und Neugeborene

Tabelle 2.3 (Fortsetzung)

Instrument	Kurzbeschreibung	Anwendungsbereich	Handhabung	Altersgruppe
MIPS Modified Infant Pain Scale [10]	Umfasst 13 Items (0–2 Punkte) aus dem Verhaltensbereich sowie physiologische Größen: Schlaf, Mimik, Schrei, Spontanmotorik, Erregbarkeit, Finger- und Zehenbeugung, Muskeltonus, Fähigkeit zur Beruhigung, Reaktion auf Zuwendung, Herzfrequenz, Blutdruck, O_2-Sättigung. **Güte:** Nicht ausreichend validiert. **Nachteil:** Sehr umfangreich und umständlich, geräteabhängig. Blutdruckmessung kann Patient irritieren.	Postoperative Schmerzen	+	Reife Neugeborene und Säuglinge
Sedierungsbogen nach Hartwig [31]	Berücksichtigt 5 Items: Motorik, Mimik, Augen öffnen, Toleranz der Beatmung, Reaktion beim Absaugen. Zielbereich ist in der Regel ein Score von 8–14. **Güte:** Einfach zu handhaben. Direkte Berücksichtigung der Maßnahme des Absaugens. **Nachteil:** Unzureichend validiert.	Beurteilung von Schmerzen und Sedierungsgrad bei beatmeten Kindern	+++	Reife Neugeborene bis Kleinkinder

+++ = sehr einfach, ++ = einfach, + = aufwendig/kompliziert.
[1] Punktesystem zur Vitalitätsbeurteilung von Neugeborenen.

2.4 Schmerzmessung im Kindesalter (ab etwa 4 Jahren)

2.4.1 Instrumente der Selbsteinschätzung

Entsprechend der IASP-Definition [34], dass es sich bei Schmerzen um ein subjektives Phänomen handelt, halten Finley u. McGrath [20] die Schmerzmessung mit Hilfe von Instrumenten der Selbsteinschätzung für die valideste Methode. Ab etwa dem 4. Lebensjahr, bei kognitiv gut entwickelten Kindern bereits früher, können diese so genannten Self-report-Instrumente verwendet werden. Von entscheidender Bedeutung ist, dass der Untersucher eine Sprache wählt, die das Kind verstehen kann.

Im allgemeinen ist die Sprachfähigkeit der meisten 4- bis 5-jährigen so weit ausgebildet, dass ein Verständnis von Schmerz oder Wörtern ähnlicher Bedeutung („Wehtun“, „Aua“, idiosynkratische familiäre Begriffe) möglich ist. Die Kinder können mit Hilfe von Erläuterungen zwischen Schmerz und Schmerzfreiheit unterscheiden, und sie sind in der Lage, Bilder und Symbole zu benutzen sowie bei kleinen Mengen (z.B. bei „pieces of hurt“) die Bedeutung von relationalen Begriffen wie „weniger“, „gleich“ und „mehr“ zu verstehen.

Die Beurteilung der eigenen Schmerzen wird immer auch durch die persönliche Erfahrung mit Schmerz geprägt. Da die meisten jüngeren Kinder auf nur wenige Schmerzerfahrungen als Referenzereignis zurückgreifen können, ist daran zu denken, dass der allgemeine Distress (ein Konglomerat aus Schmerz, Angst, Schreck, Ärger o.ä.) bei einer erstmaligen größeren Verletzung stärkere Reaktionen hervorrufen kann als bei schmerzerfahrenen Kindern [1]. Ebenso ist die Validität der Schmerzmessung bei sehr reaktiven Kindern eingeschränkt, weil Schmerz nicht mehr von Distress zu unterscheiden ist.

Eine Verbesserung der Messung kann erreicht werden, indem – häufig mehrmals – in beruhigender Weise auf das Schmerzverständnis des Kindes eingegangen wird. Andererseits muss berücksichtigt werden, dass wiederholte invasive Prozeduren oder chronische Schmerzen zu einer Schmerzsensibilisierung führen können [62].

Ältere Kinder ab etwa 7 Jahren können Schmerzlokalisation, -intensität und -qualität anhand von Skalen bereits gut einschätzen. Ihre kognitiven Fähigkeiten sind so weit entwickelt, dass sie frühere Schmerzerfahrungen zur Beurteilung ihrer aktuellen Schmerzen zum Vergleich heranziehen können.

Bei der Altersgruppe der Jugendlichen verändert sich das Schmerzverständnis noch einmal stark. Pubertät, Gruppenkommunikationsstil, das Bedürfnis nach Unabhängigkeit und Selbstkontrolle können die Schmerzmessung beeinflussen [24]. Für ältere Kinder und Jugendliche sollte die altersgerechte Gestaltung der Messinstrumente bedacht werden, da die Kinder ansonsten leicht das Gefühl entwickeln, nicht ernst genommen zu werden.

Unidimensionale Skalen

Unidimensionale Ratingskalen (Tabelle 2.4) sind aufgrund ihrer leichten Handhabung und ihrer guten testtheoretischen Absicherung im klinischen Alltag unverzichtbar [38]. Sie erlauben den Kindern eine schnelle Einschätzung der aktuellen und früheren Schmerzintensität, der affektiven Schmerzqualität (SAS) oder der Beeinträchtigung durch den Schmerz (Behavior Interference Rating Scale).

Dazu werden Zahlen, Wörter, Chips, Gesichter oder Farben verwendet, die in Anpassung an die kindliche Entwicklungsstufe die Pole und Skalenstufen der jeweiligen Schmerzdimension repräsentieren. Da jüngeren Kindern (3–4 Jahre) die stufenweise Skalierung eines Ereignisses oder Zustandes – insbesondere bei vielen Wahlmöglichkeiten – noch Schwierigkeiten bereitet, neigen sie dazu, nach dem Alles-oder-Nichts-Prinzip auch ihren Schmerz nur dichotom einzuschätzen („Es tut weh“ oder „Es tut nicht weh“ [13, 50]).

Um die Diskrimination der Skalenstufen zu erleichtern, sollten z.B. Gesichterskalen nur maximal 5 Gesichter aufweisen und durch eine kindgerechte (ggf. wiederholte) Erklärung sichergestellt sein, dass das Kind die verschiede-

Tabelle 2.4. Schmerzmessung durch Selbstbericht – unidimensionale Instrumente

Instrument	Kurzbeschreibung	Anwendungsbereich	Handhabung	Altersgruppe
VAS[1] Visuelle Analogskala	10 cm lange horizontale oder vertikale Linie mit den Polen kein Schmerz und stärkstmöglicher Schmerz, Erfassung der Dimensionen Schmerzintensität bzw. Schmerzaffektivität möglich. **Güte:** Reliabel und valide; sensibel für Veränderungsmessung. **Nachteil:** Farbige graphische Skalen (s. unten) werden besser verstanden als diese klassische Form.	Akute und chronische Schmerzen	++	Ab 5 Jahre
VRS Verbale Ratingskala („Adjektivskala")	4-, 5- oder 6-stufige kategoriale Skala mit Beschreibung der Intensitätskategorien (z. B. kein, ein wenig, ziemlich starker, stärkstmöglicher Schmerz). **Güte:** Reliabel und valide; sensibel für Veränderungsmessung. **Nachteil:** Begriffe müssen für das Kind verständlich sein.	Akute und chronische Schmerzen	++	Ab 7 Jahre
NRS Numerische Ratingskala	Skalen von 0–10 bzw. 0–100 zur Messung der Schmerzintensität; keine Angaben von Testgütekriterien; sensibel für Veränderungsmessung.	Akute und chronische Schmerzen	+	Ab 6 Jahre
Graphische Ratingskalen	**Schmerzthermometer** zur Messung der Schmerzintensität 0–10 bzw. 0–100 [37]. **Schmerzleiter**; 9 Leiterstufen erfassen Schmerzintensität von 0–10 [33]. **Glasratingskala**; 6 Gläser von leer (kein Schmerz) bis ganz gefüllt (stärkster vorstellbarer Schmerz) [69]. **Güte:** Kindgerechte Analogverfahren, sehr gut geeignet zur Veränderungsmessung. **Nachteil:** Nicht bekannt.	Akute und chronische Schmerzen	+++	Ab 5 Jahre
Eland Color Tool [18, 19]	4-stufige Farbskala zur Charakterisierung der Schmerzintensität, rot = meist „stärkster" Schmerz; keine Angaben von Testgütekriterien.	Akute und chronische Schmerzen	+++	5–7 Jahre

Tabelle 2.4 (Fortsetzung)

Instrument	Kurzbeschreibung	Anwendungsbereich	Handhabung	Altersgruppe
PCT Poker Chip Tool [32]	Wahl von Chips (0–4), die den „pieces of hurt" (Schmerzintensität) entsprechen; Einsatz bei Injektionen; Korrelation mit Distress. **Güte:** Gut geeignet bei Kindern mit kognitiven und sprachlichen Schwierigkeiten. Besonders hilfreich bei Erstmessung mit Erläuterung des Schmerzkonzeptes. **Nachteil:** Das Verständnis der Kategorie „kein Schmerz" (ebenfalls durch einen Chip repräsentiert) kann sehr jungen Kindern Schwierigkeiten bereiten.	Akute und chronische Schmerzen, Injektionsschmerz	+++	4–7 Jahre
Faces Pain Scale [7]	Messung der Schmerzintensität durch 7 Gesichter (0–6) von kein Schmerz bis stärkstmöglicher Schmerz. **Güte:** Sehr gute Testgütekriterien. **Nachteil:** Form und Ausdruck der Gesichter finden bei Kindern nur geringe Akzeptanz.	Akute und chronische Schmerzen	+++	6–8 Jahre
SAS[1] Smiley-Analogskala [51, 36]	Analoge Erfassung der Schmerzintensität über 5 Smiley-Gesichter; Dokumentationsblatt zur Darstellung des Schmerzverlaufs, therapiesensitiv. **Güte:** Reliabel und valide, einfache Handhabung, gut geeignet für die Schmerzdokumentation. **Nachteil:** Nicht bekannt.	Venenpunktion, Lumbal-/Knochenmarkpunktion, Kopf-, Gelenk-, Tumorschmerzen	+++	Ab 3 Jahre
Oucher Scale [6]	Vertikales Set von 6 ansprechenden Fotografien von Kleinkindergesichtern mit unterschiedlichem Ausdruck von Schmerz (kein Schmerz bis Dein größter Schmerz); Wahl des für den Schmerz zutreffenden Gesichtes; Zuordnung einer Zahl (20er-Intervall) auf einer vertikalen NRS 0–100. **Güte:** Valides und reliables Instrument. **Nachteil:** Bei Disidentifikation des Kindes mit den Bildern sind zufällige Messwerte wahrscheinlich.	Postoperative und chronische Schmerzen	++	3–5 Jahre

Tabelle 2.4 (Fortsetzung)

Instrument	Kurzbeschreibung	Anwendungsbereich	Handhabung	Altersgruppe
Children's Anxiety and Pain Scales [41]	2 eindimensionale Skalen (0–4) mit je 5 Gesichtern (Schmerzausdruck bzw. Angstausdruck) zur getrennten Erfassung von Schmerz und Angst. **Nachteil:** Auf Konfundierung der beiden Dimensionen ist zu achten.	Schmerzen, Angst	+++	Ab 5 Jahre
FAS Facial Affective Scale [44]	Messung der Schmerzaffektivität über 9 stilisierte Gesichter von fröhlich bis traurig; Quantifizierung durch Normwerte. **Güte:** Therapiesensitiv, einzige Skala zur Erfassung der affektiven Schmerzdimension. **Nachteil:** Nicht bekannt.	Chronische Schmerzen	+++	Ab 5 Jahre
Behavior Interference Rating Scale[2] [48]	Messung der Intensität mit Bezug zur Schmerzbeeinträchtigung; 6-stufige numerisch-verbale Ratingskala (0–5) von „kein Schmerz" bis „Schmerz, sodass ich nichts mehr tun kann". **Güte:** Einzige Skala zur Erfassung von Beeinträchtigung. **Nachteil:** Nicht bekannt.	Kopfschmerzen	++	Ab 9 Jahre
Schmerzzeichnung [57]	Anmalen der Schmerzlokalisation in einem vorgegebenen Körperschema.	Jede Schmerzform	+++	Ab 7 Jahre

+++ = sehr einfach, ++ = einfach, + = aufwendig/kompliziert.
[1] Farbige, mechanische Schiebeskalen und Gesichterskalen werden in unterschiedlichen Ausführungen von Pharmafirmen hergestellt.
[2] Englischsprachig.

nen Schmerzstufen verstanden hat. Für die Gesichterskalen „Oucher Scale" [6] und „Smiley-Analogskala" [52] haben Testprüfungen ergeben, dass sie bereits ab etwa dem 3. Lebensjahr oder bei Kindern mit Sprachdefiziten eingesetzt werden können. Cartoon-Gesichterskalen werden gegenüber den tropfenförmigen Gesichtern der Bieri-Skala [7] von Kindern und Eltern bevorzugt [12].

Um die Reduktion der hochkomplexen Schmerzerfahrung auf nur eine Dimension (meist der Intensität) oder auf wenige Werte zu vermeiden, sollten einfache Ratingskalen nur im Rahmen einer multidimensionalen Schmerzdiagnostik oder bei Veränderungsmessungen, beispielsweise nach Medikamentengabe, eingesetzt werden. Auf die psychometrische Problematik von Ratingskalen, insbesondere der Gesichterskalen, geht die Übersichtsarbeit von Kuttner u. LePage ein [41]. Die derzeit besten Skalen zur regelmäßigen Intensitätsmessung und Dokumentation in der klinischen Routine sind farbige Analogskalen oder eine der Cartoon-Gesichterskalen ([14, 71], s. Anhang B).

Multidimensionale Instrumente

Die systematische Schmerzanamnese ist das wichtigste Instrument der klinischen Schmerzdiagnostik. Interviews oder Fragebögen (Tabelle 2.5) erfassen die Schmerzdimensionen Intensität, Qualität, Affektivität und Schmerzverhalten, wobei die Wahl eigener Worte („Es beißt über meinem ganzen Kopf") oder nonverbale Methoden (z.B. Malen des Schmerzes) dem Kind die genaue Beschreibung der Schmerzen und ihrer Qualität erleichtern. Begleitsymptome der Schmerzen sowie schmerzauslösende und schmerzverstärkende Bedingungen, Beeinträchtigungen durch den Schmerz, schmerzbezogene Überzeu-

Tabelle 2.5. Schmerzmessung durch Selbstbericht – multidimensionale Instrumente

Instrument	Kurzbeschreibung	Anwendungsbereich	Handhabung	Altersgruppe
Dattelner Schmerzfragebogen für Kinder und Jugendliche [70]	3 Formen: Kinder (K), Jugendliche (J), Eltern (E); K: 8 Items zu Lokalisation, Intensität, Ursache, Bewältigung des Schmerzes; J + E: umfassender Bogen einschließlich Depressionsinventar für Kinder und Jugendliche zur gesamten Schmerzanamnese. **Güte:** Praktikabel, geringe Einarbeitungszeit notwendig. **Nachteil:** Nicht bekannt.	Chronische und rekurrierende Schmerzen	+++	Ab 6 Jahre
SIKI – Strukturiertes Kopfschmerz-Interview für Kinder [17]	Umfassende Anamnese des Kopfschmerzes. Teil I Kind: Anamnesekomplexe: Symptomatik, Auslöser, Bewältigung, Konsequenzen, Kognitionen, Emotionen, subjektives Krankheitsmodell. Teil II Eltern: Fragen zu bisherigen Maßnahmen, weiteren chronischen Erkrankungen, Schmerzen in der Familie **Güte:** Praktikabel, geringe Einarbeitungszeit notwendig. **Nachteil:** Durchführungszeit mit Erläuterungen für das Kind etwa 1 h. Kürzung der Itemanzahl möglich.	Kopfschmerzen	+++	8–14 Jahre

Tabelle 2.5 (Fortsetzung)

Instrument	Kurzbeschreibung	Anwendungsbereich	Handhabung	Altersgruppe
VT-PPQ[2] Varni-Thompson Pediatric Pain Questionnaire [67]	Multidimensionale Erfassung rekurrierenden und chronischen Schmerzes; halbstrukturierte Interviewteile, Ratingskalen, Adjektivlisten; unabhängige Bearbeitung durch Kind, Eltern, ggf. Arzt oder Pflegepersonal; gemeinsamer Inhalt: Schmerzintensität, -lokalisation, -qualität; zusätzliche Elternangaben zu Schmerzentwicklung, Behandlungen, Medikamentengebrauch und familiärer Schmerzgeschichte. **Güte:** Häufige Erwähnung in der Literatur. **Nachteil:** Trainierte Interviewer notwendig.	Chronische und rekurrierende Schmerzen	+++	4–19 Jahre
CCPQ[2] Children's Comprehensive Pain Questionnaire [44]	Multidimensionale Erfassung rekurrierender und chronischer Schmerzen;strukturierte/unstrukturierte Interviewteile, geschlossene/offene Fragen; quantitative Information bezüglich Schmerzintensität, -dauer, -häufigkeit, -lokalisation; qualitative Informationen bezüglich Schmerzkonsequenzen, Schmerzursachen, Bewältigung, Schmerzgeschichte, Schmerzbewertung, Selbstwirksamkeit. Angabe der Autoren: „accurate, thorough, objective assessment"; Datenquelle: Kind, Eltern (Schmerzgeschichte). **Güte:** Häufige Erwähnung in der Literatur. **Nachteil:** Trainierte Interviewer notwendig	Chronische und rekurrierende Schmerzen	+++	5–17 Jahre
APPT[2] Adolescent Pediatric Pain Tool [58]	Erfassung der Schmerzintensität mit Hilfe einer 10 cm graphischen Ratingskala, der Schmerzlokalisation durch Anmalen der Region in einem Körperschema sowie der Schmerzqualität durch Schmerzdeskriptoren. **Güte:** Valide und reliabel. Einziges Instrument speziell für Jugendliche. **Nachteil:** Nicht bekannt.	Postoperative Schmerzen	+++	8–17 Jahre

Tabelle 2.5 (Fortsetzung)

Instrument	Kurzbeschreibung	Anwendungsbereich	Handhabung	Altersgruppe
PCQ[2] Pain Coping Questionnaire [55]	8 Subskalen (39 Copingstrategien): Informationssuche, Problemlösen, Suche nach sozialer Unterstützung, positive Selbstverbalisation, behaviorale Ablenkung, kognitive Ablenkung, Externalisierung und Internalisierung/Katastrophisierung; 5-stufige Häufigkeitsskala bezüglich der angewendeten Copingstrategien. **Güte:** Valide und reliabel. **Nachteil:** Aufwendige Auswertung.	Kopfschmerzen, JRA	+	8–16 Jahre
PPCI[2] Waldron/Varni Pediatric Pain Coping Inventory [66]	3 Formen: Kind (K), Jugendliche (J), Eltern (E) mit jeweils 41 Items. Erfassung von 5 Faktoren: kognitive Selbstinstruktion, Problemlösen, Ablenkung (kognitives Refocusing), Suche nach sozialer Unterstützung, Katastrophisierung/Hilflosigkeit. K- und J-Form unterscheiden sich in der altersgerechten Sprache. Angabe der Häufigkeit (3-stufige Likert-Skala), mit der eine Schmerzcopingstrategie eingesetzt wird. **Güte:** Gute konzeptionelle Validität; hohe interne Konsistenz. **Nachteil:** Erfassung spontaner (adaptiver und maladaptiver) Copingstrategien vor Therapiebeginn. Keine Angaben zu Therapieeffekten.	Muskuloskeletale Schmerzen/rheumatologische Erkrankungen	+++	5–16 Jahre
McGill Pain Questionnaire für Kinder[3] [1]	Einziger Fragebogen zur Erfassung der sensorischen, affektiven und evaluativen Schmerzqualität mit Hilfe von 30 Schmerzdeskriptoren; zusätzliche 10-cm-Skala zur Erfassung der aktuellen und stärksten erlebten Schmerzen. **Güte:** Gute Testgütekriterien. **Nachteil:** Vorrangig für Forschungszwecke geeignet.	Chronische Schmerzen in stationärem Setting	+	7–17 Jahre

+++ = sehr einfach, ++ = einfach, + = aufwendig/kompliziert.
[2] Englischsprachig.
[3] In niederländischer Sprache.

gungen, Attributionen und Einstellungen, bisherige Behandlungsbemühungen und selbstinitiiertes Copingverhalten des Kindes und der Eltern sowie erste Informationen über möglicherweise schmerzrelevante Faktoren des sozialen Umfelds (Familie, Kindergarten, Schule) sind Bestandteile des Interviewleitfadens.

Strukturierte, semistrukturierte und offene Interviewteile ermöglichen ein weitgehendes Eingehen auf die individuelle Problematik des Kindes. Bei jüngeren Kindern oder zusätzlichen Informationswünschen (z. B. Entwicklung des Schmerzsyndroms) werden die Angaben der Eltern mitaufgenommen.

In Anlehnung an den Fragebogen für Schmerzpatienten der DGSS für Erwachsene und den Pediatric Pain Questionnaire von Varni u. Thompson [67] wurde ein erster deutschsprachiger Schmerzfragebogen für Kinder, Jugendliche und Eltern entwickelt ([70], s. Anhang B), der bei unterschiedlichen Schmerzformen angewendet werden kann. Ein speziell für Kinder mit chronischen Kopfschmerzen konzipierter Anamnesebogen einschließlich Elternteil liegt ebenfalls vor [17]. Beide Leitfäden haben sich als sehr praktikabel erwiesen und benötigen wenig Einarbeitungszeit.

Mit zunehmender kognitiver Reifung entwickeln Kinder ein eigenständiges oder durch das elterliche Modellverhalten übernommenes Copingverhalten, das auf die Schmerzlinderung, die emotionale Anpassung und die funktionale Beeinträchtigung abzielt. Dabei ist zwischen adaptiven und maladaptiven Copinganstrengungen zu unterscheiden. So gehen z. B. katastrophisierende Denkmuster mit einem maladaptiven Schmerzverarbeitungsstil einher.

Die Erfassung der Copingstrategien trägt ferner dazu bei, individuelle Unterschiede sowohl im pharmakologischen als auch im psychologischen Behandlungserfolg der Kinder zu erklären. Generell wirken aber alle Copingstrategien immer unmittelbar auf das Schmerzerleben und -verhalten zurück und beeinflussen die Schmerzmessung in erheblichem Maße. Es ist deshalb empfehlenswert, das Copingverhalten der Kinder in die Schmerzdiagnostik einzubeziehen.

2 Fragebögen, die erstmals das Schmerzmanagement der Kinder detailliert erfassen, sind der Waldron/Varni Pediatric Pain Coping Inventory (PPCI [66]) und der Pain Coping Questionnaire (PCQ [55]). Eine erste, sich in der Validierung befindliche Übersetzung des PPCI ist bei den Autoren des Dattelner Schmerzfragebogens erhältlich ([70], s. Anhang C).

Multidimensionale Instrumente – Tagebücher

Bei chronischen Schmerzen ist das Führen eines kindgerecht gestalteten Schmerztagebuchs (Tabelle 2.6) aus diagnostischer, therapeutischer und evaluativer Hinsicht unerlässlich. Diese ereignisnahe Form der kontinuierlichen und systematischen Verlaufsbeobachtung ist gut geeignet, um Erinnerungsfehler zu minimieren. Ferner bietet sie dem Kind die Möglichkeit, im direkten Vergleich alltagsnahe Veränderungen im Therapieverlauf zu erkennen und selbstkontrolliertes Handeln zu stärken.

Tabelle 2.6. Schmerzmessung durch Selbstbericht – multidimensionale Instrumente (Tagebücher)

Instrument	Kurzbeschreibung	Anwendungsbereich	Handhabung	Altersgruppe
Migränetagebuch für Kinder [54]	Wochenblatt mit Protokollierung von Schmerzintensität, -dauer, -häufigkeit, -lokalisation, -qualität, emotionaler Befindlichkeit, Begleitsymptomen, Aktivitäten (Hinweise auf Auslöser, Konsequenzen). **Güte:** Sehr kinderfreundliche Gestaltung (beigelegte Sticker als Verstärker), therapiesensitiv. **Nachteil:** Nicht bekannt.	Kopfschmerzen	+++	8–14 Jahre
Kopfschmerztagebuch für Kinder [17]	Wochenblatt mit Protokollierung von Schmerzintensität, -dauer, -häufigkeit, -lokalisation, -qualität, emotionaler Befindlichkeit, Begleitsymptomen und Schmerzverhalten (Hinweise auf Auslöser, Konsequenzen). **Güte:** Sehr kinderfreundliche Gestaltung, hohe Akzeptanz, therapiesensitiv. **Nachteil:** Nicht bekannt.	Kopfschmerzen	+++	8–14 Jahre
Pain Diary[2] [44]	Protokollierung der Art des Schmerzes, der Schmerzintensität (0–100) und der Schmerzaffektivität (durch Angabe eines „Gesichts"). **Güte:** Therapiesensitiv. **Nachteil:** Keine kindgerechte Gestaltung. Angaben beziehen sich auf jede Art von Schmerz im letzten Monat. Nur sehr kurze Protokollierung auf 2 Zeilen des Protokollblatts möglich.	Diverse Schmerzformen	++	Ab 7 Jahre
Headache Diary[2] (im Rahmen eines Selbstlerntrainings) [45]	Protokollierung (4 Zeitpunkte) der Schmerzintensität (0–5) sowie weiterer Symptome, Medikation, möglicher Gründe des Schmerzes, Zeit der Entspannungsübung; Tagebuch ist Bestandteil eines Manuals; Protokollierung auf einem Tagesblatt. **Güte:** Therapiesensitiv. **Nachteil:** Keine kindgerechte Gestaltung. Aufwendige Protokollierung.	Kopfschmerzen	+	Ab 12 Jahre

+++ = sehr einfach, ++ = einfach, + = aufwendig/kompliziert.
[2] Englischsprachig.

Für den Therapeuten liefern die Aufzeichnungen Entscheidungshilfen für die Therapieindikation und die Erfolgskontrolle. Sie können aber auch unmittelbar für einzelne Interventionen genutzt werden.

Bei anfallsartigen Schmerzen sollte das Tagebuch über einen längeren Zeitraum geführt werden [40]. Das Kind sollte das Tagebuch selbständig führen können und für die tägliche (manchmal mühsame) Protokollierung durch geeignete Verstärker (z. B. Sticker) belohnt werden. Als Kernvariablen empfehlen wir, Schmerzintensität, -häufigkeit und -dauer in das Tagebuch aufzunehmen. Darüber hinaus sind Schmerzauslöser, -konsequenzen, -medikation, emotionale Befindlichkeit, durchgeführte bzw. unterlassene Aktivitäten, Begleitsymptome sowie eingesetzte Copingstrategien von Interesse.

Für den deutschen Sprachraum sind ein Migränetagebuch [54] und ein leicht modifiziertes Kopfschmerztagebuch ([17], s. Anhang B) veröffentlicht worden, die sich beide als reliabel und therapiesensitiv erwiesen haben; ihre Akzeptanz durch die Kinder ist sehr gut.

Zusammenfassend hängt die Wahl der Skala vom Zweck, dem Entwicklungsalter des Kindes und der Schmerzart ab. Während Instrumente für Forschungszwecke vorrangig über sehr gute psychometrische Eigenschaften verfügen sollten, richtet sich in der klinischen Anwendung die Wahl der Skalen auch nach den Kriterien der Nützlichkeit, Handhabbarkeit und Akzeptanz.

Sprachunabhängige Instrumente sind die am häufigsten eingesetzten Ratingskalen für Kinder. Die Gestaltung der Skalen sollte sich immer altersgerecht an der entsprechenden Zielgruppe orientieren. Zur Erfassung der chronischen Schmerzen ist es sinnvoll, unterschiedliche Dimensionen der Schmerzen zu erheben, um das Schmerzgeschehen adäquat zu beschreiben; allerdings existieren noch nicht genügend geeignete multidimensionale Instrumente.

Unabhängig davon, welche Skala zur Anwendung kommt, ist es für die Güte der Messung wichtig, dem Kind die Bedeutung und den Zweck des Instrumentes genau zu erklären; auch sollte es die Möglichkeit haben, die Skala – spielerisch und/oder mit Hilfe eines hypothetischen Schmerzszenarios – mehrmals zu erproben.

2.4.2 Instrumente der Fremdbeobachtung

Über das Schmerzverhalten kommuniziert das Kind in direkt beobachtbarer Weise mit dem Untersucher. Die Bedeutung der Beobachtung der Schmerzexpression nimmt jedoch bei Kindern, die sich verbal ausdrücken können, ab, bzw. die Beobachtung beschränkt sich auf das Schmerzverhalten im Untersuchungskontext.

Einerseits ist die Selbsteinschätzung der Kinder, die auch ihr eigenes Verhalten in Schmerzsituationen betrifft, für die Schmerzmessung aufschlussreicher und valider als die häufig als objektiver angesehene Fremdbeobachtung [20]. Andererseits jedoch spiegelt der Selbstbericht vermutlich nur einen Ausschnitt dessen wider, was das Kind im Augenblick der Diagnostik fühlt, denkt oder zuzugeben bereit ist [15]. Die Eltern oder das Pflegepersonal können deshalb als weitere Datenquellen wertvolle Zusatzinformationen für die Therapieentscheidung liefern. Dies kann entweder durch Angaben in den Anamneseinterviews (Teil für Eltern) oder mit Hilfe von Fragebögen oder Verhaltenstests geschehen.

Fremdbeobachtung unterliegt allerdings den Einflüssen des Beobachters und ist meistens mit einen „observer bias" („You see what you expect to see") verbunden [43]. So über- oder unterschätzen Beobachter die Schmerzintensität der Kinder, oder sie schreiben eindeutige Schmerzzeichen nichtschmerzhaften Zuständen wie Hunger, Ärger oder Müdigkeit zu [15]. Ein oft notwendiges Beobachtungstraining des Pflegepersonals oder der Eltern ist zu aufwendig und die Beobachtung selbst kaum in die praktische Klinikarbeit zu integrieren. Chambers et al. [12] haben für Eltern einen ersten kurzen Verhaltensfragebogen zur Einschätzung postoperativer Schmerzen nach ambulanten Operationen publiziert (Tabelle 2.7), der allerdings nur eine geringe Spezifität aufweist [46, 49]. Es fehlen v.a. Beobachtungsmaße für chronischen Schmerz, bei dem keine Auslöser zu identifizieren sind und die Schmerzantwort subtiler ist als beispielsweise bei Injektionsschmerz.

Eine besonders schmerzgefährdete Gruppe sind entwicklungsretardierte Kinder mit Mehrfachbehinderung:

1. Sie haben gehäuft medizinische Probleme, die direkt Schmerzen verursachen (z.B. Aspirationspneumonien mit Begleitpleuritiden).
2. Oft benötigen sie schmerzhafte chirurgische Interventionen (z.B. Archillessehnenverlängerungen).
3. Viele dieser Kinder können nur auf eingeschränkte Verhaltens- und Kommunikationsmuster zurückgreifen, was die Mitteilung von Schmerzen behindert.
4. Schmerztypische Kommunikations- und Verhaltensvariablen, die bei gesunden Kindern die Schmerzerfassung leiten könnten, treten bei Kindern mit Mehrfachbehinderungen häufig nur unvollständig auf und sind schwierig zu interpretieren.

Tabelle 2.7. Schmerzmessung durch Verhaltensbeobachtung

Instrument	Kurzbeschreibung	Anwendungsbereich	Handhabung	Altersgruppe
Postoperative Pain Measure for Parents[2] [12]	Instrument zur Erfassung des Schmerzes durch die Eltern; Einschätzung von vorgegebenen 15 Verhaltensweisen. **Güte:** Valide, reliabel, sensitiv in der untersuchten Stichprobe, geringe Spezifität. **Nachteil:** Stark kontextabhängig.	Postoperative Schmerzen nach ambulanten Operationen	+	7–12 Jahre

+++ = sehr einfach, ++ = einfach, + = aufwendig/kompliziert.
[2] Englischsprachig.

Weltweit existieren nur wenige Arbeitsgruppen, die sich mit Schmerzmessung bei Kindern mit Mehrfachbehinderungen beschäftigen. Giusiano et al. [28] untersuchten 100 mehrfachbehinderte Patienten ohne aktive Sprache im Alter von 8–33 Jahren. In Gesprächen mit Krankenpflegepersonal und Ärzten stellten sie 22 schmerztypische Parameter zusammen. Durch multivariate Analyse wurde die Menge der Schmerzindikatoren auf eine Gruppe von 5 Indikatoren für Patienten mit leichter, mittelschwerer bzw. schwerer Behinderung reduziert. Eine Validierung der Ergebnisse erfolgte nicht.

McGrath et al. [49] interviewten Eltern von 20 mehrfachbehinderten Patienten im Alter von 6–29 Jahren. Sie fragten nach individuellen Schmerzindikatoren und stellten eine Liste mit 31 Parametern aus 7 Kategorien zusammen, die sich mit denen von Giusiano et al. [28] überschneiden. Bislang fehlen jedoch *praktikable* Schmerzmessinstrumente für Kinder mit Mehrfachbehinderungen.

2.5 Schlussfolgerungen

Eine systematische und umfassende Schmerzerhebung spiegelt die Schmerzerfahrung eines Kindes am besten wider und hilft allen in der Schmerztherapie Tätigen, das Schmerzmanagement zu verbessern.

Die Beurteilung des kindlichen Schmerzverhaltens und – ab etwa 4 Jahren – die eigene Einschätzung der Schmerzintensität und -affektivität sollten integriert werden in das Wissen über die jeweilige Erkrankung, die begleitende Symptomatik und über die Kindes- und Familienbedingungen, um die individuelle Schmerzerfahrung eines bestimmten Kindes möglichst optimal beurteilen zu können.

Die Schmerzmessung sollte bei allen Kindern, die postoperativ betreut werden oder aufgrund einer internistischen Erkrankung und/oder der daraus resultierenden Therapie Schmerzen erleiden, zur Routine werden, um so eine kontrollierte und bedarfsorientierte Analgesie durchführen zu können.

Die Dokumentation sollte gemeinsam mit der Dokumentation der Vitalparameter und Temperatur in festen Zeitabständen erfolgen, weiterhin regelmäßig nach Gabe eines Analgetikums zur Therapiekontolle. Alle Schmerzerfassungen und Analgetikagaben sollten mit Uhrzeit auf dem Bogen vermerkt werden. Die regelmäßige Schmerzerhebung mittels eines Schmerzbogens schafft besonders bei dem mit der Versorgung kranker Früh- und Neugeborener befassten medizinischen Personal ein größeres Problembewusstsein. Gleichzeitig wird die durchgeführte Schmerztherapie auf ihre Effektivität überprüft.

Valide und reliable Skalen und Fragebögen wurden entwickelt. Für deutsche Übersetzungen müssen die Testgütekriterien allerdings neu ermittelt werden. Die Integration neuer Skalen in die Klinikroutine gestaltet sich aus zeitlichen und organisatorischen Gründen oft schwierig. Einfache, leicht anzuwendende Verfahren scheinen dabei die Einführung und Akzeptanz neuer Methoden zu erleichtern. Letzteres gelingt umso besser, wenn das medizinische und psychologische Personal gut ausgebildet, sensibel für die unterschiedlichen Manifestationen der Schmerzen in den verschiedenen Altersklassen und erfahren in der Schmerzbehandlung ist.

Literatur

1. Abu-Saad HH, Kroonen E, Halfens R (1990) On the development of a multidimensional Dutch pain assessment tool for children. Pain 43: 249–256
2. Ambuel B, Hamlett KW, Marx C, Blumer JL (1992) Assessing distress in the pediatric intensive care environments: The COMFORT Scale. J Pediatr Psych 17: 95–109
3. Anand KJS (1993) The applied physiology of pain. In Anand KJS, McGrath PJ (eds) Pain in neonates. Elsevier, Amsterdam, pp 39–66
4. Barr R (1992) Is this infant in pain? Caveats from the clinical setting. Am Pain Soc J 1: 187–190
5. Barrier G, Attia J, Mayer MN, Amiel-Tison CL, Shnider SM (1989) Measurement of postoperative pain and narcotic administration in infants using a new clinical scoring system. Int Care Med 15: 37–39
6. Beyer JE (1984) The Oucher: A user's manual and technical report. Judson, Evanston, IL
7. Bieri D, Reeve RA, Champion GD, Addicoat L, Ziegler JB (1990) The Faces Pain Scale for the self-assessment of the severity of pain experienced by children: development, initial validation and preliminary investigation for ratio scales properties. Pain 41: 139–150
8. Birbaumer N (1984) Psychologische Analyse und Behandlung von Schmerzzuständen. In Zimmermann M, Handwerker HO (Hrsg) Schmerz. Konzepte und ärztliches Handeln. Springer, Berlin Heidelberg New York Tokio, S 124–153
9. Blauer T, Gerstmann D (1998) A simultaneous comparison of three neonatal pain scales during common NICU procedures. Clin J Pain 14: 39–47
10. Buchholz M, Karl HW, Pomietto M, Lynn A (1998) Pain scores in infants: a modified infant pain scale vs. visual analogue. J Pain Symptom Manag 15: 117–124
11. Büttner W (1998) Die Erfassung des postoperativen Schmerzes beim Kleinkind. Arcis, München
12. Chambers CT, Reid GJ, McGrath PJ, Finley GA (1996) Development and preliminary validation of a postoperative pain measure for parents. Pain 68: 307–313
13. Champion GD, Arts S, Abu-Saad HH, Juniper K, Crawford M, Cairns D, Fisher R, Ziegler J (1993) Age-related responses to brief sharp physiological (needle) pain in children. In Abstracts Seventh World Congress on pain. IASP Publications, Seattle, pp 512–513
14. Champion GD, Goodenough B, von Baeyer CL, Thomas W (1998) Measurement of pain by self-report. In Finley GA, McGrath PJ (eds) Measurements of pain in infants and children. Seattle, IASP Press, pp 123–160
15. Craig KD, Prkachin KM, Grunau RVE (1992) The facial expression on pain. In Turk D, Melzack R (eds) Handbook of pain assessment. Guilford, New York, pp 257–276
16. Craig KD, Whitfield MF, Grunau RVE, Linton J, Hadjistravopoulos H (1993) Pain in the preterm neonate: behavioral and physiological indices. Pain 52: 287–300
17. Denecke H, Kröner-Herwig B (2000). Kopfschmerztherapie mit Kindern und Jugendlichen. Hogrefe, Göttingen
18. Eland JM (1974) Childrens communication of pain. Unpublished masters thesis, Univ Iowa
19. Eland JM (1982) Minimizing injection pain associated with prekindergarten immunizations. Issues Compreh Pediatr Nurs 5: 361–372
20. Finley GA, McGrath PJ (1998) Introduction: The roles of measurement in pain management and research. In Finley GA, McGrath PJ (eds) Measurements of pain in infants and children. Seattle, IASP Press, pp 1–4

21. Fuller BF (1991) Acoustic discrimination of three types of infant cries. Nurs Res 40: 156–160
22. Gauvain-Piquard A, Rodary C, Francois P, Rezvani A, Kalifa C, Lecuyer N, Cosse M, Lesbros F (1991) Validity assessment of DEGR-scale for observational rating of 2–6 year old child pain. J Pain Symptom Manag6: 171
23. Gauvain-Piquard A, Rodary C, Rezvani A, LeMerle J (1987) Pain in children aged 2–6 years: a new observational rating scale elaborated in a pediatric oncology unit – preliminary report. Pain 31: 177–188
24. Gillies ML, Smith LN, Parry-Jones WL (1999) Postoperative pain assessment and management in adolescents. Pain 79: 207–215
25. Giusiano B, Jimeno MT, Collignon P, Chau Y (1995) Utilization of a neural network in the elaboration of an evaluation scale for pain in cerebral palsy. Meth Inf Med 34: 498–502
26. Grunau RVE, Craig KD (1987) Pain expression in neonates: facial action and cry. Pain 28: 395–410
27. Grunau RVE, Johnston CC, Craig KD (1990) Neonatal facial and cry responses to invasive and non-invasive procedures. Pain 42: 295–305
28. Grunau RVE, Whitfield M, Petrie J (1994) Pain sensitivity and temperament in extremely low birth weight premature toddlers and preterm and fullterm controls. Pain 58: 341–346
29. Gunnar MG, Malone S, Vance G, Fisch RO (1985) Coping with adverse stimulation in the neonatal period: quiet sleep and plasma cortisol levels during recovery from circumcision. Child Dev 56: 824–834
30. Handwerker HO (1984) Experimentelle Schmerzanalyse beim Menschen. In Zimmermann M, Handwerker HO (Hrsg) Schmerz. Konzepte und ärztliches Handeln. Springer, Berlin Heidelberg New York Tokio, S 87–123
31. Hartwig S, Roth B, Theisohn M (1991) Clinical experience with continuous intravenous sedation using midazolam and fentanyl in the pediatric intensive care unit. Eur J Pediatr 150: 784–788
32. Hester NO (1979) The preoperational child's reaction to immunization. Nurs Res 28: 250–254
33. Hester NO, Foster R, Kristensen K (1990) Measurement of pain in children: generalizability and validity of the Pain Ladder and the Poker Chip Tool. In Tyler DC, Krane EJ (eds) Pediatric pain. Advances in pain research and therapy, vol 15. Raven, New York, pp 79–84
34. IASP – International Association for the Study of Pain (1979) Pain terms: a list with definitions and notes for usage. Pain 6: 249–252
35. Izard CE, Hübner RR, Risser D, McGinnes CJ, Dougherty LM (1980) The young infants ability to produce discrete emotion expressions. Dev Psychol 16: 132–140
36. Jakobs H, Rister M (1997) Die Fremdeinschätzung von Schmerzen bei Kindern. Klin Pädiatr 209: 384–388
37. Jay SM, Ozolins M, Elliott CH, Caldwell S (1983) Assessment of children's distress during painful medical procedures. Health Psychol 2: 133–147
38. Karoly P (1991) Assessment of pediatric pain. In Bush JP, Harkins SW (eds) Children in pain. Springer, Berlin Heidelberg New York Tokio, pp 59–82
39. Krechel S, Bildner J (1995) CRIES: A neonatal postoperative pain measurement score. Initial testing of validity and reliability. Pediatr Anaesth 5: 53–61
40. Kröner-Herwig B, Plump U, Pothmann R (1992) Progressive Relaxation und EMG-Biofeedback in der Therapie von chronischem Kopfschmerz bei Kindern. Schmerz 6: 121–127
41. Kuttner L, LePage T (1989) Face scales for the assessment of pediatric pain: A critical review. Can J Behav Sci 21: 198–209
42. Lawrence J, Alcock D, McGrath PJ, Kay J, MacMurray SB, Dulberg C (1993) The development of a tool to assess neonatal pain. Neonatal Network 12: 59–66
43. Manne SL, Jacobsen PB, Redd WH (1992) Assessment of acute pediatric pain: do child self-report, parent ratings, and nurse ratings measure the same phenomenon? Pain 48: 45–52

44. McGrath PA (1990) Pain in children. Guilford, New York
45. McGrath PJ (1990) Help yourself: a treatment for migraine headaches. Univ Press, Ottawa
46. McGrath PJ (1998) Behavioral measures of pain. In Finley GA, McGrath PJ (eds) Measurements of pain in infants and children. IASP Press, Seattle, pp 83–102
47. McGrath PJ, Johnson G, Goodman JT, Schillinger J, Dunn J, Chapman JA (1985) CHEOPS: A behavioral scale for rating postoperative pain in children. In Fields HL, Dubner R, Cervero F (eds) Advances in pain research and therapy, vol 9. Proc 4th World Congress on Pain. Raven, New York, pp 395–402
48. McGrath PJ, Unruh AM (1989) Pain in children and adolescents. Elsevier, Amsterdam
49. McGrath PJ, Rosmus C, Canfield C, Campbell MA, Hennigar A (1998) Behaviours caregivers use to determine pain in non-verbal cognitively impaired individuals. Dev Med Child Neurol 40: 340–343
50. Morton NS (1997) Pain assessment in children. Paediat Anaesth 7: 267–272
49. Pokela MJ (1994) Pain relief can reduce hypoxemia in distressed neonates during routine treatment procedures. Pediatrics 93: 379–383
50. Porter FL, Porges SW, Marshall RE (1988) Newborn pain cries and vagal tone: parallel changes in response to circumcision. Child Dev 59: 495–505
51. Pothmann, R (1988) Klinische Schmerzmessung. In Pothmann R (Hrsg) Chronische Schmerzen im Kindesalter. Diagnose und Therapie. Hippokrates, Stuttgart, S 31–43
52. Pothmann R, Goepel R (1985) Comparison of the Visual Analog Scale (VAS) and a Smiley Analog Scale (SAS) for the evaluation of pain in children. In Fields HL, Dubner R, Cervero F (eds) Proc 4th World Congress on Pain. Advances in pain research and therapy, vol 9. Raven, New York
53. Pothman R, Mohn U (1993) Chronische Schmerzen. In Steinhausen HC, von Aster M (Hrsg) Handbuch Verhaltenstherapie und Verhaltensmedizin bei Kindern und Jugendlichen. Beltz, Weinheim, S 537–581
54. Pothmann R, Plump U, Maibach G, von Frankenberg S, Besken E, Kröner-Herwig B (1991) Migränetagebuch für Kinder. Arcis, München
55. Reid GJ, Gilbert CA, McGrath PJ (1998) The pain coping questionnaire: preliminary validation. Pain 76: 83–96
56. Sanders SH (1979) A trimodal behavioral conceptualization of clinical pain. Perception Motor Skills 48: 551–555
57. Savedra MC, Tesler MD (1989) Assessing children's and adolescent's pain. Pediatrician 16: 24–29
58. Savedra MC, Tesler MD, Holzemer W, Ward J (1992) Adolescent Pediatric Pain Tool (APPT) User's manual. Univ California, San Francisco
59. Schmelling DJ, Coran AG (1990) The hormonal and metabolic response to stress in the neonate. Pediatr Surg Int 5: 307–321
60. Sigl JC, Chamoun NC (1994) An introduction to bispectral index analysis for the EEG. J Clin Monit 10: 392–404
61. Stevens B, Johnston C, Petryshen P, Taddio A (1996) Premature infant pain profile: Development and initial validation. Clin J Pain 12: 13–22
62. Taddio A, Goldbach M, Ipp M, Stevens B, Koren G (1995) Effect of neonatal circumcision on pain responses during vaccination in boys. Lancet 345: 291–292
63. Taddio A, Katz J, Ilersich AL, Koren G (1997) Effect of neonatal circumcision on pain response during subsequent routine vaccination. Lancet 349: 599–603
64. Talbert LM, Kraybill EN, Potter HD (1976) Adrenal cortical response to circumcision in the neonate. Obstet Gynecol 48: 208–210
65. Tyler DC, Tu A, Douthit J, Chapman CR (1993) Toward validation of pain measurement tools for children: a pilot study. Pain 52: 301–309
66. Varni JW, Waldron SA, Gragg RA, Rapoff MA, Bernstein BH, Lindsley CB, Newcomb MD (1996) Development of the Waldron/Varni Pediatric Pain Coping Inventory. Pain 67: 141–150

67. Varni JW, Thompson KL, Hanson V (1987) The Varni/Thompson Pediatric Pain Questionnaire: I. Chronic musculoskeletal pain in juvenile rheumatoid arthritis. Pain 28: 27–38
68. Watcha MF, Galinkin J, Fazi LM, Rose JB (1999) Bispectral Index (BIS) EEG monitoring in children. Anesthesiology 91/3 A: A1266
69. Whaley L, Wong DL (1987) Nursing care of infants and children. Mosby, St. Louis
70. Zernikow B, Damschen U (1999) Dattelner Schmerzfragebogen für Kinder und Jugendliche. Vestische Kinderklinik Datteln, Universität Witten/Herdecke
71. Zernikow, B, Grießinger N, Fengler R (1999) Praktische Schmerztherapie in der Kinderonkologie. Auszüge aus den Empfehlungen der Qualitätssicherungsgruppe der Gesellschaft für Pädiatrische Onkologie und Hämatologie (GPOH). Schmerz 13: 213–235

3 Klinisch-pharmakologische Grundlagen der Schmerztherapie insbesondere des Neugeborenenalters

B. Roth, Ch. Hünseler

INHALT

3.1 Einleitung

Nozizeption ist bereits ab der 20.–22. Schwangerschaftswoche (SSW) möglich. Kortikale Schmerzverarbeitung geschieht ab der 24. Schwangerschaftswoche [216]. Dabei ist bei Früh- und Neugeborenen das zentrale Schmerzhemmungssystem deutlich schlechter ausgebildet als das nozizeptive System, sodass beim Früh- und Neugeborenen generell vom Überwiegen nozizeptiven Stresses auszugehen ist.

Über ungünstige Effekte von Distress und Schmerz sowie Langzeitfolgen eines neonatalen Schmerztraumas liegen heute Daten vor, insbesondere aus der operativen und neonatologischen Intensivmedizin [3, 165]. Die Einsicht, auch neonatologischen Intensivpatienten – z. B. unter Beatmung bei schwerem Lungenversagen – eine effektive Analgesie zu gewähren, hatte sich aber weitaus zögerlicher durchgesetzt. In allerjüngster Zeit scheint sich trotz noch spärlicher Datenlage ein Wandel zu vollziehen [5, 118, 157, 175].

3.2 Opioidsystem und Opioidrezeptoren

Das endogene Opioidsystem unterliegt ausgeprägten altersabhängigen Veränderungen (s. auch Kap. 1; [133]). Opioidrezeptoren kommen sowohl präsynaptisch als auch postsynaptisch vor. Die präsynaptische Stimulation von Opioidrezeptoren führt zu verminderter Freisetzung obligatorischer Neurotransmitter wie z. B. Glutamat, die in der Schmerzweiterleitung bedeutsam sind.

Die Aktivierung des postsynaptischen Opioidrezeptors unterbindet die Neurotransmission durch Hyperpolarisation. Das spinale Opioidsystem ist im Dorsalhorn lokalisiert und hemmt die Schmerzleitung vom Nozizeptor über δ- und C-Fasern. Der überwiegende Rezeptortyp des Rückenmarks sind κ-Rezeptoren [54].

Das supraspinale Opioidsystem ist über verschiedenene Mechanismen an der Auslösung von Analgesie beteiligt, so über Verminderung des nozizeptiven Inputs des Gehirns als auch über Steuerung des aszendierenden und deszendierenden Schmerzkontrollsystems. Opioidrezeptoren sind im Gehirn weit verteilt mit der größten Dichte in Hirnstamm, Thalamus, Amygdala, Hippocampus und Kortex. μ-Rezeptoren sind in allen Strukturen nachweisbar, während δ-Rezeptoren überwiegend im Vorderhirn und limbischen System zu finden sind. μ-Rezeptoren entwickeln sich in der Fetalzeit offenbar zeitlich vor den δ-Rezeptoren.

μ-Rezeptoren vermitteln die klassischen Opioideffekte. Man unterscheidet folgende Subtypen

- μ_1 für supraspinale Analgesie,
- μ_2 für Atemdepression und physische Abhängigkeit.

μ-Rezeptoren finden sich zum Zeitpunkt der Geburt im ZNS in einer Konzentration von nur 40% der Erwachsenendichte [217]. δ-Rezeptoren vermitteln spinale und stressinduzierte Analgesie, Toleranzentwicklung und Sedierung, während κ-Rezeptoren vorwiegend spinale Analgesie vermitteln.

Die Wirkung von σ-Rezeptoren schließlich ist verbunden mit psychomimetischen Effekten. Ihre Dichte erreicht kurz vor der Geburt ihr Maximum, v. a. im frontalen Kortex und Hippocampus, was für die Gefühlsverarbeitung beim Neugeborenen von Bedeutung sein könnte [64].

Die Neurobiologie der Entwicklung des schmerzleitenden und verarbeitenden Systems beim Menschen wird in aller Regel in Analogie zur Entwicklung entsprechender Strukturen der neugeborenen Ratte gesehen. Der Entwicklungsstand des ZNS einer neugeborenen Ratte entspricht dem eines menschlichen Fetus von 24 Wochen Gestationsalter, und ein reifes Neugeborenes ist in dieser Hinsicht mit einer 7 Tage alten Ratte vergleichbar [62].

Das endogene Opioidsystem weist sowohl in anatomischer als auch funktioneller Hinsicht erhebliche Unterschiede zwischen Neugeborenen und Erwachsenen auf, charakterisiert u. a. durch eine wesentlich höhere Plastizität in der Fetal- und Neonatalzeit. Verbunden mit der durch zahlreiche Untersuchungen als sicher geltenden verstärkten Reaktionsbereitschaft des Neugeborenen auf nozizeptive Stimuli ist im Gegensatz zum Erwachsenen wenig bekannt über seine zentrale Schmerzwahrnehmung und -verarbeitung.

Opioide spielen eine wesentliche Rolle bei der Funktion des absteigenden inhibierenden Kontrollsystems vom Hirnstamm zum Rückenmark und bei der Reduktion des nozizeptiven Input über C- und δ-Fasern. Bei der Ratte entwickelt sich dieses System erst postnatal, obwohl komplette anatomische Strukturen bereits zum Zeitpunkt der Geburt ausgebildet sind [61].

Anatomische Befunde und Reaktionsmuster Früh- und Neugeborener legen nahe, dass in dieser Altersstufe ein im Vergleich zum Erwachsenenalter deutlich verstärkter nozizeptiver Input über C-Fasern besteht und dass nachfolgende NMDA-rezeptorenvermittelte Effekte wie „wind-up" und zentrale Sensibilisierung in der Neugeborenenzeit wesentlich stärker ausgeprägt sind als beim Erwachsenen [133].

Opioide haben in der Fetal- und Neonatalzeit einen signifikanten Einfluss auf die Regulation neuronaler Differenzierung und Entwicklung des ZNS. Ähnlich wie endogene Opioide hemmt Morphin in vivo bei neonatalen Ratten die neuronale DNA-Synthese, ein Effekt, der durch Vorbehandlung mit Naloxon gehemmt werden kann (s. auch Kap. 13; [113]).

Eine pränatale chronische Einwirkung von Morphin auf Rattenfeten führt zu einer signifikanten Verminderung der Dichte von μ-Rezeptoren im Gehirngewebe, verbunden mit einer Toleranz gegenüber der analgetischen Wirkung von Morphin in der Postnatalphase [197].

Für den Menschen ist wenig bekannt über Langzeiteffekte einer Opioidverabreichung in der Fetal- und Neonatalzeit im Hinblick auf die Differenzierung des ZNS, speziell des Opioidrezeptorensystems, und die spätere neurologische Entwicklung. Mac Gregor et al. [128] gelang es nicht, in ersten Nachuntersuchungen von Frühgeborenen, die in der Neonatalzeit mit Morphin behandelt worden waren, nachteilige Auswirkungen auf motorische Funktion, Intelligenz und Verhalten nachzuweisen.

3.3 Allgemeine pharmakokinetische Besonderheiten im Kindesalter

(siehe auch pharmakologisches Glossar ab Seite 86)

3.3.1 Absorption

Bis zu einem Alter von 2–3 Jahren kann die gastrointestinale Absorption von Arzneimitteln beeinträchtigt sein, abhängig vom Säuregrad des Magensaftes, einer evtl. verzögerten Magenentleerung und einem ausgeprägten hepatischen First-pass-Effekt. Deshalb müssen ggf. nach oraler Applikation deutlich höhere Dosen des betreffenden Arzneimittels eingesetzt werden.

Beim Morphin unterliegen bis zu 80% einer oralen Dosis dem First-pass-Effekt. Die rektale Absorption ist kaum vorhersagbar. Subkutane sowie intramuskuläre Injektionen bzw. Infusionen sind schmerzhaft, und durch Kreislaufbeeinträchtigung kann die Aufnahme des Arzneimittels in das Blut in unvorhersagbarer Weise beeinflusst werden.

3.3.2 Proteinbindung

Die meisten Analgetika sind an Plasmaproteine gebunden, Opioide speziell an saures α_1-Glukoprotein und Albumin. Pharmakologisch wirksam und für den Opioidrezeptor bzw. das Zielorgan verfügbar ist einzig der freie Anteil des Arzneimittels. Der relative Anteil des an Protein gebundenen Arzneimittels ist bei Früh- und Neugeborenen in Anbetracht der allgemein verminderten Konzentration der Bindungsproteine deutlich reduziert. Darüber hinaus kann, besonders bei sauren Arzneimitteln, die Bindung durch die Konzentration der freien Fettsäuren und des unkonjugierten Bilirubins beeinflusst werden.

Die Größe des Verteilungsvolumens wird u. a. vom Grad der Proteinbindung mitbestimmt. So haben nichtsteroidale Antiphlogistika durch ihre sehr hohe Proteinbindung von über 95% kleine Verteilungsvolumina in der Größenordnung von 0,1–0,2 l/kg KG.

Die Penetrationsfähigkeit von Analgetika durch biologische Membranen ist maßgeblich mitbestimmt durch den Ladungsstatus des Arzneimittels, d. h. ob es in ionisierter oder nichtionisierter Form vorliegt, was maßgeblich auch vom Blut-pH-Wert abhängt.

Ein weiterer arzneimittelspezifischer Faktor ist die Fettlöslichkeit. Während in der Regel die Hirnkapillaren bei Kindern relativ impermeabel für die meisten ionisierten und wasserlöslichen Arzneimittel sind, können diese Stoffe bei Früh- und Neugeborenen bei wenig entwickelter Blut-Hirn-Schranke in ionisierter und wasserlöslicher Form ähnlich rasch wie fettlösliche Arzneimittel in das Gehirn gelangen. In analoger Weise reagieren periphere Nerven des Neugeborenen mit ihrer geringeren Myelinisierung empfindlicher auf die Effekte von Lokalanästhetika als beim Erwachsenen.

3.3.3 Distribution

Früh- und Neugeborene besitzen im Vergleich zu älteren Kindern einen wesentlich höheren Bestand an Gesamtkörperwasser und eine geringere Muskelmasse in Bezug auf ihr Körpergewicht. Während bei Frühgeborenen das Gesamtkörperwasser 80–85% des Körpergewichts ausmacht, liegt der Anteil beim Neugeborenen bei ca. 75%, bei Säuglingen im 1. Lebensjahr bei 60% und im jugendlichen Alter bei 50%.

Der Anteil des extrazellulären Wassers sinkt von 40–45% bei Früh- und Neugeborenen über 25–30% bei Säuglingen auf 20% bei Jugendlichen ab. Der Fettanteil steigt vom Neugeborenen mit 12–14% des Körpergewichtes auf 20–30% beim Jugendlichen an.

Große Verteilungsvolumina spiegeln eine extensive Aufnahme des Arzneimittels im Gewebe wider. Somit sind für viele Opioidanalgetika mit hoher Fettlöslichkeit die Verteilungsvolumina sehr groß und übersteigen das Körpergewicht um das Mehrfache. Zahlreiche Krankheitszustände (Nierenversagen, hepatische Insuffizienz, kardiale Störungen, Hypovolämie und Dehydratation) führen zu erheblichen Veränderungen der Verteilungsvolumina.

Der Blut-pH-Wert vermag oft über den Ionisationsgrad die Verteilung eines Arzneimittels zu beeinflussen. So ist z. B. bei Azidose der nichtionisierte Anteil von NSAID erhöht, was eine bessere Diffusion des Medikamentes vom Plasma ins Gewebe bedeutet.

3.3.4 Metabolismus und Elimination

Die metabolische Leistung des Gesamtorganismus lässt sich am ehesten beschreiben durch die totale Clearance bezogen auf Körpergewicht oder Körperoberfläche. Gegen Ende des 1. Lebensmonats kommt es zu einem Anstieg der totalen Clearance eines Arzneimittels mit weiterer Zunahme während des Säuglings- und Kleinkindesalters.

Zahlreiche fettlösliche Arzneimittel, darunter Opioide, werden im Kleinkindesalter 2- bis 6-mal schneller eliminiert als bei älteren Kindern oder Erwachsenen (Abb. 3.1 und 3.2).

Neuere Opioide wie Fentanyl, Alfentanil und Sufentanil werden per Biotransformation zu zumeist inaktiveren Metaboliten abgebaut. An der Biotransformation, so z. B. des Remifentanils, sind Plasmaesterasen beteiligt. Offensichtlich ist bei Früh- und Neugeborenen die Aktivitität der Pseudocholinesterase und Acetylcholinesterase oder Arylesterase im Vergleich zu älteren Kindern vermindert mit der Folge verlängerter Arzneimittelwirkung. Wir sehen dies auch bei genetischen Defekten der Pseudocholinesterase.

Opioide unterliegen z. T. einem ausgedehnten hepatischen Metabolismus unter Beteiligung des mikrosomalen Enzymsystems (Phase-I-Reaktion) und hepatischer Konjugation, u. a. mit Glukuronsäure oder Sulfat (Phase-II-Reaktion). Aus Morphin entsteht durch Koppelung an Glukuronsäure das analgetisch starkwirksame Morphin-6-Glukuronid (M-6-G).

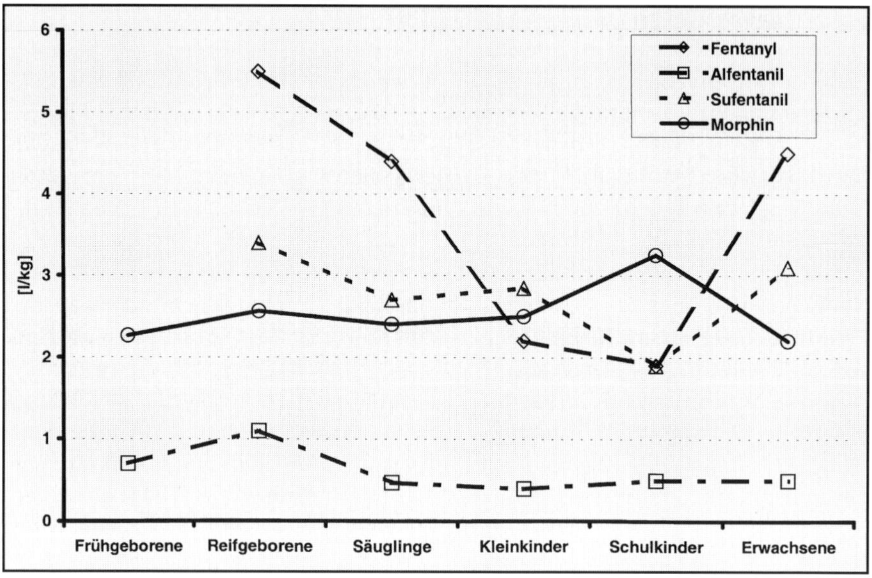

Abb. 3.1. Verteilungsvolumina [l/kg KG] verschiedener Opioide in Abhängigkeit vom Lebensalter

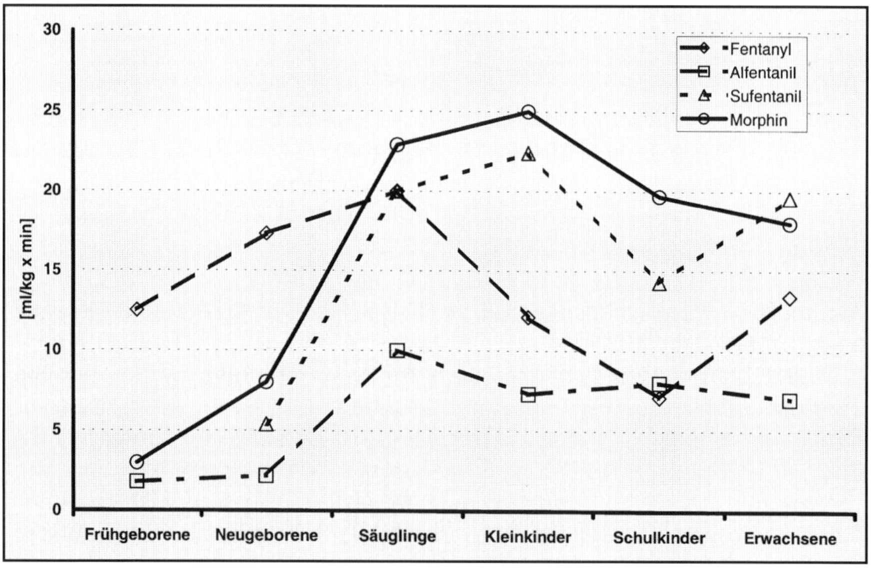

Abb. 3.2. Clearance verschiedener Opioide in Abhängigkeit vom Lebensalter

Die Fähigkeit zur Glukuronidierung ist beim Frühgeborenen noch beschränkt und erreicht zumeist erst ab dem 3. Lebensmonat ein dem Erwachsenen vergleichbares Niveau. Speziell beim Früh- und Neugeborenen ist der Umbau hepatisch metabolisierter Arzneimittel in sehr hohen Maße vom hepatischen Blutfluss abhängig, insbesondere, wenn noch ein offener Ductus venosus vorliegt, der einen nennenswerten Anteil des Blutes an der Leber vorbeiführt. Auch erhöhter intraabdomineller Druck, z. B. nach Operation einer Omphalozele, vermindert den hepatischen Blutfluss erheblich.

Ein offener Ductus arteriosus Botalli schränkt wie eine Hypoxämie ebenfalls den hepatischen Arzneimittelmetabolismus ein.

Ein weiteres wesentliches Ausscheidungsorgan für Arzneimittel sind die Nieren. Glomeruläre Filtration und tubuläre Sekretion sind bei Früh- und Neugeborenen erheblich eingeschränkt. In diesem Alter sind Zahl und Funktion von Nephronen noch vermindert.

Beim Früh- und Neugeborenen kann die glomeruläre Filtrationsrate bei 0,4–5 ml/min liegen. Im Verlauf von 3–5 Monaten erreicht die Nierenfunktion Werte vergleichbar denen Erwachsener, wobei die Fähigkeit der Niere, Arzneimittelmetabolite auszuscheiden, erst im Alter von 2–3 Jahren ihr Maximum erreicht. Zwar wird nur ein geringer Anteil der Opioidmetabolite renal eliminiert, doch kann dieser Ausscheidungsweg unter pathologischen Umständen bedeutsam werden, insbesondere hinsichtlich der wasserlöslichen Morphinmetabolite M-6-G und M-3-G.

3.4 Opioidanalgetika

Opioidanalgetika wirken supraspinal, spinal und auch peripher analgetisch. Die natürlich vorkommenden Stoffe Morphin und Kodein werden auch als Opiate bezeichnet.

In Hinblick auf das Bindungsverhalten am Opioidrezeptor wird die klinisch bedeutsame pharmakologische Unterteilung in agonistische (bezogen auf den μ-Rezeptor), antagonistische und gemischt agonistisch-antagonistische Opioide vorgenommen. Morphin ist ein reines μ-agonistisches Opioid, wohingegen Naloxon am μ-Rezeptor antagonistisch wirkt.

Gemischte agonistisch-antagonistische Opioide, wie z. B. Nalbuphin, bewirken zwar einerseits eine geringere Atemdepession, andererseits sind sie aber in ihrer analgetischen Wirkung begrenzt. Der Effekt lässt sich auch bei Dosissteigerung nicht über ein gewisses Maß hinaus erhöhen (Ceilingeffekt).

μ-Rezeptor-vermittelte analgetische und atemdepressorische Wirkung lassen sich im Opioidanalgetikum bislang nicht trennen. Alle agonistischen Opioide bewirken in analgetisch equipotenten Dosen ähnlich starke Effekte bezüglich Atemdepression, Sedierung, Euphorie, Übelkeit, Gallenwegsspasmen oder Obstipation. Für Früh- und Neugeborene wurde lange angenommen, dass Opioide eine stärkere atemdepressorische Wirkung besitzen als beim Erwachsenen [33]. Der Eindruck erhöhter Empfindlichkeit Früh- und Neugeborener scheint wesentlich mitbedingt zu sein durch eine höhere systemische Opioidexposition bei verzögerter Elimination. Daneben sind im Hinblick auf die zentrale Wirkung von Opioiden bei Früh- und Neugeborenen die relativ geringe Plasmaproteinbindung, die durchlässigere Blut-Hirn-Schranke und ontogenetische Besonderheiten in der Differenzierung von Opioidrezeptoren zu berücksichtigen.

Im Tierexperiment bewirkt Morphin wie Fentanyl bei neugeborenen Ratten in allen postnatalen Altersstufen eine gute Analgesie, Pethidin jedoch erst im höheren Alter [198].

Klinische Ergebnisse erwecken andererseits den Eindruck, dass von den μ-Agonisten Morphin [33], Fentanyl [36] und Sufentanil [71] im Neugeborenenalter für eine adäquate Analgesie und Sedierung sogar höhere Konzentrationen erforderlich sind als bei älteren Kindern. Muskel- und Thoraxrigidität, die letztlich bei zu rascher Injektion mit allen Opioiden ausgelöst werden können, scheinen bei Früh- und Neugeborenen häufiger aufzutreten. Zur Langzeitanalgesie und Sedierung sind Opioide mit relativ kurzer kontextsensitiver Halbwertzeit wie Alfentanil und Sufentanil sinnvoll [90], oder gar Remifentanil, dessen Eliminationshalbwertzeit kontextunabhängig ist.

Die Wahl eines speziellen Opioides wird sich nach der Indikation richten: Starke μ-Agonisten (Fentanyl, Alfentanil, Sufentanil und Remifentanil) sind bei intravenöser Anwendung der intra- und postoperativen Analgesie vorbehalten, wenn die Beatmung weitergeführt wird. Morphin und auch gemischte Agonisten-Antagonisten eignen sich nicht für die intraoperative Analgesie, sondern viel eher zur postoperativen Versorgung von Patienten, die nicht beatmet sind [10, 26].

3.4.1 Morphin und halbsynthetische Opioide

Morphin und die semisynthetischen Opioide Kodein und Diamorphin sind in der Kinderheilkunde beliebte Analgetika. Besonders für Morphin stellen nach wie vor Früh- und Neugeborene eine wesentliche Patientengruppe dar, obwohl in dieser Altersgruppe eine ausgeprägte Variabilität hinsichtlich Pharmakokinetik und Metabolisierung besteht [96, 97].

Indikationen für Morphin, Kodein und Diamorphin sind in der Hauptsache die Schmerztherapie, jedoch wird auch der sedierende Effekt von Morphin in der postoperativen Betreuung, bei Tumorschmerzen, Sichelzellkrisen, Verbrennungen, Aids und bei intensivmedizinisch bedingten Schmerzzuständen genutzt.

Morphin

Morphin ist das Opioid mit der klinisch umfangreichsten Erfahrung bei Kindern, speziell bei Früh- und Neugeborenen [96, 97]. Dosierungsempfehlungen finden sich in Kap. 7, 9 und 13.

■ **Bioverfügbarkeit, Metabolismus und Pharmakodynamik.** Die Bioverfügbarkeit von Morphin nach oraler Verabreichung (z. B. Sevredol) ist durch unvollständige Aufnahme und einen erheblichen First-pass-Effekt der Leber gekennzeichnet. In der Neugeborenenphase kann von einer Bioverfügbarkeit zwischen 25 und 40% der verabreichten Dosis ausgegangen werden, sodass oral etwa das 3fache der intravenösen Dosis verabreicht werden sollte.

Häufig wird Morphin oral als Tropfen gegeben. Wenn chronische Schmerzen im Vordergrund stehen, ist auch eine retardierte Präparation (z. B. MST Retard-Tabletten oder MST Retard-Granulat) in Kombination mit Morphintropfen möglich. Auf die subkutane bzw. intramuskuläre Verabreichung von Opioiden sollte verzichtet werden.

Morphin wird in der Leber in einer Phase-II-Reaktion unter Bildung von Morphin-3-Glukuronid (M-3-G) und Morphin-6-Glukuronid (M-6-G) metabolisiert. M-3-G und M-6-G haben völlig verschiedene pharmakologische Wirkprofile. Während M-6-G ein hochwirksames Analgetikum ist und atemdepressive Wirkungen zeigt, ist M-3-G in der Lage, die analgetischen Effekte von Morphin und M-6-G zu antagonisieren [79, 80]. Der analgetische Nettoeffekt von Morphin beim Früh- und Neugeborenen ist daher abhängig von dem Verhältnis an M-6-G und M-3-G am Wirkort und damit von der unterschiedlichen Reifung der jeweiligen Uridyl-Diphosphat-Glucuronyl-Transferasen.

Insgesamt ist die Bildung von M-6-G und M-3-G bei Frühgeborenen sehr variabel. Die meisten Früh- und Neugeborenen scheinen unter Morphininfusion wenig oder kein M-6-G zu bilden, stattdessen ist M-3-G nachweisbar [33]. Wird allerdings M-6-G gebildet, so scheint das Verhältnis von M-6-G zu M-3-G zuzunehmen, je unreifer das Neugeborene ist [139].

Ein weiterer, bisher kaum untersuchter Metabolisierungsweg ist die Sulfatierung von Morphin, die allerdings jenseits des Neugeborenenalters keine große Rolle spielt [35]. Zahlreiche Untersuchungen belegen, dass zwischen dem analgetischen Effekt und der Plasmakonzentration für Morphin kein fester Zusammenhang besteht (Tabelle 3.1).

■ **Pharmakokinetik.** Die Pharmakokinetik von Morphin erreicht mit 5–6 Lebensmonaten Erwachsenenniveau (Tabelle 3.2, Abb. 3.1 und 3.2; [150, 153]). Nach intravenöser Gabe zeigt die Morphinplasmakonzentrationskurve einen biexponentiellen Verlauf. Einer raschen initialen Verteilungsphase folgt eine langsame Eliminationsphase, die beeinflusst werden kann durch Redistribution von Morphin aus peripheren Geweben. Das Verteilungsvolumen von Morphin ist unabhängig vom Lebensalter und liegt bei großer Streubreite im Mittel bei 2,8 ± 2,6 l/kg KG [96].

Der Anteil von freiem Morphin ist relativ altersunabhängig (Tabelle 3.3; [19, 21, 68]). Morphin und die Morphinglukuronide werden renal ausgeschieden. Der renal eliminierte Anteil von Morphin und Morphinglukuroniden ist bei reifen Neugeborenen jünger als 3 Monate deutlich höher als bei älteren Kindern [139]. Bei Erwachsenen beträgt der Anteil der renalen Clearance an der Gesamtkörperclearance lediglich 10%. Dies macht deutlich, dass insbesondere

Tabelle 3.1. Plasmakonzentrationen verschiedener Analgetika. Angegeben werden entweder Mittelwert und Standardabweichung oder minimal und maximal gemessene Werte. Bei Opioiden fehlt ein enger Zusammenhang zwischen Plasmakonzentration und Analgesie

Medikament	Patienten	Plasmakonzentration	Setting/Wirkung/Bemerkung	Literatur
Morphin	Neugeborene Säuglinge	26,2 ± 22,5 ng/ml	Postoperative Analgesie	[153]
	Neugeborene Säuglinge	70 – 300 ng/ml	Sedierung unter apparativer Beatmung (ab 21 ng/ml zeigten 50 % der Patienten eine ausreichende Sedierung, ab 300 ng/ml fand sich eine deutliche Zunahme von Nebenwirkungen)	[33]
	Klein- sowie Schulkinder	2 – 57 ng/ml	Analgesie	[97]
	Kinder	64,5 ± 18 ng/ml	Analgesie bei chirurgischen Eingriffen	[39]
Diamorphin	Frühgeborene	Konzentration des analgetischen Metaboliten Morphin: 20 – 98 ng/ml	Effektive Sedierung und Analgesie	[59]
Fentanyl	Frühgeborene < 34 SSW	1,7 µg/l	Ausreichende Sedierung unter Beatmung	[172]
	Frühgeborene ≥ 34 SSW	2,1 µg/l	Ausreichende Sedierung unter Beatmung	[172]
	Frühgeborene	7,7 – 13,6 µg/l	Anästhesie bei Ductus-arteriosus-Ligatur	[36]
	Erwachsene	0,6 µg/l	Postoperative Analgesie	[69]
Alfentanil	Erwachsene	35 – 50 µg/l	Sedierung unter apparativer Beatmung	[92]
		> 200 µg/l	Analgesie bei chirurgischen Eingriffen	[92]
	Klein-und Schulkinder	79 (50 – 220) µg/l	Sedierung während Herzkatheteruntersuchung	[167]
	Frühgeborene 29 – 36 SSW – 10 µg/kg i.v. – 20 µg/kg i.v	 – 17 – 22 ng/ml – 40 – 50 ng/ml	Unterdrückung der Streßantwort beim endotrachealen Absaugmanöver	[175]
Pethidin	Klein- und Schulkinder	0,15 – 0,2 mg/dl	Postoperative Analgesie	[76]
Paracetamol	Klein- und Schulkinder	10 – 20 mg/dl	Antipyrese	[148]
	Gesunde, erwachsene Probanden	< 10 mg/dl	Analgetische Effekte	
	Klein- und Schulkinder	25 mg/dl	Analgesie nach Tonsillektomie	[135]

Tabelle 3.2. Pharmakokinetische Parameter für Morphin nach Einzelinfusion und Dauerinfusion (Früh- und Neugeborene mit einem postnatalen Alter von weniger als 10 Tagen)

	Verteilungsvolumen (V_{ss}) [l/kg]	Eliminationshalbwertzeit $t_{1/2\beta}$ [h]	Clearance (Cl) [ml/kg · min]	Literatur
Frühgeborene				
≤30 SSW	1,8±0,8	10±3,7	3,4±3,3	[21]
28–36 SSW	2,0±1,0	10,6±2,7	2,7±1,8	[33]
24–37 SSW	2,8±2,6	9,0±3,4	2,2±0,7	[96]
25–38 SSW	2,7±1,0	8,9±3,3	3,6±0,9	[17][a]
Reifgeborene	2,1±1,3	7,6±2,6	2,3±1,4	[33]
	2,9±2,1	6,7±4,6	15,5±10	[21]
		5,2–12	–	[112]
	2,8±2,6	6,5±2,8	8,1±3,2	[96]
	3,4±1,0	6,8±1,6	6,3±2,2	[126]
Säuglinge/Kinder	2,8±2,6	2,0±1,8	23,6±8,5	[96]
2 Wochen bis 2 Monate	5,2±2,6	3,9±1,0	23,8±13,5	[126]
2 Monate bis 5 Jahre	–	–	20,5±2,8	[201]
7–17 Jahre	3,1	2,3	23,4±8	[125]
Erwachsene	2,76±0,56	2,8±0,23	13,0±2,0	[191][b]

[a] Morphinkinetik nach Diamorphin. [b] RIA-Daten.

bei Früh- und Neugeborenen mit eingeschränkter Nierenfunktion rasch eine substantiell verminderte Exkretion von Morphin und den genannten Metaboliten auftritt.

Die Elimination im höheren Säuglingsalter und bei Kleinkindern scheint insgesamt schneller zu geschehen als bei Heranwachsenden und Erwachsenen [96, 111, 171]. Ob eine Abhängigkeit der Eliminationskinetik vom Gestationsalter besteht, ist bislang nicht eindeutig entschieden [17, 163].

Die Morphinclearance zeigte eine enge Abhängigkeit zwischen Gestationsalter und Geburtsgewicht [79]. Anders als die Eliminationshalbwertzeit zeigt die Clearance vom Frühgeborenenalter an eine Zunahme und steigt bis zum Schulkindesalter auf das 10fache an (Abb. 3.2; [21, 65, 96]). Es besteht eine große intra- und interindividuelle Schwankungsbreite der Morphineliminationsparameter.

Chay et al. [33] beobachteten bei Neugeborenen für Morphin eine etwa 3fache Variabilität der terminalen Morphinhalbwertzeit und parallel dazu eine fast 7fache Variabilität der Clearance. Daneben wird die Morphinelimination maßgeblich beeinflusst durch besondere pathophysiologische Gegebenheiten beim Patienten (s. oben). Dagan et al. [38] fanden bei Kindern nach kardiochirurgischen Eingriffen mit Verminderung des „cardiac output" und erhöhtem Katecholaminbedarf eine 3fache Verminderung der Morphinclearance bei ein-

Tabelle 3.3. Plasmaeiweißbindung verschiedener Analgetika

Medikament	Patienten	Plasmaprotein-bindung [%]	Literatur
Morphin	Frühgeborene, Neugeborene, Säuglinge, Kleinkinder	20	[21, 68, 139]
	Erwachsene	20–35	–
Codein	Kinder	10	–
Alfentanil	Erwachsene	87–92	[143]
	Früh- und Neugeborene	65–80	[143, 215]
	Klein- und Schulkinder	95	[140]
Sufentanil, Fentanyl	Neugeborene und Säuglinge	80	[141, 143]
	Kinder und Erwachsene	92–93	[141]
Pethidin	Neugeborene	52	[11]
	Säuglinge, Kleinkinder	85	[11]
Tramadol	Alle Altersgruppen	4	[207]
Buprenorphin	Kinder	90	[154]
Nalbuphin	Kinder	25–40	[207]
Ibuprofen	Alle Altersgruppen	99	–

deutig erhöhtem Verteilungsvolumen (Tabelle 3.2), letzteres möglicherweise bedingt durch ein erhöhtes Extrazellulärvolumen aufgrund eines „capillary leak". Mitursache der verminderten Clearance mag auch ein reduzierter hepatischer Blutfluss gewesen sein.

Bei hepatozellulären Funktionsstörungen bleibt die Glukuronsäure-Konjugation lange Zeit weitgehend erhalten und wird durch extrahepatische Eliminationsmechanismen ergänzt [89]. Früh- und Neugeborene stellen aber insofern eine Ausnahme dar, als in der betreffenden Altersgruppe die Glukuronidierungsleistung insgesamt noch eingeschränkt ist.

Eine veränderte Nierenfunktion aufgrund des reduzierten „cardiac output" beeinflusst die Morphinclearance offenbar weniger stark (Tabelle 3.4; [12]). Demgegenüber ist die renale Elimination der aktiven Morphinmetaboliten M-3-G und M-6-G bei eingeschränkter Nierenfunktion deutlich gestört mit der Folge von Kumulation und toxischen Auswirkungen, bei M-6-G u.a. in Form von Atemdepression [158] oder bei M-3-G in Form von Myoklonien [190]. Im Früh- und Neugeborenenalter ist die renale Funktionseinschränkung von untergeordneter Bedeutung.

Tabelle 3.4. Effekte renaler und hepatischer Funktionsstörungen auf Pharmakokinetik und Metabolismus wichtiger Opioid- und Nicht-Opioidanalgetika (In Anlehnung an [40, 123, 196])

	Renale Funktionsstörungen	Hepatische Funktionsstörungen
Morphin	Akkumulation von Morphin-6-glucuronid	Glucuronidierung unverändert; Ausscheidung und orale Bioverfügbarkeit ↑
Codein	Sedierung ↑	Bildung von Morphin ↓
Fentanyl	Sedierung ↑	Keine, jedoch Metabolismus ↓, wenn Leberblutfluß ↓
Alfentanil	Keine	verlängerte und verstärkte Wirkung möglich, Ausscheidung (↓)
Sufentanil	Desmethylsufentanil ↑, verlängerte Atemdepression (?)	Keine
Remifentanil	Akkumulation des Hauptmetaboliten (Auswirkung?)	Keine
Pethidin	Akkumulation von Norpethidin, Krampfanfälle möglich	Orale Bioverfügbarkeit ↑ Verminderter Metabolismus von Norpethidin
Tramadol	Clearance ↓	Ausscheidung ↓
Buprenorphin	Keine	Metabolismus eingeschränkt (?) Ausscheidung ↓
Paracetamol	Clearance aller Metaboliten (speziell Glucuronide) ↓	hepatische Toxizität ↑
Ibuprofen	Clearance aller Metaboliten ↓	Metabolismus ↓
Metamizol	Clearance aller Metaboliten ↓	Metabolismus ↓

■ **Nebenwirkungen.** Die häufigsten Morphinnebenwirkungen sind Übelkeit, Erbrechen, Hautjucken und Harnretention. Auch werden Obstipation, bronchiale Konstriktion, Atemdepression sowie Myoklonien und physische oder psychische Abhängigkeit beobachtet. Häufigkeiten und Therapie von Opioidnebenwirkungen werden ausführlich in Kap. 9 besprochen. Wir beschränken uns daher hier auf die Darstellung bei Früh- und Neugeborenen.

Bei diesen war in der Studie von Chay et al. [33] das Auftreten von Nebenwirkungen eindeutig verbunden mit verringerter Morphinelimination und Plasmakonzentrationen von über 300 ng/ml. Lynn et al. [127] fanden bei Kindern in einem Alter von 2 Tagen bis 1,5 Jahren eine Schwellenplasmakonzentration von 50 ng/ml Morphin hinsichtlich des Auftretens einer Atemdepression.

Die Mehrzahl der Befunde spricht für eine Altersunabhängigkeit der atemdepressorischen Wirkung von Morphin. Nach intrathekaler Verabreichung von Morphin an Patienten in einem Alter von 4 Monaten bis 15 Jahren fanden sich ebenfalls keine altersspezifischen Unterschiede im Hinblick auf eine Atemdepression [152]. Eine Atemdepression tritt nicht bereits kurz nach dem Start der Morphininfusion auf, sondern erst mehrere Stunden später, weshalb die Patienten einer sorgfältigen Überwachung der Vitalparameter bedürfen [114].

Auch wenn die kardiovaskuläre Verträglichkeit von Morphin im Allgemeinen sehr gut ist, sind zentral induzierte Bradykardien sowie periphere Vasodilatation und arterioläre Widerstandsenkung möglich, insbesondere nach rascher intravenöser Applikation bei gleichzeitigem Volumenmangel [79, 112].

Die genannten Effekte werden verstärkt beobachtet, auch verbunden mit negativer Inotropie, bei gleichzeitiger Benzodiazepintherapie. Die vasodilatatorischen Nebenwirkungen des Morphins werden gelegentlich bei der Behandlung des kardiogenen Lungenödems genutzt. Die zentrale Kreislaufregulation kann über die Reduktion der zentralen α-adrenergen Stimulation der Gefäßmuskulatur gehemmt sein [222].

Die Wahrscheinlichkeit, mit Morphin eine Rigidität der quergestreiften Muskulatur auszulösen, ist viel geringer als bei den hochwirksamen synthetischen Opioiden. Wesentlich ist unter Morphin die ausgeprägte, jedoch interindividuell sehr verschieden starke Histaminfreisetzung aus Mastzellen, die sich nicht mit Naloxon und nur unvollständig mit H1- und H2-Rezeptorblockern antagonisieren lässt. Morphin ist daher nicht geeignet zur hochdosierten intravenösen Analgesieführung im Rahmen von Narkosen.

Kodein

Kodein ist ein sowohl natürlich vorkommendes als auch als halbsynthetisches Opioid verfügbares Präparat mit der chemischen Bezeichnung Methylmorphin. Seine analgetische Wirkstärke bezogen auf Morphin (Wirkstärke 1 bei intravenöser Verabreichung) beträgt 0,08. Kodein wird häufig bei leichten und mittelschweren Schmerzen im Kindesalter oral und rektal eingesetzt, vielfach in Kombination mit Paracetamol oder auch Ibuprofen (Dosierungen s. Kap. 9).

■ **Bioverfügbarkeit, Metabolismus und Pharmakodynamik.** Die enterale Verfügbarkeit von Kodein ist mit 50–60% deutlich besser als die des Morphins, wobei zusätzlich der hepatische First-pass-Effekt recht gering ausgeprägt ist. Maximale Serumkonzentrationen werden nach 30–90 min erreicht, ein analgetischer Effekt zeigt sich aber bereits nach 20–30 min. Kodein wird hepatisch in Abhängigkeit von der Funktion des Cytochrom-P_{450}-Systems über O-Demethylierung zu Morphin und N-Demethylierung zu Nor-Kodein metabolisiert mit anschließender Glukuronidierung.

Zu etwa 10 % findet sich Morphin als Metabolit, der größte Anteil von bis zu 60 % ist Kodein-6-Glukuronid, das über die Nieren ausgeschieden wird. Weniger als 10 % des Kodeins werden unverändert renal eliminiert.

Kodein hat eine außergewöhnlich geringe Affinität für Opioidrezeptoren. Es ist anzunehmen, dass der analgetische Effekt in erster Linie über die Konversion zu Morphin zustandekommt. Allerdings wird der antitussive Effekt, der eher dem Kodein selbst zugeschrieben wird, nicht über Opioidrezeptoren vermittelt [102].

■ **Pharmakokinetik.** Die Plasmaproteinbindung ist deutlich geringer als die von Morphin. Die Halbwertzeit liegt bei Erwachsenen im Bereich von 2–4 h mit einem Verteilungsvolumen von 3–4 l/kg KG [14].

■ **Nebenwirkungen.** Von der intravenösen Anwendung von Kodein ist in allen Altersgruppen dringend abzuraten im Hinblick auf die Gefahr einer ausgeprägten Vasodilatation mit schwerer arterieller Hypotension und Atemdepression mit Apnoen [185].

Die arterielle Blutdrucksenkung scheint am ehesten mit Histaminfreisetzung verbunden zu sein. Hervorzuheben ist die offenbar deutlich unterschätzte Gefahr von schweren Nebenwirkungen einschließlich Apnoen und respiratorischer Insuffizienz nach Verabreichung von Kodein und Kodein-Paracetamol-Präparationen bei Kindern mit eingeschränkter Nierenfunktion, bei denen es – wie schon bei der Therapie mit Morphin erwähnt – zu einer erheblichen Akkumulation des Kodeinmetaboliten Morphin-6-Glukuronid kommen kann [195]. Bemerkenswert ist die Beobachtung, dass nach einer Dosierung von 1 mg/kg KG Kodeinphosphat intramuskulär bei 12 von 26 spontan atmenden Neugeborenen Atemdepression und Apnoen auftraten [166].

Gerade bei Neugeborenen und jungen Säuglingen können Sicherheit und Qualität der Analgesie mit Kodein unvorhersagbar sein, da wegen fehlender Daten nicht abzuschätzen ist, ob in dieser Altersstufe aufgrund eingeschränkter hepatischer Metabolisierung eine Verlängerung der Halbwertzeit für Kodein und eine verzögerte Umsetzung zu Morphin zu erwarten sind [133]. Bei eingeschränkter Leberfunktion sollte Kodein nicht verwendet werden [196]. Unter eingeschränkter Nierenfunktion muss die Kodeindosis reduziert werden (Tabelle 3.4; [40]).

In einer Studie von Semple et al. [184] zu einem Vergleich von equianalgetischen Dosen von Morphin (0,15 mg/kg KG) und Kodeinphosphat (1,5 mg/kg KG) nach i.m.-Verabreichung bei Narkosebeginn im Rahmen einer Adenotonsillektomie ergab sich postoperativ im Hinblick auf die analgetische Wirksamkeit kein Unterschied zwischen beiden Medikationen. Nach Analgesie mit Morphin trat Erbrechen jedoch deutlich häufiger auf als nach Kodein.

Gemessen an der breiten Verwendung von kodeinhaltigen Präparationen in der postoperativen Schmerztherapie bei Neugeborenen und Säuglingen erscheint die Datenlage hinsichtlich Wirksamkeit und Sicherheit eher dürftig, sodass von einer Anwendung kodeinhaltiger Präparationen bei Kindern jünger als 6 Monate außerhalb des stationären Bereiches abzuraten ist.

Kritisch zu bewerten sind Kombinationen von Kodein mit Antihistaminika: Bei nahezu allen beschriebenen Todesfällen unter Kodein bei Kindern waren auch Antihistaminika verabreicht worden, speziell Histaminrezeptorenblocker der 1. Generation [129].

Oxycodon

Oxycodon ist ein halbsynthetisches überwiegend μ-agonistisches oral verabreichbares Opioid mit hoher Bioverfügbarkeit, kurzer Wirkdauer und hoher analgetischer Potenz (ca. doppelt so hoch wie die von Morphin). Oxycodon eignet sich zur postoperativen Analgesie und zur Behandlung von Tumorschmerzen bei älteren Kindern, dann auch in retardierter Darreichungsform (z. B. Oxygesic, Dosierungen s. Kap. 9).

■ **Bioverfügbarkeit, Metabolismus und Pharmakodynamik.** Für den Erwachsenen liegt die orale Bioverfügbarkeit von Oxycodon bei 60–87% [160]. Die physikalisch-chemischen Eigenschaften von Oxycodon ähneln sehr denen von Morphin. Oxycodon wird über das Cytochrom-P_{450}-System zu Nor-Oxycodon und Oxymorphon metabolisiert. Die analgetische Wirkung von Oxycodon wird zu einem nennenswerten Teil durch den Metaboliten Oxymorphon vermittelt, der eine dem Morphin vergleichbare analgetische Potenz hat [155, 156].

■ **Pharmakokinetik.** Wichtige Daten zur Pharmakokinetik finden sich in Tabelle 3.5.

■ **Nebenwirkungen.** Die atemdepressive Wirkung von intravenös verabreichtem Oxycodon scheint größer zu sein als die von Morphin [155]. Sowohl bei Nieren- als auch bei Leberinsuffizienz ist mit einer verstärkten und verlängerten Wirkung zu rechnen, was eine Dosisreduktion erfordert (Tabelle 3.4).

Diamorphin

Diamorphin, ein acetyliertes semisynthetisches Morphinderivat (3,6-Diacetyl-Morphin), wurde in den letzten Jahren in Großbritannien mit gutem Erfolg zur Sedierung apparativ beatmeter Früh- und Neugeborener eingesetzt, u. a. mit dem Ziel, eine Synchronisation der Atmung mit dem Respirator zu erreichen [16, 17, 59]. Daneben wird Diamorphin zur Prämedikation bei der Intubation Früh- und Neugeborener verwendet [212].

Tabelle 3.5. Pharmakokinetische Parameter für Pethidin, Oxycodon, Methadon, Nalbuphin, Pentazocin und Buprenorphin nach Einzelinjektion

	Verteilungsvolumen V_{ss} [l/kg]	Eliminationshalbwertzeit $t_{1/2\beta}$ [h]	Clearance (Cl) [ml/kg · min]	Literatur
Pethidin				
Frühgeborene	8,8	11,9	3,5	[161]
Reifgeborene	5,6	10,7–22,7	7,2	[31]
Säuglinge	8,0	8,2	9,7	[161]
Kleinkinder	2,8	3,0	10,4	[76]
Oxycodon				
Klein-/Schulkinder	2,1	1,8	15,2	[155]
Methadon				
Klein-/Schulkinder				
Jugendliche	7,1	19,2	5,4	[20]
Buprenorphin				
Klein-/Schulkinder	3,2	1,0	60,0	[154]
Erwachsene	–	3,1	13–19	[28, 154]
Nalbuphin				
Klein-/Schulkinder	–	3–5	15–22	[207]
Pentazocin				
Klein-/Schulkinder	5	3	21	[58, 77]

■ **Bioverfügbarkeit, Metabolismus und Pharmakodynamik.** Diamorphin wird innerhalb weniger Minuten durch Plasmacholinesterase zu 6-Acetyl-Morphin deacetyliert. Bei Frühgeborenen mit einem Gestationsalter von 26–38 Schwangerschaftswochen ließ sich im Plasma nach Diamorphingabe jedoch kein 6-Acetyl-Morphin nachweisen, entweder bedingt durch analytische Schwierigkeiten oder durch rasche Metabolisierung [59].

Es wird angenommen, dass 6-Acetyl-Morphin infolge guter Fettlöslichkeit sehr rasch in das ZNS eindringt, dort deacetyliert wird, und Morphin als aktiver Metabolit sedierend und analgetisch wirksam werden kann. Ob die Aktivität der Plasmacholinesterase bei Früh- und Neugeborenen immer ausreichend ist, die Deacetylierung von Diamorphin zu 6-Acetyl-Morphin zu gewährleisten, ist fraglich; zumindest bei Leberfunktionsstörungen könnte es Einschränkungen geben (Tabelle 3.4).

Elias-Jones et al. [59] fanden bei Frühgeborenen eine effektive Sedierung und Analgesie nach einer intravenösen „loading dose" Diamorphin von 50 μg/kg KG verabreicht über 30 min und anschließender kontinuierlicher Infusion mit 15 μg/kg KG/h bei apparativ beatmeten Frühgeborenen.

■ **Nebenwirkungen.** Während der Verabreichung der „loading dose" fand sich ein statistisch signifikanter, jedoch nur vorübergehender Abfall von mittlerem arteriellem Blutdruck und Herzfrequenz [16].

3.4.2 Synthetische Opioide

Die synthetischen Opioide Fentanyl, Alfentanil und Sufentanil leiten sich chemisch vom Pethidin ab. Gemeinsam ist ihnen, dass ihre Metabolite deutlich weniger analgetisch aktiv sind als die Ausgangssubstanzen oder gänzlich inaktiv. Aufgrund ihrer starken Wirksamkeit und raschen zentralen Anflutung werden sie vorwiegend intra- und postoperativ bei beatmeten Patienten eingesetzt. Das neuere Remifentanil zeichnet sich wegen seines sehr raschen Metabolismus durch Plasma- und Gewebeesterasen aus und bleibt damit nur sehr kurz wirksam. Alle 4 genannten Opioide sind zentral wirksame μ-Agonisten.

Fentanyl

Fentanyl mit einer analgetischen Wirkstärke, die 50- bis 100-mal höher ist als die von Morphin, wird seit vielen Jahren sowohl zur intraoperativen als auch postoperativen Analgesie sowie zur Analgosedierung intensivmedizinisch versorgter Kinder unterschiedlicher Altersstufen eingesetzt.

Bei Neugeborenen mit Lungenversagen scheint Fentanyl im Vergleich zu Morphin Vorteile zu bieten [85, 176]. Günstig scheint die Verwendung von Fentanyl in der Kinderherzchirurgie zu sein, nicht zuletzt im Hinblick auf eine Verbesserung der intra- und postoperativen kardiovaskulären Stabilität, speziell bei Neugeborenen [218].

Darüberhinaus wird Fentanyl in topischer Anwendung verabreicht, z.B. transnasal, buccal oder transdermal [194]. Dosierungsempfehlungen finden sich in Kap. 7–9 und 13.

■ **Bioverfügbarkeit, Metabolismus und Pharmakodynamik.** Fentanyl hat aufgrund seiner extremen Fettlöslichkeit (500-mal höher als von Morphin) eine ausgeprägtere Penetrationsfähigkeit und höhere Affinität zu zentralen Opioidrezeptoren [142].

Bei physiologischem pH-Wert liegen nur weniger als 10% des Plasmafentanyls mit einem pKa-Wert von 8,4 in nichtionisierter Form vor. Der Metabolismus von Fentanyl geschieht in der Leber in Abhängigkeit von der Aktivität des Cytochrom-P_{450}-Systems. Hauptsächlich erfolgt eine Dealkylierung zu Nor-Fentanyl und über Hydroxylierung von Fentanyl und Nor-Fentanyl. Lediglich ein geringer Anteil des Fentanyls (6–8%) wird unverändert mit dem Harn ausgeschieden. Mithin dürfte die metabolische Clearance von Fentanyl einmal in hohem Maße vom hepatischen Blutfluss und zum anderen vom Funktionszustand und der Reife des mikrosomalen Enzymsystems der Leber abhängig sein. Beide Größen unterliegen besonders bei Früh- und Neugeborenen sehr starken intra- und interindividuellen Schwankungen (Tabelle 3.4).

Es besteht bei Fentanyl ein relativ schwacher Zusammenhang zwischen Plasmakonzentration und Sedierungs- bzw. Analgesiegrad im Rahmen der Anwendung auf der Intensivstation (Tabelle 3.1). Dosierungsempfehlungen für Fentanyl finden sich in Kap. 7 und 13.

■ **Pharmakokinetik.** Die Fentanylpharmakokinetik ist sehr stark altersabhängig (Tabelle 3.6, Abb. 3.1 und 3.2; [19]). Als pharmakokinetisches Modell kann ein 2- bzw. 3-Kompartment-System angenommen werden. Kinder nach herzchirurgischen Eingriffen scheinen im Vergleich zum Erwachsenen ein relativ geringes Steady-state-Verteilungsvolumen zu haben [111].

Die Eliminationshalbwertzeit ist ebenfalls altersabhängig mit sehr langer terminaler Halbwertzeit bei Frühgeborenen und langer kontextsensitiver

Tabelle 3.6. Pharmakokinetische Parameter für Fentanyl, Alfentanil und Sufentanil nach Einzelinjektion. (In Anlehnung an: [92, 156, 180])

	Verteilungsvolumen V_{ss} [l/kg]	Eliminationshalbwertzeit $t_{1/2\beta}$ [h]	Clearance (Cl) [ml/kg · min]	Literatur
Fentanyl				
Frühgeborene [a, b, c]	–	17,7 ± 9,3	12,1	[36, 172]
Reifgeborene [a]	3,1 – 7,9	3,1 – 7,9 (5,3 ± 1,2)	9,0 – 28,0	[94]
Säuglinge	8,3	5,4	22,4	[67]
	2,3 – 4,5	1,1 – 3,9	18,1 – 30,6	[94]
Klein-/Schulkinder	1,4 – 3,1	2,4 – 4,1	11,5 – 12,8	[94]
	1,9	3,5	7,1	[94]
Alfentanil				
Frühgeborene [a, b]	1,0 ± 0,4	8,7 ± 5,1	2,2 ± 2,4	[44]
	0,5	5,3	0,9	[132]
	0,8 ± 0,5	7,6 ± 1,8	1,3 ± 0,7	[107]
Reifgeborene [a]	0,8 ± 0,3	5,5 ± 0,8	1,7 ± 0,5	[107]
Säuglinge	0,5 – 0,6	0,8 – 1,3	8,2 – 11,5	[70]
Klein-/Schulkinder	0,2 – 0,6	0,7 – 1,4	4,7 – 11,1	[50, 173]
Sufentanil				
Neugeborene				
2 – 7 Tage	2,7	10,6	4,2	[72]
20 – 28 Tage	3,4	3,6	17,3	[72]
0 – 31 Tage	4,2	12,3 (6 – 20)	6,7	[71, 72]
Säuglinge	3,1	3,6	18,1	[71]
	–	0,9 – 2,0	21,5 – 27,5	[41]
Klein-/Schulkinder	2,7 (2,9 ± 0,6)	2,3 (1,6 ± 0,7)	16,9 (30,5 ± 8,8)	[71, 74]
Jugendliche	2,8	3,5 (1,5 – 4)	13,1	[71]

[a] Postnatales Alter <7 Tage. [b] teilweise nach kontinuierlicher Infusion. [c] Gestationsalter 25 – 36 Wochen.

Halbwertzeit nach Dauerinfusion. Insbesondere unter Bedingungen eines erhöhten intraabdominellen Drucks mit verminderter Leberdurchblutung, z.B. nach abdominalchirurgischen Eingriffen, kann die Elimination von Fentanyl deutlich verzögert sein [108, 115].

Während beim Erwachsenen die Halbwertzeit zwischen 1 und 4 h liegen kann, ist sie bei kleinen Frühgeborenen durchaus auf bis über 20 h verlängert (Tabelle 3.6). Nicht zuletzt aufgrund seiner Lipophilie wird Fentanyl ausgedehnt in Geweben mit hohem Fettanteil aufgenommen, was die großen Verteilungsvolumina erklärt. Aufgrund dieses Verteilungsverhaltens kann Fentanyl keineswegs die Eigenschaft eines kurz wirksamen Opioids zugesprochen werden (Tabelle 3.2), was Fentanyl weniger geeignet macht zur Langzeitanalgosedierung.

Die Zunahme der totalen Fentanylclearance mit dem Lebensalter ist nicht so deutlich ausgeprägt wie bei Morphin (Abb. 3.2), dagegen zeigt das Steady-state-Verteilungsvolumen eine ausgeprägte Altersabhängigkeit (Abb. 3.1; [67, 94, 108, 189]). Bekannt ist eine verzögerte Elimination durch einen transienten, über viele Stunden nach Absetzen von Fentanyl hinweg auftretenden erneuten Anstieg der Plasmakonzentration als Ausdruck einer Redistribution, verbunden mit verlängertem Beatmungsbedarf neugeborener Patienten [108, 134].

Von Katz u. Kelley [98] wurde erstmals über eine sehr lange kontextsensitive Halbwertzeit von Fentanyl bei Kindern unterschiedlichen Alters unter Langzeitanalgosedierung berichtet, wobei die Infusionsdauer mindestens 24 h betrug. Diese und andere Autoren berichteten über eine Zunahme des Steady-state-Verteilungsvolumens auf im Mittel 15,2 l/kg KG (Spannbreite 5,1–30,5 l/kg KG) und der terminalen Eliminationshalbwertzeit auf im Mittel 21,1 h (Spannbreite 11,2–36,0 h [177]).

Einschränkungen der Leber- und Nierenfunktion bedingen in der Regel keine relevante Beeinflussung der Pharmakokinetik von Fentanyl (Tabelle 3.5; [40, 110, 196]).

■ **Nebenwirkungen.** Daten zur atemdepressiven Wirkung von Fentanyl im Kindesalter zeichnen ein uneinheitliches Bild [156]. Im Neugeborenenalter scheint im Gegensatz zum Erwachsenenalter die atemdepressorische Wirkung bereits bei geringeren Plasmakonzentrationen (0,5–0,77 µg/l) möglich zu sein [108]. Säuglinge älter als 3 Monate und Kleinkinder tolerieren hinsichtlich Atemdepression deutlich höhere Fentanyldosierungen als Erwachsene [83, 108].

Eine weitere bedeutsame Nebenwirkung ist die Thoraxwandrigidität, die nach rascher bolusartiger Verabreichung von Fentanyl auftreten kann und u. a. die Beatmung des Patienten unmöglich macht. Bei Frühgeborenen wurde dies bereits bei Einzeldosen von 3 µg/kg KG beobachtet [119], bei älteren Kindern ab 5 µg/kg KG. Thoraxrigidität wurde bei Frühgeborenen selbst nach Fentanylapplikation an die Mutter beobachtet [93].

Thoraxrigidität kann durch eine Präkurarisierung mit geringen Dosen nichtdepolarisierender Muskelrelaxanzien vermieden werden. Im Falle des

Auftretens einer Thoraxrigidität lässt sich der Zustand am schnellsten beherrschen durch die Anwendung eines Muskelrelaxans, weniger rasch durch Antagonisierung mit Naloxon.

Die gleichzeitige Verabreichung von Midazolam mit Fentanyl kann durchaus den atemdepressorischen Effekt des Opioids verstärken. Bei der Kombination Fentanyl und Midazolam ist eine ausgeprägte hypotensive Kreislaufreaktion möglich [30]. Insbesondere bei katecholaminabhängigen Patienten und Kindern mit Volumenmangel kann durch die Verabreichung von Fentanyl, besonders in Einzelgaben, der Barorezeptorreflex ungünstig beeinflusst werden, verbunden mit einem raschen Abfall des systolischen Blutdrucks [149].

Unter kontinuierlicher Infusion von Fentanyl entwickelt sich innerhalb von Tagen eine Opioidtoleranz gegenüber dem sedierenden Effekt, wie es z. B. bei Neugeborenen unter ECMO-Therapie der Fall ist [8, 9].

Dem Effekt zugrunde zu liegen scheint die Downregulation von Opioidrezeptoren. Die von Arnold et al. [8, 9] beobachteten Neugeborenen erhielten mittlere Fentanylinfusionsraten zwischen 9 und 22 µg/kg KG/h, verbunden mit Plasmafentanylkonzentrationen ansteigend von 3–14 µg/l während der 6-tägigen Infusionsperiode, wobei die meisten dieser Kinder spontane Bewegungen ihrer Extremitäten zeigten und die Augen öffneten.

Es trat bei mehr als der Hälfte der Patienten ein Entzugssyndrom auf. Dabei handelte es sich um Neugeborene, die mehr als 1,6 mg/kg KG Fentanyl als kumulative Gesamtdosis erhalten hatten und deren Behandlungsdauer länger als 5 Tage betrug.

Katz et al. [99] beobachteten bei Kindern im Alter von 1 Woche bis 22 Monaten ebenfalls ein von Dosis- und Infusiondauer abhängiges Entzugssyndrom. Ab einer Gesamtfentanyldosis von 2,5 mg/kg KG und einer Infusionsdauer von mehr als 9 Tagen wurde in allen Fällen ein Entzugssyndrom registriert. Die experimentellen Untersuchungen weisen darauf hin, dass unter kontinuierlicher Infusion häufiger und rascher ein Entzugssyndrom auftritt als unter intermittierender Opioidverabreichung [53]. Langzeitige kontinuierliche Verabreichung von Opioiden sollte vermieden bzw. von Einzelgaben unterbrochen werden [4].

Bei Frühgeborenen sind eingeschränkte Darmmotilität und verzögerte Mekoniumentleerung ein Problem [172]. Bemerkenswert ist bei ihnen auch das Auftreten einer mäßig verstärkten Hyperbilirubinämie unter kontinuierlicher Fentanylinfusion.

Alfentanil

Alfentanil (z. B. Rapifen) als Derivat von Fentanyl hat etwa 15 % von dessen klinischer Wirksamkeit. Sowohl die Fettlöslichkeit als auch die Eliminationshalbwertzeit ist geringer (Tabelle 3.6) als die von Fentanyl, und die kontextsensitive Halbwertzeit steigt deutlich weniger stark an. Das wesentliche Anwendungsgebiet für Alfentanil ist die Anästhesie, hier insbesondere bei kardiovaskulären und thorakalen Eingriffen.

Bioverfügbarkeit, Metabolismus und Pharmakodynamik. Der Wirkungseintritt bei intravenöser Alfentanilgabe ist mit nur 1–2 min rascher und von kürzerer Dauer als nach Fentanylgabe. Durch die geringere Fettlöslichkeit und gleichzeitig hohe Plasmaproteinbindung findet sich keine so extensive Verteilung im Gewebe wie bei Fentanyl (Tabelle 3.3; [134]). Der Metabolismus von Alfentanil erfolgt im Wesentlichen hepatisch, ohne dass aktive Metaboliten entstehen. Weniger als 1% wird unverändert renal eliminiert. Für das Neugeborenen- und Kindesalter liegen für Alfentanil keine Informationen vor zu sedierenden und analgetisch wirksamen Plasmakonzentrationen (Tabelle 3.1).

Den Hollander et al. [50] berichten über die intravenöse Anästhesieeinleitung bei Kindern (Alter 4 Monate bis 8 Jahre) mit 20 µg/kg KG Alfentanil nach Relaxation mit Pancuronium. Die postoperative Analgesie hielt zwischen 100 und 878 min an. Saarenmaa et al. [175] konnten mit einer Dosis von 20 µg/kg KG Alfentanil bei Frühgeborenen mit einem mittleren Gestationsalter von 32 Wochen (Spannbreite 29–36 Wochen) und einem Gewicht von im Mittel 1440 g (Spannbreite 1040–3160 g) im Rahmen des endotrachealen Absaugmanövers die Stressantwort der Patienten ausgezeichnet unterdrücken.

Pharmakokinetik. Die Pharmakokinetik von Alfentanil lässt sich mittels eines 2-Kompartment-Modells beschreiben. Die Proteinbindung entspricht etwa der im Erwachsenenalter (Tabelle 3.3). Unter kardiopulmonalem Bypass zeigt sich bei Kindern eine Zunahme des Verteilungsvolumens [51]. Die Eliminationskinetik von Alfentanil ist besonders beim Neugeborenen durch ausgeprägte interindividuelle Variabilität gekennzeichnet (Abb. 3.1 und 3.2; Tabelle 3.2; [44, 70, 107, 132, 140 a, 156, 173]).

Mit Ende des 1. Lebensjahres werden Erwachseneneliminationsverhältnisse erreicht. Bemerkenswert ist, dass bei Kindern die Pharmakokinetik von Alfentanil weder durch Lebererkrankungen noch durch Nierenversagen beeinflusst wird (Tabelle 3.4; [43]). Bei Erwachsenen wurde bei Leberschäden über eine Einschränkung der Alfentanilelimination berichtet [60]. Wegen einer kurzen kontextsensitiven Halbwertzeit ist Alfentanil theoretisch geeigneter zur Verabreichung als Dauerinfusion.

Nebenwirkungen. Muskelrigidität kann mit einer Inzidenz von 45–75% auftreten und ist bei Früh- und Neugeborenen dosisabhängig [26, 175]. Während Wiest et al. [213] bei Neugeborenen über eine gute Verträglichkeit von Alfentanil in einer Dosierung von 8 µg/kg KG berichten, fanden Pokela et al. [162] bereits nach Dosen von 9–15 µg/kg KG eine ausgesprochene Thoraxrigidität; Prämedikation mit einem Muskelrelaxans wird deshalb als notwendig erachtet.

Die hämodynamische Verträglichkeit für Alfentanil hängt offenbar sehr stark von der Verabreichungsgeschwindigkeit ab: Wiest et al. [213] fanden bei beatmeten Neugeborenen mit Atemnotsyndrom eine gute hämodynamische Stabilität, ebenso Davis et al. [44] sowie Killian et al. [107] bei der Verabreichung von 25 µg/kg KG Alfentanil über 30 min als Kurzinfusion.

Eine ausgeprägte hämodynamische Instabilität mit raschem Abfall der Herzfrequenz und arterieller Hypotension sowie Verschlechterung der arteriellen Oxygenierung wurde dann beobachtet, wenn Alfentanil (20 µg/kg KG) innerhalb von 2 min an Neugeborene verabreicht wurde [131].

Sufentanil

Sufentanil (z. B. Sufenta) ist mit der 2000fachen Wirkstärke von Morphin und großer therapeutischer Breite die analgetisch potenteste Substanz aus der Reihe der neueren Opioide. Beim Menschen ist es 8- bis 10-mal stärker analgetisch wirksam als Fentanyl entsprechend seiner höheren μ-Rezeptoraffinität. Sufentanil gilt als geeignet zur Analgesie und Sedierung in der neonatologischen Intensivmedizin [2, 182].

Sufentanil mag auch für ältere Kinder in der Analgesie und Sedierung Vorteile bieten bedingt durch seine größere Wirkstärke und kürzere Wirkdauer sowie die damit verbundene größere hämodynamische Stabilität und die Möglichkeit zur raschen Extubation nach apparativer Beatmung [146].

■ **Bioverfügbarkeit, Metabolismus und Pharmakodynamik.** Sufentanil ist sehr stark fettlöslich und hat einen raschen Wirkbeginn, der etwa zwischen dem von Fentanyl und Alfentanil liegt. Sufentanil ist bei physiologischem pH-Wert zu 80 % ionisiert. Die Plasmaeiweißbindung beträgt altersabhängig 80 bis über 90 % (Tabelle 3.3).

Der freie Anteil von Sufentanil ist sehr eng korreliert mit der Konzentration von α_1-saurem Glykoprotein im Plasma und nur schwach korreliert mit der Albuminkonzentration [141].

α_1-saures Glykoprotein ist das wichtigste Bindungsprotein für Sufentanil; rasche Änderungen seiner Plasmakonzentration, wie bei einem Akut-Phase-Protein möglich, können den freien Sufentanilanteil deutlich beeinflussen [143, 144]. Der Metabolismus von Sufentanil erfolgt hepatisch durch O-Demethylierung und N-Dealkylierung. Weniger als 2 % einer jeden Dosis werden unmetabolisiert mit dem Harn ausgeschieden.

Die Metabolite von Sufentanil haben selbst keine analgetische Wirkung [144]. Bei Neugeborenen und jungen Säuglingen ist die metabolische Clearance deutlich niedriger als bei älteren Kindern, sie fällt aber beim Jugendlichen und Erwachsenen wieder auf die Hälfte ab (Tabelle 3.2, Abb. 3.2; [25, 71, 72, 180]).

Die Mehrzahl der Informationen zur Wirksamkeit von Sufentanil bei Kindern wurde während kardiochirurgischer Eingriffe gewonnen. Insgesamt scheint der Kreislauf unter Sufentanil stabiler zu sein als unter Fentanyl. Die postoperative Aufwachphase ist kürzer, ebenso die Zeit bis zur Extubation [26]. Sowohl die anästhetische als auch die sedierende Wirkung scheint bei Neugeborenen deutlich geringer ausgeprägt zu sein als bei älteren Kindern [71, 72, 133].

Anästhetische Dosen für Sufentanil liegen bei Neugeborenen bei 10–15 µg/kg KG [71] oder höher. Sedative Dosen bei Neugeborenen mit Lungenversagen mit einem Gestationsalter von 37 Wochen und einem Geburtsgewicht um die 3000 g sind eine „loading dose" von 0,2 µg/kg KG verabreicht über 20 min, gefolgt von einer kontinuierlichen Infusion mit 0,05 µg/kg KG/h [182].

Bei der überwiegenden Zahl der Patienten zeigte sich nach Analgosedierung mit Sufentanil eine Abnahme des β-Endorphinplasmaspiegels. Intranasales Sufentanil erwies sich zur Prämedikation als genauso geeignet wie Midazolam mit einer etwas höheren Rate an postoperativem Erbrechen [221].

■ **Pharmakokinetik.** Obwohl das pharmakokinetische Profil ähnlich dem von Fentanyl ist, ist die Wirkdauer von Sufentanil in der Regel kürzer. Das Steady-state-Verteilungsvolumen von Sufentanil übertrifft das von Alfentanil und liegt in der gleichen Größenordnung wie das von Fentanyl (Tabelle 3.2, Abb. 3-1; [156]). Daten zur Elimination von Sufentanil sind insgesamt spärlich und für das Kindesalter ausschließlich im Rahmen von Einmalinjektionen während kardiochirurgischer und allgemeinchirurgischer Eingriffe gewonnen worden [41, 71, 72, 74].

Bei chronischem Nierenversagen scheint die interindividuelle Schwankungsbreite der Pharmakokinetik ausgeprägter; die Pharmakokinetik ist jedoch nicht grundsätzlich verändert und die Elimination im Mittel nicht nennenswert eingeschränkt (Tabelle 3.5; [42]).

Leberzirrhose führt offenbar nach einmaliger intravenöser Verabreichung von Sufentanil bei Erwachsenen nicht zu einer veränderten Pharmakokinetik [34]. Bei Patienten nach kardiochirurgischen Eingriffen wurde eine auf etwa 10 h verlängerte Eliminationshalbwertzeit beobachtet [89]. Auch bei hyperventilierten Patienten mit einem Blut-pH-Wert von 7,5 fand sich eine Verzögerung der Elimination ($t_{1/2\beta}$ etwa 4 h) und eine Zunahme des Verteilungsvolumens [181].

Zu Sufentanil liegen auch pharmakokinetische Daten bei Kindern nach intranasaler Verabreichung vor. Haynes et al. [82] verabreichten Sufentanil in einer Dosis von 2 µg/kg KG als Nasentropfen. Bei 8 Patienten wurde 15 min nach Verabreichung die maximale Plasmakonzentration gemessen, bei 7 Patienten 30 min nach Verabreichung. Die Sedierung setzte rasch ein bei über die Operationsdauer anhaltender Analgesie.

■ **Nebenwirkungen.** Die Verträglichkeit von Sufentanil bei Neugeborenen ist gut: Thoraxrigidität, Bradykardien oder arterielle Hypotension werden selten beobachtet [182]. Beim erwachsenen Intensivpatienten wurde unter Sufentanilinfusion ein Stiff-man-Syndrom beschrieben [75]. Die Autoren empfehlen, bei Dauerinfusion ein Maximum von 0,75 µg/kg KG/h nicht zu überschreiten.

Remifentanil

Remifentanil (z. B. Ultiva) ist ein neues ultrakurzwirksames synthetisches Opioid mit μ-agonistischer Wirkung [57]. Die analgetische Potenz entspricht der von Fentanyl. Indikationen für Remifentanil sind insbesondere die intraoperative Analgesie, aber auch die Analgesie bei schmerzhaften Eingriffen.

■ **Bioverfügbarkeit, Metabolismus und Pharmakodynamik.** Remifentanil wird durch unspezifische Plasma- und Gewebeesterasen zu Metaboliten hydrolysiert, die nur noch über eine sehr geringe μ-rezeptoragonistische Aktivitität verfügen [56]. Klinische Studien zur intraoperativen Anwendung von Remifentanil bei Kindern lassen eine effektive Analgesie erkennen. Insbesondere die Kombination mit Propofol bei spontan atmenden Patienten erscheint günstig [18, 47, 168].

Die Dosierung beträgt hier 0,05 μg/kg KG/min i.v. als Dauerinfusion [168]. Aufgrund der sehr kurzen Halbwertzeit von Remifentanil sollte auf eine initiale Bolusgabe verzichtet werden. Im Rahmen einer randomisierten multizentrischen Studie bei Kindern im Alter von 2–12 Jahren, die sich einer Strabismusoperation unterziehen mussten, wurde nach initialer langsamer Bolusinjektion von 1 μg/kg KG das Remifentanil in einer Dauerinfusion von 1 μg/kg KG/min [46] verabreicht. Im Vergleich zu Alfentanil fand sich keine Verkürzung der Zeit bis zur Extubation. Diejenigen Kinder, die Remifentanil erhalten hatten, wiesen postoperativ einen etwas höheren Schmerzscore auf, was mit der sehr raschen Metabolisierung des Wirkstoffs zu erklären ist [41]. Es kommt während Remifentanilinfusion hinsichtlich des analgetischen Effekts rasch zur Toleranzentwicklung [206], und dies bei Kindern offenbar bereits nach mehrstündiger Infusion [41].

Während für den Erwachsenenbereich Erfahrungen mit Remifentanil zur Analgosedierung bei Intensivpatienten vorliegen und seine Anwendung in dieser Indikation günstig erscheinen lassen [214], fehlen entsprechende Angaben für das Kindesalter.

■ **Pharmakokinetik.** Remifentanil hat zumindest hypothetisch mehrere Vorteile, darunter u. a. eine sehr geringe kontextsensitive Halbwertzeit. Die Pharmakokinetik wird kaum beeinflusst durch hepatische [52] und renale Funktionsstörungen (Tabelle 3.4; [86]), obwohl bei Niereninsuffizienz der weitgehend analgetisch unwirksame Hauptmetabolit deutlich akkumulieren kann, wobei bislang nicht geklärt ist, ob dies nicht doch klinisch bedeutsame Auswirkungen haben könnte [188, 214].

Pharmakokinetische Untersuchungen beim Erwachsenen zeigen ein vergleichsweise kleines Steady-state-Verteilungsvolumen mit einer terminalen Eliminationshalbwertzeit zwischen 3 und 10 min und einer sehr raschen Gleichgewichtseinstellung zwischen Plasma und Wirkkompartiment [56]. Die Elimination ist bei Neugeborenen, Säuglingen und Kindern nicht wesentlich verschieden [45].

Für Neugeborene und Säuglinge mit einem Alter von 5–60 Tagen fand sich nach intravenöser Verabreichung von 5 µg/kg KG Remifentanil ein mittleres Verteilungsvolumen von 325±90 ml/kg KG und eine mittlere Clearance von 80±22 ml/kg KG × min. Bei Neugeborenen, deren Mütter Remifentanil erhalten hatten, betrug das Konzentrationsverhältnis zwischen Nabelvene und mütterlichem Blut 0,88±0,78 und zwischen Nabelarterie und Nabelvene 0,29±0,07 [103]. Remifentanil passiert also die Plazenta und wird vom Neugeborenen rasch metabolisiert. In der Studie traten beim Neugeborenen keinerlei kardiale oder respiratorische Nebenwirkungen auf.

■ **Nebenwirkungen.** Unter Remifentanil werden Bradykardien und Pruritus häufiger beobachtet als unter Alfentanil. Auf das Auftreten schwerer Bradykardien nach Remifentanil wiesen auch de Souza et al. [48] hin. Insgesamt scheinen unerwünschte Wirkungen selten aufzutreten [45, 103].

Piritramid

Piritramid (z. B. Dipidolor), ein in den 1960er Jahren entwickeltes Opioid mit μ-agonistischer Aktivitität, hat einen Indikationsbereich, der dem von Morphin entspricht. In Deutschland wird Piritramid in der postoperativen Analgesie eingesetzt, bevorzugt auch in der pädiatrischen Schmerztherapie, hier insbesondere in der Kinderanästhesie und der Kinderchirurgie [121, 159].

■ **Bioverfügbarkeit, Metabolismus und Pharmakodynamik.** Im Vergleich zu Morphin zeigt Piritramid eine ausgeprägtere hypnotische Wirkung neben einer längeren Wirkdauer von ca. 4–6 h. Die Metabolisierung erfolgt ausschließlich in der Leber, über die Nieren wird nur ein geringer Anteil von 4% ausgeschieden. Bei intramuskulärer Anwendung entsprechen 15 mg Piritramid der Wirkung von 10 mg Morphin. Bei Kindern jenseits des Säuglingsalters liegen bei intravenöser Verabreichung analgetische Einzeldosen zwischen 0,05 und 0,1 mg/kg KG (s. auch Kap. 8 und 9).

■ **Pharmakokinetik.** Daten zur Pharmakokinetik von Piritramid im Kindesalter sind nur spärlich verfügbar. Die terminale Eliminationshalbwertzeit liegt zwischen 2,8 und 5,4 h, die Clearance zwischen 7,3 und 9,7 ml/kg KG/min [207].

■ **Nebenwirkungen.** Postoperatives Erbrechen scheint unter Piritramid seltener aufzutreten als unter Morphin (Petrat et al. [159]). Die Gefahr einer Thoraxrigidität besteht trotz oben genannter Vorteile des Präparates bei zu rascher Injektion in gleicher Weise wie bei anderen starkwirksamen Opioiden. Möglicherweise wirkt Piritramid aufgrund seines sauren pH-Werts stärker venenreizend als andere Opioidpräparate [224].

Pethidin (Meperidin)

Pethidin (z. B. Dolantin) ist ein synthetischer Opioidagonist mit in equianalgetischer Dosierung sehr ähnlichem Wirkspektrum wie Morphin. Im Hinblick auf die analgetische Wirkung ist Pethidin $^1/_{10}$ so wirksam wie Morphin. Pethidin war in der pädiatrischen Schmerztherapie stark verbreitet, und zwar sowohl zur Prämedikation als auch in der postoperativen Analgesie. Gelegentlich erfolgt eine Kombination mit Promethazin und Chlormethazin als „lytischer Cocktail".

Insgesamt weist Pethidin im Vergleich zu anderen Opioiden viele Nachteile (s. unten), aber keine Vorteile auf, die seinen Einsatz rechtfertigen.

■ **Bioverfügbarkeit, Metabolismus und Pharmakodynamik.** Pethidin wird gut aus dem Intestinaltrakt resorbiert. Nach rektaler Verabreichung liegt die mittlere Bioverfügbarkeit bei Kindern in einem Alter von 3,5–14 Jahren bei 40–55% [76]. Allerdings sind Höhe und Zeitpunkt der Plasmaspiegel von großer interindividueller Variabilität und nach rektaler Applikation nur unsicher vorhersagbar. Maximale Plasmakonzentrationen traten erst nach 147 ± 44 min auf [76].

Pethidin wird in der Leber durch Demethylierung zu Nor-Pethidin metabolisiert, welches weiter hydrolisiert wird zu Pethidinsäure. Nor-Pethidin wird renal in pH-abhängiger Weise eliminiert. Bei Neugeborenen findet in den ersten Lebenstagen keine nennenswerte Metabolisierung zu Nor-Pethidin statt, Pethidin wird unverändert ausgeschieden. Jedoch setzt bereits innerhalb der 1. Lebenswoche die Metabolisierung zu Nor-Pethidin ein [31, 116].

Innerhalb der ersten 24 Lebensstunden ist die Pethidinelimination beim Neugeborenen nicht nur durch die eingeschränkte metabolische Stoffwechselleistung vermindert, sondern auch durch eine relativ geringe glomeruläre Filtration [147]. Wiederholt wurde bei Neugeborenen nach Einzelgabe eine Rebounderhöhung der Plasmapethidinkonzentration beobachtet, möglicherweise bedingt durch einen enterohepatischen Kreislauf [161].

Pethidin ist stärker fettlöslich als Morphin, jedoch geringer fettlöslich als die neueren Opioide Fentanyl und Sufentanil [142]. Die Plasmaproteinbindung erfolgt in erster Linie an α_1-saures Glykoprotein (Tabelle 3.3).

Pethidin wird gern in der Geburtshilfe eingesetzt. Die Konzentration im Nabelschnurblut entspricht 70–90% der mütterlichen Blutkonzentration [32, 116, 151]. Aufgrund des sauren pH-Werts im Fetalblut erfolgt eine passive Diffusion von Pethidin in Richtung des Fetus.

Bei Kindern wird eine postoperative Analgesie mit Pethidin bei Plasmakonzentrationen von 0,15–0,2 mg/l erreicht [76].

■ **Pharmakokinetik.** Pethidin wird deutlich schneller eliminiert als sein Hauptmetabolit Nor-Pethidin (Tabelle 3.5).

Bei Neugeborenen liegt die Eliminationshalbwertzeit von Nor-Pethidin bei 30–85 h [117]. Besonders bei eingeschränkter Nierenfunktion ist mit einer deutlichen Akkumulation von Nor-Pethidin und dem damit verbundenen Auftreten einer ZNS-Toxizität in Form von Tremor und Krampfanfällen zu rechnen [156].

Bei Frühgeborenen ist nach wiederholter Verabreichung von Pethidin – auch ohne Nierenfunktionseinschränkung – von ZNS-Nebenwirkungen auszugehen [164]. Vor diesem Hintergrund sollte Pethidin bei Früh- und Neugeborenen und bei Patienten mit eingeschränkter Nierenfunktion nicht wiederholt verabreicht werden. Eine Einzeldosis wird in der Regel gut vertragen.

■ **Nebenwirkungen.** Im Unterschied zu Morphin vermindert Pethidin das Atemminutenvolumen durch Reduktion des Zugvolumens und weniger durch Beeinträchtigung der Atemfrequenz [120]. Insgesamt scheint aber die CO_2-Antwort durch Pethidin schwächer beeinflusst zu werden als durch Morphin [211].

Inwieweit Nor-Pethidin zur Atemdepression beim Neugeborenen beiträgt, ist letztlich nicht entschieden, zumindest scheint der Beitrag von Nor-Pethidin nach einmaliger Verabreichung von Pethidin nicht von Belang zu sein [156]. Bei Früh- und Neugeborenen werden von einzelnen intravenösen Pethidindosen von 0,5–1 mg/kg KG Blutdruckverhalten und Herzfrequenz nicht nachteilig beeinflusst [92]. Bei Frühgeborenen mit einem Gestationsalter von 30–34 Schwangerschaftswochen beeinträchtigte die einmalige Gabe von Pethidin in einer Dosierung von 1 mg/kg KG über einen Zeitraum von 5–10 min die dopplersonographisch bestimmte Blutströmungsgeschwindigkeit in ausgewählten großen Zerebralarterien nicht [95].

Verschiedene ältere Studien zeigen, dass Pethidin den zerebralen Blutfluss geringer einschränkt als Morphin [220]. Pethidin verursacht im Gegensatz zu anderen Opioiden bei intravenösen Injektionen gelegentlich eine Tachykardie [220]. Besonders wegen der Akkumulation von Nor-Pethidin bei eingeschränkter Nierenfunktion und bei Früh- und Neugeborenen eignet sich Pethidin nicht zur dauerhaften Analgesie und Sedierung und zeigt keine Vorteile gegenüber Morphin. Pethidin kann bei Patienten, die Monamin-Oxidase-Hemmer zur Behandlung einer Depression erhalten, ein lebensbedrohliches Syndrom mit Hyperpyrexie, Hypotension, Zyanose und Koma auslösen.

Tramadol

Tramadol (z. B. Tramundin) ist wie Pethidin ein schwaches Opioid, das bei Kindern sowohl oral als auch parenteral eingesetzt werden kann und einen allenfalls geringen atemdepressiven Effekt aufweist. Tramadol wirkt μ-agonistisch, zeigt darüber hinaus eine weitere Wirkung im ZNS in Form der Hemmung der Wiederaufnahme der Neurotransmitter Nor-Epinephrin und Serotonin. Beide Mechanismen wirken synergistisch im Hinblick auf die tramadolvermittelte analgetische Wirkung.

Besonders in Deutschland, wo Tramadol 1977 eingeführt wurde, ist dieses Analgetikum stark verbreitet. Tramadol ist bei leichteren bis mittleren

Schmerzzuständen insbesondere postoperativ und in der Kinderonkologie einsetzbar, bei sehr starken Schmerzen ist die Analgesie oft nicht ausreichend [73, 178, 179, 199].

Die analgetische Wirkstärke liegt bei etwa 10 % der von Morphin. Dosierungen für die postoperative Analgesie und den Einsatz in der Kinderonkologie finden sich in Kap. 8 und 9.

■ **Bioverfügbarkeit, Metabolismus und Pharmakodynamik.** Die enterale Absorption des wasserlöslichen Tramadols ist in allen Darmabschnitten gut und kann bis über 90 % betragen. Die Substanz weist einen geringen First-pass-Effekt auf, die Bioverfügbarkeit ist hoch und liegt bei 65 % nach oraler und 78 % nach rektaler Verabreichung [207].

Die Dosierung wird bei oraler und intravenöser Verabreichung gleich hoch gewählt. Nach etwa 30 min werden maximale Serumkonzentrationen erreicht. Die Serumeiweißbindung liegt bei 4 %. Diaplazentar tritt der Wirkstoff auf den Fetus über, und es werden 70–90 % der mütterlichen Serumkonzentration erreicht.

Tramadol wird hepatisch durch das Cytochrom-P_{450}-System zu einem aktiven Metaboliten umgesetzt. Infolge dieses Metabolisierungsweges entstehen die verschiedensten Interaktionsmöglichkeiten mit anderen über das gleiche System metabolisierten Medikamenten.

■ **Pharmakokinetik.** Die Elimination von Tramadol sowie seines Hauptmetaboliten O-Desmethyl-Tramadol erfolgt renal mit einer terminalen Eliminationshalbwertzeit von 6 h für Tramadol und 9 h für den Hauptmetaboliten. Detaillierte pharmakokinetische Daten für einzelne Stufen des Kindesalters sind nicht verfügbar.

■ **Nebenwirkungen.** Übelkeit und Erbrechen traten unter Tramadol vergleichsweise häufig auf, wobei diese Nebenwirkungen maßgeblich durch eine zu schnelle Injektionstechnik bedingt gewesen sein könnten [179]. Nach 10facher Überdosierung ist mit Atemdepression oder Krampfanfällen zu rechnen [200].

3.4.3 Agonistisch-antagonistische Opioide

Gemischte agonistisch-antagonistische Opioide wie Pentazocin, Nalbuphin oder Buprenorphin sind Analgetika mit im Vergleich zu reinen Agonisten wie Morphin teilweise geringerer atemdepressorischer und spasmogener Wirkung. Allerdings weisen diese Pharmaka auch eine geringere analgetische Potenz auf, die darüber hinaus durch einen Ceilingeffekt begrenzt ist.

Ferner heben manche gemischte Agonisten-Antagonisten den Effekt narkotischer Analgetika auf. Von besonderer Bedeutung ist dies bei vorausgegangener chronischer Anwendung eines μ-Agonisten oder bei Drogenabhängigen. Die gemischten agonistisch-antagonistischen Opioide bewirken Analgesie über agonistische Aktivitität am κ-Rezeptor und kompetitiven Antagonismus am μ-Rezeptor. Damit werden alle Effekte reiner agonistischer Opioide einschließlich Analgesie und Atemdepression beeinflusst.

Pentazocin

Pentazocin (z. B. Fortral) ist als erster Agonist-Antagonist in die klinische Anwendung eingeführt worden. Sein analgetischer Effekt entspricht 1/4 – 1/3 des Effekts von Morphin. Bei Kindern galt Pentazocin als gut verträgliche und effektive Prämedikation und in der postoperativen Analgesie als wirksam [91, 209].

Bei Erwachsenen liegt die orale Bioverfügbarkeit bei 20 %, maximale Spiegel werden nach 1–2 h erreicht. Pentazocin wird in der Hauptsache oxidativ in der Leber verstoffwechselt, konjugiert und renal eliminiert. Für das Kindesalter existieren nur wenige pharmakokinetische Daten (Tabelle 3.3), die sich ausschließlich auf die intravenöse Applikationsform beziehen. Zumindest im Erwachsenenalter werden unter Pentazocin häufig halluzinatorische und psychomimetische Sensationen beobachtet [26].

Buprenorphin

Buprenorphin (z. B. Temgesic) ist ein sehr lipophiler halbsynthetischer Abkömmling von Thebain, einem Alkaloid aus Opium. Die analgetische Potenz von Buprenorphin ist ca. 25-mal höher als die von Morphin nach intravenöser oder intramuskulärer Verabreichung. Für die Anwendung im Kindesalter ist Buprenorphin wegen seiner relativ langen Wirkdauer und der Möglichkeit zur sublingualen Anwendung interessant. Auch ist Buprenorphin zur Behandlung stärkerer Schmerzen geeignet (Dosierungen s. Kap. 9).

■ **Bioverfügbarkeit, Metabolismus und Pharmakodynamik.** Buprenorphin bindet mit hoher Affinität an μ- und δ-Rezeptoren und geringerer Affinität an κ-Rezeptoren, wodurch sich auch die fehlende Antagonisierbarkeit durch Naloxon erklärt [24]. Nach intravenöser Injektion tritt der analgetische Effekt relativ langsam ein, hält jedoch unabhängig von der Plasmakonzentration vergleichsweise lange an [29], postoperativ bis zu 10 h [100]. Dieses Verhalten ist durch eine besonders langsame Assoziations- und Dissoziationsgeschwindigkeit vom μ-Rezeptor bedingt.

Untersuchungen zur Bioverfügbarkeit bei Erwachsenen zeigen, dass nach sublingualer Verabreichung ca. 55 % systemisch aufgenommen werden [28]. Bei Niereninsuffizienz scheint die Plasmaclearance von Buprenorphin nicht verlängert zu sein, allerdings fanden sich erheblich erhöhte Plasmakonzentrationen von Buprenorphin-3-Glukuronid und Nor-Buprenorphin [40]. Üblicherweise ist bei schweren Leberfunktionsstörungen die N-Alkylierung von Buprenorphin zu Nor-Buprenorphin gestört (Tabelle 3.4; [196]).

Pharmakokinetik. Zur Pharmakokinetik im Kindesalter gibt es nur wenige Informationen (Tabelle 3.3). Die Eliminationshalbwertzeit ist kleiner und die Clearance deutlich höher als bei Erwachsenen.

Nebenwirkungen. Neben dem Nachteil fehlender Antagonisierbarkeit durch Naloxon weist Buprenorphin auch eine stärkere Sedierungskomponente auf als Morphin [136]. Hinsichtlich Analgesie als auch Atemdepression besitzt Buprenorphin beim Menschen einen Ceilingeffekt, wobei die atemdepressorische Wirkung von Buprenorphin bei Kindern größer ist als diejenige äquianalgetischer Morphindosen [78].

Infolge der relativen Ineffektivität von Naloxon bei buprenorphininduzierter Atemdepression wird ggf. der Einsatz des Atemanaleptikums Doxapram sinnvoll [26].

Nalbuphin

Nalbuphin (z. B. Nubain) ist strukturell verwandt mit Oximorphon und Naloxon. Die Substanz wirkt am μ-Rezeptor antagonistisch und am κ-Rezeptor partiell agonistisch. Die analgetische Potenz entspricht in etwa der von Morphin bei intravenöser Verabreichung. Sowohl als anästhesiologische Prämedikation [169] als auch bei akuten postoperativen Schmerzzuständen in der Kinderchirurgie ist Nalbuphin geeignet [208].

Zur intraoperativen Analgesie ist Nalbuphin aufgrund eines deutlichen Ceilingeffektes oberhalb einer Dosis von 0,4 mg/kg KG ungeeignet. Der atemdepressive Effekt lässt sich mit Naloxon antagonisieren. Andererseits kann Nalbuphin verwendet werden, um den atemdepressorischen Effekt von Fentanyl zu antagonisieren, ohne gleichzeitig dessen analgetischen Effekt aufzuheben [63].

Für das Kindesalter sind kaum pharmakokinetische Daten verfügbar (Tabelle 3.5). Die Ausscheidung erfolgt nach hepatischer Metabolisierung überwiegend renal. Im Kindesalter liegt die Einzeldosis bei 0,1 – 0,2 mg/kg KG intravenös.

3.4.4 Opioidantagonisten

Naloxon

Naloxon (z. B. Narcanti) ist ein reiner Opioidantagonist, welcher den Effekt reiner agonistischer Opioide wie Morphin aufhebt. Naloxon wirkt antagonistisch am μ-, κ- und σ-Rezeptor. Die Substanz Naloxon hebt nicht nur die atemdepressorische Wirkung von μ-Agonisten auf, sondern auch Analgesie, Sedierung und gastrointestinale Nebenwirkungen.

Nach längerer Opioideinnahme oder bei Drogenabhängigkeit ist es sinnvoller, eine narkotikainduzierte Atemdepression statt mittels medikamentöser

Antagonisierung durch apparative Beatmung zu überbrücken [220]. Nach intravenöser Verabreichung wird Naloxon rasch hepatisch metabolisiert und an Glukuronsäure gekoppelt. Nach oraler Gabe besteht ein erheblicher hepatischer First-pass-Effekt. Die mittlere Eliminationshalbwertzeit von Naloxon liegt bei Früh- und Neugeborenen bei ca. 70 min [193].

Eine intravenöse Einzeldosis liegt für Kinder bis zum Alter von 5 Jahren bei 0,1 mg/kg KG. Aufgrund der im Vergleich zu den meisten μ-agonistischen Opioiden kurzen Eliminationshalbwertzeit von Naloxon empfiehlt sich gelegentlich eine kontinuierliche Infusion nach Verabreichung eines initialen Bolus [174].

Die Dosierung von Naloxon bei der Antagonisierung von opioidbedingten Atemdepressionen sollte schrittweise erhöht werden (initial 0,01–1 mg/kg KG) Fehlt der intravenöse Zugang, kann Naloxon intramuskulär oder subkutan appliziert werden. Bei opioidinduziertem Pruritus kann Naloxan ebenfalls versucht werden, wobei die empfohlene Dosis mit 0,001 – 0,002 mg/kg KG niedriger ist als zur Antagonisierung einer Atemdepression.

3.5 Nicht-Opioidanalgetika

Die nichtsteroidalen Antiphlogistika (NSAID) Indometacin, Ibuprofen und Naproxen sowie die nichtsauren antipyretischen Analgetika wie Paracetamol (Acetaminophen) und Metamizol gelten nach wie vor als feste Bestandteile in Stufenkonzepten zur Schmerztherapie in der pädiatrischen Infektologie (Kap. 6), Anästhesie (Kap. 8), Onkologie (Kap. 9; [223]), Rheumatologie (Kap. 10), Neurologie (Kap. 12) und Intensivmedizin (Kap. 13).

3.5.1 Paracetamol (Acetaminophen)

Die analgetische Wirkung von Paracetamol (z. B. Ben-u-ron) ist vergleichsweise schwach, eine Entzündungshemmung fehlt. Es blockiert die Prostaglandinsynthese im ZNS, nicht jedoch in peripheren Geweben. Während der antipyretische Effekt im Hypothalamus entsteht, wird die Analgesie u. a. spinal vermittelt unter Beteiligung von NMDA-Rezeptoren und Substanz P [23].

Eine Beeinflussung der Thrombozytenaggregation erfolgt nicht. Aufgrund der relativ schwachen analgetischen Wirkung von Paracetamol wird das Präparat im Wesentlichen bei leichteren Schmerzen oder Unwohlsein eingesetzt. Daneben taugt es als Begleitmedikation im Rahmen des Schmerzmanagements mit intravenöser Opioidtherapie.

Nicht wirksam ist Paracetamol im Neugeborenenalter bei Fersenblutabnahmen mittels Lanzettenstich [186] und bei der Zirkumzision [88]. Andererseits ist Paracetamol nach rektaler Anwendung geeignet, bei Neugeborenen die Schmerzsymptomatik nach Geburt mittels Vakuumextraktion zu mildern [202].

Ein großer Vorteil von Paracetamol, besonders beim Säugling und Kleinkind, ist die Verfügbarkeit als Suppositorium oder orale Darreichungsform bei gleichzeitig fehlenden nennenswerten renalen und gastrointestinalen Nebenwirkungen oder einer Beeinträchtigung der Thrombozytenaggregationsfähigkeit. In der orthopädischen Chirurgie erwies sich das intravenös verabreichbare Propacetamol, ein „prodrug" von Paracetamol, bei der postoperativen Analgesie in Kombination mit Morphin als deutlich opioidsparend [49]

■ **Bioverfügbarkeit, Metabolismus und Pharmakodynamik.** Paracetamol wird hepatisch metabolisiert, wobei infolge von Überdosierungen (mehr als 150 mg/kg KG Paracetamol) nach Erschöpfung der hepatischen Glutathionspeicher stark reaktive toxische Paracetamol-N-Hydroxy-Metabolite (z.B. n-Acetyl-Benzochinoline) auftreten können. Lebertoxische Plasmakonzentrationen liegen bei über 300 mg/l. Beim Früh- und Neugeborenen werden innerhalb der ersten Lebenstage in der Hauptsache Sulfatkonjugate des Paracetamols gebildet, was den Mangel an Glukuronidierungskapazität aufwiegt und unter Berücksichtigung des in dieser Altersstufe vermindert aktiven Cytochrom-P_{450}-Systems durchaus eine niedrigere Toxizität bei Früh- und Neugeborenen erwarten lässt.

Bei Kindern liegt die therapeutische „loading dose" bei 20 mg/kg KG oral und 40 mg/kg KG rektal mit einer Erhaltungsdosis von 10–15 mg/kg KG oral bzw. 15–20 mg/kg KG rektal alle 6 h [124]. Die maximale tägliche Dosis sollte unabhängig vom Verabreichungsmodus 90 mg/kg KG/Tag nicht überschreiten [187].

Antipyretische Plasmakonzentrationen liegen in einem Bereich von 10–20 mg/l, analgetische Plasmakonzentrationen konnten bisher nicht eindeutig definiert werden. Bei gesunden Probanden fanden sich jedoch analgetische Effekte bereits ab Plasmakonzentrationen von unter 10 mg/l [148].

■ **Pharmakokinetik.** Im Hinblick auf die Elimination besteht abgesehen von der Situation bei sehr unreifen Frühgeborenen keine eindeutige Altersabhängigkeit (Tabelle 3.7; [145]). Pharmakokinetische Modellrechnungen ergaben für die Aufrechterhaltung einer antipyretischen Steady-state-Plasmakonzentration von 10–20 mg/l eine „loading dose" von einmal 50 mg/kg KG Paracetamol mit 6-stündlichen Folgedosen mit 30 mg/kg KG rektal [6].

Zum Erreichen von als analgetisch angenommenen Plasmakonzentrationen um 25 mg/l, ermittelt im Rahmen von Tonsillektomien bei Kindern [135], war eine „loading dose" von 70 mg/kg KG mit 8-stündigen Folgedosen von 40 mg/kg KG erforderlich. Unter Sicherheitsaspekten sind diese Empfehlungen jedoch kritisch zu beurteilen (s. unten).

■ **Nebenwirkungen.** Dosen von über 120–150 mg/kg KG/Tag Paracetamol während eines Anwendungszeitraums von 2–8 Tagen gelten als lebertoxisch und sind zu vermeiden. Die anhand pharmakokinetischer und pharmakodynamischer Modelle ermittelten Dosen (s. oben; [6]) müssen speziell unter Sicherheitsaspekten im Hinblick auf die klinische Anwendung kritisch hinterfragt werden: hepatische oder renale Begleiterkrankungen, Mangelernährung und Dehydratation erhöhen das Risiko hepatischer Toxizität durch Paracetamol.

Ferner kann eine Begleitmedikation mit Medikamenten, die das Cytochrom-P_{450}-System induzieren, zur Toxizität von Paracetamol beitragen. Die Anwendung von Paracetamol in höheren als den bislang empfohlenen Dosen dürfte nur im klinischen Rahmen erfolgen und niemals in den Händen der Eltern liegen. Rivera-Penera et al. [170] zeigten, dass ein erheblicher Anteil an schwerem Leberversagen nach Paracetamol durch unbeabsichtigte Überdosierung durch die Eltern zustande kam.

Zu betonen ist, dass in Bezug auf die Anwendung von Paracetamol bei Kindern die Verabreichung von „mehr“ nicht „besser“ ist [84].

3.5.2 Nichtsteroidale Antiphlogistika (NSAID)

Das erste Medikament aus dieser Gruppe war die Acetylsalizylsäure (z. B. Aspirin), die in den letzten 10 Jahren als Analgetikum aufgrund ihrer Assoziation mit dem Reye-Syndrom in der pädiatrischen Therapie – ausgenommen die Rheumatologie – in den Hintergrund getreten ist. Umso bedeutsamer wurden Ibuprofen und Naproxen. Die NSAID wirken stärker analgetisch als Paracetamol, darüber hinaus stark antiinflammatorisch und fiebersenkend. Sie kommen zum Einsatz bei leichteren bis mittleren Schmerzen, häufig in Verbindung mit Lokalanästhetika oder Opioiden. In der postoperativen Schmerztherapie führt der Einsatz von NSAID häufig zur Einsparung von systemisch verabreichten Opioiden.

Die Wirkung der genannten Substanzen erfolgt über die Beeinflussung der Prostaglandin- und Leukotriensynthese im Gewebe durch Hemmung des Cyclooxygenaseweges. Prostaglandine und Thromboxan A2 sind proinflammatorische Substanzen und potenzielle Vasodilatatoren, die mit Bradykinin und Histamin synergistisch proinflammatorisch wirken. Aktiviert wird gleichzeitig die Leukotrienbildung, was den bronchokonstriktorischen Effekt der NSAID erklärt.

Daneben ist allen NSAID gemeinsam, dass sie die Thrombozytenaggregation hemmen und das Auftreten von gastrointestinalen Ulzera und Blutungen begünstigen. Für das Kindesalter bestehen Erfahrungen mit Indometacin [137] sowie Ibuprofen, Naproxen, Tolmetin und in den Vereinigten Staaten mit Ketorolac [205]. Eine Entscheidung über die Auswahl eines bestimmten Analgetikums aus der Gruppe der NSAID erfolgt im Hinblick auf Dosierung und Dosierungsintervall, Wirkstärke und Dauer und den verfügbaren Applikationsmodus. Für die nächsten Jahre ist mit der Einführung von selektiven Cyclooxygenaseinhibitoren für die Kinderheilkunde zu rechnen, womit das bekannte Risiko der Therapie mit NSAID-Präparaten vermindert werden wird [37, 183].

Tabelle 3.7. Pharmakokinetische Parameter für Paracetamol und Ibuprofen

	Verabreichungs-modus	Dosis [mg/kg KG]	T_{max} [h]	C_{max} [mg/ml]	Eliminations-halbwertzeit $t_{1/2\beta}$ [h]	Clearance (Cl) [ml/kg KG · min]	Literatur
Paracetamol							
Frühgeborene							
28–32 Wochen	Rectal	20	3,9 (0,8–10)	12,5±2,9 (7,5-18)	11,0± 5,7	1,7±0,76	[203]
33–36 Wochen	Rectal	20	5,1 (1,0–9,5)	7,5±4,0 (1,5-13,6)	4,8±1,2	9,3±11	[203]
33±1,6 Wochen	Oral	20	1,3±0,7	8,4±3,9	–	–	[124]
Neugeborene	Oral	10	–	–	4,9±0,9	–	[145]
	Oral	15	1,2	11,2	2,8	–	[87]
	Rectal	15	1,0	7,9	3,8	–	[87]
Säuglinge	Oral	15	1,1	9,7	1,6	–	[87]
Klein- und Schulkinder	Oral	10	–	–	4,5	–	[145]
	Oral	12,5	1,3±0,2	9,5±0,6	1,9±0,1	–	[55]
	Oral	15	1,9	10,5	2,3	–	[87]
	Oral	10–15	0,5	12,3	2,8	3,6	[106]
	Rectal	15	2,6	5,3	2,6	–	[87]
Ibuprofen							
Frühgeborene							
22–31 Wochen	i.v.	10	–	–	30,5±4,2	0,03±0,005	[7]
Säuglinge, Klein- und Schulkinder	Oral	5	1,6±0,1	19±1,4	1,7±0,2	–	[55]
	Oral	6	0,9	26,6	2,0	1,0	[106]
	Oral	8	7±0,5	35,8±16,7	1,6±0,7	–	[104]
	Oral	10	1,5±0,1	34,4±2,2	1,5±0,1	–	[55]
	Oral	14	1,0±0,4	66±10	1,4±0,3	–	[109]

(T_{max} = Zeitpunkt des Auftretens der maximalen Plasma-Konzentration; C_{max} = maximale Plasmakonzentration).

Ibuprofen

Im Kindesalter wird derzeit am häufigsten Ibuprofen (z. B. Nurofen-Fiebersaft) eingesetzt. Es ist dem Paracetamol analgetisch überlegen [138]. Darüber hinaus wird Ibuprofen neben Indometacin bei Frühgeborenen zum Verschluss eines Ductus arteriosus Botalli eingesetzt [204].

■ **Bioverfügbarkeit, Metabolismus und Pharmakodynamik.** Nach oraler Einnahme erfolgt eine fast vollständige Resorption. Ibuprofen wird durch das hepatische Cytochrom-P_{450}-System über Hydroxylierung und Carboxylierung metabolisiert und anschließend glukuronidiert. Beide Metabolisierungswege sind beim Frühgeborenen in den ersten Lebenstagen beeinträchtigt. Ibuprofen ist ein Enantiomerengemisch, wobei das pharmakologisch weitgehend inaktive R(–)-Stereoisomer unidirektional zu ca. 60% in das pharmakologisch aktive S(+)-Stereoisomer überführt wird; für Früh- und Neugeborene sind dazu keine Daten bekannt.

Ibuprofen mit seiner Proteinbindung von nahezu 99% wird bei hepatischen und renalen Funktionsstörungen erheblich verzögert ausgeschieden, sodass die Anwendung einzuschränken ist (Tabelle 3.5). Hinsichtlich des antipyretischen Effekts tritt das Maximum der Temperatursenkung bei Ibuprofen deutlich später auf als seine maximale Serumkonzentration – ähnlich wie bei Paracetamol –, wobei der Effekt von Ibuprofen verglichen mit Paracetamol später eintritt [106].

Bezüglich der analgetischen Wirksamkeit bei Schmerzen nach Zahnextraktion war Ibuprofen oral in einer Dosierung von 4 mg/kg KG alle 6 h wirksamer als Paracetamol oder auch Paracetamol in Verbindung mit Kodein [138]. Die Langzeitanwendung von Ibuprofen bei Kindern mit chronischer juveniler Arthritis in einem Alter von 18 Monaten bis 13 Jahren mit einer Dosierung zwischen 10 und 40 mg/kg KG/Tag (mittlere Tagesdosis 28 mg/kg KG) brachte der Mehrzahl der Patienten eine signifikante Schmerzlinderung [192].

■ **Pharmakokinetik.** Pharmakokinetische Daten finden sich in Tabelle 3.7. Das Stereoisomer S(+)-Ibuprofen weist ein größeres Verteilungsvolumen, eine etwas größere Clearance und eine etwas verlängerte Eliminationshalbwertzeit (138,6 ± 88,2 min) auf als R(–)-Ibuprofen. Bei Frühgeborenen (mittleres Geburtsgewicht 945 g, mittleres Gestationsalter 26,8 Wochen), die Ibuprofen-Lysin in einer Dosierung von 10 mg/kg KG zum Erreichen eines Ductusverschlusses intravenös erhalten hatten, fand sich eine erheblich verzögerte Eliminationsleistung [7].

Diese kann mit einer verzögerten hepatischen Metabolisierung sowie mit einer bei Früh- und Neugeborenen z. T. erheblichen Reduktion des renalen Blutflusses und damit verbundener Clearanceleistung erklärt werden. Zu erwähnen ist, dass bei Kindern mit zystischer Fibrose Ibuprofen eine um 77% erhöhte totale Clearance und ein um 84% höheres Steady-state-Verteilungsvolumen bei unveränderter Eliminationshalbwertzeit aufweist [109]. Die Kombination von Ibuprofen mit Kodein kann unter pharmakokinetischen Gesichtspunkten sinnvoll sein [101].

■ **Nebenwirkungen.** In der oben zitierten Langzeitanwendung von Ibuprofen bei Kindern mit chronischer juveniler Arthritis wurden lediglich bei 2 von 39 Kindern Nebenwirkungen beobachtet (Gastritis, Bauchschmerzen und Übelkeit [192]). Das Nebenwirkungsprofil von oral verabreichtem Ibuprofen in einer Dosierung von 10 mg/kg KG und einer maximalen Tagesdosis von 40 mg/kg KG unterscheidet sich bei kurzzeitiger Anwendung (weniger als 7 Tage) hinsichtlich Art und Häufigkeit seiner Nebenwirkungen nicht von denen des Paracetamols [122]. Insbesondere ist für Ibuprofen das Risiko für klinisch bedeutsame gastrointestinale Blutungen offenbar nicht signifikant erhöht.

Metamizol

Metamizol (z.B. Novalgin) ist ein antipyretisches und spasmolytisch wirkendes mittelstarkes Analgetikum aus der Gruppe der Pyrazolone. Für Metamizol gibt es in den USA speziell bei Kindern keine wesentlichen Anwendungsgebiete [123].

Der Grund hierfür ist in dem Risiko von Nebenwirkungen zu sehen (s. unten). Innerhalb der Kinderheilkunde wird auch nach neueren Untersuchungen Metamizol sowohl häufig als Antipyretikum [1] als auch als Analgetikum in der postoperativen und kinderonkologischen Schmerztherapie eingesetzt [15, 223].

■ **Bioverfügbarkeit, Metabolismus und Pharmakodynamik.** Nach oraler Aufnahme liegt die Bioverfügbarkeit von Metamizol bei 85%, maximale Plasmakonzentrationen finden sich innerhalb von 1–2 h nach der Applikation. Metamizol wird nach Aufnahme in die systemische Zirkulation sehr rasch zu Methyl-Amino-Antipyrin (MAA) hydrolisiert.

Neben MAA werden noch 3 weitere Hauptmetabolite gefunden, die u.a. nach Acetylierung durch die genetisch polymorphe N-Acetyl-Transferase entstehen. Die mittlere Eliminationshalbwertzeit von MAA liegt bei 2,6–3,5 h [123]. Sowohl eine beeinträchtigte Leberfunktion als auch renale Erkrankungen beeinflussen Metabolisierung und Ausscheidung von MAA und den Nachfolgemetaboliten. Bedeutsame Interaktionen mit anderen Arzneimitteln bestehen nicht, allerdings kann bei gleichzeitiger Therapie mit Cyclosporin die Plasmakonzentration von Cyclosporin gesenkt werden.

■ **Pharmakokinetik.** Für das Kindesalter ist die Datenlage zur Pharmakokinetik von Metamizol äußerst spärlich. Lediglich Balogh et al. [13] geben für Kinder im Alter von 1–11 Jahren eine raschere Elimination von Metamizol an als bei Erwachsenen, wobei die Untersucher nicht zwischen einzelnen Metamizolmetaboliten unterschieden haben.

■ **Nebenwirkungen.** Insbesondere sei die Agranulozytose genannt mit einer Häufigkeit von etwa 1,1 auf 1 Mio. Anwendungen. Unter Indometacin kommen Agranulozytosen immerhin noch in einer Häufigkeit von 0,4 auf 1 Mio. vor [105]. Bei rascher intravenöser Verabreichung von Metamizol ist vergleichsweise häufig das Auftreten arterieller Hypotension bis hin zu manifesten Schockzuständen möglich. Metamizol muss daher stets als Kurzinfusion verabreicht werden.

3.6 Schlussfolgerungen

Die neueren Opioide Fentanyl, Alfentanil und Sufentanil spielen in der intraoperativen anästhesiologischen Schmerztherapie eine große Rolle und dienen der Narkoseführung, aber auch der postoperativen Schmerztherapie beatmeter Patienten und zur Analgosedierung in der Intensivmedizin. Morphin bleibt jedoch das Analgetikum mit den meisten Informationen zu allen Altersstufen, so auch für Früh- und Neugeborene. Für weniger stark wirkende Opioide, ausgenommen Pethidin, als auch für nichtsteroidale Antiphlogistika und für Paracetamol liegen deutlich weniger Informationen zur klinischen Pharmakologie vor. Erst in den letzten Jahren wurden vermehrt Daten zur Pharmakokinetik von Paracetamol in der Neugeborenenzeit verfügbar.

Für alle hier besprochenen Analgetika ist die Elimination der Substanzen und ihrer Metabolite beim Früh- und Neugeborenen im Vergleich zum älteren Kind und Erwachsenen deutlich eingeschränkt. Maximale Eliminationsleistungen werden gegen Ende des Vorschulalters und zu Beginn des Schulalters erreicht, wobei die Eliminationsleistungen die des Erwachsenen übersteigen können und damit oftmals höhere Opioiddosierungen erforderlich sind, speziell im Rahmen der intraoperativen Schmerzprävention.

Die Pharmakodynamik der Opioidanalgetika unterscheidet sich – abgesehen von der der Neonatalperiode – nicht wesentlich von der des Erwachsenen. Damit ergibt sich auch für die Anwendung von Opioiden im Säuglings-, Kleinkindes- und Kindesalter keine rational begründbare Einschränkung. Früh- und Neugeborene zeigen wesentliche Besonderheiten, bedingt durch veränderte Plasmaproteinbindung, andere Verteilungsvolumina, Unreife der Blut-Hirn-Schranke, unterschiedliche Dichte und Verteilung von Opioidrezeptoren, eingeschränkten Metabolismus und noch nicht ausgereifte Eliminationsleistung von Leber und Niere.

Darüber hinaus weist diese Altersgruppe zahlreiche bislang nur unzureichend untersuchte pathophysiologische Besonderheiten auf. Dies gilt in verstärktem Maß für extrem kleine Frühgeborene. Als sicheres Opioidanalgetikum für Früh- und Neugeborene kann speziell in der Neonatologie Morphin gelten. Pethidin sollte in dieser Altersstufe nicht mehr eingesetzt werden. Für die intraoperative und postoperative Schmerztherapie bei beatmeten Neugeborenen könnte Remifentanil nützlich sein, da diesem Analgetikum eine kontextsensitive Halbwertzeit fehlt.

Für Paracetamol konnte bislang lediglich ein relativ breiter antipyretisch wirksamer Konzentrationsbereich definiert werden, verlässliche Angaben zu analgetischen Plasmaspiegeln fehlen. Besonders vor diesem Hintergrund sollte die aktuelle Diskussion über die analgetische Wirksamkeit von Paracetamol kritisch betrachtet werden. Empfehlungen zur Anwendung deutlich höherer Paracetamoldosen ist vorerst mit Vorsicht zu begegnen.

Die analgetische Potenz von Ibuprofen ist in den empfohlenen Dosierungsbereichen bei vergleichbarem Nebenwirkungsprofil sicher größer als die von Paracetamol. Es sollte daher bei leichteren bis mittleren schmerzhaften Zuständen ab dem Säuglingsalter eingesetzt werden. Auf die Anwendung von Metamizol kann innerhalb verschiedener multimodaler Schemata zur Schmerztherapie aufgrund seines ausgeprägten analgetischen Effektes nicht verzichtet werden.

Auch wenn die Datenfülle zur klinischen Pharmakologie von Opioiden im Kindesalter groß erscheinen mag, fehlen viele wichtige Informationen für die einzelnen Altersstufen, besonders für das Früh- und Neugeborene. Die Gefahr ist gegeben, dass einerseits vor dem Hintergrund möglicher unkalkulierbarer Risiken Kindern eine wirksame Schmerztherapie vorenthalten wird und andererseits bei unsachgemäßer Auswahl und Anwendung eines Schmerzmittels eine Gefährdung des Patienten auftreten kann.

Letztlich besteht ein unverändert hoher Forschungsbedarf zur klinischen Pharmakologie sämtlicher Analgetika für das Kindesalter, dies in erster Linie für das junge Kind, für das die weitaus größte Zahl aller Medikamente ohnehin nicht zugelassen ist. Damit wird deutlich, dass die in diesem Beitrag zu findenden Angaben einer ständigen Ergänzung und Aktualisierung bedürfen.

3.7 Pharmakologisches Glossar

Pharmakologischer Begriff	Definition	Klinische Bedeutung
• Kontextsensitive Halbwertzeit	• Eliminationhalbwertzeit, die mit zunehmender Infusionsdauer stetig ansteigt	• Verzögertes Aufwachen, verzögerte Extubierbarkeit, verlängerte und u. U. verstärkte Nebenwirkungen
• Proteinbindung	• Gibt den plasmaeiweißgebundenen Anteil eines Medikamentes an	• Nur der nicht proteingebundene Medikamentenanteil kann an den Wirkort diffundieren
• Saures α_1-Glykoprotein	• Wesentliches Plasmabindungsprotein für Opioide	• zeigt als Akutphaseprotein Spiegelschwankungen, die entsprechende Medikamentenplasmaspiegelschwankungen zur Folge haben mit entsprechend unterschiedlicher Dosierungserfordernis
• Freier Anteil des Arzneimittels	• Nicht proteingebundener Anteil des Medikamentes im Plasma	• nur der freie Medikamentenanteil kann an den Wirkort diffundieren
• Verteilungsvolumen	• Virtuelles Volumen, in dem sich ein Medikament verteilt; hier Steady-state-Verteilungsvolumen	• hohes Verteilungsvolumen erfordert eine relativ zur Erhaltungsdosis große Loadingdosis
• Blut-Hirn-Schranke	• Diffusions- bzw. Transportbarriere für Medikamente in das ZNS	• Lipophilie eines Medikamentes und seine Übergangsgeschwindigkeit vom Plasma ins Hirn sind miteinander verbunden

• Mikrosomales Enzymsystem (Phase-I-Reaktion)	• Enzymsystem mischfunktioneller Oxygenasen der Leber, vornehmlich zur Entgiftung verschiedenster Substanzen benutzt (s. Cytochrom-P_{450}-System)	• bei Leberpathologie häufig eingeschränkt. *Cave*: Interaktionen verschiedener Medikamente
• Hepatische Konjugation u. a. mit Glukuronsäure oder Sulfat (Phase-II-Reaktion)	• Wichtiger hepatischer Entgiftungsweg, erhöht die Wasserlöslichkeit und damit Nierengängigkeit eines Medikamentes oder Metaboliten	• Bei Leberpathologie eingeschränkte Elimination; ggf. (Erhaltungs-)dosisreduktion nötig
• Clearance	• Im Allgemeinen Plasmaclearance gemeint, d. h. der (virtuelle) Anteil von Plasma, der innerhalb eines gegebenen Zeitraumes vollständig von einem Medikament befreit wird (durch Metabolismus oder Ausscheidung)	• Clearance und Erhaltungsdosis stehen im direktem Zusammenhang
• Ceilingeffekt	• Trotz weiter steigendem Plasmaspiegel erfolgt keine verstärkte (Teil-)wirkung. Kann Folge von Rezeptordownregulation sein	• Unter Umständen kommt es zu deutlich stärkeren Nebenwirkungen bei Dosissteigerung, ohne dass die erwünschte Wirkung zunimmt
• Bioverfügbarkeit	• Anteil eines Medikamentes, welcher nach enteraler Gabe resorbiert und systemisch verfügbar wird	• Abhängig von Galenik; First-pass-Effekt

Pharmakologisches Glossar (Fortsetzung)

Pharmakologischer Begriff	Definition	Klinische Bedeutung
• Verteilungsphase	• Initiale zeitliche Phase der Verteilung eines Medikamentes vom Ort der Resorption über das Plasma in verschiedene Kompartimente des Gesamtorganismus	• Ist der Medikamentenspiegel am Rezeptor gleich oder höher als im Plasma, so ist bereits während der Verteilungsphase mit stärkeren pharmakologischen Wirkungen zu rechnen. In solchen Fällen sollte besser auf eine „Loading dose" mit ihren Plasmaspitzenspiegeln verzichtet werden
• Eliminationsphase	• Nach Einmalgabe Phase, die auf Resorptionsphase und Verteilungsphase folgt. Unter Dauerinfusion laufen alle 3 Phasen simultan ab	• Die Vorgänge der Eliminationsphase bestimmen wesentlich die Erhaltungsdosis, die Eliminationgeschwindigkeit der meisten Medikamente ist proportional zu ihrer Konzentration
• Cytochrom P_{450}-System	• System verschiedener Isoenzyme verschiedener Substratspezifität. Auch mischfunktionelle Oxygenasen genannt. Wichtiger hepatischer Medikamentenabbauweg (s. mikrosomales Enzymsystem)	• Funktionseinschränkung bei Leberpathologie mit der Notwendigkeit einer Reduktion der Erhaltungsdosis bei hepatisch metabolisierten Medikamenten

• Hepatischer First-pass-Effekt	• Wird ein Medikament enteral über das Pfortaderstromgebiet resorbiert, gelangt es primär in die Leber und wird ggf. metabolisiert, bevor es in den Systemkreislauf gelangt	• Kann nach enteraler Applikation zu deutlich höherer Dosiserfordernis führen als bei systemischer i.v.-Gabe. Modifikation der enteralen Anwendungsform eines Medikamentes vermag u. U. seinen hepatischen Metabolismus zu hemmen und hilft, eine sonst erforderliche hohe Dosis zu vermeiden
• Eliminations-halbwertzeit $t_{1/2\beta}$	• Mathematisch ermittelte terminale Halbwertzeit	• Hat wesentlichen Einfluss auf die Erhaltungsdosis
• t_{max}	• Zeit nach enteraler Applikation eines Medikamentes bis zum Erreichen des Plasmaspiegelmaximums	• Bestimmt wesentlich die Praktikabilität von Interventionsmedikation
• C_{max}	• Maximale Plasmakonzentration nach enteraler Applikation eines Medikamentes	• Bestimmt u. a. die Wirkstärke
• Redistribution	• Rückverteilung vom Gesamtorganismus in das Blutplasma. Wird die Erhaltungsdosis reduziert, flutet das Medikament aus tieferen Kompartimenten (z. B. Fettgewebe) zurück ins Plasma und kann die effektive Halbwertzeit wesentlich verlängern (s. kontextsensitive Halbwertzeit)	• Je höher die Lipophilie eines Medikamentes, umso eher kommt es zu klinisch signifikanter Rückverteilung nach Dosisreduktion

Literatur

1. Adam D, Stankov G (1994) Treatment of fever in childhood. Eur J Pediatr 153: 394–402
2. Adelmann C, Kribs A, Keuth B, Licht C, Roth B (1998) Doppelblinder, randominiserter Vergleich von Sufentanil und Fentanyl in der Analgosedierung beatmeter reifer Neugeborener mit schwerem Lungenversagen. Z. Geburtshilfe Neonat. 201 (S1): 9
3. Anand KJS, Hickey PR (1987) Pain and its effects in the human neonate and fetus. N Engl J Med 317: 1321–1329
4. Anand KJS, Arnold JH (1994) Opioid tolerance and dependence in infants and children. Crit Care Med 22: 334–342
5. Anand KJS, Mc Intosh N, Lagercrantz H, Pelausa E, Young TE, Vasa R (1999) Analgesia and sedation in preterm Neonates who require ventilatory support. Arch Pediatr Adolesc Med 153: 331–338
6. Anderson BJ, Holford NHG (1997) Rectal paracetamol dosing regimes: determination by computer simulation. Paediatr Anaesth 7: 451–455
7. Aranda JV, Varvarigou A, Beharry K, Bansal R, Bardin C, Modanlou H, Papageorgiou A, Chemtob S (1997) Pharmacokinetics and protein binding of intravenous ibuprofen in the premature newborn infant. Acta Paediatr 86: 289–293
8. Arnold JH, Truog RD, Orav EJ, Scavone JM, Hershenon MB (1990) Tolerance and dependence in neonates sedated with fentanyl during extracorporal membrane oxygenation. Anesthesiology 73: 1136–1140
9. Arnold JH, Truog RD, Scavone JM, Fenton I (1991) Changes in the pharmacodynamic response to fentanyl in neonates during continuous infusion. J Pediatr 119: 639–643
10. Arnold JH, Truog RD (1992) Sedation in neonatal and pediatric intensive care. J Intens Care Med 7: 244–260
11. Atwood GF, Evans MA, Harbinson RD (1976) Pharmacokinetics of meperidine in infants. Pediatr Res 10: 328
12. Ball M, Moore RA, Fisher A, McQnay HJ, Allen MC, Seas J (1985) Renal failure and the use of morphine in intensive care. Lancet 1: 784–786
13. Balogh A, Melzer K, Ziehl U, Finke G, Voigt L, Hoffmann A (1989) Elimination von Metamizol (Analgin) – Metaboliten im Kindesalter. Z Klin Med 44: 213–215
14. Band CJ, Band PR, Deschamps M (1994) Human pharmacokinetic study of immediate-release (codeine phosphate) and sustained-release (codeine Contin) codeine. J Clin Pharmacol 34: 938–943
15. Banos JE, Barajas C, Martin, ML et al. (1999) A survey of postoperative pain treatment in children of 3–14 years. Eur J Pain 3: 275–82
16. Barker DP, Simpson J, Pawula M et al. (1995) Randomised, double blind trial of two loading dose regimes of diamorphine in ventilated newborn infants. Arch Dis Child 73: F22–F26
17. Barrett DA, Elias-Jones AC, Rutter N, Shaw PN, Davis SS (1991) Morphine kinetics after diamorphine infusion in premature neonates. Br J Clin Pharmacol 32: 31–37
18. Baumert J (2000) Remifentanil in der Kinderanästhesie. 18. Internationales Aachener Anästhesie-Symposium (Vortrag). Aachen: März 2000
19. Bentley JB, Borel JA, Nenad RE, Gillespie TJ (1982) Age and fentanyl kinetics. Anesth Analg 61: 968–971
20. Berde CB, Beyer JE, Bournaki M-C, Levin CR, Sethna NF (1991) Comparison of morphine and methadone for prevention of postoperative pain in 3- to 7-year-old children. J Pediatr 119: 136–141
21. Bhat R, Ghari G, Gulati A, Aldana O, Velamati R, Bhargava R (1990) Pharmacokinetics of a single dose of morphine in preterm infants during the first week of life. J Pediatr 117: 477–481
22. Birmingham PK, Tobin MJ, Henthorn TK et al. (1997) Twenty-four-hour pharmacokinetics of rectal acetaminophen in children. Anesthesiology 87: 244–252
23. Bjorkman R, Hallman KM, Hedner J, Hedner T, Henning H (1994) Acetaminophen blocks spinal hyperalgesia induced by NMDA and substance P. Pain 57: 259–264

24. Boas RA, Vilhinger JW (1985) Clinical actions of fentanyl and buprenorphin. The significance of receptor binding. Br J Anaesth 57: 192–196
25. Bovill JG, Sebel PS, Blackburn CL et al. (1984) The pharmacokinetics of sufentanil in surgical patients. Anesthesiology 61: 502–506
26. Bovill JG (1987) Which potent opioid? Important criteria for selection. Drugs 33: 520–530
27. Bullingham RES, Mc Quay HJ, Moore A, Martin R, Bemiet D (1980) Buprenorphine kinetics. Clin Pharmacol Ther 28: 667–672
28. Bullingham RES, Mc Quay HJ, Porter EJB Mc Allen C, Moore RA (1982) Sublingual buprenorphin used postoperatively: ten hour plasma drug concentration analysis. Br J Clin Pharmacol 13: 665–73
29. Bullingham RES, Mc Quay H, Moore RA (1983) Clinical pharmacokinetics of narcotic agonist-antagonist drugs. Clin Pharmacokin 8: 332–343
30. Burtin P, Daoud P, Jacqz-Aigrain E, Mussat P Moniette G (1991) Hypotension with midazolam and fentanyl in the newborn. Lancet 337: 1545–1546
31. Caldwell J, Notarianni LJ, Smith RL (1978a) Impaired metabolism of pethidin in the human neonate. Br J Clin Pharm 5: 362–363
32. Caldwell J, Wahile LA, Notariaumi LJ et al. (1978b) Maternal and neonatal disposition of pethidin in childbirth – a study using quantitative gas chromatography – mass spectrometry. Life Sci 22: 589–96
33. Chay P W Duffy BJ, Walker JS (1992) Pharmacokinetic-pharmacodynamic relationships of morphine in neonates. Clin Pharmacol Ther 51: 334–342
34. Chauvin M, Ferrier C, Haberer JP, Spielvogel C, Lebrault L, Levron IL, Deuvoldestin P (1989) Sufentanil pharmacokinetics in patients with cirrhosis. Anesth Analg 68: 1–4
35. Choonara I, Ekbom Y, Lindström B, Raue A (1990) Morphine sulphatation in children. Br J Clin Pharmacol 30: 897–900
36. Collins C, Koren G, Crean P, Klein J, Roy WL, Laclerc SM (1985) Fentanyl pharmacokinetics and hemodynamic effects in preterm infants during ligation of patent ductus arteriosus. Anesth Analg 64: 1078–1080
37. Crofford LJ (1997) Cox-1 and Cox-2 tissue expression: Implications and predictions. J Rheumatol 24 (S49): 15–19
38. Dagan O, Klein J, Bohn D, Barker G, Kosen G (1993) Morphine pharmacokinetics in children following cardiac surgery: Effects of disease and inotropic support. Cardiothor Vasc Anesth 7: 396–398
39. Dahlström B, Bolme P, Feychting H, Hoack G, Paalzow L (1979) Morphine kinetics in children. Clin Pharmacol Ther 26: 354–365
40. Davies G, Kingswood C, Street M (1996) Pharmacokinetics of opioids in renal dysfunction. Clin Pharmacokinet 31: 410–422
41. Davis PJ, Cook DR, Stiller RL, Davis-Robinson KA (1987) Pharmacodynamics and pharmacokinetics of high-dose sufentanil in infants and children undergoing cardiac surgery. Anesth Analg 66: 203–208
42. Davis PJ, Stiller RL, Cook DR, Brandow BW, Robinson KAD (1988) Pharmacokinetics of sufentanil in adolescent patients with chronic renal failure. Anesth Analg 67: 268–271
43. Davis PJ, Stiller RL, Cook DR, Brandom BW, Davis IE, Scierka AM (1989a) Effects of cholestatic hepatic disease and chronic renal failure on alfentanil pharmacokinetics in children. Anesth Analg 68: 579–583
44. Davis PJ, Killian A, Stiller RL, Brandner BW, Davis JE, Scierka AM (1989b) Pharmacokinetics of alfentanil in newborn premature infants and older children. Dev Pharmacol Ther 13: 21–27
45. Davis PJ, Ross A, Stiller RL, Muir K, McYowan FX, Gupta SK, Margolis J, Greely WJ (1995) Pharmacokinetics of remifentanil in anesthetized children 2–12 years of age. Anesth Analg 80: S93
46. Davis PJ, Ross AK, Henson LG, Muir KT (1997a) Remifentanil pharmacokinetics in neonates. Anesthesiology 87: A1064

47. Davis PJ, Lermon J, Sunesh S et al. (1997b) A randomized multicenter study of remifentanil compared with alfentanil, isoflurane, or propofol in anesthetized pediatric patients undergoing elective strabismus surgery. Anesth Analg 84: 982–989
48. De Souza G, Lewis MC, Ter Riet MF (1997) Severe bradycardia after remifentanil. Anesthesiology 87: 1019–1020
49. Delbos A, Boccard E (1995) The morphine sparing effect of propacetamol in orthopedic postoperative pain J Pain Symptom Manage 10: 279–232
50. Den Hollander JM, Hennies PJ, Burm AG, Bovill JG (1988) Alfentanil in infants and children with congenital heart defects. J Cardiothorac Anesth 2: 12–17
51. Den Hollander JM, Hennis PJ, Burm AG, Vletter AA, Bovill JG (1992) Pharmacokinetics of alfentanil before and after cardiopulmonary bypass in pediatric patients undergoing cardiac surgery Part I. J Cardiothorac Vasc Anesth 6: 308–312
52. Dershwitz M, Rosow CE, Michalowski P, Connors PM, Hoke JF, Muir KT, Dienstag JL (1994) Pharmacokinetics and pharmacodynamics of remifentanil in volunteer subjects with severe liver disease compared with normal subjects. Anesthesiology 81: A377
53. Dewey WL (1984) Various factors which affect the rate of development of tolerance and physical dependence to abused drugs. NIDA Res Monogr 54: 39–49
54. Dickenson AH (1995) Spinal cord pharmacology of pain. Br J Anaesth 75: 193–200
55. Don Brown R, Wilson JT, Kearns GL, Eichler VF, Johnson VA, Bertrand KM (1992) Single-dose pharmacokinetics of ibuprofen and acetaminophen in febrile children. J Clin Pharmacol 32: 231–241
56. Egan TD, Lemmens HJM, Fiset P, Herman DJ, Muir KT, Stanski DR, Shater SL (1993) The pharmacokinetics of the new short-acting opioid remifentanil (GI 87084B) in healthy adult male volunteers. Anesthesiology 79: 881–892
57. Egan TD (1995) Remifentanil pharmacokinetics and pharmacodynamics – a preliminary appraisal. Clin Pharmacokinet 29: 80–94
58. Ehrnebo M, Boreus LO, Lönroth U (1977) Bioavailability and first-pass metabolism of oral pentazocine in man. Clin Pharmacol Ther 22: 888–892
59. Elias-Jones AC Barrett DA Rutter N Shaw PN, Davis SS (1991) Diamorphine infusion in the preterm neonate. Arch Dis Child 66: 1155–1157
60. Ferrier C Marty J Baufford N Haberer Levron JC Duvaldestin P (1985) Alfentanil pharmacokinetics in patients with cirrhosis. Anesthesiology 62: 480–484
61. Fitzgerald M Koltzenburg M (1986) The functional development of descending inhibitory pathways in the dorsolateral funiculus of the newborn rat spinal cord. Dev Brain Res 24: 261–270
62. Fitzgerald M, Anand KJS (1993) Developmental neuroanatomy and neurophysiology of pain. In: Schechter NL, Berde CB, Yaster M (eds) Pain in infants: children and adolescents. Williams & Wilkins: Baltimore, pp 11–32
63. Freye E, Azevodo L, Hartung E (1985) Reversal of fentanyl related respiratory depression with nalbuphine: effects on the CO_2-response curve in man. Acta Anaesthesiol Belg 36: 365–374
64. Freye E (1989) Theoretische Grundlagen der Opioidanwendung im Neugeborenen- und Säuglingsalter. In: Ahnefeld FW, Altemeyer K-H, Försel T, Kraus G-B, Rügheimer E (Hrsg) Anästhesie bei Früh- und Neugeborenen. Springer, Berlin Heidelberg New York Tokio, S 161–170
65. Franck LS, Miaskowski C (1998) The use of intravenous opioids to provide analgesia in critically ill premature neonates: A research critique. J Pain Symptom Manage 15: 41–69
66. Gaudreault P, Guay J, Nicol O, Dupuis K (1988) Pharmacokinetics and clinical efficacy of intrarectal solution of acetaminophen. Can J Anaesth 35: 149–152
67. Gauntlett I S, Fisher DM, Hertzka RE, Kuhls E, Spellman MJ, Rudolph C (1988) Pharmacokinetics of fentanyl in neonatal humans and lambs: effects of age. Anesthesiology 69: 683–687
68. Glare PA, Walsh TD (1991) Clinical pharmacokinetics of morphine. Ther Drug Monit 13: 1–23

69. Gourlay GK, Kowalski SR, Plummer JL, Constins MJ, Armstrong PJ (1988) Fentanyl blood concentration-analgesic response relationship in the treatment of postoperative pain. Anesth Analg 67: 329–337
70. Goresky GV, Koren G, Sabourin MA, Sale JP, Strunin L (1987) The pharmacokinetics of alfentanil in children. Anesthesiology 67: 654–659
71. Greely WJ, de Bruijn NP, Davis DP (1987) Sufentanil pharmacokinetics in pediatric cardiovascular patients. Anesth Analg 66: 1067–1072
72. Greely WJ, de Bruijn NP (1988) Changes in sufentanil pharmacokinetics within the neonatal period. Anesth Analg 67: 86–90
73. Grießinger N, Rösch W, Schott G, Sittl R (1997) Tramadol-Infusion zur Schmerztherapie nach großen Blaseneingriffen auf Kinderstationen. Urologe 36: 552–556
74. Guay J, Gaudreault P, Tang A, Goulet B, Varin F (1992) Pharmacokinetics of sufentanil in normal children. Can J Anaesth 39: 14–20
75. Gust R, Böhrer H (1995) Stiff-man syndrome associated with continous sufentanil administration. Anaesthesia 50: 575
76. Hamunen K, Maunuksela E-L Seppälä T, Olkkola KT (1993) Pharmacokinetics of i.v. and rectal pethidin in children undergoing ophthalmic surgery. Br J Anaesth 71: 823–826
77. Hamunen K, Olkkola KT, Seppäla T, Lusa G, Maunuksela E-L (1993) Ventilatory effects and kinetics of intravenous pentazocine in children. Pharmacol Toxicol 73: 120–123
78. Hamunen K, Olkkola KT, Maunuksela E-L (1993) Comparison of ventilatory effects of morphine and buprenorphin in children. Acta Anaesthesiol Scand 37: 449–453
79. Hartley R, Green M, Quinn M, Levene MI (1993) Pharmacokinetics of morphine infusion in premature neonates. Arch Dis Child 69: 55–58
80. Hartley R, Green M, Quinn MW, Rushforth JA, Levene MI (1994) Development of morphine glucuronidation in premature neonates. Biol Neonate 66: 1–9
81. Hasselström J, Säwe J (1993) Morphine pharmacokinetics and metabolism in humans: enterohepatic cycling and relative contribution of metabolites to active opioid concentrations. Clin Pharmacokin 24: 344–354
82. Haynes G, Braken NH, Hill HF (1993) Plasma sufentanil concentration after intranasal administration to paediatric outpatients. Can J Anaesth 40: 286
83. Hertzka RE Gauntlett IS Fisher DM Spellman MJ (1989) Fentanyl-induced ventilatory depression: effects of age. Anesthesiology 70: 213–218
84. Heubi JE, Bien JP (1997) Acetaminophen use in children: More is not better. J Pediatr 130: 175–177
85. Hickey PR, Hanse DD, Klessel DL, Lang P, Jonas RA, Elieson EM (1985) Blunting of stress responses in the pulmonary circulation of infants by fentanyl. Anesth Analg 64: 1137–1142
86. Hoke JF, Shlugman D, Dershwitz M et al. (1997) Pharmacokinetics and Pharmacodynamics of remifentanil in persons with renal failure compared with healthy volunteers. Anesthesiology 87: 533–541
87. Hopkins CS, Underhill S, Booker PD (1990) Pharmacokinetics of paracetamol after cardiac surgery. Arch Dis Child 65: 971–976
88. Howard CR, Howard FM, Weitzman ML (1994) Acetaminophen analgesia in neonatal circumcision: The effect of pain. Pediatrics 93: 641–46
89. Howie MB, Smith DF, Harrington K et al. (1984) Serum concentrations of sufentanil and fentanyl in the post-operative course in cardiac surgery patients. Anesthesiology 61: A131
90. Hughes MA, Glass PS A, Jacobs JR (1992) Context-sensitive half-time in multicompartment pharmacokinetic models for intravenous anesthetic drugs. Anesthesiology 76: 334–341
91. Iisalo EUM, Iisalo E (1978) A comparison of high dose pentazocine with pethidin and diazepam in paediatric premedication. Ann Chir Gynecol 67: 123–128
92. Jacqz-Aigrain E, Burtin P (1996) Clinical pharmacokinetics of sedatives in neonates. Clin Pharmacokinet 31: 423–443

93. Jarvis AP, Arancibia CU (1987) A case of difficult neonatal ventilation. Anesth Analg 66: 196
94. Johnson KL, Erickson JP, Holley FO, Scott JC (1984) Fentanyl pharmacokinetics in the pediatric population. Anesthesiology 61: A441
95. Jorch G, Rickers E, Rabe H, Bömelburg T, Hentschel R, Michel E (1989) Pethidin-Analgesie und Hirnkreislauf bei sehr kleinen Frühgeborenen. Klin Pädiatr 201: 195–198
96. Kart T, Chirstrup LL, Rasmussen M (1997) Recommended use of morphine in neonates, infants and children based on a literature review. Part 1: Pharmacokinetics. Pediatr Anaesth 7: 5–11
97. Kart T, Christrup LL, Rasmussen M (1997) Recommended use of morphine in neonates, infants and children bassed on a literature review. Part 2: Clinical use. Paediatr Anaesth 7: 93–101
98. Katz R, Kelley W (1993) Pharmacokinetics of continous infusions of fentanyl in critically ill children. Crit Care Med 21: 995–1000
99. Katz R, Kelley HW, Hsi A (1994) Prospective study of the occurrence of withdrawal in critically ill children who receive fentanyl by continous infusion. Crit Care Med 22: 763–767
100. Kay B (1980) A double-blind comparison between fentanyl and buprenorphin in analgesic-supplemented anaesthesia. Br J Anaesth 52: 453–457
101. Kaltenbach ML, Mohammed SS, Mullersman G, Perrin JH, Derendorf H (1994) Pharmacokinetic evaluation of two ibuprofen-codeine combinations. Int J Clin Pharm Ther 32: 210–214
102. Kamei J (1998) Role of opioidergic and serotonergic mechanisms in cough and antitussives. Pulm Pharmacol 9: 349–59
103. Kan RE, Hughes SC, Rosen MA, Kessin C, Preston PG, Lobo EP (1998) Intravenous remifentanil. Placental transfer, maternal and neonatal effects. Anesthesiology 88: 1467–1474
104. Kauffman RE, Nelson MV (1992) Effect of age on ibuprofen pharmacokinetics and antipyretic response. J Pediatr 121: 969–973
105. Kaufman DW, Kelley JP, Levy M (1991) The drug etiology of agranulocytosis and aplastic anemia. Oxford Univ Press, Oxford
106. Kelley MT, Watson PD, Edge JH, Cox S, Mortensen ME (1992) Pharmacokinetics and pharmacodynamics of ibuprofen isomers and acetaminophen in febrile children. Clin Pharmacol Ther 52: 181–189
107. Killian A, Davis PJ, Stiller RL, Cicco R, Cook DR, Guthrie RD (1990) Influence of gestational age on pharmacokinetics of alfentanil in neonates. Dev Pharmacol Ther 15: 82–85
108. Koehntop DE, Rodamm JH, Brundage DM, Hegland MG (1986) Pharmacokinetics of fentanyl in neonates. Anesth Analg 65: 227–232
109. Konstan MW, Hoppel CL, Chai BL, Davis PB (1991) Ibuprofen in children with cystic fibrosis: pharmacokinetics and adverse effects. J Pediatr 118: 956–964
110. Koren G, Crean P, Goresky GV, Klein J, MacLeod SM (1984a) Pharmacokinetics of fentanyl in children with renal disease. Res Commun Chem Pathol Pharmacol 46: 371–379
111. Koren G, Goresky G, Creau P, Klein J, Mac Lerd SM (1984b) Pediatric fentanyl dosing based on pharmacokinetics during cardiac surgery. Anesth Analg 63: 577–582
112. Koren G, Butt W, Chinvanga H, Soldin S, Tan YK, Pape K (1985) Post-operative morphine infusion in newborn infants: Assessment of disposition characeteristics and safety. J Pediatr 107: 963-967
113. Kornblum HI, Langklin SE, Leslie FM (1987) Effects of morphine on DNA synthesis in neonatal rat brain. Dev Brain Res 31: 45–52
114. Krane EJ (1988) Delayed respiratory depression in a child after caudal epidural morphine. Anesth Analg 67: 79–82
115. Kuhls E, Gauntlett IS, Lau M, Brown R, Rudolph CD, Teitel DF, Fisher DM (1995) Effect of increased intra-abdominal pressure on hepatic extraction and clearance of fentanyl in neonatal lambs. J Pharmacol Exp Ther 274: 115–119

116. Kuhnert BR, Kuhnert PM, Tu A-S, Lin DCK (1979) Meperidine and normeperidine levels following meperidine administration during labor. II Fetus and neonate. Am J Obstet Gynecol 133: 909–914
117. Kuhnert BR, Kuhnert PM, Philipson EH, Syracuse CD (1985) Disposition of meperidine and normeperidine following multiple doses during labor. Am J Obstet Gynecol 151: 410–415
118. Lago P, Benini F, Agosto C, Zacchello F (1998) Randomised controlled trial of low dose fentanyl infusion in preterm infants with hyaline membrane disease. Arch Dis Child 79: 194–197
119. Lajarrige C, Adafer M, Mouthemy G, Kremp L (1993) Effet du fentanyl sur la ventilation du prématuré. Arch Fr Pédiatr 50: 27–24
120. Lambertsen CJ, Wendel H, Longenhagen JB (1961) The separate and combined respiratory effects of chlorpromazine and meperidine in normal men controlled at 46 mmHg alveolar pCO_2. J Pharmacol Exp Ther 131: 381–393
121. Lehmann KA, Tenbuhs B, Hoeckle W (1986) Patient-controlled analgesia with piritramid for the treatment of post-operative pain. Acta Anaesthesiol Belg 37: 247–257
122. Lesko SM, Mitchell AA (1995) An assessment of the safety of pediatric ibuprofen. JAMA 273: 929–933
123. Levy M, Zylber-Katz E, Rosenkranz B (1995) Clinical pharmacokinetics of dipyrone and its metabolites. Clin Pharmacokinet 28: 216–34
124. Lin Y-G, Sussman HH, Benitz WE (1997) Plasma concentrations after rectal administration of acetaminophen in preterm neonates. Paediatr Anaesth 7: 457–459
125. Lynn AM, Opheim KE, Tyler DT 1984) Morphine infusion after pediatric cardiac surgery. Crit Care Med 12: 863–866
126. Lynn AM, Slattery JT (1987) Morphine pharmacokinetics in early infancy. Anesthesiology 66: 136–139
127. Lynn AM, Nespeca MK, Opheim KE, Slattery JT (1993) Respiratory effects of intravenous morphine infusions in neonates, infants, and children after cardiac surgery. Anesth Analg 77: 695–701
128. Mac Gregor R, Evans D, Sugden D, Gaussen T, Levene M (1998) Outcome at 5–6 years of prematurely born children who received morphin as neonates. Arch Dis Child 79: 40–43
129. Magnani B, Evans R, Hegland UG, Buckley J (1999) Codeine intoxication in the neonate. Pediatrics 104: e75
130. Makela AL, Lempianen M, Ylijorki H (1981) Ibuprofen levels in serum and synovial fluid. Scand J Rheumatol 39: 15–17
131. Marlow N, Weindling AM, Cooke RWI (1988) Hazards of analgesia for newborn infants. Arch Dis Child 63: 1293–1298
132. Marlow N, Weindling AM Peer A, Heykants J (1990) Alfentanil pharmacokinetics in preterm infants. Arch Dis Child 65: 349–351
133. Marsh DF, Hatch DJ, Fitzgerald M (1997) Opioid systems and the newborn. Br J Anaesthesia 79: 787–795
134. Mather IE (1983) Clinical pharmacokinetics of fentanyl and its new derivatives. Clin Pharmacokinet 8: 422–446
135. Mather SJ, Pentrell JM (1995) Postoperative morphine requirements, nausea and vomiting following anaesthesia for tonsillectony. Comparison of intravenous morphine and nonopioid analgesic techniques. Pediatr Anaesth 5: 185–188
136. Maunuksela E-L, Korpola R, Olkkola KT (1988 a) Double-blind, multiple-dose comparison of buprenorphin and morphine in postoperative pain of children. Br J Anaesth 60: 48–55
137. Maunuksela EL, Olkkola KT, Korpela R (1988 b) Does prophylactic intravenous infusion of indomethacin improve the management of postoperative pain in children? Can J Anaesth 35: 123–130
138. McGraw T, Raborn W, Grace M (1987) Analgesics in pediatric dental surgery. J Dent Child 54: 106–109

139. McRorie TI, Lynn AM, Nespeca MK, Opheim KE, Slattery JT (1992) The maturation of morphine clearance and metabolism. Am J Dis Child 146: 972–976
140. Meistelman C, Saint-Maurice G, Leupaul M, Levron JC, Loose JP, Mac Gee G (1987) A comparison of alfentanil pharmacokinetics in children and adults. Anesthesiology 66: 13–16
141. Meistelman C, Benhamou D, Barre J, Levron J-C, Mahe V, Mazoit X, Ecoffey C (1990) Effects of age on plasma protein binding of sufentanil. Anesthesiology 72: 470–473
142. Meuldermans WEG, Hurkmans RMA, Heykants J (1982) Plasma protein binding and distribution of fentanyl, sufentanil, alfentanil and lofentanil in blood. Arch Int Pharmacodyn Ther 257: 4–19
143. Meuldermans W, Woestenborghs R, Noorduin H, Camu F, von Steenberge A, Heykants J (1986) Protein binding of the analgesics alfentanil and sufentanil in maternal and neonatal plasma. Eur J Pharmacol 30: 217–219
144. Meuldermans W, Hendrickx J, Lauwers et al. (1987) Excretion and biotransformation of alfentanil and sufentanil in rats and dogs. Drug Metab Dispos 15: 905–913
145. Miller RP, Roberts RJ, Fischer LJ (1976) Acetaminophen elimination kinetics in neonates, children, and adults. Clin Pharmacol Ther 19: 284–294
146. Monk JP, Berenford R, Ward A (1988) Sufentanil: A review of its pharmacologic properties and therapeutic use. Drugs 36: 286–313
147. Morselli PL, Roven V (1980) Placental transfer of pethidin and norpethidin and their pharmacokinetics in the newborn. Eur J Clin Pharmacokinet 18: 25–30
148. Moulenaar F, Schoonen AJM, Evertz A, Huizinga T (1979) Biopharmaceutics of rectal administration of drugs in man. 4: Absorption rate and bioavailability of paracetamol from fatty suppositories. Pharm Week (Sci) 1: 89–94
149. Murat I, Levon JC, Berg A, Saint-Maurice C (1988) Effects of fentanyl on baroreceptor reflex control of heart rate in newborn infants. Anesthesiology 68: 717–722
150. Nahata M, Miser A, Miser JS, Reuning RH (1985) Variation in morphine pharmacokinetics in children with cancer. Dev Pharmacol Ther 8: 182–188
151. Nation RL (1981) Meperidine binding in maternal and fetal plasma. Clin Pharmacol Ther 29: 472–479
152. Nichols DG, Yaster M, Lynn AM et al. (1993) Disposition and respiratory effect of intrathecal morphine in children. Anesthesiology 79: 733–738
153. Olkkola KT, Maunuksela E-L, Korpela R, Rosenberg PH (1988) Kinetics and dynamics of postoperative intravenous morphine in children. Clin Pharmacol Ther 44: 128–136
154. Olkkola KT, Maunuksela E-L, Korpela R (1989) Pharmacokinetics of intravenous buprenorphin in children. Br J Pharm 28: 202–204
155. Olkkola KT, Hamunen K, Seppäla T, Maunuksela EL (1994) Pharmacokinetics and ventilatory effects of intravenous oxycodone in postoperative children. Br J Clin Pharm 38: 71–76
156. Olkkola KT, Hamunen K, Maunuksela E-L (1995) Clinical pharmacokinetics and pharmacodynamics of opioid analgesics in infants and children. Clin Pharmacokinet 28: 385–404
157. Orsini AJ, Leet KH, Costarino A, Dettore MD, Stefano JL (1996) Routine use of fentanyl infusions for pain and stress reduction in infants with respiratory distress syndrome. J Pediatr 129: 140–145
158. Osborne RJ, Joel SP, Slevin ML (1986) Morphine intoxication in renal failure: the role of morphine-6-glucuronide. Br J Med 232: 1548–1549
159. Petrat G, Klein U, Meißner W (1997) On-demand analgesia with piritramide in children A study on dosage specification and safety. Eur J Pediatr Surg 7: 38–41
160. Poyhiä R, Seppäla T, Olkkola K, Kalso E (1992) The pharmacokinetics and metabolism of oxycodone after intramuscular and oral administration to healthy subjects. Br J Clin Pharm 33: 617–621
161. Pokela M-L, Olkkola KT, Koivisto M, Ryhänen P (1992a) Pharmacokinetics and pharmacodynamics of intravenous meperidine in neonates and infants. Clin Pharmacol Ther 52: 342–349

162. Pokela M-L, Ryhänen PT, Koivisto ME, Olkkola KT, Sankkonen AL (1992b) Alfentanil-induced rigidity in newborn infants. Anesth Analg 75: 252–257
163. Pokela M-L, Olkkola KT, Seppälä T, Koivisto M (1993) Age-related morphine kinetics in infants. Dev Pharmacol Ther 20: 26–34
164. Pokela M-L (1997) Overdoses of pethidin given to preterm neonates. Acta Paediatr 86: 323–325
165. Porter FL, Grunau RE, Anand KJS (1999) Long-term effects of pain in infants. Dev Behav Pediatr 20: 253–261
166. Purcell-Jones G, Dormon MB, Summer BM (1987) The use of opioids in neonates: A retrospective study of 933 cases. Anaesthesia 42: 1316–1320
167. Rantiainen P (1991) Alfentanil infusion for sedation in infants and small children during cardiac catherization. Can J Anaesth 38: 980–984
168. Reyle-Hahn M, Niggemann B, Max M, Streich R, Rossaint R (2000) Remifentanil and propofol for sedation in children and young adolescents undergoing diagnostic flexible bronchoscopy. Paediatr Anesth 10: 59–63
169. Rita L, Seleny F, Goodarzi M (1980) Comparison of the calming and sedative effects of nalbuphine and pentazocine for paediatric premedication. Can Anaesth Soc 27: 546–549
170. Rivera-Penera T, Gugig R, Davis J et al. (1997) Outcome of acetaminophen overdose in pediatric patients and factors contributing to hepatotoxicity J Pediatr 130: 300–304
171. Robieux IC, Kellner JD, Coppes MJ et al. (1992) Analgesia in children with sickle cell crisis: Comparison of intermittent opioids vs continuous intravenous infusion of morphine and placebo-controlled study of oxygen inhalation. Pediatr Hematol Oncol 9: 317–326
172. Roth B, Schlünder C, Houben F, Günther M, Theisohn M (1991) Analgesia and sedation in neonatal intensive care using fentanyl by continous infusion. Dev Pharmacol Ther 17: 121–127
173. Roure PN, Jean N, Leclerc AC et al. (1987) Pharmacokinetics of alfentanil in children undergoing surgery. Br J Anaesth 59: 1437–1440
174. Ryan JP, Meakin G (1989) Fentanyl overdose in a neonate: use of naloxone. Anaesthesia 44: 864–865
175. Saarenmaa E, Huttunen P, Leppäluoto J, Fellman V (1996) Alfentanil as procedural pain relief in newborn infants Arch Dis Child 75: F103–107
176. Saarenmaa E, Huttunen P, Leppäluoto J, Meretoja O, Fellman V (1999) Advantages of fentanyl over morphine in analgesia for ventilated newborn infants after birth: A randomized trial. J Pediatr 134: 144–150
177. Santeiro ML, Christie J, Stromquist C, Torres BA, Markowsky SJ (1997) Pharmacokinetics of continuous infusion of fentanyl in newborns. J Perinatol 17: 135–139
178. Schäffer J, Piepenbrock S, Kretz F-J, Schönfeld C (1986) Nalbuphin und Tramadol zur postoperativen Schmerzbekämpfung bei Kindern. Anaesthesist 35: 408–413
179 Schäffer J, Hagemann H, Holzapfel S, Panning B, Piepenbrock S (1989) Untersuchung zur postoperativen Schmerztherapie bei Kleinkindern mit Tramadol. Fortschritte Anästh Notfall-Intensivmed 3: 42–45
180. Scholz J, Steinfath M, Schulz M (1996) Clinical pharmacokinetics of alfentanil, fentanyl and sufentanil. Clin Pharmacokinet 31: 275–292
181. Schwartz AE, Matteo RS, Ornsteine E, Thornhill BA (1987) Pharmacokinetics of sufentanil in hyperventilated patients Anaesth Analg 66 Suppl: 151
182. Seguin JH, Erenberg A, Leffl PD (1994) Safety and efficacy of sufentanil therapy in the ventilated Infant. Neonatal Network 13: 37–40
183. Seibert K, Zhang Y, Leahy K et al. (1994) Pharmacological and biochemical demonstration of the role of cyclooxygenase 2 in inflammation and pain. Proc Natl Acad Sci USA 91: 12013–12017
184. Semple V, Russell S, Doyle E, Aldridge L M (1999) Comparison of morphine sulphate and codein phosphate in children undergoing adrenotonsillectomy. Paediatr Anaesth 9: 135–138

185. Shanahan EC, Marshall AG, Garrett CPO (1983) Adverse reactions of intravenous codeine phosphate in children Anaesthesia 38: 40–43
186. Shah V, Taddio A, Ohlsson A (1998) Randomized controlled trial of paracetamol for heel prick pain in neonates. Arch Dis Child 79: F209–F211
187. Shann F (1993) Paracetamol: When, why, and how much? J Pediatr Child Health 29: 84–85
188. Shlugman D, Dufore S, Dershwitz M et al. (1994) Respiratory effects of remifentanil in subjects with severe renal impairment compared to matched controls. Anesthesiology 81, A1417
189. Singleton MA, Rosen J, Fisher DM (1984) Pharmacokinetics of fentanyl in infants and adults. Anesthesiology 61: A440
190. Sjögren P Dragsted L Christensen CB (1993) Myoclonic spasms during treatment with high doses of intravenous morphine in renal failure. Acta Anaesth Scand 37: 780–782
191. Stanski DR, Paalzow L, Edlund PO (1982) Morphine pharmacokinetics: GLC assay versus radioimmunoassay. J Pharm Sci 71: 314–7
192. Steans A, Manners PJ, Robinson IG (1990) A multicenter long-term evaluation of the safety and efficacy of ibuprofen syrup in children with juvenile chronic arthritis. BJCP 44: 172–175
193. Stile IL, Fort M, Wurzburger RJ (1987) The pharmacokinetics of naloxone in the premature newborn. Dev Pharmacol Ther 10: 454–459
194. Streisand JB, Hague B, van Vreeswijk HV et al (1987) Oral transmucosal fentanyl premedication in children. Anesth Analg 66: S170
195. Talbott GA, Lynn AM, Levy FH, Zelikovic I (1997) Respiratory arrest precipitated by codeine in a child with chronic renal failure. Clin Pediatr 36: 171–173
196. Tegeder I, Lötsch J, Geisslinger G (1999) Pharmacokinetics of opioids in liver disease. Clin Pharmacokinet 37: 17–40
197. Tempel A Habas JE Paredes W, Barr GA (1988) Morphine induced down regulation of μ-opioid receptors in neonatal rat brain. Dev Brain Res 41: 129–133
198. Thornton SR, Compton DR, Smith FL (1998) Ontogeny of mu opioid agonist antinociception in postnatal rats. Dev Brain Res 105: 269–276
199. Tobias JD (1996) Tramadol for postoperative analgesia in adolescents following orthopedic surgery in a third world country Am J Pain Manage 6: 51–53
200. Tobias JD (1997) Seizure after overdose of tramadol. South Med J 90: 826–827
201. Vandenberghe H, Mac Leod S, Chinyanga H, Endrenyi L, Soldin S (1983) Pharmacokinetics of intravenous morphine in balanced anesthesia: Studies in children. Drug Metab Rev 14: 887–903
202. Van Lingen R, Quak C, Deinum H, van de Logt F, van Eyck J, Okken A (1995) Clinical effects of rectally administerd acetaminophen (APAP) on infants delivered by vacuumextraction (VE). Pediatr Res 38: 458
203. Van Lingen RA, Deinum JT, Quak JME et al. (1999) Pharmacokinetics and metabolism of rectally administerd paracetamol in preterm neonates. Arch Dis Child 80, F59–63
204. Varvarigou A, Bardin CL, Beharry K, Chemtob S, Papageorgiou A, Aranda JV (1996) Early ibuprofen administration to prevent patent ductus arteriosus in premature newborn infants. JAMA 275: 539–544
205. Vetter TR, Heiner EJ (1994) Intravenous ketorolac as an adjuvant to pediatric patient-controlled analgesia with morphine. J Clin Anesth 6: 110–115
206. Vinik HR, Kissin I (1998) Rapid development of tolerance to analgesia during remifentanil infusion in humans. Anesth Analg 86: 1307–1311
207. Waldvogel HH (1996) Analgetika – Antinozizeptiva – Adjuvanzien. Handbuch für die Schmerzpraxis. Springer, Berlin Heidelberg New York Tokio
208. Wandless JG (1987) A comparison of nalbuphine with morphine for post-orchidopexie pain. Eur J Anaesth 4: 127–132
209. Waterworth TA (1974) Pentazocine (Fortral) as postoperative analgesic in children. Arch Dis Child 49: 488–90

210. Watson PD, Galetta G, Braden NJ, Alexander L (1989) Ibuprofen, acetaminophen, and placebo treatment of febrile children. Clin Pharmacol Ther 46: 9–17
211. Way WL, Costley EC, Way EL (1965) Respiratory sensitivity of the newborn infant to meperidine and morphin. Clin Pharm Ther 6: 454–461
212. Whyte S, Birrell G, Wyllie J (2000) Premedication before intubation in UK neonatal units. Arch Dis Child 82: F38–F41
213. Wiest DB, Ohning BL, Gorner SS (1991) The disposition of alfentanil in neonates with respiratory distress. Pharmacotherapy 11: 308–311
214. Wilhelm W, Dorscheid E, Schlaich N, Niederprüm P, Deller D (1999) Remifentanil zur Analgosedierung von Intensivpatienten. Anaesthesist 48: 625–629
215. Wilson AS, Stiller RL, Davis PJ, Fedel G, Chakravorti S, Israel BA, McGowan FX (1997) Fentanyl and alfentanil plasma protein binding in preterm and term neonates. Anesth Analg 84: 315–318
216. Wolf AR (1999) Pain, nociception and the developing infant. Paediatr Anaesth 9: 7–17
217. Wohltmann M, Roth BL, Coscia CJ (1982) Differential postnatal development of mu and delta opiate receptors. Dev Brain Res 3: 679–684
218. Yaster M (1987) The dose response of fentanyl in neonatal anesthesia. Anesthesiology 66: 433–435
219. Yaster M (1987) Analgesia and anesthesia in neonates. J Pediatr 111: 394–396
220. Yaster M, Deshpande JK (1988) Management of pediatric pain with opioid analgesics. J Pediatr 113: 421–429
221. Zedie N, Amroy DW, Wagner BK, O'Hara DA (1996) Comparison of intranasal midazolam and sufentanil premedication in pediatric outpatients. Clin Pharmacol Ther 59: 341–348
222. Zelis R, Mansour EJ, Capone RJ, Mason DT (1974) The cardiovascular effects of morphine: the peripheral capacitance and resistance vessels in human subjects. J Clin Invest 54: 1247–1258
223. Zernikow B, Grießinger N, Fengler R (1999) Schmerztherapie in der Kinderonkologie. Monatsschr Kinderheilkd 147: 438-4-56
224. Zucker TP, Flesche CW (1993) Unerwünschte Nebenwirkung: Thrombophlebitis unter kontinuierlicher Piritramid-Infusion. Anästhesiol Intensivmed 34: 360

4 Psychologische Interventionen bei akuten Schmerzen im Kindesalter

H. Labouvie, M. Kusch, U. Bode

INHALT

4.1 Einleitung

Kindliches Schmerzerleben geht in der Regel über die Wahrnehmung des Schmerzereignisses hinaus. Meist mit Angst und Unwohlsein verbunden, ist es in hohem Maße abhängig von individuellen und situativen Bedingungen.

Der Schmerz als eine subjektive Empfindung wird heute über die physiologische Dimension hinaus auch als ein auf der psychischen und sozialen Ebene wirkendes Geschehen verstanden. Insbesondere im Umgang mit kindlichem Schmerz sind psychologische Interventionen als zusätzliche Maßnahmen nicht nur sinnvoll, sondern gefordert. Verhaltensmedizinische Verfahren können den akuten Schmerz nicht beseitigen, sie können aber bei der Bewältigung der Schmerzsituation und des Schmerzerlebens helfen und die Bewertung des Schmerzereignisses positiv beeinflussen.

4.2 Verhaltensmedizinische Sichtweise der Schmerzen im Kindesalter

Sowohl bei Erwachsenen als auch bei Kindern ist die verhaltensmedizinische Sichtweise der akuten und chronischen Schmerzen mittlerweile anerkannt. Der kindliche Schmerz wird aber meist noch nach seiner Genese kategorisiert [22, 26].

So kann er verursacht sein

- durch chronische Erkrankungen (z. B. Krebs, Arthritiden, Asthma),
- durch physische Verletzungen/Traumen (z. B. Verbrennungen, Fleischwunden, Frakturen),
- durch medizinische/zahnärztliche Prozeduren (z. B. Operationen, Injektionen, Lumbal-, Knochenmarkpunktionen).

Zudem gibt es Schmerzen mit unklarer physiologischer Genese (z. B. Migräne, Spannungskopfschmerz, Bauchschmerz, Brustschmerz) sowie altersspezifische Beschwerden des Kindesalters (z. B. Zahnen, Wachstums-, Gliederschmerzen).

Schmerz kann auch ohne eine identifizierbare organische Ursache erlebt werden, weshalb man heute davon abkommt, eine klare Trennung in somatogenen und psychogenen Schmerz vornehmen zu wollen. Mit der verhaltensmedizinischen Schmerzdefinition von Jay [7] wird neben der physiologischen die verhaltensmäßige und subjektive, also innerpsychische Reaktion auf eine Gewebsschädigung in den Mittelpunkt gestellt. Der Schmerz wird definiert als „eine Interaktion beobachtbarer, verborgener sowie physiologischer Reaktionen, die durch eine Gewebsschädigung ausgelöst, aber auch durch Bedingungen hervorgerufen und aufrechterhalten werden können, die der Schädigung vorausgehen oder nachfolgen". Dementsprechend muss die subjektiv empfundene Schmerzintensität nicht mit dem objektiven Schmerzreiz korrelieren [5, 15].

Gerade bei Kindern beeinflussen während akuter Schmerzsituationen die internen und externen Kontextbedingungen das Ausmaß des subjektiven Leidens viel stärker als bisher angenommen [11].

4.3 Einflüsse auf das Schmerzerleben und -verhalten des Kindes

Im Vergleich zum Erwachsenen zeigen Kinder meist stärkere Reaktionen auf akute Schmerzereignisse [28]. Der akute Schmerz wird vom Erwachsenen, der dessen Ursache kennt und um seine vorübergehende Natur weiß, als eher unbedrohlich empfunden. Das Kind aber reagiert auf einen plötzlichen Schmerzreiz stärker, weil es den Ursachenzusammenhang noch nicht versteht, oder weil es die Angst vor dem Schmerz nicht kontrollieren kann. Beim kindlichen Schmerzerleben sollte deshalb zwischen Einflüssen unterschieden werden, die situtationsunabhängig vom akuten Schmerz wirken, und solchen, die in der Schmerzsituation, also situationsabhängig, auftreten.

Einflussfaktoren auf das kindliche Schmerzerleben

- Situationsunabhängig
  - Alter
  - Geschlecht
  - Kulturelle und familiäre Bedingungen
  - Schmerzvorerfahrungen
  - Entwicklungsabhängige Fähigkeiten,
    über Schmerzen zu kommunizieren,
    Vorstellungen über Schmerzursachen zu entwickeln,
    auf Schmerz verhaltensmäßig zu reagieren
- Situationsabhängig
  - Erwartung und Vorstellung vom Schmerz
  - Bedeutung des Schmerzgeschehens
  - Erinnerung an Schmerzereignisse
  - Einstellung zum Schmerz
  - Aktuelle Schmerztoleranz
  - Aktuelle Gefühle (Angst, Frustration, Ärger, Wut, Hilflosigkeit etc.)
  - Verhalten des Kindes und anwesender Personen

Situationsunabhängig spielen bei Kindern v.a. entwicklungsbedingte Fähigkeiten eine Rolle, die die jeweiligen Möglichkeiten, über das Schmerzerleben zu kommunizieren, verhaltensmäßig auf den Schmerzreiz zu reagieren sowie die kindlichen Vorstellungen über die Schmerzursache festlegen.

Medizinisch-pflegerische Fachkräfte neigen dazu, das Schmerzkonzept des Kindes, also seine Vorstellungen über die Schmerzursachen, über das Schmerzgeschehen in seinem Körper oder die Wirkung von Schmerzbehandlungen bei jüngeren Kindern zu über- und bei älteren Kindern zu unterschätzen [17]. Erst beim Schulkind kann man davon ausgehen, dass die Erklärungen zum Schmerz so verstanden werden, wie sie vom Erwachsenen gemeint sind. Die Schmerzursache, die zuvor vom Kind noch an beliebige, zeitnahe Ereignisse gekoppelt wurde, kann in diesem Alter aufgrund der entwickelten Fähigkeit zur Perspektivenübernahme in den tatsächlichen Ursache-Wirkungs-Zusammenhang gestellt werden [27].

Situationsabhängig, insbesondere bei medizinischen Prozeduren, gehen hohe Schmerzerwartungen des Kindes [13] oder eine Fokussierung der Aufmerksamkeit auf negative Aspekte der Situation [1, 21] mit intensiverem Schmerzerleben einher. Derselbe Reiz kann zu verschiedenen Zeitpunkten unterschiedliche Schmerzempfindungen auslösen [15]. Jede neue Schmerzerfahrung aktualisiert die kognitiv-emotionale Repräsentation eines früheren Schmerzereignisses.

In der Erinnerung an Schmerzsituationen geben Kinder grundsätzlich eher die affektiven als die sensorischen Aspekte des Geschehens an [13], was die Bedeutung von situationsbedingten Faktoren, die Angst oder Unsicherheit erzeugen, unterstreicht. Negative Vorerfahrungen mit medizinischen Prozeduren führen dann aufgrund der Vermischung von Angst und Schmerzempfinden bei nachfolgenden Eingriffen zu größerem Distress [4].

Kinder können in der Auseinandersetzung mit dem aktuellen Schmerz nur auf die Bewältigungsfertigkeiten zurückgreifen, die ihnen zur Verfügung stehen, sich aber nicht immer als hilfreich erwiesen haben müssen. Die Vertrautheit mit einem schmerzhaften Ereignis ist bei Kindern meist mit einem Anstieg der Schmerztoleranz verbunden [13]. Je genauer die Aspekte eines Schmerzgeschehens (Intensität, Dauer, Ausmaß usw.) eingeschätzt werden können, desto stärker scheint die subjektive Überzeugung zu sein, das schmerzhafte Ereignis kontrollieren zu können [21].

Soziale Prozesse, wie das Beobachtungslernen oder die so genannte emotionale Ansteckung durch andere Personen, spielen für die Bewältigung akuter Schmerzereignisse bei Kindern eine weitere wichtige Rolle [3]. Das Verhalten von Eltern, Ärzten und Krankenschwestern steht in komplexer Wechselwirkung mit dem Verhalten des Kindes, wobei sich Überängstlichkeit der Eltern, technische Schwierigkeiten bei der Durchführung einer Maßnahme, Fehlinformiertheit des Kindes und ein schlechtes Timing im Hinblick auf Erklärungen oder Ablenkungsversuche ungünstig auf die kindliche Schmerzbewältigung auswirken [11].

4.4 Kindliche Formen der Bewältigung akuter Schmerzen

Da akute Schmerzereignisse, ob durch eine Erkrankung, eine Verletzung oder eine medizinische Prozedur verursacht, bei Kindern meist mit negativen Affekten verbunden sind, sollte immer von Schmerz- und Stressbewältigung gesprochen werden. Lazarus u. Folkman [14] unterscheiden hierbei die problembezogene von der emotionsbezogenen Bewältigung. Bei der *problembezogenen* Bewältigung bemüht sich das Kind, belastende Aspekte auf Seiten der eigenen

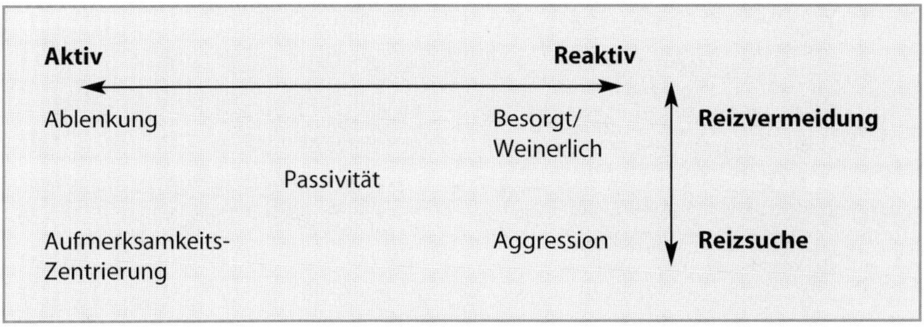

Abb. 4.1. Dimensionen der Bewältigung während schmerzhafter Prozeduren. (Mod. nach Peterson et al. 1990 [20])

Person oder Umwelt oder der Interaktion zwischen beiden zu verändern bzw. zu beherrschen. Kinder suchen bei Schmerzen die Nähe ihrer Eltern oder wollen z. B., dass diese auf die schmerzende Stelle pusten. Jugendliche versuchen, sich selbst zu entspannen oder sich gut zuzureden.

Emotionsbezogene Bewältigungsversuche zielen darauf ab, die negativen Emotionen zu kontrollieren. So versucht das Kind mit Diabetes, seinen Ärger oder Trauer mit Hilfe einer Belohnung nach der Injektion zu regulieren; der Jugendliche denkt während des Schmerzes bewusst an die Zeit nach der Schmerzsituation. Für die Bewältigung akuter und konkretisierbarer Schmerzsituationen werden dem problembezogenen Verhalten günstigere Konsequenzen für die Belastungsbewältigung zugesprochen [18].

Bei schmerzhaften medizinischen Prozeduren unterscheiden Peterson et al. [20] die kindlichen Bewältigungsbemühungen auf der Dimension der Reizvermeidung vs. Reizsuche und der Dimension des aktiven vs. reaktiven Bewältigungsverhaltens (vgl. Abb. 4.1).

Je nach seiner Verhaltenstendenz auf diesen Dimensionen zeigt ein Kind unterschiedliche Bewältigungsstrategien. Reagiert es aktiv, so versucht es, sich in der Situation abzulenken oder aber seine Aufmerksamkeit gezielt auf die Aspekte der Schmerzsituation zu richten. Zeigt das Kind reaktive Verhaltenstendenzen, wird es entweder besorgt/weinerlich oder mit aggressiven Verhaltensweisen reagieren. Passive Reaktionen werden dann beobachtet, wenn sich die Verhaltenstendenz des Kindes theoretisch zwischen den jeweiligen Polen dieser beiden Dimensionen befindet.

Je nach Bewältigungsstrategie des Kindes unterscheidet sich das Verhalten zudem in den Phasen vor, während und nach einer schmerzhaften Prozedur [20]. Im phasenspezifischen Bewältigungsmodell [11] ist dargestellt, wie die kognitiven und emotionalen Informationsverarbeitungsprozesse in jeder Phase in konkretes Bewältigungsverhalten münden und nachfolgend auf die nächste Phase wirken (vgl. Tabelle 4.1).

Psychologische Interventionen müssen den individuellen Bewältigungsstil des Kindes und die phasenspezifisch wirkenden Prozesse und Interaktionen mit situativen Aspekten ausdrücklich berücksichtigen (vgl. Anhang B).

Tabelle 4.1. Phasenspezifisches Bewältigungsverhalten bei schmerzhaften Prozeduren: (Nach [11])

Phase	Länger vorher	Kurz vorher	Während	Kurz nachher
Befinden	Antizipatorische Angst/Distress	Distress	Schmerz	Stress
Bewältigungsstil	*Aus dem Bewältigungsstil resultierende positive Bewältigung*			
– Reizinformationssuche – aktive Aufmerksamkeitslenkung	– Hohe kognitive und physiologische Beteiligung bei der Informationssuche – internale Kontrollüberzeugung	– Erklärungen gegenüber offen – Versuche, sich aktiv am Geschehen zu beteiligen – kooperationsbereit	– Versuch, emotionale Reaktionen zu kontrollieren – bei Reizsuche Fokussierung auf Reiz (Zuschauen) – bei Reizabschirmung aktive Ablenkung (Imagination, Relaxation)	– Versuch, sich zu entspannen, abzulenken oder anderen Aktivitäten zuzuwenden – schnelle Erholung
Bewältigungsstil	*Aus dem Bewältigungsstil resultierende negative Bewältigung*			
– Reizinformationsvermeidung – reaktive Aufmerksamkeitslenkung	– Vermeidendes oder ablehnendes Verhalten bei Information – externale Kontrollüberzeugung	– Aufmerksamkeit negativ ausgerichtet – äußere Einflüsse lenken leicht ab – Überzeugung, keinen Einfluss zu haben – unkooperativ	– Versuch, auf die Umgebung einzuwirken – bei Reizsuche körperliches Abwehren – Fluchtverhalten (Externalisierung) – bei Reizabschirmung Erleben von Hilflosigkeit – Besorgnis (Internalisierung)	– lange Zeit der emotionalen Erregung (Emotionalisierung) – nur schwer zu beruhigen – langsame Erholung

4.5 Einsatz psychologischer Interventionen bei akuten Schmerzen im Kindesalter

Vornehmlichstes Ziel psychologischer Interventionen stellt das psychische Wohlbefinden des Kindes dar, d.h. Angst- und Schmerzminimierung bei gleichzeitiger Maximierung von Motivation zur aktiven Mitarbeit und Erleben hoher Selbstwirksamkeit. So müssen für das Kind *optimale Rahmenbedingungen* geschaffen werden, seine verfügbaren Bewältigungskompetenzen umzusetzen.

Psychologische und medizinische Schmerztherapie schließen sich also nicht aus, sondern sollten in *Kombination* den größtmöglichen Nutzen für das Kind gewähren. Das Ziel ist dabei keineswegs die absolute Schmerzfreiheit per se. Kinder können aus einer erfolgreich bewältigten Schmerzsituation durchaus stolz und mit gewachsener Bewältigungskompetenz heraustreten. Positive Erfahrungen schaffen günstige Voraussetzungen für die Bewältigung zukünftiger belastender Situationen.

Verhaltensmedizinische Interventionen haben ihren Platz bei obligat schmerzhaften und belastenden medizinischen Maßnahmen. Gerade bei jüngeren Kindern spielen bei den meisten invasiven Maßnahmen Angst und Unwohlsein eine zentrale Rolle. Deshalb müssen psychologische Aspekte nicht nur bei den größeren Eingriffen wie bei Knochenmark- und Lumbalpunktionen, Biopsien, Operationen und Behandlungen von offenen Wunden und Verbrennungen, sondern auch dann explizit berücksichtigt werden, wenn allein die Umgebungsbedingungen vom Kind als bedrohlich empfunden werden (z.B. Behandlungszimmer, technische Geräte).

Akuter Tumor-, Entzündungs- und Verletzungsschmerz läßt sich durch verhaltensmedizinische Maßnahmen kaum beeinflussen. Dennoch können die Kinder auch hier neue Strategien erlernen zur Trennung der Wahrnehmung von Angst und Schmerz und zur Neubewertung des Schmerzes, und sie finden auf diese Weise neue Möglichkeiten der Entspannung.

Voraussetzung für den Einsatz psychologischer Interventionen ist eine auf all diese Aspekte gerichtete sorgfältige Schmerz- und Verhaltensdiagnostik, die zudem die Zeiträume vor und nach dem Schmerzereignis miteinbezieht (s. oben, vgl. [12]). Es sollte sowohl das aktuelle als auch das früher gezeigte Schmerzverhalten des Kindes erfasst werden, indem auch unter funktionalen Gesichtspunkten die die Schmerzreaktion auslösenden oder aufrechterhaltenden Faktoren betrachtet werden.

Ein individuell auf die kindliche Situation abgestimmter Behandlungsplan [10] versucht, die Bewältigungskompetenzen des Kindes zu modifizieren und den situativen Kontext für das Kind möglichst optimal zu gestalten (vgl. Anhang B).

4.6 Verhaltensmedizinische Verfahren der Schmerz- und Angstreduktion

Bei belastenden medizinischen Behandlungsmaßnahmen ist mittlerweile die Wirksamkeit verschiedenster verhaltensmedizinischer Verfahren belegt [24]. Am häufigsten eingesetzt wird die psychologische Vorbereitung auf schmerzhafte Prozeduren [19]. In deutschen Kinderkliniken ist ihr Einsatz allerdings längst noch keine Routine [25].

Die *psychologische Vorbereitung* gründet sich auf die Annahme, dass ein Kind eine schmerzhafte Maßnahme besser bewältigt und kooperativer ist, wenn es versteht, was während der Maßnahme geschieht und wie es sich am besten währenddessen verhalten kann [16]. Die psychologische Vorbereitung versucht, die kognitive Bewertung und die emotionale Reaktion auf die bevorstehende schmerzhafte Maßnahme so zu verändern, dass Stressempfinden (Angst) und Schmerzwahrnehmung (Aufmerksamkeit, Toleranz) im Verlauf der Maßnahme für das Kind kontrollierbar bleiben und eine Habituation an die Schmerzsituation möglich wird [10].

Anhand verhaltensmedizinischer Techniken werden Strategien erarbeitet und eingeübt, die es dem Kind ermöglichen, sich vor, während und nach Durchführung der Maßnahme emotional zu regulieren und aktiv mitzuarbeiten. Dazu müssen die für das Kind spezifischen stressrelevanten Bedingungen erkannt und verändert werden [vgl. 11, 12].

Bei der psychologischen Vorbereitung sollte die Abfolge von Aufklärung, Anleitung und sozialer Unterstützung eingehalten werden [10].

4.6.1 Aufklärung

In der Aufklärung werden den Eltern und dem Kind unter Berücksichtigung seines Entwicklungsstandes Informationen zu 3 unterschiedlichen Aspekten der bevorstehenden Maßnahme gegeben:

- *Hintergrundinformationen* erklären in verständlicher Form und explizit medizinische Notwendigkeit, Bedeutung und erhofften Effekt der Maßnahme.
- *Prozedurale Informationen* geben Kind und Eltern eine Vorstellung über den zeitlichen Verlauf, zu erwartende spezifische Ereignisse vor, während und nach der Maßnahme, Anforderungen an das Kind sowie die Handlungen des medizinisch-pflegerischen Personals.
- *Sensorische Informationen* ermöglichen es dem Kind, seine voraussichtlichen Gefühle und Empfindungen während der einzelnen Schritte der Maßnahme einzuschätzen.

4.6.2 Anleitung

Während der Anleitung wird anhand eines Bewältigungsplanes [10] gemeinsam mit dem Kind und den Eltern erarbeitet, was das Kind und die Eltern vor, während und nach der schmerzhaften Prozedur tun können, um die Angst zu kontrollieren, den Schmerz zu ertragen und kooperativ an der Durchführung der Prozedur mitzuwirken.

- In *Teil I des Bewältigungsplans* wird am Beispiel eines vom Kind bereits erfahrenen Schmerzereignisses (z. B. Zahnbehandlung) festgehalten, wie das Kind die schmerzhafte Situation bewertet und was es damals unternommen hat, um die Situation zu bewältigen.
- In *Teil II des Bewältigungsplans* werden die einzelnen für das Kind „kritischen" Aspekte der bevorstehenden Maßnahme und die zugehörigen Bewertungen des Kindes notiert. Danach wird besprochen, wie das Kind – gemeinsam mit Mutter/Vater und dem behandelnden Team – die gesamte Prozedur bewältigen könnte.

Auf zusätzliche verhaltensmedizinische Verfahren der Angst- und Schmerzreduktion wird zurückgegriffen, wenn Kind oder Eltern schon in Antizipation der Maßnahme Probleme erkennen lassen (phobische Ängste, traumatische Vorerfahrungen, früheres Auftreten von Problemen in weniger belastenden Situationen).

4.6.3 Soziale Unterstützung

Für eine optimale Unterstützung des Kindes ist es notwendig, dass die Eltern nicht nur während der Vorbereitung, sondern auch während der Durchführung der Maßnahme anwesend sind. Dabei sollte für Eltern und Kind die tatsächliche Möglichkeit der aktiven Mitarbeit bestehen. Das Personal ist bereits vor der Prozedur über das zu „erwartende" Schmerz- und Bewältigungsverhalten des Kindes aufzuklären, um sich entsprechend einzustellen und zu verhalten.

Nochmalige Erklärungen oder Beruhigungsversuche kurz vor der Prozedur können bei Kindern Distress auslösen, wenn sie sich bereits in der erfolgreichen Auseinandersetzung mit der bevorstehenden Schmerzsituation befanden [2, 6].

4.7 Weitere psychologische Maßnahmen zur Stressminderung

Weitergehende psychologische Maßnahmen kommen zum Einsatz, wenn trotz umfassender Vorbereitung das Stressempfinden vom Kind nicht ausreichend reguliert werden kann, der Schmerz als zu belastend erlebt wird oder die Durchführung der Prozedur wegen Abwehr- oder unkooperativen Verhaltens nicht möglich ist. Die unterschiedlichen Maßnahmen zur Angst- und Schmerzreduktion werden jedoch nicht nur im Kontext medizinischer Maßnahmen, sondern auch bei erkrankungsbedingten akuten Schmerzen oder bei chronischen Schmerzsyndromen eingesetzt.

Zu den am häufigsten eingesetzten verhaltensmedizinischen Strategien zählen:

- **Verhaltenstherapeutische Verfahren:**
Diese werden meist im Rahmen eines Interventionsprogramms und selten isoliert eingesetzt und basieren auf Erkenntnissen der Verhaltenstheorien und Lerngesetze. Hierzu gehören die klassische Konditionierung (systematische Desensibilisierung, Löschung), operante Verfahren (positive/negative Verstärkung, „time out"), Verhaltensübungen, Rollenspiele, Modelling, Entspannungstrainings (progressive Muskelentspannung, autogenes Training) und Atemübungen.

- **Kognitiv-behaviorale Maßnahmen:**
Diese Maßnahmen basieren auf den Erkenntnissen, dass das Schmerzerleben und -verhalten durch kognitive Faktoren determiniert ist, d.h. durch die Art der Aufmerksamkeit, Wahrnehmung, Interpretation, Bewertung, Erwartung, Vorstellung, Kontrollüberzeugung im Hinblick auf die Situation und deren Bewältigung. Hierzu gehören Strategien der externalen Aufmerksamkeitsablenkung (z.B. Einsatz von Handpuppen, begleitende körperliche Aktivitäten), der internalen Aufmerksamkeitsablenkung (z.B. Denkaufgaben, Imagination, Selbsthypnose) sowie Techniken der kognitiven Kontrolle (Gedankenstopp, kognitive Umstrukturierung, Reframing, Einsatz von Humor, Selbstverbalisation, Selbstinstruktion).

In den letzten Jahren wird zunehmend versucht, die als effektiv erwiesenen Strategien systematisch in Interventionsprogramme zu fassen, die eine Kombination aus Information und Vorbereitung, verhaltenstherapeutischer, kognitiv-behavioraler und weiterer unterstützender Elemente bereitstellen [8, 9], allerdings auch einen höheren zeitlichen Aufwand fordern.

Obwohl Kinder und Eltern bei akuten Schmerzereignissen offensichtlich von psychologischen Interventionsansätzen profitieren [23], werden diese Möglichkeiten in der klinischen Praxis immer noch zu wenig berücksichtigt. Entscheidend für die erfolgreiche Bewältigung einer schmerzhaften Prozedur ist nicht nur eine gute psychologische Vorbereitung und Anleitung von Eltern und Kind, sondern auch die Bereitschaft und das Vermögen des ärztlichen wie Pflegepersonals, sich auf die spezifischen Bedürfnisse, Anforderungen und Bewältigungsbemühungen des Kindes einzustellen. Zeitmangel oder die Notwendigkeit der Einhaltung einer Routine dürfen nicht als Grund herhalten, Kinder unnötigen Belastungen auszusetzen.

Literatur

1. Arntz A, Dreesen L, Merckelbach H (1991) Attention, not anxiety, influences pain. Behav Res Ther 29: 41
2. Blount RL, Davis N, Powers SW, Roberts MC (1991) The influence of environmental factors and coping style on children's distress. Clin Psychol Rev 11: 93
3. Bush JP, Harkins SW (1991) Children in pain. Clinical research issues from a developmental perspective. Springer, Berlin Heidelberg New York Tokio

4. Dahlquist LM, Gil KM, Armstrong FD, DeLawyer DD, Greene P, Wuori D (1986) Preparing children for medical examinations: The importance of previous medical experience. Health Psychol 5: 249
5. Fernandez E, Turk DC (1992) Sensory and affective components of pain: Separation and synthesis. Psychol Bull 112: 205
6. Jacobsen PB, Manne SL, Gorfinkle K, Schorr O, Rapkin B, Redd WH (1990) Analysis of child and parent behavior during painful medical procedures. Health Psychol 9: 559
7. Jay SM (1985) Pain in children: An overview of psychological assessment and intervention. In: Zeiner AR, Bendell D, Walker CE (eds) Health psychology: Treatment and research issues. Plenum, New York, pp 167
8. Jay SM, Elliott CH, Ozolins M, Olson RA, Pruitt SD (1985) Behavioral management of children's distress during painful medical procedures. Behav Res Ther 23: 513
9. Jay SM, Elliott CH, Katz E, Siegel SE (1987) Cognitive-behavioral and pharmacologic interventions for children's distress during painful medical procedures. J Consult Clin Psychol 55: 860
10. Kusch M (1992) Verhaltensmedizinische Schmerzbehandlung: Vorbereitung auf die Lumbalpunktion. Kindh Entwickl 1: 53
11. Kusch M, Bode U (1994) Vorbereitung auf schmerzhafte Prozeduren: Psychologische Grundlagen. In: Petermann F, Wiedebusch S, Kroll T (Hrsg) Schmerz im Kindesalter Hogrefe, Göttingen, S 223
12. Labouvie H, Kusch M, Petermann F (1994) Schmerzklassifikation. In: Petermann F, Wiedebusch S, Kroll T (Hrsg) Schmerz im Kindesalter. Hogrefe, Göttingen, S 111
13. Lander J, Hodgins M, Fowler-Kerry S (1992) Children´s pain perceptions and memories. Behav Res Ther 30: 117
14. Lazarus RS, Folkman S (1984) Stress, appraisal and coping. Springer, Berlin Heidelberg New York
15. McGrath PA (1990) Pain in children: nature, assessment and treatment. Guilford, New York
16. Melamed BG, Ridley-Johnson R (1988) Psychological preparation of families for hospitalization. Dev Behav Pediatr 9: 96
17. Perrin EC, Perrin JM (1983) Clinician's assessments of children's understanding of illness. Am J Dis Child 137: 874
18. Peterson L (1989) Coping by children undergoing stressful medical procedures: Some conceptual, methodological, and therapeutic issues. J Consult Clin Psychol 57: 380
19. Peterson L, Mori L (1988) Preparation for hospitalization. In: Routh DK (eds) Handbook of Pediatric psychology. Guilford, New York, p 460
20. Peterson L, Harbeck C, Chaney J, Farmer J, Thomas AM (1990) Children's coping with medical procedures. A conceptual overview and integration. Behav Assess 12: 197
21. Rachman S, Arntz A (1991) The overprediction and underprediction of pain. Clin Psychol Rev 11: 339
22. Ross DM, Ross SA (1988) Childhood pain. Current issues, research, and management. Urban & Schwarzenberg, Baltimore
23. Saile H, Burgmeier R, Schmidt LR (1988) A meta-analysis of studies on psychological preparation of children facing medical procedures. Psychol Health 2: 107
24. Saile H, Krause S (1994) Psychologische Vorbereitung von Kindern auf medizinische Maßnahmen: Replikation einer Meta-Analyse. Z Gesundheitspsychol 2: 176
25. Saile H, Schmidt LR (1992) Psychologische Vorbereitung von Kindern auf medizinische Maßnahmen. In: Schmidt LR (Hrsg) Psychologische Aspekte medizinischer Maßnahmen. Springer, Berlin Heidelberg New York Tokio, S 247
26. Varni JW (1983) Clinical behavioral pediatrics: An interdisciplinary biobehavioral approach. Pergamon, New York
27. Wiedebusch S (1994) Die Entwicklung des Schmerzbegriffes im Kindesalter. In: Petermann F, Wiedebusch S, Kroll T (Hrsg) Schmerz im Kindesalter. Hogrefe, Göttingen, S 133
28. Zimmermann M (1994) Schmerz beim Kind und Fetus: Neurophysiologie, Psychophysiologie und Ontogenese. In: Petermann F, Wiedebusch S, Kroll T (Hrsg) Schmerz im Kindesalter. Hogrefe, Göttingen, S 25

5 Die Rolle der Kinderkrankenpflege in der Schmerztherapie

B. Jung, S. Würdisch

INHALT

5.1 Einleitung

Die Kinderkrankenpflege nimmt als integrierende Kraft zwischen Medizin, Psychologie, Physiotherapie und Pflege in der interdisziplinären Schmerztherapie eine Schlüsselposition ein. Sie hat den kontinuierlichsten Kontakt zum Patienten und seinen Eltern. Diese Kontinuität erlaubt intime Einblicke in Bedürfnisse, Befinden und Ängste des Patienten und seiner Begleitpersonen. Gerade auch durch den im Vergleich zu Ärzten geringeren Statusunterschied zur Familie erfährt die Schwester viel über das Schmerzerleben und -verhalten.

5.2 Schmerztherapeutisch relevante Tätigkeitsbereiche

Schmerztherapeutische Aufgaben der Kinderkrankenpflege sind [23, 32]:

- Schmerzerkennung und -einschätzung,
  Beurteilung der Wirkung schmerztherapeutischer Maßnahmen und von Analgetikanebenwirkungen,
- Vorbereitung und Verabreichung verordneter Medikation,
- Planung und Durchführung von schmerzhaften Pflegemaßnahmen,
- Planung und Durchführung von nichtpharmakologischen Maßnahmen der Schmerzprävention und -bewältigung,
- Beratung, Schulung von Patienten und Eltern/Angehörigen,
- Pflegerische Assistenz bei schmerzhaften medizinischen Eingriffen.

In der stationären Kinderkrankenpflege werden naturgemäß mehr direkte diagnostische und therapeutische Aufgaben wahrgenommen als im ambulanten, häuslichen Pflegebereich, wo Beratung, Anleitung und Unterstützung im Vordergrund stehen einschließlich Umsetzung und Kontrolle der medikamentösen Schmerztherapie [28].

In Schmerzambulanzen und -praxen werden administrative, organisatorische, aber auch betreuende und beratende/anleitende Aufgaben übernommen. Hierzu gehört u. a. die Einweisung in den Umgang mit Schmerztagebüchern und in die Benutzung von Schmerzmittelpumpen. In Schmerzambulanzen hat die Pflege die wichtige Aufgabe, die Kommunikation zwischen häuslichem Pflegedienst, Hausarzt und Apotheke zu etablieren und zu koordinieren [49].

In der Palliativpflege erhält die Schmerz- und Symptomkontrolle eine herausragende Bedeutung, damit erweitert sich gewöhnlich auch der Zuständigkeits- und Verantwortungsbereich der Pflegenden (z. B. Hospizarbeit [23]).

5.3 Pflegerische Schmerzmessung als Voraussetzung adäquater Schmerztherapie

Die Schmerzmessung hat einen zentralen Stellenwert für eine adäquate Schmerzbehandlung. Wesentliche Einflussfaktoren auf schmerzdiagnostische und -therapeutische Entscheidungsprozesse von Pflegenden sind [7–12, 17, 21, 22, 41]:

- medizinische Diagnose,
- Patientencharakteristika (Schmerzverhalten und -expression, Alter des Kindes),
- pflegepersoninhärente Eigenschaften (Fachwissen, Berufserfahrung, Einstellungen zum Thema Schmerz, persönliche Schmerzerfahrungen),
- institutionelle Bedingungen.

Die *Schwere und Ernsthaftigkeit der medizinischen Diagnose* beeinflusst die Schmerzeinschätzung dahingehend, dass trotz gleicher Schmerzexpressionen bei ernsterer Diagnose die Schmerzstärke höher eingeschätzt wird [8, 17, 22, 41]. Die pflegerischen Schmerzratings sinken mit dem zeitlichen Abstand zu einer stattgehabten Operation. Unabhängig von den tatsächlichen Schmerzäußerungen des Kindes werden mit jedem postoperativen Tag weniger Analgetika verabreicht [41].

Hinsichtlich der *kindlichen Charakteristika* zeigt sich ein Zusammenhang zwischen deutlicher, extrovertierter Schmerzäußerung – insbesondere wenn diese vokal oder durch intensive Körperbewegungen zum Ausdruck gebracht wird – und pflegerischem Schmerzrating [6, 9, 21, 22]. Starke Schmerzäußerung und tatsächliche Verabreichung von Analgetika korrelieren positiv [21].

Bei Kleinkindern gaben 36% der Pflegenden „Körpersprache" als wichtigsten Schmerzindikator an, gefolgt von „Mimik" (22%), Veränderungen der physiologischen Parameter (15%) und „Vokalisationen" (9% [10]). Beim Neugeborenen liefern mimische Indikatoren den Kinderkrankenschwestern bessere diskriminatorische Schmerzinformationen als Schreien [20]. Pflegende gaben Frühgeborenen signifikant niedrigere Schmerzratings als reifen Neugeborenen, selbst bei der gleichen schmerzhaften Prozedur (Ferseninzision). Möglicherweise war dafür das reichhaltigere Mimik- und Verhaltensrepertoire der Reifgeborenen verantwortlich [46].

Pflegende sind in zunehmendem Maß überzeugt, dass die Schmerzempfindungsfähigkeit von Geburt an existiert und jüngere Kinder Schmerzen ebenso oder sogar stärker empfinden als ältere [1, 22, 41].

Persönlichskeitsmerkmale von Kinderkrankenschwestern mit Einfluss auf Schmerzeinschätzung und schmerztherapeutisches Verhalten sind Ausbildungsstand, eigene Einstellungen und einschlägige Berufserfahrung. In früheren Untersuchungen war eine allgemeine Tendenz der Pflegenden aufgezeigt worden, Analgetika zu niedrig zu dosieren, auch wenn ärztlicherseits adäquate Dosierungen verordnet worden waren [48]. Pflegende mit höherem Ausbildungsstand verabreichen häufiger Opioide und wählen häufiger mittlere bis höhere, d.h. therapeutische Dosierungen [17].

Langjährige Berufserfahrung ist keineswegs mit einer höheren Sensibilität hinsichtlich Patientenschmerz verbunden [9]. Allerdings verwenden erfahrene Kinderkrankenschwestern eine breitere Palette schmerzdiagnostischer Kriterien als ihre unerfahreneren Kolleginnen [6]. Überkommene Einstellungen, die z. T. auf alten Mythen hinsichtlich mangelnder Schmerzempfindungsfähigkeit von Kindern, der Gefährlichkeit von Analgetika für Kinder und der Suchtgefahr beruhen, besitzen starken negativen Einfluss auf das schmerzdiagnostische und -therapeutische Verhalten von Pflegenden.

Eigene Schmerzerfahrungen und Elternschaft erhöhen die Sensibilität gegenüber Schmerz.

Institutionelle Bedingungen als Einflussfaktoren auf Schmerzdiagnose und schmerztherapeutische Aktivitäten sind:

- Stationstyp [3, 7],
- schmerztherapeutisch verantwortliche medizinische Fachdisziplin [23, 34, 39, 44],
- Pflegesystem: Funktionspflege vs. Zimmerpflege/„primary nursing“ [11, 23],
- Ausmaß von Arbeitsbelastung und Zeitdruck [1, 22, 23],
- Aufmerksamkeitsabsorption durch Medizintechnik [1, 23],
- schmerztherapeutische Gepflogenheiten,
- Klinik- bzw. Stationsrichtlinien [1].

So verbessern patientenorientierte Pflegesysteme wie Zimmerpflege die Chancen der Schmerzwahrnehmung durch die Pflegenden, hohe Arbeitsbelastung und Unsicherheit beim Umgang mit Medizintechnik verringern dieselben. Ein Vergleich der Schmerztherapie bei schmerzhaften Prozeduren zwischen neonatologischen und pädiatrischen Intensivstationen zeigte einen großzügigeren Umgang mit Analgetika auf den pädiatrischen Intensivstationen [7].

5.4 Schmerzbezogene Kommunikation und Kooperation zwischen den Berufsgruppen

Eine systematische Schmerzdokumentation dient nicht nur dazu, die Aufmerksamkeit auf den Schmerz zu richten; sie ist auch Argumentationshilfe für die interprofessionelle Kommunikation zwischen Pflegenden und Ärzten. Nicht selten führen latente Konflikte zwischen Medizin und Pflege zu schmerztherapeutischer Unterversorgung. Kinderkrankenschwestern fühlen sich von den zuständigen Ärzten in ihrer Schmerzbeobachtung nicht ernstgenommen. Manche Ärzte fühlten sich nach Angaben von Krankenschwestern gestört, insbesondere, wenn sie nachts wegen einer Schmerzmittelverordnung geweckt wurden, weil keine oder nur eine unzureichende Bedarfsverordnung vorlag. Mitunter kommt es zu unschönen Auseinandersetzungen [23], aber auch im Hinblick auf Analgetikaverabreichungen zu eigenmächtigen Entscheidungen der Pflegenden [39].

McCaffery u. Wong [32] beschreiben detaillierte Kommunikationsstrategien für das pflegerische Gespräch mit Ärzten über Schmerzen und unzureichende

Schmerztherapie: „Seien Sie bestimmt und bitten Sie um einen Versuch mit einem anderen Schmerzmittel. Wenn der Arzt darauf nicht eingeht, ...seien Sie so bestimmt wie möglich. Wiederholen Sie Ihre Bitte mit einer festen, klaren Stimme, gutem Augenkontakt und einer zuversichtlichen Haltung so lange, bis der Arzt reagiert."

Sowohl Zeitpunkt als auch Inhalt des Gesprächs sind ausschlaggebend für den Erfolg. Es wird empfohlen, vorwiegend physiologische Schmerzparameter zu verwenden, da diese für Ärzte von größerer Bedeutung seien als Verhaltensparameter [11, 15, 32].

Bei schmerzhaften medizinischen Eingriffen und Prozeduren auf der Station stellen Kinderkrankenschwestern immer wieder fest, dass sie nicht selten vor Beginn der Maßnahme dem Arzt die notwendige Analgesierung/Sedierung und/oder die Einhaltung der erforderlichen Wartezeit bis zum Wirkoptimum erst in Erinnerung rufen müssen [23].

5.5 Schmerzhafte Pflege und genuin pflegerische Schmerzbehandlungsverfahren

5.5.1 Schmerzhafte Pflege

Vornehmste Aufgabe der Pflege war und ist die Sorge um das körperliche und emotionale Wohlbefinden und Hilfe bei der Bewältigung und Linderung von Schmerzen. Im Zuge des medizinisch-technischen Fortschritts und der vermehrten Delegation ursprünglich medizinischer Tätigkeiten in den Pflegebereich sind allerdings viele Pflegemaßnahmen selbst sehr schmerzhaft. Nicht selten hängt die Effektivität v. a. der präventiven und mobilisierenden Pflegetätigkeiten von der Möglichkeit schmerzfreier Kooperation des Kindes ab (z. B. Prophylaxen, insbesondere Pneumonieprophylaxe, Atemtherapie, Physiotherapie, Mobilisationsmaßnahmen [23]).

Nicht nur unangenehme und schmerzhafte Maßnahmen selbst, sondern das gesamte pflegerische Setting (Geräuschpegel, Lichtstärke, Unruhe etc.), die Behandlungssituation (z. B. Intensivstation [23]) bis hin zu pflegerischen Unaufmerksamkeiten („auf Falten im Betttuch liegen", „zu fest fixiert sein" [23]) können Schmerzen verstärken oder auslösen.

Die Komplexität pflegerischer Entscheidungsfindung hinsichtlich der Notwendigkeit einer Pflegemaßnahme, des Zeitpunktes ihrer Durchführung, der möglichen Kombination mit einem Analgetikum, der Bündelung von Maßnahmen zur Gewährung möglichst langer Ruhephasen oder auch des Verzichts auf die Durchführung der Maßnahme überhaupt erfordert hohes Problembewusstsein, Wissen zur richtigen Einschätzung der Gesamtsituation des betreuten Kindes, (pflege-)technische Sicherheit und darüber hinaus psychosoziale Kompetenz [23]. Eine innerhalb therapeutischer Grenzen großzügige Bedarfsverordnung für Analgetika (wenn nötig in Kombination mit Sedativa) zur Deckung von Schmerzspitzen und pflegebedingten Schmerzen erleichtert den Pflegenden die Durchführung notwendiger Pflegemaßnahmen.

5.5.2 Schmerzpräventive Pflegekonzepte

Aus Gründen der Stress- und Schmerzvermeidung wurde in den 1980er Jahren in der Frühgeborenenintensivpflege das Pflegekonzept des „minimal handling" [25] entwickelt, das die Patientenmanipulationen auf ein koordiniertes Minimum beschränkt, die Umgebung den mutmaßlichen Bedürfnissen des Kindes anpasst (gedämpfter Geräuschpegel, geringe Lichtstärke, grenzenvermittelnde Lagerung im „Nest" etc.) und gleichzeitig einer Reizverarmung durch sanfte taktile Stimulation und Zuwendung entgegenwirkt. Ziel des „minimal handling" ist eine möglichst belastungsarme und schonende Pflege, die dem Kind lange Ruhephasen ermöglicht (notfalls müssen Maßnahmen unterbrochen werden) und so den Entwicklungs- und Gesundungsprozess positiv unterstützt [23].

Das „minimal handling" lässt sich sehr gut durch das Konzept der „basalen Stimulation" nach Bienstein u. Fröhlich [4,16] als eine kommunikations-, interaktions- und entwicklungsfördernde Anregungs- und Beruhigungsmethode ergänzen. Dem Frühgeborenen werden bei den alltäglichen Pflegesituationen wie Wickeln, Baden, Füttern und zusätzlich auch während sanfter Massagen und Stimulationen durch ruhige, kontinuierliche (nicht abrupt unterbrochene) und eindeutig zugewandte Berührungen Möglichkeiten der Körperwahrnehmung, der Bewegungserfahrung, aber auch der Stressminderung und Beruhigung zuteil.

Bei schmerzhaften Maßnahmen werden die Kinder – immer in Kombination mit notwendiger medikamentöser Analgesie und Sedierung – durch sanftes Ansprechen, Streicheln, Schnullern lassen, Halten der Arme, der Beine oder des Kopfes beruhigt [2].

Beide Pflegekonzepte eignen sich nicht nur für die Frühgeborenenpflege, sondern sind in abgewandelter, an Alter und Entwicklungsstand der jeweiligen Kinder angepasster Form für alle Bereiche, in denen schwerkranke und behinderte Kinder betreut werden, zu empfehlen.

5.5.3 Physikalische Techniken

Zu den originären pflegerischen Maßnahmen zur Schmerzlinderung und -behandlung zählen die zahlreichen Möglichkeiten der „kutanen Stimulation" oder „Gegenirritationsverfahren". Diese Maßnahmen werden mehr und mehr von Krankengymnastik und Physiotherapie übernommen und weiterentwickelt, wobei die niedrigfrequente Anwesenheit dieser Therapeuten beim kranken Kind für eine kontinuierliche Versorgung problematisch ist, so dass eine enge Kooperation zwischen Kinderkrankenpflege und Physiotherapie wünschenswert ist.

Die Gegenirritationsverfahren stammen aus einer Zeit, in der effektivere therapeutische Maßnahmen fehlten. Heute werden unter Gegenirritationsverfahren Kryotherapie, Thermotherapie, Massagen und Einreibungen, Vibrationstherapie, aber auch Ultraschall, Akupunktur und elektrische Nervenstimulation zusammengefasst, die Schmerzen oder sonstige Symptome durch Reize in der Körperperipherie „aufheben" sollen [25, 33, 40].

Zu den physikalischen Schmerzlinderungstechniken zählen auch Lagerungsmaßnahmen, Mobilisation, Ruhigstellung, Bewegungs- und Atemtherapie, spezielle Teil- oder Ganzkörperwaschungen und Bäder (Hydrotherapie). Zunehmend werden in der Kinderkrankenpflege auch komplementäre oder alternative Techniken (wieder-)entdeckt und angewandt (Kompressen und Wickel [19, 31, 33]). Diese Maßnahmen werden ausführlich in Kap. 15 beschrieben.

Wärmeanwendungen in Form von Wärmflaschen, Hot-Packs und warmen Wickeln finden ihren Einsatz bei Bauchschmerzen und Trimenonkoliken. Bei Säuglingen ist allerdings wegen der Gefahr der Hautschädigung die Wärmezufuhr auf Temperaturen um 37 °C zu beschränken [19].

Spezielle Lagerungstechniken dienen der Gelenkschonung, Muskelentspannung, Kontrakturvermeidung, Dekubitusprophylaxe und Atemstimulation [24].

Die Vielfalt der Schmerzlinderung durch kutane Stimulation und andere physikalische Maßnahmen kann hier nur beispielhaft dargestellt werden. Die Wirksamkeit vieler dieser Verfahren ist nicht belegt. Die physikalischen Verfahren müssen prinzipiell als Ergänzung zur medikamentösen Schmerztherapie verstanden werden, obwohl in der Kinderkrankenpflegepraxis häufig zunächst pflegerische Verfahren ausprobiert werden und erst bei deren mangelnder Wirksamkeit die medikamentöse Schmerztherapie zum Einsatz kommt [11].

5.5.4 Verabreichung von Bedarfsmedikation

Die geringeren Schmerzratings in der pflegerischen Fremdeinschätzung jüngerer Kinder verursachen auch bei starken Schmerzen eine Unterversorgung gerade kleiner Kinder mit Analgetika. Insbesondere betrifft dies die Gabe von Opioiden [13, 14, 17, 43]. Eine Studie von Elander et al. [13] zeigt, dass sowohl Säuglinge unter 1 Jahr als auch Patienten im Alter von über 70 Jahren signifikant weniger Bedarfsanalgetika nach Herzoperationen erhielten als alle anderen Altersgruppen.

Hinsichtlich der Entscheidungsfindung in Bezug auf schmerztherapeutische Aktivitäten, insbesondere der Verabreichung von Analgetika, spielt nicht nur die kindliche Schmerzexpression eine entscheidende Rolle: Hier bekommen auch die Aspekte von „Schwere der Krankheit", „Zustand des Kindes" (z. B. Vitalparameter), „Reaktion auf bereits verabreichte Schmerzmittel" und „zeitlicher Abstand zwischen den Schmerzmittelgaben" großes Gewicht [7, 10]. Die Ernsthaftigkeit der Diagnose und Krankheitsschwere führen zu höheren Schmerzratings, wobei auftretende Komplikationen und ein instabiler Zustand des Patienten häufig niedrigere Schmerzratings und geringere Analgetikagaben nach sich ziehen, um weitere, evtl. medikamentenbedingte Komplikationen zu vermeiden.

Bei auffälligen Reaktionen des Kindes auf vorangegangene Schmerzmittelgaben und vermeintlich geringem zeitlichem Abstand zwischen 2 Applikationen werden in der Literatur sehr restriktive pflegerische Verhaltensweisen in Bezug auf die Verabreichung von Bedarfsanalgetika unabhängig von den Schmerzäußerungen des Patienten beschrieben. Analgetikaverordnungen mit fixen Applikationszeiten sind auch aus diesen Gründen reinen Bedarfsanordnungen vorzuziehen.

5.5.5 Psychologische Verfahren

Infolge ihrer kontinuierlichen Erreichbarkeit und Anwesenheit beim kranken Kind ist es primär die Kinderkrankenschwester, die auf schmerzhafte Interventionen vorbereitet, bei Schmerzen tröstet, ablenkt, für Entspannung sorgt und emotional unterstützt.

Die psychologischen Maßnahmen werden ausführlich in Kap. 4 beschrieben.

Verfahren der ex- und internen Aufmerksamkeitsablenkung sind die am häufigsten angewendeten Techniken [22, 23, 29, 37], wobei das tatsächlich eingesetzte pflegerische Repertoire psychologischer Schmerzbewältigungsverfahren eher begrenzt ist [22].

Ablenkungsstrategien bei Schmerzen im Kindesalter

- *Säuglinge*
  - Schnuller (vermindert Schreien und erhöht die Lebhaftigkeit), Glukoseschnuller [5, 38]
  - Wickeln und Windeln (gleichzeitige Stimulierung auf mehreren sensorischen Ebenen)
  - Schaukeln und Wiegen
  - monotone rhythmische Töne niedriger Frequenz
  - konstantes und gedämpftes Licht
  - Kontakt zur Mutter (Körperkontakt, Stimme, Anblick – reduziert Aufgeregtheit)
- *Kleinkinder/Kindergartenalter*
  - Einbeziehen von Objekten (Quietschspielzeug, Mobile, Kaleideskop, Bilderbücher)
  - Geschichten und Märchen erzählen
  - Musik, Singen
  - physische Aktivitäten (Seifenblasen, Hand der Mutter drücken, synchron mit der Schwester atmen, Anspannung nicht beteiligter Muskelgruppen)
- *Grundschulalter*
  - Konzentration auf Umgebung (Fliesen an der Wand zählen, „Ich sehe was, was du nicht siehst")
  - Ablenkungsfragen („Wieviele Finger hat ..."?)

- Wort- und Assoziationsspiele
- Zauberhandschuh, Zauberdecke, Schmerzschalter
- Vorlesen, Fernsehen, Hörspielkassette
- Atemübungen

• *Schulalter*
  - Kassetten, Video, Fernsehen
  - ablenkende Gespräche (über Urlaub, Hobbys, Vorlieben etc.)
  - einfache Denkaufgaben (Alphabet aufsagen, zählen, rechnen etc.)
  - Humor (Perspektivwechsel durch Witze erzählen, Blödeln)

• *Jungendalter*
  - Ablenkende Gespräche
  - Musikhören
  - Denkaufgaben (Rätsel, Rechenaufgaben)
  - Rezitieren (Gedicht, Liedtext etc.)
  - Humor
  - Hand halten

Lange Zeit wurde das Handhalten als effektive Ablenkungs- und Bewältigungsmaßnahme bei Jugendlichen nicht berücksichtigt. Man glaubte, „Händchenhalten" gelte als „kindisch" oder „weichlich" und würde abgelehnt. Nach jüngsten Untersuchungen allerdings ist Handhalten eine einfache und sehr wirkungsvolle Alternative zu aufwendigen Verfahren der Schmerzreduktion (Imagination, Hypnose etc.). Es ist sinnvoll, dem Jugendlichen das Handhalten anzubieten, da er nicht immer von selbst danach fragt [35].

Häufig werden psychologische und physikalische Verfahren kombiniert: Lagerungsmaßnahmen, Mobilisation, vertieftes Atmen, Aufmerksamkeit Schenken, körperliche Nähe zum Patienten, Führen eines Gesprächs und Spielen [17]. Bei Kindern im Schulalter sind emotionale Unterstützung durch Aufmerksamkeitszuwendung einer Bezugsperson mittels Berühren, Umarmen, Küssen oder Streicheln die wichtigste Copingstrategie vor Ablenkung, Ruhe, Schlaf, Entspannung und thermischen Anwendungen [47].

Die umfassende Vermittlung evidenzbasierter psychologischer Schmerzbewältigungs- und -behandlungsverfahren ist bis heute noch kein Ausbildungsinhalt in der Kinderkrankenpflege. Die Anwendung einzelner Methoden hängt ab vom individuellen Problembewusstsein und der persönlichen Initiative der Schwester. Die gezielte Anwendung psychologischer Schmerzbewältigungsverfahren beschränkt sich immer noch vorwiegend auf den Bereich chronischer Schmerzen. Sie wird dort in der Regel durch Psychologen durchgeführt. Um die Zurückhaltung bei diesen Verfahren im Akutbereich zu überwinden, ist es wichtige Aufgabe der Kinderpsychologie, Schulungs- und Trainingsprogramme für die Kinderkrankenpflege zu etablieren [30].

Eine Abtrennung wirksamer psychologischer Verfahren vom Wirkungsbereich der Kinderkrankenpflege durch die Einbeziehung weiterer psychosozialer Mitarbeiter ist oft „lediglich ein Baustein in der Vollendung der Rationalisierung im Sinne einer funktionsspezifischen Arbeitsteilung und mitnichten ein Schritt zu mehr Ganzheitlichkeit“ [50].

5.6 Einbeziehung und Beteiligung der Eltern/Bezugspersonen hinsichtlich Schmerztherapie

Die tröstende Anwesenheit von Vertrauenspersonen, insbesondere der Eltern, ist eine der wichtigsten kindlichen Copingstrategien bei Schmerzen und schmerzhaften Interventionen. Für 99 % von 9- bis 12-jährigen bedeutete – unabhängig vom Schmerztyp – die Anwesenheit eines Elternteils „die Sache, die am meisten hilft“ [42]. Dieser Tatsache wird in den Krankenhäusern immer noch nicht in ausreichendem Maße Rechnung getragen. Zwar existieren Untersuchungen, die fanden, dass Kinder weniger Distressverhalten zeigen, wenn ihre Eltern bei der fraglichen Prozedur *nicht* anwesend sind; das subjektive Stresserleben der Kinder war allerdings nicht reduziert. Erklärung könnte sein, dass die Kinder sich erst in Anwesenheit ihrer Eltern trauen, ihre Empfindungen mitzuteilen und zu protestieren [36].

Das Miterleben von Schmerzen des eigenen Kindes konfrontiert Eltern – verstärkt durch die intransparente Krankenhausorganisationsstruktur, die eine Vorhersage von schmerzhaften Ereignissen und Situationen fast unmöglich macht – mit der eigenen Hilflosigkeit, mit Ohnmachtsgefühlen und Angst. Die emotionale Belastung der Eltern kann zu Stressreaktionen und zu einem Ungleichgewicht zwischen situativen Anforderungen und Bewältigungsstrategien führen [27]. Nicht selten sind Angst, überprotektives Verhalten und inadäquate Unterstützung für das Kind die Folge.

Von den Mitgliedern des Behandlungsteams wird das elterliche Verhalten gerade im Zusammenhang mit schmerzhaften Prozeduren häufig als störend und unerwünscht empfunden. Entsprechend schwierig gestalten sich mitunter für alle Beteiligten diese diagnostisch-therapeutischen Situationen. Um die wichtige Unterstützungsfunktion der Eltern für ihr Kind – auch im Hinblick auf eine Stärkung der Eltern-Kind-Beziehung – zu optimieren, ist es notwendig, die Eltern ebenso wie ihre Kinder auf schmerzhafte Prozeduren vorzubereiten und unterstützende Verhaltensweisen einübend zu vermitteln [26, 27].

Die Eltern sind als Experten in Bezug auf das Schmerzverhalten ihrer Kinder zu betrachten und sollten sowohl in die Schmerzdiagnose als auch in die Schmerzbewältigung und -therapie einbezogen werden. Die elterliche Beteiligung an der Schmerzeinschätzung durch die Pflegenden ist bei akut kranken Kindern minimal, anders dagegen bei chronischer Erkrankung des Kindes [1].

5.7 Fazit

Die Komplexität der Schmerzeinschätzung im Kindesalter und ihrer vielfältigen, häufig völlig schmerz- bzw. patientenunabhängigen Einflussfaktoren macht dreierlei deutlich:

1. die Notwendigkeit umfassender schmerzrelevanter Wissensvermittlung und Verbesserung des Problembewusstseins bei Pflegenden,
2. die Wichtigkeit routinemäßiger Anwendung geeigneter validierter Schmerzmessverfahren für alle Altersstufen und Pflegesettings (Intensivpflegestationen, chronischer Schmerz, akuter Schmerz, postoperativer und prozeduraler Schmerz). Nicht vergessen werden sollten dabei auch nichtoperative Bereiche, wie die allgemeine Pädiatrie und die Neonatologie, die in der Literatur mitunter als schmerztherapeutisch defizitäre Bereiche gelten [3, 23].
3. Schmerzverlaufsdokumentation sollte unter Einbeziehung aller notwendigen Faktoren und Parameter (Schmerzratings, Vitalzeichen, Medikamentenverordnung, Analgetika, Sedativa, Adjuvanzien, Nebenwirkungen, Symptome etc.) routinemäßig neben der üblichen Patientendokumentation geführt werden (s. Schmerzdokumentationsbogen der Kinderklinik Datteln im Anhang A).

Die konsequente Anwendung der genuin pflegerischen nichtpharmakologischen Schmerzpräventions- und -bewältigungsverfahren trägt zu Wohlbefinden und Lebensqualität der Kinder bei und ermöglicht in vielen Fällen eine Einsparung von Analgetika.

Die dauerhafte und enge Einbeziehung der Eltern und Angehörigen der Patienten in Schmerzdiagnose, Schmerzvermeidungs- und -bewältigungsstrategien erfordert hohe kommunikative, soziale und fachliche Kompetenzen der Kinderkrankenschwestern, deren Realisation durch patientenorientierte Strukturen wie Arbeitsbedingungen und eine problemzentrierte interdisziplinäre Kooperation in allen pflegerischen Settings im Krankenhaus, im häuslichen Umfeld oder in der Schmerzambulanz gefördert werden müssen.

Literatur

1. Abu-Saad HH, Hamers JPH (1997) Decision-making and pediatric pain: A review. J Adv Nurs 26: 946
2. Aßmann C (1999) Basale Stimulation in der Früh- und Neugeborenenpflege. Kinderkrankenschwester 1: 4
3. Bauchner H, May A, Coates E (1992) Use of analgesic agents for invasive medical procedures in pediatric and neonatal intensive care units. J Pediatr 121: 647
4. Bienstein C, Fröhlich A (1995) Basale Stimulation in der Pflege. Verlag selbstbestimmtes Leben, Düsseldorf
5. Blass EM, Hoffmeyer LB (1991) Sucrose as an analgesic for newborn infants. Pediatrics 87: 215
6. Bradshaw C, Zeanah PD (1986) Pediatric Nurses' Assessment of Pain in Children. J Pediatr Nurs 1/5: 314

7. Burokas L (1985). Factors affecting nurses' decisions to medicate pediatric patients after surgery. Heart Lung 14/4: 373
8. Bush JP, Holmbeck GN, Cockrell JL (1989) Patterns of PRN analgesic drug administration in children following elective surgery. J Pediatr Psychol 14: 433
9. Caty S, Tourigny J, Koren I (1995) Assessment and management of children's pain in community hospitals. J Adv Nurs 22: 638
10. Davis KL (1990) Postopertive pain in toddlers: nurses' assessment and intervention. Adv Pain Res Ther 15: 53
11. Dick MJ (1993) Preterm infants in pain. Nurses' and physicians perceptions. Clin Nurs Res 2/2: 176
12. DGSS (ohne Jahresangabe) Schmerztherapeutisches Basiscurriculum für die Krankenpflegeausbildung. Arbeitskreis Krankenpflege und medizinische Assistenzberufe in der Schmerztherapie. Universität Köln
13. Elander G, Hellstrom G (1992). Analgesic administration in children and adults following open heart surgery. Scand J Caring Sci 65/1: 17–21.
14. Foster RL, Hester NO (1990) The relationship between pain ratings and pharmacologic interventions for children in pain. Adv Pain Res Ther 15: 18–24
15. Franck LS (1989). Pain in the nonverbal patient: advocating for the critically ill neonate. Pediatr Nurs 15/1: 65
16. Fröhlich A (1991) Basale Stimulation. Verlag selbstbestimmtes Leben, Düsseldorf
17. Gadish HS, Gonzalez JL Hayes JS (1988) Factors affecting nurses' decisions to administer pediatric pain medication postoperatively. J Pediatr Nurs 3/6: 383
18. Glaesner JJ, Denker M, Petersen W (1991) Lagerungstechniken zur Prohylaxe von Schulterschmerzen in der Frühphase der Tetraplegie. Dtsch Krankenpflege Z 11: 781
19. Gruel S (1999) Physikalische Therapie. In: Holoch E, Gehrke U, Knigge-Demal B, Zoller E (Hrsg) Lehrbuch Kinderkrankenpflege. Die Förderung und Unterstützung selbstpflegebezogenen Handelns im Kindes- und Jugendalter. Huber, Bern, S 973
20. Hadjistavropoulos HD, Craig KD, Grunau RV, Johnston CC (1994) Judging pain in newborns: facial an cry determinants. J Pediatr Psychol 19: 485
21. Hamers JPH, Abu-Saad HH, van den Hout MA, Halfens RGJ, Kester ADM (1996) The influence of children's vocal expressions, age, medical diagnosis and information obtained from parents on nurses' pain assessments and decisions regarding interventions. Pain 65: 53
22. Hamers JPH, Abu-Saad HH, Halfens RJG Schumacher JNM (1994) Factors influencing nurses' pain assessment and intervention in children. J Adv Nurs 20, 5: 853
23. Jung B (1996) Patientenorientierte Schmerztherapie und Kinderintensivpflege. Ein theoretischer und empirischer Beitrag. Mabuse, Frankfurt am Main
24. Jung M, Brokof A (1999) Physiotherapeutische Maßnahmen auf der Frühgeborenen-Intensivstation. Kinderkrankenschwester 7: 271
25. Killersreiter B (1997) Pflege bei Frühgeborenen. In: Wegmann H (Hrsg) Die professionelle Pflege des kranken Kindes. Urban & Schwarzenberg, München, S 119
26. Kloos H-D (1999) Schmerzkonzepte von Kindern im Vorschul- und frühen Schulalter und ihrer Eltern nach schmerzhaften Interventionen während eines Krankenhausaufenthaltes. Pflege 12: 173
27. Knigge-Demal B (1999) Schmerzerleben und Schmerzbewältigung des Kindes in invasiven Diagnostik-, Therapie- und Pflegesituationen. Pflege 11: 324
28. Körner A, Vater K (1997) Häusliche Kinderkrankenpflege. In: Wegmann H (Hrsg) Die professionelle Pflege des kranken Kindes. Urban & Schwarzenberg, München
29. Kuiper, M de (1999) Schmerz und Schmerzmanagement bei Kindern. Ullstein, Wiesbaden
30. Lehn BM (1994) Psychologische Techniken beim postoperativen Schmerz: Schmerzreduktion durch Selbstkontrolle. In: Petermann F, Wiedebusch S, Kroll T (Hrsg) Schmerz im Kindesalter. Hogrefe, Göttingen, S 313
31. Maier M (1997) Physikalische Therapie. In: Wegmann H (Hrsg) Die professionelle Pflege des kranken Kindes. Urban & Schwarzenberg, München, S 99

32. McCaffery M, Wong DL (1993) Nursing interventions for pain control in children. In: Schechter NL, Berde CB, Yaster M (eds) Pain in infants, children and adolescents. Williams & Wilkins, Baltimore, p 295
33. McCaffery M, Beebe A, Latham J (1997) Schmerz. Ein Handbuch für die Pflegepraxis. Ullstein Mosby, Wiesbaden
34. McLaughlin CR Hull JG, Edwards WH, Cramer CP, Dewey WL (1993) Neonatal pain: a comprehensive survey of attitudes and practices. J Pain Symptom Manage 8/1: 7
35. Mühlig S, Petermann F (1994) Verhaltensmedizinische Interventionen zur Angst- und Schmerzreduktion bei invasiven Prozeduren. In: Petermann F, Wiedebusch S, Kroll T (Hrsg) Schmerz im Kindesalter. Hogrefe, Göttingen, S 249
36. Mühlig S, Petermann F, Breuker D (1994) Familiäre Einflüsse bei der Bewältigung medizinischer Maßnahmen. In: Petermann F, Wiedebusch S Kroll T (Hrsg) Schmerz im Kindesalter. Hogrefe, Göttingen, S 281
37. Mühlig S (1997) Schmerz und Schmerzbehandlung bei Kindern und Jugendlichen. Beltz Psychologie Verlagsunion, Weinheim
38. Premji SS, Gray S, Paes B (1998) Sucrose and commercially available milk reduced crying in newborns during a blood collection. Evid Based Nurs 1: 10
39. Purcell-Jones G, Dormon F, Sumner E (1988) Pediatric anaesthesists' perceptions of neonatal and infant pain. Pain 33: 181
40. Radbruch L, Zech D (1997) Gegenirritationsverfahren. In: Aulbert E, Zech D (Hrsg) Lehrbuch der Palliativmedizin. Schattauer, Stuttgart, S 523
41. Ross RS, Bush JP, Crumette BD (1991) Factors affecting nurses' decisions to administer PRN analgesic medication to children after surgery: an analog investigation. J Pediatr Psychol 16, 2: 151
42. Ross DM, Ross SA (1984) Stress reduction procedures for the school-aged hospitalized leucemic child. Pediatr Nurs: 393
43. Schechter NL, Allen DA, Hanson K (1986) Status of pediatric pain control: a comparison of hospital analgesic usage in children and adults. Pediatrics 77: 11
44. Schechter NL, Allen D (1986) Physicians' attitudes towards pain in children. J Devel Behav Pediatr 7/6: 350
45. Sensmeyer A (1986) Schmerztherapie aus pflegerischer Sicht. Dtsch Krankenpflege Z 3: 141
46. Shapiro R (1993) Nurses' judgement of pain in term and preterm newborns. J Obstet Gynecol Neonatal Nurs 22/1: 41
47. Tesler MD, Wegner C, Savedra M, Gibbons PT, Ward JA (1981) Coping strategies of children in pain. Issues Compreh Pediatr Nurs 5: 351
48. Tesler MD, Wilkie DJ, Holzemer WL, Savedra MC (1994) Postoperative analgesics for children and adolescents: Presciption and administration. J Pain Symptom Manage 2: 85
49. Thomm M (1994) Die Rolle des Pflegepersonals in der Schmerzambulanz. Schwester/ Pfleger 12: 1016
50. Ullrich G (1994) Zwischen Trauma und Tagesordnung. Das Kind im Krankenhaus in den 90er Jahren. Dr Med Mabuse 92: 23

6 Schmerztherapie bei akuten pädiatrischen Erkrankungen und bei Impfungen *

B. Zernikow, G. Bürk, E. Michel

INHALT

* *Danksagung:* Der Autor wird unterstützt durch die Deutsche Leukämie Forschungshilfe in Kooperation mit der Münchner Elternstiftung *Lichtblicke für schwerkranke und krebskranke Kinder.*

6.1 Einleitung

Eine Vielzahl von akuten Erkrankungen im Kindesalter geht mit Schmerzen einher. Schmerzen und Fieber sind die häufigsten Ursachen für eine ungeplante Kinderarztkonsultation. Das Hauptanliegen von Pädiater und Eltern ist die kurative Therapie der Grunderkrankung. Im Mittelpunkt des kindlichen Empfindens indes steht die Kontrolle der Leitsymptome „Schmerz und Stress" – ihnen wird meist weniger Aufmerksamkeit geschenkt.

Während geplanter Kinderarztbesuche werden oft schmerzhafte Prozeduren wie z.B. Impfungen durchgeführt. Impfschmerzen werden regelmäßig bagatellisiert. Langzeitfolge kann eine bis ins Erwachsenenalter niedrige Compliance hinsichtlich Impfungen und Vorsorgeuntersuchungen sein [27].

6.2 Schmerztherapie bei akuten pädiatrischen Erkrankungen

Fast alle akuten pädiatrischen Erkrankungen sind vergesellschaftet mit Schmerzen wechselnder Stärke. Sehr starke Schmerzen treten bei den v.a. im Kleinkindalter häufigen Vebrennungen auf. Anschließend werden die Schmerzen bei typischen Infektionskrankheiten besprochen. Schmerzen und ihre Therapie bei einigen seltenen, aber in der schmerztherapeutischen Literatur schon bearbeiteten Erkrankungen werden am Ende dieses Kapitels diskutiert.

6.2.1 Verbrennungen

Nach dem äußerst schmerzhaften Verbrennungstrauma machen die Kinder häufig erneut traumatisierende Schmerzerfahrungen während der Erstversorgung durch. Danach können Schmerzen kontinuierlich über einen nicht vorhersehbaren Zeitraum bestehen bleiben (Hintergrundschmerz). Während der täglichen Verbandswechsel und bei wiederholten chirurgischen Eingriffen kommt es zudem zu Schmerzspitzen. Verbrennungen gehen regelmäßig mit kataboler Stoffwechsellage und Immunsuppression einher. Solch eine ungünstige Stoffwechsellage wird nach schweren Verbrennungen durch unzureichende Analgesie u.U. so massiv, dass Morbidität und Mortalität ungünstig beeinflusst werden [22].

Erstversorgung

Bei der Erstversorgung sollten die Eltern nach Möglichkeit anwesend sein, um ihr Kind zu unterstützen (s. Kap. 4 und 5). In vielen Fällen ist eine Allgemeinanästhesie gerechtfertigt. Bestehen hierfür keine organisatorischen Voraussetzungen, so sollte eine Analgosedierung durchgeführt werden (Einzelheiten s. Kap. 7: „Schmerzhafte interventionelle Eingriffe im Kindesalter"). Ungenügende Analgesie bei der Erstversorgung führt zu erhöhtem Analgetikaverbrauch und schmerztherapeutischen Misserfolgen bei Folgeeingriffen [34].

Generelle Regeln, Schmerzevaluation und Überwachung

Vor und sofort nach der Erstversorgung sollte eine regelmäßige Messung von Schmerzen und Sedierungsgrad erfolgen (s. Kap. 2). In den ersten 24 h einer Opioidtherapie ist eine pulsoxymetrische S_aO_2-Überwachung notwendig.

Wie beim Erwachsenen korreliert das Ausmaß der Schmerzen *nicht* mit dem Ausmaß der Verbrennung. Eine Selbst- oder standardisierte Fremdbeurteilung der Schmerzen ist bei Verbrennung unerlässlich. Studien belegen, dass die individuellen Schmerzen der Verbrennungsopfer vom Behandler regelmäßig unterschätzt werden [13]. Generelle Regeln der Schmerztherapie sind in der folgenden Übersicht zusammengefasst.

Generelle Regeln der Schmerztherapie (mod. nach [5])

- Wenn der Patient sagt, er habe Schmerzen, hat er Schmerzen
- Schmerzmessung mindestens 4-mal täglich
- Schmerztherapie nach der Uhr und zusätzlich bei Bedarf
- i. v. nur, wenn p. o. erfolglos oder unmöglich
- Regelmäßige und prophylaktische Therapie von Nebenwirkungen wie Obstipation, Übelkeit und Juckreiz
- Startdosen individuell modifizieren und Folgedosen austitrieren
- Relative Kontraindikationen für Opioide oder andere Schmerzmittel:
  - Atemstörung (sofern nicht intubiert und beatmet)
  - Schock
  - Unterernährung
- Bei Gabe von Opioiden:
  - Keine Bolusgabe für ein schlafendes Kind
  - Opioide sind Analgetika, keine Sedativa oder Anxiolytika
  - S_aO_2-Monitor ist Standardüberwachung für die ersten Tage

Hintergrundschmerz

Kinder mit großflächigen Verbrennungen werden üblicherweise auf der Intensivstation behandelt. Sie erhalten dort kontinuierliche intravenöse Infusionen mit einem starken Opioid (z. B. Morphin; Startdosis von 0,01–0,03 mg/kg KG/h nach initialer Bolusgabe von 0,1 mg/kg KG) *und/oder* Ketamin (Startdosis von 0,5–1 mg/kg KG/h nach Bolusgabe von 1–2 mg/kg KG) *und* Midazolam (Startdosis von 0,1 mg/kg KG/h; s. Übersicht).

Medikamentöse Schmerztherapie bei Verbrennungen (mod. nach [5]).

- *Kinder auf der Intensivstation*
  - Morphin
    Bolusgabe 0,1 mg/kg KG i. v.
    Startdosis der Dauertropfinfusion 0,01 – 0,03 mg/kg KG/h i. v.
  - Immer in Kombination mit Midazolam
    Startdosis der Dauertropfinfusion 0,1 mg/kg KG/h i. v.
  - Bei nicht ausreichender Analgesie zusätzlich Ketamin
    Bolusgabe von 1 – 2 mg/kg KG i. v.
    Startdosis der Dauertropfinfusion 0,5 – 1 mg/kg KG/h i. v.
- *Alle Kinder auf peripherer Station*
  - Paracetamol: Erstdosis 25 mg/kg KG, danach 15 mg/kg KG alle 6 h p. o. (Überwachung: Plasmakonzentration 1 h nach Gabe an Tag 2 und danach wöchentlich zusammen mit Transaminasen)
    oder
  - Ibuprofen 10 mg/kg KG alle 6 h p. o.
- *Kinder ohne ausreichende Analgesie auf peripherer Station*
  - Zusätzlich Morphin. Mit nichtretardierter Zubereitung (i. v. oder p. o.) austitrieren und dann rasch umsetzen auf Basismedikation in retardierter Form plus zusätzlicher Gabe in nichtretardierter Form für Durchbruchschmerzen; Startdosen 0,1 mg/kg KG p. o. oder 0,03 mg/kg KG i.v. als Bolus

Bei Schmerzen trotz Gabe extrem hoher Opioiddosen sollte das Verhältnis von Morphin-3-Glukuronid (M-3-G) und Morphin frühzeitig bestimmt werden, um eine morphinbedingte Allodynie als Ursache des steigenden Morphinbedarfs auszuschließen [5]. Der M-3-G/Morphin-Quotient ist altersabhängig.

Einem 9 Monate alten Mädchen mit morphininduzierter Allodynie wurden unter der Therapie bis zu 6,95 mg/kg KG/h Morphin verabreicht, und es wies einen M-3-G/Morphin-Quotienten von maximal 42 auf [11]. Nach Extubation und Verlegung auf die periphere Station kann die analgetische Medikation problemlos fortgeführt und ggf. modifiziert werden. Das Kind hat eine gewisse Toleranz gegenüber der atemdepressiven Wirkung von Opioiden entwickelt. Eine signifikante Atemdepression ist nicht mehr zu befürchten, eher eine Entzugssymptomatik bei zu schneller Opioidreduktion.

Betrifft die Verbrennung mehr als 10 % der Körperoberfläche, allerdings ohne die Notwendigkeit einer intensivmedizinischen Behandlung, sollte die analgetische Therapie nach den generellen Regeln der Schmerztherapie (s. oben) begonnen werden.

Bei Verbrennungen von weniger als 10 % der Körperoberfläche können Ibuprofen und Paracetamol zur Therapie der Hintergrundschmerzen ausreichen.

Schmerzdurchbrüche und Verbandswechsel

Im weiteren Behandlungsverlauf sollte das Kind eine möglichst aktive Rolle übernehmen. Es erhält die Kontrolle über kleinere Behandlungseinheiten wie Abwickeln des Verbandes o.ä. [16]. Bei Kindern nach Verbrennungstrauma führt die Teilsouveranität des Kindes zu deutlich weniger Angst und Depression [16].

Je nach Ausmaß von Verbrennung und Schmerzen beim Verbandswechsel wird dieser unter Allgemeinanästhesie, Analgosedierung oder Analgesie in Kombination mit psychologischen Maßnahmen durchgeführt (s. Kap. 4). Die Patientenkontrollierte Analgesie bietet dem Kind die Möglichkeit der schnellen Reaktion auf Schmerzspitzen. Das Kind kann selbst entscheiden, ob es leichte Schmerzen in Kauf nehmen will, um die unerwünschten Nebeneffekte der Therapie wie Müdigkeit und Obstipation so gering wie möglich zu halten.

Eine patientenkontrollierte Analgesie kann auch in der regelmäßigen Gabe eines retardierten Morphins bestehen kombiniert mit der Möglichkeit, eigenhändig schnellwirkende Morphinpräparationen (z. B. Tropfen) zuzuführen.

Symptomorientierte medikamentöse Begleittherapie bei schweren Verbrennungen (mod. nach [5])

- Alpträume, posttraumatische Symptome
  Imipramine 0,2 mg/kgKG p.o. Langsam steigern bis 1 mg/kgKG
  Überwachung: vor Therapiestart; dann regelmäßig EKG anfertigen.
  Regelmäßig Kontrolle der Plasmakonzentrationen
- Massive Angst
  Lorazepam 0,03 mg/kgKG i.v./p.o. (Startdosis)
- Juckreiz
  Clemastin i.v. 0,04 mg/kgKG alle 12–24 h
  p.o. 1–3 Jahre 0,25–0,5 mg alle 12 h
  4–6 Jahre 0,5 mg alle 12 h
  7–12 Jahre 0,5–1 mg alle 12 h
  >12 Jahre 1 mg alle 12 h
- Obstipation
  - Prophylaktisch immer bei Opioidtherapie: Lactulose p.o.
    <3 Jahre Startdosis 3-mal 2 ml, mittlere Dosis 3-mal 5 ml
    >3 Jahre Startdosis 3-mal 5 ml, mittlere Dosis 3-mal 10 ml
    Einschleichend dosieren
  - Therapeutisch: Na-Picosulfat p.o.
    Für Kinder <4 Jahren liegen keine Erfahrungen vor
    Ab 5. Lebensjahr 4–8 Trpf./24 h
    Schulkinder 10 Trpf./24 h

Weitere Symptome

Im Rahmen des Stresssyndroms treten Wechselwirkungen zwischen Schmerzen und anderen Symptomen wie Angst, Schlafstörungen oder postraumatischen psychischen Veränderungen auf. Auch diese Begleitsymptome gilt es adäquat zu therapieren.

6.2.2 Häufige und schmerzhafte Infektionskrankheiten

Otitis media

20% aller ungeplanten Arztbesuche eines Kindes und 35% der Besuche während der ersten 5 Lebensjahre sind durch Symptome einer Otitis media bedingt [30]. In der akuten Krankheitsphase haben 42% der Kinder starke und 40% mittelstarke Schmerzen; der mittlere Schmerzwert beträgt 7,5 auf einer visuellen Analogskala (VAS 0–10, 0 = kein Schmerz, 10 = maximaler Schmerz, [10, 12]).

Die mittlere Schmerzdauer lässt sich durch eine Antibiotikatherapie zwar signifikant, aber nur unbedeutend verkürzen: von 3,3 auf 2,8 Tage [4].

Gemäß einer Metaanalyse aller plazebokontrollierten Antibiotikastudien müssen 17 Kinder antibiotisch behandelt werden, um einem Kind Schmerzen am 2.–7. Krankheitstag zu ersparen. Durch die antibiotische Therapie kommt es zu einer signifikant erhöhten Rate an Übelkeit, Erbrechen, Diarrhö und Hautausschlägen [9]. Der Nutzen einer antibiotischen Behandlung hinsichtlich Krankheitsverlauf und Komplikationsprävention wird kontrovers diskutiert [32]. In jedem Fall hat eine Antibiotikabehandlung keinen Einfluss auf die Schmerzstärke in den ersten 24 h [9], sodass für einen variablen Zeitraum von 1–5 Tagen eine zusätzliche oder sogar alleinige analgetische Therapie sinnvoll ist.

Ibuprofen besitzt eine höhere analgetische Potenz als Paracetamol [3, 24]. Entgegen landläufiger Meinung treten leichte unerwünschte Nebenwirkungen am Magen-Darm-Trakt bei kurzfristiger Anwendung von Paracetamol und Ibuprofen gleich häufig auf. Die Kurzzeittherapie mit Ibupurofen geht im Vergleich zu Paracetamol nicht mit einem erhöten Risiko einer Krankenhauseinweisung aufgrund von Nierenversagen, anaphylaktischem Schock oder gastrointestinaler Blutung einher [19].

Paracetamol besitzt jedoch ein ungleich *höheres* toxisches Potential als Ibuprofen. 1000 Anfragen werden jährlich wegen Paracetamolingestionen an die deutschen Vergiftungsberatungsstellen gerichtet. Von den Intoxikationen verlaufen 10% symptomatisch, und 1% gehen mit schweren Intoxikationserscheinungen einher. Ferner wird in fast 10% aller Suizidversuche bei Jugendlichen Paracetamol eingenommen. Kürzlich wurde von 2 Todesfällen nach iatrogener Paracetamolüberdosierung berichtet. Nach Ibuprofenüberdosierung sind bis heute keine Todesfälle bekannt geworden (Brockstedt, persönliche Mitteilung; [33]).

Der analgetische Nutzen osmotisch, lokalanästhetisch und antiinflamatorisch wirkender Ohrentropfen ist bislang nicht hinreichend untersucht. Bei sofortiger analgetischer Therapie mit Paracetamol oder Ibuprofen ist der zusätzliche analgetische Effekt nur marginal [12]. Bei einer Trommelfellperforation besteht zudem die Gefahr von chronisch entzündlichen granulomatösen Prozessen durch Eindringen der Tropfen ins Mittelohr [36].

Ein häufig verwendetes Hausmittel ist das aufs Ohr aufgebrachte Leinensäckchen mit frisch gehackten Zwiebeln. Ein wissenschaftlicher Wirknachweis steht bislang aus.

Pharyngitis

Pharyngitiden im Kindesalter sind zumeist viral bedingt. Als bakterielle Erreger kommen insbesondere Streptokokken in Betracht. Bertin et al. befragten 127 Kinder mit Streptokokkenpharyngitis nach ihren Schmerzen: 80 % gaben starke oder stärkste Schmerzen an (Schmerzstärke 4 oder 5 auf einer Skala von 0–5)[2]. In doppelblinden, randomisierten, placebokontrollierten Studien waren 80% der Kinder mit viraler oder bakterieller Pharyngitis unter regelmäßiger Ibuprofentherapie innerhalb von 48 h schmerzfrei. Bei Gabe von Placebo erreichten dieses Ziel nur 55 % der Kinder [2, 28].

Die maximale antipyretische Wirkung von Paracetomal und Ibuprofen ist nach 3,5 h zu beobachten [35]. Bei schweren Pharyngitiden im Jugendlichenalter konnte durch die Ergänzung der Penicillintherapie mit Dexamethason eine Verkürzung der Schmerzdauer und eine signifikante Reduktion der Schmerzstärke erzielt werden [26]. Wie auch bei der Otitis media ist die Wirksamkeit lokaler Maßnahmen bislang nicht ausreichend belegt.

Virale Mundinfektionen

Oropharyngeale Läsionen bei Gingivostomatitis und Herpangina können so schmerzhaft sein, dass die Nahrungsaufnahme komplett verweigert wird. Folgen einer inadäquaten analgetischen Therapie sind nicht selten Dehydratation und Krankenhauseinweisung. Eine Vielzahl von Mundspülungen, Gels und Sprays mit z. T. lokalanästhetischen Inhaltstoffen ist auf dem Markt. Ihre Wirksamkeit war nie Gegenstand kontrollierter Studien. Eigene Erfahrungen beschränken sich auf stationär behandelte Kinder, die zur parenteralen Flüssigkeitszufuhr aufgenommen wurden. Hier konnte durch die kontinuierliche Gabe von Tramadol und Metamizol sowie lokale Spülungen mit Aminoquinurid, Tetracain und Dexpanthenol rasch wieder die orale Nahrungszufuhr begonnen werden. Bei diesem Therapieregime sind unter regelmäßigem S_aO_2-Monitoring bei den z. T. unter 1 Jahr alten Kindern keine Atemdepressionen beobachtet worden.

Inwieweit durch eine frühe, rektal verabreichte analgetische Therapie – beispielsweise mit einer Kombination aus Paracetamol und Codein – Dehydratationszustände und Krankenhauseinweisungen vermieden werden können, ist unklar.

6.2.3 Schmerzen bei seltenen, akuten Krankheiten

Guillain-Barré-Syndrom

Das Guillain-Barré-Syndrom (GBS) ist eine rasch progressive, akut entzündliche Polyneuropathie mit einer Häufigkeit von 0,8 auf 100 000 Kinderjahre. Schmerzen finden sich zu Beginn bei 80 % und im Verlauf bei 100 % der Kinder mit GBS [25] und werden insbesondere in beide unteren Extremitäten projiziert. 25 % der Kinder hat begleitende Kopfschmerzen. Eine rasche kausale Therapie mit Immunglobulinen, Plasmapherese und/oder Kortikosteroiden ist die beste Schmerztherapie. Analgetisch sollte begleitend Ibuprofen eingesetzt werden.

Purpura fulminans

Patienten mit purpura fulminans präsentieren sich mit Zeichen des septischen Schocks, disseminierter intravasaler Gerinnung, Petechien und Purpura. Die Ursache der Gerinnungsstörung ist unklar. Therapeutische Ziele sind Kreislaufstabilisierung in der frühen, Vermeidung von Ischämien in der intermediären sowie die plastische Nekrosendeckung in der letzten Krankheitsphase.

In allen 3 Phasen treten Schmerzen verschiedenen Ursprungs auf. Die Purpurabereiche sind regelmäßig schmerzhaft und zeigen nicht selten Allodynie sowie Hyperalgesie.

Erst kürzlich wurde über die gute analgetische Wirkung von Nitroglycerinsalbe berichtet, wenn Nitroglycerin 3- bis 4-mal täglich auf die frischen Purparabereiche aufgetragen wurde. Eine vermehrte Blasenbildung nach dieser Therapie ist nicht ausgeschlossen [23].

Toxische epidermale Nekrolyse (TEN)

Aus unklarer Ursache entstehen auf geröteter Haut Blasen, die leicht platzen und dann epidermisfreie, großflächige und z. T. sehr schmerzhafte Areale offenlegen. Auch die Schleimhäute können betroffen sein. Neben einem Wundschmerz kommt es häufig zu neuropathischen Schmerzen. Nicht selten treten auch Myalgien auf. Gute Erfahrungen konnten wir mit einer Kombinationstherapie aus Tramadol und Metamizol machen.

6.3 Schmerz durch Injektionen

25 % aller Kinder empfindet die schlimmsten Schmerzen während des Krankenhausaufenhaltes bei kapillären oder venösen Blutabnahmen, dem Legen einer Verweilkanüle oder bei intramuskulären Injektionen [6]. Im Impfkalender der Ständigen Impfkommission werden bis zu 11 Injektionsimpfungen in den ersten 15 Lebensmonaten empfohlen. Je nach verwendetem Impfstoff ist oft mehr als nur eine Injektion pro Arztbesuch notwendig.

6.3.1 Einstichort

Es existiert keine ideale Einstichstelle für intramuskuläre Injektionen. In einer randomisierten Studie mit 18 Monate alten Kindern war eine DPT-Impfung in den M. deltoideus signifikant weniger schmerzhaft als die gleiche Impfung in den vorderen Oberschenkel [14]. Werden größere Volumina bei über 3-jährigen Kindern verabreicht, ist eine Injektion in die ventrogluteale Muskulatur mit weniger Schmerzen verbunden, als wenn der vordere Oberschenkel als Einstichort gewählt wird [8].

6.3.2 Injektionsflüssigkeit

In Großbritannien sind 2 Masern-Mumps-Röteln-Impfstoffe auf dem Markt, die bei i. m.-Gabe unterschiedlich schmerzhaft sind, was am ehesten durch einen leicht sauren pH-Wert der schmerzhafteren Zubereitung zu erkären ist [21]. Auch die Temperatur der Injektionsflüssigkeit scheint Einfluss auf den Injektionsschmerz zu haben: Lidocain löst signifikant weniger Schmerzen aus, wenn es von Raumtemperatur auf Körpertemperatur erwärmt wird [8]. Lidocain kann bei i.m.-Gabe bestimmter Antibiotika erfolgreich als Lösungsmittel verwendet werden (anstelle sterilen Wassers), um den Injektionsschmerz zu mindern [29].

6.3.3 Injektionstechnik

Je dünner die Nadel, desto weniger Einstichschmerz. Um den Schmerz weiter zu verringern, sollte das Gewebe vor der Injektion zwischen Zeigefinger und Daumen genommen und angehoben werden [17]. Die Verwendung einer langen Nadel (1 Inch bzw. 25 mm) reduziert Rötung und Schwellung nach i.m.-Gabe von DPT-Impfstoffen [27].

6.3.4 Einsatz von Lokalanästhetika

Durch den Einsatz von EMLA („eutectic mixture of local anesthetics") können Schmerzen bei intramuskulären Injektionen, Blutabnahmen und Lumbalpunktionen signifikant reduziert werden [31]. Unter EMLA versteht man eine *eutektische* Salbenmixtur (der Schmelzpunkt der Mischung liegt unter dem der Einzelkomponenten) der Lokalanästhetika Lidocain und Prilocain.

EMLA soll 1 h vor der Injektion unter einem Okklusionspflaster über der avisierten Einstichstelle aufgebracht werden. Aber selbst eine kurze Einwirkzeit von 5 min hilft, Schmerzen zu reduzieren. Schneller ist da nur die Lidocainiontophorese: innerhalb von 5–10 min kommt es zur Anästhesie der Haut [37]. Wenn zudem die Eltern das EMLA-Pflaster schon zuhause vor dem Praxis- oder Krankenhausbesuch aufkleben, lässt sich die antizipatorische Angst kleiner Kinder reduzieren [18].

Bei Anlage eines venösen Zugangs sollte zwischen Abnahme des Okklusionspflasters bzw. Beendigung der Iontophorese und dem Einstich eine 10- bis 15-minütige Pause eingelegt werden, damit die Venen wieder deutlicher sichtbar werden (Rückgang des Gefäßspasmus).

Leider beträgt die Wirktiefe von EMLA nur 5 mm. Mögliche Nebenwirkungen von EMLA bestehen in lokaler Hautirritation und im Neugeborenenalter – zumindest theoretisch bei sehr unreifen Frühgeborenen vor der 30. SSW sowie bei septischen Neugeborenen – in einer Methämoglobinämie durch den Prilocainmetaboliten o-Toluidin.

6.3.5 Einsatz von systemischen Analgetika und Antipyretika

In Studien der 1980er Jahre ließen sich Schmerzen, Fieber und lokale Entzündungsreaktionen nach Diphtherie-Pertussis-Tetanus-Impfung im 1. Lebensjahr signifikant durch die prophylaktische Gabe von Paracetamol verringern [15, 20]. In wieweit diese Ergebnisse bei den heute verwendeten azellulären Pertussisimpfstoffen noch Gültigkeit haben, ist unklar.

6.3.6 Nichtpharmakologische Methoden

Bei der Notwendigkeit regelmäßiger Injektionen sollten medikamentöse und altersgemäße nichtmedikamentöse Strategien zur Schmerzreduktion wie Ablenken, Schnullern lassen, Vermitteln sensorischer und prozeduraler Informationen u. ä. kombiniert werden (vgl. Kap. 4).

6.4 Fazit

Die Beachtung einiger weniger anästhetischer/analgetischer Grundprinzipien sollte dazu führen, dass auch in der pädiatrischen Akutmedizin adäquate Schmerzprophylaxe und -therapie kein uneingelöstes Versprechen bleiben.

Literatur

1. Anand KJS, Carr DB (1989) The neuroanatomy, neurophysiology and neurochemistry of pain, stress and analgesia in newborns and children. Pediatr Clin North Am 36: 795–822
2. Bertin L, Pons G, d'Athis P (1991) Randomized, double-blind, multicenter, controlled trial of ibuprofen vs. paracetamol and placebo for treatment of symptoms of tonsillitis and pharyngitis in children. J Pediatr 119: 811–814
3. Bertin L, Pons G, d'Athis P, Duhamel JF, Maudelonde C, Lasfargues G, Guillot M, Marsac A, Debregeas B, Olive G (1996) A randomized, double-blind, multicentre controlled trial of ibuprofen vs. acetaminophen and placebo for symptoms of acute otitis media in children. Fundam Clin Pharmacol 10: 387–392
4. Burke P, Bain J, Robinson D, Dunleavy J (1991) Acute red ear in children: controlled trial of non-antibiotic treatment in general practice. BMJ 303: 558–562

5. Cederholm I, Bengtsson M, Bjorkman S, Choonarn I, Rane A (1990) Long term high dose morphine, ketamine and midazolam infusion in a child with burns. Br J Clin Pharmacol 30: 901–905
6. Cumming EA, Reid GI, Finley A, McGrath PJ, RitchieJA (1996) Prevalence and source of pain in pediatric inpatients. Pain 68: 25–31
7. Cortiella J, Marvin JA (1997) Management of the pediatric burn patient. Nurs Clin North Am 32;311–329
8. Davidson JAH, Boom SJ (1992) Warming lidocaine to reduce pain associated with injection. BMJ 305: 617–618
9. Del Mar C, Glasziou P, Hayem M (1997) Are antibiotics indicated as initial treatment for children with acute otitis media? A meta-analysis. BMJ 314: 1526–1529
10. Hayden GF, Schwartz RH (1985) Characteristics of earache in children with acute otitis media. Am J Dis Child 139: 721–723
11. Heger S, Maier C, Otter K, Helwig U, Suttorp M (1999) Morphin induced allodynia in a child with brain tumor. BMJ 319: 627–628
12. Hoberman A, Paradise JL, Reynolds EA, Urkin J (1997) Efficacy of Auralgan for treating ear pain in children with acute otitis media. Arch Pediatr Adolesc Med 151: 675–678
13. Iafrati NS (1986) Pain on the burn unit. J Burn Care Rehabil 7: 413–416.
14. Ipp MM, Gold R, Goldbach M (1989) Adverse reaction to diphtheria, tetanus, pertussispolio vaccination at 18 months of age: effect of injection site and needle length. Pediatrics 83: 679–682
15. Ipp MM, Gold R, Greeensberg S, Goldbach M, Kupfert BB, Lloyd DD, Maresky D, Saunders N, Wise S (1987) Acetaminophen prophylaxis of adverse reactions following vaccination of infants with diphtheria-pertussis-tetanus toxoid-polio vaccine. Pediatr Infect Dis J 6: 721–725
16. Kavanagh C (1983) A new approach to dressing change in the severely burned child and its effect on burn-related psychopatholoy. Heart Lung 12: 612–619.
17. Keen MF (1986) Comparison of intramuscular injection techniques to reduce site discomfort and lesions. Nurs Res 35: 207–210
18. Koh JL, Fanurik D, Stoner J, Schmitz ML, VonLanthen M (1999) Efficacy of parental application of EMLA for intravenous insertion. Pediatrics 103 [URL: http: //www.pediatrics.org/cgi/content/full/103/1/e79]
19. Lesko SM, Mitchell AA (1995) An assessment of the safety of pediatric ibuprofen. A practitioner-based randomized clinical trial. JAMA 273: 929–933
20. Lewis K, Cherry JD, Sachs MH, Woo DB, Hamilton RC, Tarle JM, Overturf GD (1988) The effect of prophylactic acetaminophen administration on reactions to DTP vaccination. AJDC 142: 62–65
21. Lyons R, Howell F (1991) Pain and measles, mumps, and rubella vaccination. Arch Dis Child 66: 346–347
22. McIntosh N, Smith A (1995) Thermal injury in childhood: effects on the hormonal regulation of water balance and the management of pain. In: Aynsley Green A, Ward Platt MP, Lloyd-Thomas AR (Hrsg) Bailliere's clinical paediatrics. International practice and research. Stress and pain in infancy and childhood. Bailliere Tindal, London 3: 547–560
23. Meyer MT, Irazuzta J, Tozibikian H (1999) Topical nitroglycerin and pain in purpura fulminans. J Pediatr 134: 639–641
24. Moore N, Ganse EV, Le Parc JM, Wall R, Schneid H, Farhan M, Verriere F, Pelen F (1999) The PAIN study: Paracetamol, Aspirin and Ibuprofen new tolerability study. Clin Drug Inverst 18: 89–98.
25. Nguyen DK, Agenarioti-Belanger S, Vanasse M (1999) Pain and the Guillain-Barre syndrome in children under 6 years old. J Pediatr 134: 773–776
26. O'Brien JF, Meade JL, Falk JL (1993) Dexamethason as adjuvant therapy for severe acute pharyngitis. Ann Emerg Med 22: 212–215
27. Reis EC, Jacobson RM, Tarbell S, Weninger BG (1998) Taking the sting out of shots: control of vaccination-associated pain and adverse reactions. Pediatr Ann 27: 375–386.

28. Schachter BP, Thoden WR (1993) A placebo-controlled model for assaying systemic analgesics in children. Clin Pharmacol Ther 53: 593–601
29. Schichor A, Bernstein B, Weinerman H (1994) Lidocaine as a diluent for ceftriaxone in the treatment of gonorrhoea: does it reduce the pain of injection? Arch Pediatr Adolesc Med 148: 72–75
30. Teele DM, Klein JO, Rosner B (1983) Middle ear disease and the practice of pediatrics. Burden during the first 5 years of life. JAMA 249: 1026–1029
31. Uhari M (1993) A eutectic mixture of lidocaine and prilocaine for alleviating vaccination pain in infants. Pediatrics 92: 719–721
32. Van Buchem FL, Peeters MF, van't Hof MA (1985) Acute otitis media: a new treatment strategy. BMJ 290: 1033–1037
33. Veltri JC, Douglas ER (1988) A comparison of the frequency and severity of poisoning cases for ingestion of acetaminophen, aspirin, and ibuprofen. Am J Emerg Med 6: 104–107
34. Weisman SJ, Bernstein B, Schechter NL (1998) Consequence of inadequate analgesia during painful procedures in children. Arch Pediatr Adolesc Med 152: 147–149
35. Wilson JT, Brown RD, Kearns GL, Eichler VF, Johnson VA, Bertrand KM, Lowe BA (1991) Single-dose, placebo-controlled comparative study of ibuprofen and acetamoniphen antipyresis in children. J Pediatr 119: 803–811
36. Woldman S (1998) Treating ear pain in children with acute otitis media. Arch Pediatr Adolesc Med 152: 102
37. Zempsky WT, Anand KJS, Sullivan KM, Fraser D, Cucina K (1998) Lidocaine iontophoresis for topical anesthesia before intravenous line placement in children. J Pediatr 132: 1061–1063

7 Schmerzhafte interventionelle Eingriffe

P. Reinhold, P. Köster-Oehlmann

INHALT

7.1 Einleitung

Bis zum Schulalter fehlt es dem Kind an Einsicht, sich mit seiner Krankheit und den notwendigen Diagnostik- und Therapiemaßnahmen soweit auseinanderzusetzen, dass es diese akzeptiert. Das Erdulden schmerzhafter Prozeduren bedeutet für das Kind Stress, eine adäquate Angst- und Schmerztherapie somit Stressreduktion. Erhöhte Morbidität und Mortalität durch unzureichende Stressprävention gerade auch bei sehr jungen Patienten sind u.a. von Anand et al. [2], die negativen Langzeiteffekte auf die psychische Entwicklung u.a. von der Arbeitsgruppe um Grunau [22] eindrucksvoll beschrieben worden. Häufige, repetitive Schmerzstimuli leiten Chronifizierungsprozesse ein.

Erst jüngst wurde eine algetische Reizüberflutung mit molekularbiologischen Hinweisen auf neuronale Veränderungen bei Neonaten in Zusammenhang gebracht [3]. Eine interventionelle Schmerztherapie trägt möglicherweise dazu bei, solche psychischen und somatischen Fehlentwicklungen zu verhindern. Eine gute Stressabschirmung bietet aber auch eine Verbesserung der interventionellen Untersuchungs- und Therapiebedingungen und leistet damit einen Beitrag zu Qualitätssicherung und -optimierung.

Im Folgenden wird kurz auf *psychologische Hilfen* eingegangen, die allen Kindern vor, bei und nach medizinischen Eingriffen angeboten werden sollten. Anschließend beschäftigen wir uns mit *lokalanästhetischen Möglichkeiten*, die auch ohne zusätzliche systemisch wirkende Medikamente zum Einsatz kommen. Meist jedoch benötigt man bei medizinischen Eingriffen eine *(Analgo)sedierung*; wo diese nicht ausreicht, eine *Narkose*.

Beginnend mit den Voraussetzungen für eine risikoarme Sedierung stellen wir einzelne Medikamente und abschließend – nach Indikationen geordnet – Therapieregime zur stressfreien Durchführung medizinischer Eingriffe vor.

7.2 Psychologische Hilfen

Für ein Kind bedeutet jegliche diagnostische oder therapeutische Intervention eine undefinierbare Bedrohung. Deshalb braucht es Vertrautheit und verlässliche Beziehungen. Eine ehrliche, einfühlsame und altersentsprechende Darstellung der Intervention – selbst mit Benennung auch unangenehmer Empfindungen – zahlt sich ebenso aus wie eine klare Zielvereinbarung mit dem Patienten und die Einübung von Schmerzbewältigungsstrategien.

Falsche Versprechungen bewirken einen schweren Vertrauensverlust des Kindes mit konsekutiver Einschränkung der Kooperationsfähigkeit (Einzelheiten s. Kap. 4).

Positive Verstärkung erfolgt durch Lob und Belohnung [33, 37]. Auch Essen und Trinken können Beruhigungsmittel darstellen: Von Bucher et al. konnte bei Neonaten eine signifikante Minderung der Stress- und Schmerzreaktion allein schon durch Lutschen von Sucrose nachgewiesen werden [10]. Die Beachtung des Biorhythmus kann ebenso vielfach hilfreich sein [47], indem die postprandiale Müdigkeit oder der natürliche Schlaf-Wach-Rhythmus bei der Wahl des Untersuchungszeitpunktes berücksichtigt werden und die Nachtruhe für unvermeidliche präoperative Nüchternheitsintervalle genutzt wird.

7.3 Lokalanästhesie

Lokalanästhetika schalten umschriebene unangenehme Schmerzempfindungen aus, indem sie die Nervenzelldepolarisation verhindern und damit die Reizweiterleitung unterbinden.

7.3.1 Schleimhaut- und perkutane Anästhesie

Topisch aufgebrachte Lokalanästhetika sind gut geeignet, umschriebene Schmerzen bei Maßnahmen an der Körperoberfläche zu reduzieren. Sie sind einfach zu applizieren, und ihre Anwendung ist mit keinen weiteren Unannehmlichkeiten verbunden. Ein Lokalanästhetikum kann schnell und effektiv die *Schleimhautbarriere* überwinden und eignet sich deshalb vorzüglich zur Anästhesie vor iatrogenen Irritationen der Schleimhäute (lokalanästhetikahaltige Gleitgels oder Sprays in Nase, Anus oder Urethra vor Sonden- und Kathetereinführungen; z. B. 10 %iges Lidocain-Spray oder 1–2 ml 2 %iges Lidocain-Gel).

Lokalanästhetikahaltige Augentropfen lassen den Patienten eine ophthalmologische Untersuchung deutlich weniger unangenehm empfinden. Sie erleichtern somit auch dem Untersucher das Vorgehen. Die gute Penetrationsfähigkeit der meisten Lokalanästhetika erfordert zur Vermeidung von Intoxikationen die strikte Beachtung der jeweiligen Maximaldosierungen (Tabelle 7.1).

Die Überwindung der *intakten Cutis* erfordert eine besondere Vorgehensweise: Die Lokalanästhetika-Iontophorese – in Deutschland nicht etabliert –

Tabelle 7.1. Dosisempfehlungen für Lokalanästhetika beim Kind (* Dosis bei Lokalanästhetikazubereitung mit Adrenalin 1:200000)

Medikament	Maximaldosis nach Arthur et al. [5] [mg/kg]	Grenzdosis nach Niesel et al. [48] [mg/kg]	
		subkutanes Gewebe	stark durchblutetes Gewebe
Prilocain	8,0	8,5	4,5
Lidocain	7,0	6,0 (7,5)*	3,0
Mepivacain	7,0	6,0 (7,5)*	3,0
Bupivacain	2,0	2,0	1,0

Tabelle 7.2. Dosierungsempfehlungen zur EMLA-Anwendung in den einzelnen Altersstufen und Maximaldosierungen pro Anwendungszeitpunkt (entsprechend der Fachinformation 1999)

Alter	Dosis [g]	Areal [cm²]	Maximale Applikationszeit [h]	Parallelapplikationen	Repetitionsintervall [h]	Maximale Dosis + Areal
Neonaten	0,5	5	1	2	8	1 g; 10 cm²
Säuglinge	0,5	5	4	4	8	2 g; 20 cm²
Kleinkinder	1,0	10	5	>4	8	10 g; 100 cm²
Schulkinder	1,0	10	5	>4	8	20 g; 200 cm²
Jugendliche	2,0	20	5	>4	8	20 g; 200 cm²

oder die Applikation von EMLA („eutectic mixture of local anaesthetics“). Die Erhöhung des Anteils der basisch vorliegenden Moleküle, die Erniedrigung des Schmelzpunktes und die Öl-in-Wasser-Emulgierung einer Mischung aus 2,5% Lidocain und 2,5% Prilocain stellen die entscheidenden Eckpunkte von EMLA zur wirksamen Penetration der Cutis dar [17, 49].

Die Diffusion durch die Cutis kann durch eine 30- oder besser 60-minütige Abdeckung mit Okklusivfolie noch gesteigert werden. Das Lokalanästhetikagemisch blockiert die Depolarisation der kutanen Nervenendigungen für mehrere Stunden. Auch bei der EMLA-Applikation sind Dosierungsregeln zu beachten: Wegen des Prilocain-Stoffwechselproduktes Ortho-Toluidin, einem Blocker der Met-Hb-Transferase, ist auf die parallele Verwendung anderer Met-Hb-Bildner (z.B. Sulfonamid oder Nitrat) zu verzichten.

EMLA führt in Dosierungen von 0,5–2,0 g zur präinterventionellen Analgesie zu einer signifikanten Schmerzreduktion bei Hautperforationen mittels venöser und arterieller Kanülen, bei Anlage perkutaner Katheter, bei Shuntpunktion bei Dialysepatienten und bei Lumbalpunktionen [4, 14, 16, 19, 29, 35, 52, 66].

Bei Einhaltung der Dosierschemata (Tabelle 7.2) ist die Anwendung auch bei Frühgeborenen ab der 30. Gestationswoche sicher und effektiv [18, 19, 65, 66]. Selbst Repetitionsdosen im 8-h-Abstand sind erlaubt [55]. In Deutschland ist EMLA für Neonaten ab der 37. Gestationswoche zugelassen.

Von EMLA-Anwendung zur kapillären Blutentnahme per Fersenstich ist abzuraten [34, 42]. Aufgrund der hohen Durchblutung der Neugeborenenhaut im Fersenbereich wird das Lokalanästhetikum abgeschwemmt, bevor es seinen Effekt an den Nervenendigungen entfalten kann. Hier bietet es sich an, zur Reduktion des Stresses bei einer Blutabnahme eine intravasale Verweilkanüle zu legen [Roth, persönliche Mitteilung (1999)].

7.3.2 Infiltrationsanästhesie

Werden durch den geplanten Eingriff stark innervierte Körperareale bis in die Subkutis tangiert, sollte unter Ausnutzung eines EMLA-anästhesierten Hautbezirks eine Infiltrationsanästhesie platziert werden. Trotz der im Vergleich zum Erwachsenen unterschiedlichen Pharmakokinetik reagieren Neonaten, Säuglinge und Kleinkinder nicht empfindlicher auf Lokalanästhetika [45]. Bei Kindern sind dennoch möglichst niedrigprozentige Lokalanästhetikalösungen zu bevorzugen.

Wegen der hohen Resorptionsquote in gut durchblutetem Gewebe wurde von Niesel et al. [48] empfohlen, im Kindesalter die Dosis bei Injektion und Infiltration in Hals-, Gesichts- oder Beckenbodenbereich zu reduzieren. Bei Überdosierungen drohen toxisch bedingte kardiale Rhythmusstörungen bis hin zur Asystolie sowie zerebrale Exzitationen bis hin zum epileptiformen Anfall mit evtl. konsekutivem Koma.

Lokalanästhetika haben eine hohe Affinitiät zu α-Glykoprotein. Da dessen Spiegel in der Neonatal- und Säuglingsphase erniedrigt ist, sind aufgrund erhöhter Serumspiegel *freier* Anteile der Lokalanästhetika bei dieser Patientengruppe eher toxische Effekte zu erwarten als bei älteren Kindern [38, 46], weshalb gerade im frühen Kindesalter die nominellen Maximaldosen möglichst nicht ausgereizt werden sollten. Tabelle 7.1 listet die empfohlenen Lokalanästhetikadosierungen auf.

Der Zusatz eines Vasokonstriktors zum Lokalanästhetikum führt zu Resorptionsverzögerung, vermindert dadurch die potenzielle systemische Toxizität und verlängert gleichzeitig die Wirkdauer. Adrenalin in Konzentrationen von etwa 5 µg/ml, also Adrenalinbeimischung im Verhältnis 1:200 000, hat sich als sehr effektiver Vasokonstriktor erwiesen. Diesem Vorteil steht jedoch die Gefahr einer Nervenläsion bei versehentlicher intraneuraler Injektion des Vasokonstriktors und einer Minderperfusion bei Applikation in Endstreckengefäßnähe entgegen. Zur Vermeidung einer Intoxikation durch versehentliche intravasale Injektionen muss vor jeder Injektion mindestens in 2, besser allerdings in 4 verschiedenen Einstichebenen aspiriert werden.

Eine Infiltrationsanästhesie wird in aller Regel mit den kurzwirksamen Substanzen Lidocain und Mepivacain (Wirkdauer etwa 2 h) oder dem länger wirksamen Bupivacain (Wirkdauer 4–6 h) durchgeführt. Aufgrund noch unzureichender Erfahrungen im frühen Kindesalter mit dem geringer kardiotoxisch wirkenden Enantiomer Ropivacain ist dieses Lokalanästhetikum derzeit für Kinder unterhalb von 12 Jahren noch nicht zugelassen. Infiltrationsanästhesien bieten sich bevorzugt an zu Probebiopsien, Anlagen von Pleuradrainagen, untertunnelten Kathetern u.v.a.

Langanhaltende lokale oder regionale Analgesien lassen sich durch kontinuierliche Lokalanästhetikaapplikation mittels Katheter oder im Single-shot-Verfahren durch Beimischung von Clonidin (derzeit allerdings nur im „off label use“ anwendbar, d.h. das Präparat ist für Kinder nicht zugelassen) zum Lokalanästhetikum erzielen. Die Darstellung der entsprechenden Verfahren sprengt den Rahmen dieser Darstellung (weiterführende Literatur findet sich bei [25, 26, 54, 64]).

7.4 Sedierende und analgosedierende Verfahren

Es muss differenziert werden zwischen unangenehmen und angstauslösenden Situationen, für die sinnvollerweise Sedierung oder Anxiolyse angebracht sind, und schmerzhaften Eingriffen, die mit lokalanästhetischen Verfahren nicht beherrscht werden können und deshalb einer Analgosedierung oder Narkose bedürfen.

So erfordern viele diagnostische und therapeutische Verfahren der modernen Pädiatrie zur Ergebnisoptimierung einen kooperativen, zumindest einen sehr ruhigen Patienten (Koloskopie, CT, MRT, Szintigraphie und Strahlentherapie). Andere Verfahren lösen Ängste aus und erfordern trotz Analgesie mittels lokaler Schmerzausschaltung eine Anxiolyse oder medikamentöse Ruhigstellung (z. B. MRT wegen der damit verbundenen Geräuschentwicklung). Viele schmerzhafte Prozeduren lassen sich bei mangelnder Einsichtsfähigkeit des Patienten – oder weil ein lokales Verfahren nicht hinreichend ist – nur in tiefer Analgosedierung oder Narkose durchführen (z. B. Biopsien, Punktionen, Knochenmarkpunktionen, Ösophago-/Gastroskopien, Intubationen, Laryngo-/Bronchoskopien).

Sedierung, Analgosedierung und Narkose werden gemäß den Definitionen der American Academy of Pediatrics [1] voneinander abgegrenzt (Tab. 7.3).

Tabelle 7.3. Definition der Sedationstiefe (American Academy of Pediatrics, AAP). (Zitiert nach [15])

Sedierung, Analgosedierung und Narkose nach AAP-Definition
• *Leichte Sedierung („conscious sedation")* – Erhaltung protektiver Reflexe – volle Luftwegskontrolle ohne Hilfsmittel – Erweckbarkeit durch taktile und akustische Reize
• *Tiefe Sedierung („deep sedation")* – Teilverlust protektiver Reflexe – teilweise fehlende Luftwegskontrolle – keine unmittelbare Erweckbarkeit
• *Anästhesie („general anesthesia")* – totaler Verlust protektiver Reflexe – komplett fehlende Luftwegskontrolle – völlige Bewusstlosigkeit

Die Übergänge sind jedoch fließend; der Wechsel vom einen zum anderen Verfahren geschieht durchaus auch unvorhergesehen. **Es ist zu beachten, dass die *tiefe Sedierung* trotz semantischer Ähnlichkeit keine Variante der *leichten Sedierung*, sondern eher eine Variante der Narkose darstellt mit allen daraus erwachsenden Konsequenzen [8].**

Die 3 Sedierungstiefen lassen sich nicht pauschal einzelnen Interventionen und die Interventionen nicht einzelnen dazu notwendigen Sedierungstiefen zuordnen. Die jeweiligen Erfordernisse orientieren sich u. a. an der Verständigkeit der Kinder, dem Allgemeinzustand der Patienten, dem Ambiente und der Untersuchungstechnik.

Man sollte sich auf die Verwendung weniger Substanzen beschränken, diese aber gut in ihren Wirkungen und Nebenwirkungen einschätzen können [15]. So erheben die vorgestellten Sedierungsvarianten auch keinen Anspruch auf Vollständigkeit, sondern spiegeln die persönlichen Vorlieben der Autoren wieder. Zur Sedierung, Analgosedierung und Narkose bei Kindern werden vielfach Substanzen, Applikationsvarianten sowie Indikationen eingesetzt, für die es keine Zulassung nach Arzneimittelgesetz gibt („off label use"). Die Therapiefreiheit des Arztes und das medizinjuristische Konstrukt „Heilversuch" erlauben dennoch die Therapie mit diesen Substanzen, sie setzt jedoch eine entsprechende Aufklärung der Patienten bzw. Erziehungsberechtigten voraus (Übersicht in [57]).

7.4.1 Voraussetzungen

Vor der Durchführung jeglicher medikamentöser Stressreduktionsverfahren ist eine Abklärung des interventionellen Vorgehens und eine orientierende Untersuchung mit Zuordnung des Gesundheitsstatus, z. B. entsprechend der ASA-Klassifizierung [1], obligat (Tabelle 7.4).

Aus Gründen der Patientensicherheit sollte man sich im Zweifelsfalle für die tiefe Sedierung oder ggf. für die Narkose – allerdings mit allen sich daraus ableitenden Konsequenzen – entscheiden [1, 12]. Unsere Empfehlungen zur personellen und technischen Ausstattung bei (Analgo)sedierungen sind vielerorts

Tabelle 7.4. Patientenklassifizierung der American Society of Anesthesiologists, ASA

Status	Definition	Beispiel
ASA I	Gesunder Patient	Unauffällige Anamnese
ASA II	Patient mit geringfügiger, nicht anästhesierelevanter Erkrankung	Mildes Asthma bronchiale; Diabetes mellitus, zerebrale Krampfanfälle, medikamentös gut eingestellt; leichte Anämie
ASA III	Patient mit gravierender Störung des Allgemeinzustandes	Pneumonie; moderate Adipositas; unbefriedigend eingestellte chronische Erkrankung wie Epilepsie, Diabetes mellitus, Asthma bronchiale
ASA IV	Patient mit schwersten, potenziell lebensbedrohlichen Störungen des Allgemeinzustands	Schwere bronchopulmonale Dysplasie; Sepsis; fortgeschrittene chronische Erkrankung mit Anzeichen der pulmonalen, kardialen, hepatischen, renalen oder endokrinen Insuffizienz
ASA V	Moribunder Patient	Septischer Schock; schweres Trauma

(noch) nicht realisiert und mögen überzogen anmuten. Es ist allerdings zu bedenken, dass noch vor wenigen Jahren die Forderung nach einem Anästhesisten pro Operationstisch nicht allgemein akzeptiert war, inzwischen jedoch forensisch vorausgesetzter Standard ist, der die Inzidenz schwerer Komplikationen drastisch zu senken vermochte. Die Kombination von wenig erfahrenem Personal mit unzureichender Ausrüstung/Monitoring und der Behandlungsnotwendigkeit in unerwarteten Situationen ist erfahrungsgemäß höchst komplikationsträchtig [8].

Selbstverständlich ist im Rahmen der Therapiefreiheit die Durchführung einer tiefen Sedierung nicht allein dem Anästhesisten vorbehalten. Im Komplikationsfall muss sich aber jeder Anwender vor Gericht hinsichtlich seiner einschlägigen fachlichen Kompetenz an einem Facharzt für Anästhesie messen lassen.

Personelle Voraussetzungen

Anwender jeglicher sedierender Verfahren müssen über Fähigkeiten und personelle Ressourcen verfügen, auch Notfallsituationen zu erkennen und sicher zu beherrschen.

Eine leichte Sedierung bei Kindern der ASA-Klassen I und II, also bei Patienten mit nicht sedierungs- oder anästhesierelevanten Erkrankungen (s. auch Tabelle 7.4), wird von einem Arzt, der die Reanimation beherrscht, durchgeführt und überwacht. Bei Patienten der ASA-Klassen III und IV (Patienten mit schwerer systemischer bzw. schwerster, lebensbedrohlicher Erkrankung) und bei allen tiefen Sedierungen muss neben dem fachkundigen Arzt eine weitere anästhesiologisch/intensivtherapeutisch ausgebildete Person zur Verfügung stehen, die nicht identisch mit dem Untersucher sein darf und deren alleinige Aufgabe die kontinuierliche Überwachung der Vitalparameter ist.

Da die tiefe Sedierung eine Variante der Narkose darstellt, sind hier nahezu die gleichen Anforderungen an Überwachung und fachliche Qualifikation zu fordern wie bei einer Narkose. Letztere sollte selbstverständlich ein Anästhesist durchführen.

Nüchternheit

Bei allen Sedierungs- und Narkoseformen sollten vorsorglich die „präoperativen Nüchternheitsregeln" beachtet werden (Tabelle 7.5).

Technische Ausstattung

Empfehlenswert ist das vorherige Ausfüllen einer *individuellen Notfallmedikationskarte* (Abb. 7.1) für den Fall von Komplikationen während der Sedierung. Bei allen tiefen Sedierungen, aber auch bei leichten Sedierungen schwerkranker Patienten, sollte in Übereinstimmung mit der American Academy of Pediatrics (AAP) das oben genannte Equipment eingesetzt werden (serielle Blutdruck-, Puls-, Atemfrequenz- oder endtidale CO_2-Messung sowie pulsoxy-

Tabelle 7.5. Empfehlung zur Nahrungskarenz vor Sedierung/Narkose

Alter	Milchprodukte, Muttermilch	Feste Nahrung	Klare Flüssigkeiten
<6 Monate	4 h	–	2 h
<3 Jahre	6 h	6 h	2 h
>3 Jahre	–	6–8 h	2 h
Cave: Magenentleerungsstörungen! Auch Stress verzögert die Magenentleerung!			

Name: .... Geb. Dat.:................. Gewicht: ......kg (gewogen am ....)

i.v.-Medikament	Konzentration	Dosis pro kgKG	Dosis in ml/kgKG	Einzeldosis in ml
Adrenalin	1 Amp. auf 10 ml NaCl 0.9% ⇒1:10000 ⇒0,1 mg/ml	0,05 mg/kg i.v.	0,5 ml × ......kg	......ml
Atropin	1 Amp. auf 10 ml NaCl 0,9% ⇒1:10 ⇒0,05 mg/ml	0,01 mg/kg i.v.	0,2 ml × ......kg	......ml
$NaHCO_3$ 8,4%	0,5 mval/ml, wenn mit Aqua 1:1 verdünnt	0,5 mval/kg i.v.	1 ml × ......kg	......ml
Hydroxyäthylstärke HÄS 6% 200000	unverdünnt	5–10 ml/kg i.v.	5 ml × ......kg	......ml
Naloxon (Narcanti®)	1 Amp. auf 10 ml NaCl 0,9 % ⇒1:10 ⇒0,04 mg/ml	0,001–0,01 mg/kg i.v.	0,025–0,25 ml × ......kg	......ml
Flumazenil (Anexate®)	1 Amp auf 10 ml NaCl 0,9% ⇒1:10 ⇒1 ml = 0,01 mg	0,01 mg/kg i.v.	1 ml × ......kg	......ml
Vecuroniumbromid	1 mg/ml	Intubationsdosis: 0,1 mg/kg	0,1 ml × ....kg	......ml
Succinylcholin 1%	1 mg/ml	Intubationsdosis: <1 Jahr: 2 mg/kg >1 Jahr: 1–1.5 mg/kg	...ml × ......kg	......ml

Cave: Die Antagonisten Flumazenil und Naloxon können u. U. kürzer wirksam sein als die entsprechenden Agonisten.

Arzt.. Berechnungsdatum ....

Abb. 7.1. Notfallkarte für Komplikationen während der Sedierung metrische Überwachung) und eine Basisausstattung mit Absaugmöglichkeit, Maskenbeatmungsvorrichtung mit O_2-Supplementierung, Reanimationsmöglichkeit, autarker Versorgungsgegebenheit für mindestens 60 min und altersadaptiertem Defibrillator bereitgestellt werden [1].

Prinzipiell sollten auch bei leichten Sedierungen alle Überwachungsmöglichkeiten, die für das nächsttiefere Sedierungsstadium notwendig sind, vorhanden sein. Eine schriftliche Handlungsanweisung in Form eines Ablaufschemas für Notfälle ist sehr empfehlenswert, insbesondere wenn das Team (noch) nicht optimal aufeinander eingespielt ist.

Aufklärung

Jegliche ärztliche Intervention stellt eine Körperverletzung dar, die der Aufklärung und Einwilligung des Patienten bzw. seines/seiner Erziehungsberechtigten bedarf. Aus forensischen Gründen ist eine schriftliche Dokumentation dringend zu empfehlen; das gilt selbstverständlich auch für invasive Analgesie- und Sedierungsverfahren. Bei repetitiven Interventionen empfiehlt sich eine Vereinbarung mit dem Patienten bzw. seinem Erziehungsberechtigten, die die Aufklärung über und Einwilligung in alle in einem Behandlungsabschnitt typischerweise durchzuführenden Maßnahmen umfasst.

Protokollierung

Zur ordnungsgemäßen Durchführung gehört eine sorgfältige, umfassende Dokumentation aller Anordnungen, durchgeführten Maßnahmen und Medikamentenapplikationen (Dosierung, Applikationsort und -art) ebenso wie die der erhobenen Vitalparameter (Blutdruck, Puls, Atemfrequenz, S_pO_2 und evtl. Herzfrequenz) im 5-min-Raster (s. Abb. 7.2a).

Anordnungen nach dem Eingriff, Entlasskriterien bei ambulanten Eingriffen

Art und Umfang der Überwachung und Entlasskriterien bei ambulanten Eingriffen sind vom Arzt am Ende der Sedierung schriftlich festzulegen (Abb. 7.2b).

7.4.2 Leichte Sedierung

Benzodiazepine

Zur *leichten Sedierung* eignen sich Benzodiazepine, z. B. Midazolam [62]. Aufgrund seiner Wasserlöslichkeit kann Midazolam intravenös, oral, rektal, nasal oder intramuskulär verabreicht werden (Tabelle 7.6). Zur Sedierung während der Intervention ist die intravenöse Titrierung am sinnvollsten; die regelhafte intramuskuläre Applikation ist obsolet.

Geplanter Eingriff: .... **Notfall-Tel.** ....

Daten des Patienten (Kleber)

Pat.-Name: .... Heutiges Datum: ....

Geburtsdatum: .... Aktuelles Gewicht: .... kg

O Junge O Mädchen

Diagnosen:

1.

2.

3.

Checkliste **(gecheckt durch** .... **am** ....**)**

Allergien/Asthma/Risiken: ....

Frühere Sedierungen O ja O nein O ps: ....

Einverständnis vorhanden? O Sedierung O Eingriff ....

Labor: O Hb O Thrombos O Gerinnung O sonstiges ....

Praemedikation/Vorbereitung

Nahrungskarenz: Ja, ab (Datum;Uhrzeit): .... / Nein. Klare Flüssigkeit erlaubt bis 2h vor Sedierungsstart: Ja / Nein

I.V.-Zugang mit Dreiwegehahn legen Ja / Nein Sonstige Anordnungen:

Infusion: ml / h

Namens-Kürzel	Medikament/ Dosis	Applikationsart und –zeitpunkt	Zeitpunkt der Gabe und Namenskürzel Schwester/Pfleger

Beginn des Eingriffs (tritt durch die Tür):

Überwachung durch: **Durchführung** durch:

Zeit	Unterschrift	Medikament/Infusionen	Dosis	Applikationsart i.v./p.o./nasal/rektal

Zeit	Bemerkungen (ggf. Temperatur)	Blutdruck (syst./diast.)	Herzfrequenz (Anzahl/min)	Atmung/min (endti. CO_2)	S_pO_2 (%)	O_2-Gabe (l/min)	Skala (1–5)

Skala: 1= wach, 2= agitiert, 3= schläft oberflächlich, 4= schläft tief, 5= zu tiefe Sedierung (bitte Kommentar)

Beim Verlassen des Raumes! Uhrzeit:

Mit Sedierung zufrieden: JA/ NEIN -Begründung:

Status bei Verlassen des Raumes:

Übergabe an:

Abb. 7.2 a, b. Überwachungsbogen bei Sedierungen. **a** Vorderseite

Überwachung auf der Station! Name: ____________________ Geb. _ _._ _._ _ _ _

Anordnung der weiteren Überwachung:
OPuls/HF OAtemfrequenz ORR OTemperatur OSkala <u>Zusätzlich</u> => O EKG O Pulsoximeter O Blutdruck eszillometr.

<u>Zeitabstände</u> Minuten ab jetzt: O 5 O 10 O 15 O 20 O 25 O 30 O 35 O 40 O 45 O 50 O 55 O 60
O 75 O 90 O 105 O 120 O O O O O O O O

<u>Weitere Anordnungen</u> (Bettruhe bis; besondere Lagerung; Nahrung ab; ärztliche körperliche Untersuchung; Entlassung frühestens oder vereinbart für; regelmäßige Schmerzdokumentation, etc.):

Unterschrift des Arztes: ____________________

Überwachung durch: ....

Zeit	Kürzel	Bemerkungen (ggf. Temp.)	O Blutdruck Oszillometr. Blutdruck (syst./diast.)	O EKG Herzfrequenz (Anzahl/min)	Atmung (Anzahl/min)	O Pulsoximeter S_pO_2 (%)	O_2-Gabe (l/min)	Skala (1–5)

Skala: 1= wach, 2= agitiert, 3= schläft oberflächlich, 4= schläft tief, 5= zu tiefe Sedierung (bitte Kommentar)

Mit der Aufwachphase zufrieden? Ja Nein (=> Immer Kommentar!)

Kriterien zum Beenden der engmaschigen Überwachung müssen erfüllt sein:

Kreislauf und Atmung stabil:	Ja	kein Erbrechen:	Ja
leicht erweckbar, Schutzreflexe intakt:	Ja	versteht und befolgt Anweisungen:	Ja
antwortet angemessen auf Ansprache:	Ja	kann ohne Hilfe sitzen oder gehen: (den Fähigkeiten entsprechend)	Ja

1. Wie wird der Patient weiter betreut:
2. Telefonate nach ambulanten Eingriffen:

Abb. 7.2 b. Rückseite

Tabelle 7.6. Dosier- und Applikationshinweise zu Midazolam

Applikationsweg	Midazolam Dosis [mg/kg]	Wirkeintritt [min]	Bemerkungen
Intravenös	0,1	1–2	–
Peroral	0,4–0,5	25–35	Effekt nicht zuverlässig
Rektal	0,5–0,7	15	Effekt prompt
Intranasal	0,2–0,3	8–10	Applikation unangenehm, Effekt prompt

Die *intravenöse* Applikation von Midazolam zur Sedierung ist bei Patienten ab 14 Jahren zugelassen. Eine eng umschriebene Dosis-Wirkungs-Beziehung gibt es nicht, deshalb ist eine Titrierung notwendig; diese läßt sich nur intravenös sinnvoll durchführen. Mit einer intravenösen Applikation von 0,1 mg/kg KG lässt sich bereits nach 1–2 min eine flache Sedierung induzieren. Bereits Dosierungen von 0,4 mg/kg KG bei Säuglingen und 0,3 mg/kg KG bei Kleinkindern induzieren regelmäßig eine tiefe Sedierung [50].

Bei jüngeren Kindern erfordert der *orale* Applikationsweg wegen des bitteren Geschmacks, der allen Benzodiazepinen eigen ist, die Vermischung der Ampullenlösung mit Geschmackskorrigenzien, z. B. unverdünntem Sirup; darüber hinaus ist der Wirkungseintritt weniger prompt [7, 44]. Für ältere Kinder stehen Tabletten zur Verfügung.

Mit der *intranasalen* Midazolamgabe (Applikationsart ohne Zulassung) kann zuverlässig ein ähnlicher Effekt wie mit der intravenösen Injektion erzielt werden. Die intranasale Verabreichung ist wegen des bitteren Geschmacks beim Herunterlaufen der Tropfen an der Rachenwand nicht sonderlich beliebt, kann aber zur Komplettierung einer insuffizienten Sedierung nach peroraler Midazolamgabe in Erwägung gezogen werden [27, 40].

Die *rektale* Applikation (Anwendung erfolgt im „off label use") ist sehr günstig, da ein zuverlässiger Wirkeintritt bei meist erhaltener Kooperativität resultiert [30, 58].

Zur Vorbereitung, als eine Art Prämedikation für eine Intervention, bieten sich die nichtinvasiven Applikationsverfahren an, wobei man sich in deren Auswahl von den Wünschen und Vorlieben der Patienten leiten lassen kann.

Für die Anwendung von Midazolam zur leichten Sedierung sprechen die induzierte ausgeprägte Anxiolyse und die anterograde Amnesie, also der Verlust der Erinnerung an Zeiträume direkt nach der Applikation [44, 50]. Von Vorteil sind auch die geringe Beeinflussung der Hämodynamik, die minimale Irritation des Bronchialsystems, die Anhebung der Krampfschwelle, die zentral muskelrelaxierende Wirkung sowie die gute Steuerbarkeit bei kurzer Anschlagzeit.

Manchmal wird störende Hypersalivation beobachtet. Selten treten Ataxie, Emesis und Erregungszustände auf.

Benzodiazepine gewährleisten keine so weitgehende Ruhigstellung, wie sie für bildgebende Verfahren erforderlich ist.

Alternativ wird in manchen Abteilungen *Diazepam* eingesetzt. Diazepam bietet aber keine Vorteile, da es eine deutlich ungünstigere Kinetik als Midazolam hat [63], eine geringere Anxiolyse und keine anterograde Amnesie bewirkt. Zudem stören die paradoxen Reaktionen (bis zu 10 %) unter Diazepam [31].

Chloralhydrat

Es wird in einer Dosierung von 50–100 mg/kg KG peroral oder 75 mg/kg KG rektal eingesetzt. Nachteilig ist seine lange Anschlagzeit von 30–45 min, seine Wirkdauer von bis zu 8 h sowie gelegentliches Auftreten von Nausea und Emesis [28]. Greenberg et al. erzielten mit 100 mg/kg KG peroral in 91 % eine adäquate Sedierung zur CT-Untersuchung, wobei die Effizienz bei mehr als 4 Jahre alten Kindern deutlich schlechter war (81 %) als bei den jüngeren [21]. In vielen Studien wurde deshalb Chloralhydrat mit anderen Sedativa kombiniert, um den Wirkungsgrad zu erhöhen.

Für weitergehende Informationen wird auf die Publikation von Dübbers et al. [15] verwiesen.

Chlorprothixen

Chlorprothixen (2 mg/kg KG peroral) führt zu einer leichten Sedierung. Zu beachten ist jedoch die Senkung der Krampfschwelle. Auch sind ausgeprägte anticholinerge Wirkungen und Orthostasestörungen beschrieben worden.

7.4.3 Tiefe Sedierung

Propofol

Zur nächsttieferen Sedierungsstufe eignet sich insbesondere das Phenolderivat Propofol. Es ist ein Hypnotikum mit schnellem Wirkungseintritt und kurzer Wirkungsdauer ohne analgetischen Effekt [60]. Bei schmerzhaften Eingriffen muss es deshalb entweder mit einem lokal oder einem systemisch wirksamen Analgetikum kombiniert werden.

Das wasserunlösliche Propofol ist für den klinischen Einsatz als 1- oder 2 %ige Öl-in-Wasser-Emulsion aufbereitet. Die gute Akzeptanz, die Propofol seit seiner Einführung gefunden hat, gründet sich v. a. auf seine günstigen pharmakokinetischen Eigenschaften: Bewusstseinsverlust tritt binnen 20 s nach i.v.-Verabreichung bei Monoanwendung für 4–10 min ein; im Kleinkindesalter beträgt die Wirkdauer etwa 15 min. Bei rascher Metabolisierung wird Propofol nahezu vollständig durch Glucuronidierung und Sulfatierung in inaktive Metabolite abgebaut; selbst bei Neonaten und Säuglingen mit Leberinsuffizienz gibt es kaum Einschränkungen der Clearance [53, 71].

Propofol hat sich zur Sedierung unter Spontanatmung – auch bei Säuglingen – bei radiologischen Interventionen, z. B. zum MRT, bewährt [36]: Atropin

0,02 mg/kg KG oral, Propofol-Bolus 1 mg/kg KG i.v., anschließend 8–6 mg/kg KG/h i.v. [69]. Eine andere Möglichkeit: Propofol-Bolus 3 mg/kg KG i. v., Aufrechterhaltung mit Repetitivboli von 1–2 mg/kg KG i.v. etwa alle 15 min [56].

Auch zur Koloskopie und Ösophagogastroskopie im Kindesalter wird Propofol erfolgreich eingesetzt: Eine i. v. „loading dose" Propofol 3 mg/kg KG gefolgt von 6 mg/kg KG/h kontinuierlich i. v. war einer Pethidin-/Midazolamsedierung bei 1- bis 14-jährigen Kindern deutlich überlegen [39], wenngleich andere Autoren unter Sicherheitsaspekten eine Allgemeinanästhesie bevorzugen [24].

Zur Sedierung bei oralen Eingriffen wird ebenfalls auf Propofol zurückgegriffen [70], zumal man die antiemetischen Wirkungen von Propofol vorteilhaft ausnutzen kann [9].

Propofol ist in Deutschland derzeit zur Narkose bei Kindern unter 3 Jahren und generell zur Sedierung bei Kindern unter 16 Jahren nicht zugelassen. Medizinische Gründe dafür fehlen. In Österreich ist Propofol ab dem vollendeten 1. Lebensmonat zugelassen. Die generell fehlende Zulassung zur Langzeitsedierung im Kindesalter ist dagegen mit der propofolbedingten Lipidbelastung medizinisch begründet [56].

Propofol hat vagusstimulierende Eigenschaften, weshalb eine Bradykardierate von 10–20% [61], und dies eher bei jüngeren als bei älteren Kindern [6], nicht überrascht. Gerade bei jüngeren Kindern sollte deshalb auch im Hinblick auf den stark frequenzabhängigen „cardiac output" großzügig Atropin eingesetzt werden. Da das Atemzentrum bei Neonaten und Säuglingen noch sehr instabil ist, verwundert es nicht, dass nicht selten Apnoephasen von 20–30 s Dauer auftreten.

Davon abgesehen, beeinträchtigt Propofol auch bei Säuglingen und Kleinkindern in Dosierungen von 3 mg/kg KG i. v. die Ventilation und Oxygenierung kaum. Da Propofol einen Injektionsschmerz verursachen kann, empfiehlt es sich, Propofol mit Lidocain zu mischen (1 mg Lidocain auf 2 ml 1- oder 2%ige Propofollösung [23]).

Ketamin

Mit Ketamin steht ein weiteres Pharmakon zur tiefen Sedierung bei Kindern zur Verfügung, insbesondere wenn eine analgetische Wirkkomponente im Vordergrund stehen soll. Ketamin wirkt am N-Methyl-D-Aspartat-Rezeptor im Gehirn und Rückenmark und hemmt die aufsteigenden nozizeptiven Afferenzen. Dieser Effekt tritt bereits in niedrigen subanästhetischen Dosierungen auf. Ketamin ist ein Phencyclidinderivat, das als Razemat vorliegt. Das S(+)-Enantiomer ist analgetisch und narkotisch wirksamer und die R(–)-Variante bronchodilatatorisch effektiver. Derzeit sind in Deutschland das Razemat als Ketamin und die S(+)-Variante als Ketanest S erhältlich.

Ketamin zeichnet sich durch einen raschen Wirkungseintritt und eine kurze Wirkdauer aus; der Abbau erfolgt oxidativ zum schwach aktiven Metaboliten Norketamin [11], der weiter verstoffwechselt oder nach Glucuronidierung renal ausgeschieden wird.

Ketamin wird bevorzugt *intravenös* appliziert. Wegen seiner größeren analgetischen und narkotischen Potenz sowie der unten beschriebenen geringeren Inzidenz an psychomimetischen Nebenwirkungen wird inzwischen vielfach das S(+)-Enantiomer bevorzugt, dessen Dosierung gegenüber der des Razemates zu halbieren ist [32].

Zur tiefen Sedierung werden 0,5–1,0 mg/kg KG S(+)-Ketamin intravenös injiziert, wobei mit einer Dosis von 1,0 mg/kg KG bei manchen Kindern schon ein narkotisches Stadium erreicht ist. Zur Weiterführung sind entweder Repetitionsdosen alle 10–15 min oder eine kontinuierliche Gabe von 1 bis 2 mg/kg KG/h erforderlich.

Dachs et al. [13] setzten Ketaminrazemat in einer Dosierung von 1–2 mg/kg KG sehr erfolgreich ein bei kurzen schmerzhaften Maßnahmen in der Kindernotfallambulanz. Parker et al. [51] kombinierten effektiv und sicher Ketamin und Midazolam zur Analgosedierung für diagnostische und therapeutische Maßnahmen bei 4 Monate bis 17 Jahre alten Kindern in folgenden Dosierungen: Midazolam 0,05–0,1 mg/kg KG i. v. plus Ketamin-Razemat 1–2 mg/kg KG i. v.

Zur eventuellen Fortführung wird Ketamin in einer Repetitionsdosis von 0,5–1 mg/kg KG i.v. appliziert. Nach einer Interventionszeit von 15–120 min hatten sich mehr als 70% der Patienten innerhalb von 30 min wieder erholt. Ähnlich gute Ergebnisse wurden unter einem vergleichbaren Regime auch von anderen Autoren publiziert [41, 59]. Durch die Kombination von Ketamin mit Propofol statt Midazolam läßt sich die Erholungszeit noch weiter verkürzen [32].

Von der *intramuskulären* Applikationsweise (Dosis: 2–3 mg/kg KG S(+)-Ketamin) sollte nur ausnahmsweise Gebrauch gemacht werden.

Im „off label use" lässt sich Ketamin auch *oral und rektal* (Dosis: 5 mg/kg KG S(+)-Ketamin, Anschlagzeit 30–45 min) einsetzen, wenn das Legen eines intravenösen Zugangs äußert schwierig ist und ein nichtinvasiver Verabreichungsweg genutzt werden soll [68].

In normaler Dosierung und bei langsamer Injektion führt Ketamin kaum zur Atemdepression, auch die pharyngealen Reflexe bleiben weitgehend erhalten. Da unerwartete Apnoen bei der Ketaminanwendung nicht gänzlich ausgeschlossen werden können [43], sollte diese Substanz bei prämaturen Neonaten mit Zurückhaltung und großer Vorsicht appliziert werden [67].

Hervorzuheben ist der gute bronchodilatatorische Effekt, weshalb das Ketaminrazemat gerade bei Patienten mit asthmoider Erkrankung sehr vorteilhaft eingesetzt werden kann. Kreislaufdepressionen nach Ketamin sind die Ausnahme, da die ketaminvermittelte Sympathikussteigerung gerade bei hypotonen und hypovolämen Patienten den Blutdruck stabilisiert. Bei sehr rascher Injektion können sogar hypertensive Krisen hervorgerufen werden.

Ketamin verursacht eine Hypersalivation, die eine prophylaktische Atropinvorgabe erfordert.

Gelegentlich kann die Anwendung von Ketamin in der Erholungsphase von psychomimetischen Reaktionen begleitet sein, die nicht selten als Alpträume beschrieben werden. Wenngleich bei Kindern unter 10 Jahren diese Nebenwirkung geringer und seltener sein soll und auch der Einsatz von S(+)-Ketamin deren Inzidenz weiter reduziert haben soll, erscheint es dennoch empfehlenswert, Ketamin mit Propofol oder Midazolam zu kombinieren, um derartige unerwünschten Effekte zu unterdrücken.

Kontraindikationen sind:

- Alter <3 Monate (relative Kontraindikation),
- Instabilität der Atemwege,
- Trachealstenose,
- Prozeduren mit Stimulation des hinteren Pharynx (relative Kontraindikation),
- frische Infektion der Luftwege,
- kardiovaskuläre Erkrankungen,
- Hirndruck,
- Glaukom,
- Hyperthyreose,
- Psychosen.

7.4.4 Narkose

Erscheint auch eine tiefe Sedierung nicht ausreichend für die geplante Intervention, oder muss die Intervention zu einer Operation ausgeweitet werden, sind Regionalanästhesie und/oder Narkose indiziert. Bei Eingriffen außerhalb des Operationssaals haben sich die totalintravenösen Anästhesieverfahren unter Verwendung von Remifentanil oder Alfentanil zusammen mit Propofol oder die Kombination von Ketamin und Propofol besonders bewährt.

7.5 Schmerzhafte medizinische Eingriffe im Einzelnen

Die adäquate Wahl der Methode zur (Analgo)sedierung hängt ab von Alter, Einsichtsfähigkeit, Angst und Schmerzschwelle des Patienten sowie von den Randbedingungen der speziellen Maßnahme wie Ambiente, Grad der Ruhigstellung, Zeitdruck und Planbarkeit. Tabelle 7.7 gibt eine Übersicht über Maßnahmen zur Stressreduktion bei verschiedenen Interventionen.

Der wesentliche Unterschied zwischen unseren oben genannten Vorschlägen und den Empfehlungen des amerikanischen „Subcommitee on Management of Pain Associated with Procedures in Children with Cancer“ betrifft die Verwendung von Midazolam bei Säuglingen und Kleinkindern in Kombination mit Opioiden/Opiaten, z.B. mit Morphinsulfat, in einer Dosierung von 0,05–0,1 mg/kg KG intravenös, oder Fentanyl 0,001–0,002 mg/kg KG intravenös bei Knochenmarkpunktionen, Drainageanlagen und Inzisionen [72]. Ob die amerikanischen Vorgehensweisen effizienter und sicherer sind als die hier empfohlenen Vorgehensweisen, ist nur schwer zu beurteilen.

Tabelle 7.7. Vorschläge zur Analgesie und/oder Sedierung bei Interventionen im Kindesalter

Altersgruppe/ Intervention	Neonaten	Kleinkinder	Schulkinder	Jugendliche
Venenpunkion	EMLA	EMLA	EMLA	–
Arterienpunktion	EMLA	EMLA	EMLA	EMLA
Fersenstich	i.v.-Entnahme	–	–	–
BZ-Stix	EMLA	EMLA	EMLA	EMLA
Lumbalpunktion	EMLA	EMLA	EMLA	EMLA
Ventrikelpunktion	EMLA	–	–	–
Blasenpunktion	EMLA + Infiltration	EMLA + Infiltration	EMLA + Infiltration	EMLA + Infiltration
Leberpunktion	EMLA + Infiltration	EMLA + Infiltration	EMLA + Infiltration	EMLA + Infiltration
Knochenmark-punktion	Ketamin + Propofol	Midazolam + Ketamin	Midazolam + Ketamin	Midazolam + Ketamin
Hautbiopsie	EMLA	EMLA	EMLA	EMLA
Muskel-PE	Narkose	Midazolam + Narkose	Midazolam + Narkose	Midazolam + Narkose
Pleuradrainanlage	Infiltration + Narkose	Midazolam + Infiltration + Narkose	Midazolam + Narkose oder Regional-anästhesie	Midazolam + Narkose oder Regional-anästhesie
Verbandswechsel	Ketamin + Propofol	Ketamin + Propofol	Ketamin + Propofol	Ketamin + Propofol
Primäre Wundversorgung	EMLA, Ketamin + Propofol	EMLA, Ketamin + Propofol	Infiltration, Ketamin + Propofol	Infiltration, Ketamin + Propofol
Primäre Frakturversorgung	Narkose	Midazolam + Narkose	Midazolam + Narkose oder Regional-anästhesie	Midazolam + Narkose oder Regional-anästhesie
Elektive Intubation	Alfentanil/ Propofol oder Fentanyl/ Etomidat + Relaxans	Alfentanil/ Propofol oder Fentanyl/ Etomidat + Relaxans	Alfentanil/ Propofol oder Fentanyl/ Etomidat + Relaxans	Alfentanil/ Propofol oder Fentanyl/ Etomidat + Relaxans

Tabelle 7.7 (Fortsetzung)

Altersgruppe/ Intervention	Neonaten	Kleinkinder	Schulkinder	Jugendliche
CT-Untersuchung	Propofol oder Narkose	Propofol	(Midazolam)	(Midazolam)
NMR-Untersuchung	Propofol oder Narkose	Propofol	(Midazolam)	(Midazolam)
Endoskopie				
• *Tracheobronchial*				
– *flexibel*	Narkose	Narkose	Midazolam/ Narkose	Midazolam/ Narkose
– *starr*	Narkose	Narkose	Narkose	Narkose
• *Gastro-ösophageal*	Narkose	Narkose	Propofol	Propofol
• *Kolorektal*	Propofol oder Narkose	Propofol	Propofol	Propofol

7.6 Fazit

Im Interesse der jungen Patienten sollten sich die Anästhesisten der Versorgung der Kinder bei schmerzhaften und/oder unangenehmen Interventionen nicht entziehen, sondern organisatorische Voraussetzungen treffen, dass eine adäquate Durchführung von (Analgo)sedierung bzw. Allgemein- oder Regionalanästhesie gewährleistet wird. An situationsgerechten Behandlungsmethoden besteht kein Mangel.

Literatur

1. American Academy of Pediatrics Committee on Drugs (1992) Guidelines for monitoring and management of pedriatic patients during and after sedation for diagnostic and therapeutic procedures. Pediatrics 89: 1110–1115
2. Anand KJ, Sippell WG, Aynsley-Green A (1987) Randomised trial of fentanyl anaesthesia in preterm babies undergoing surgery: effects on the stress response. Lancet I: 243–247
3. Anand KJS (1998) Clinical importance of pain and stress in preterm neonates. Biol Neonate 73: 1–9
4. Arendt-Nielsen L, Bjerring P (1989) Depth and duration of skin analgesia to needle insertion after topical application of EMLA-cream. Br J Med 64: 1973–1977
5. Arthur DS, McNicol LR (1986) Local anaesthetic techniques in paediatric surgery. Br J Anaesth 58: 760–778
6. Aun CST, Sung RYT, O'Meara ME, Short TG, Oh TE (1993) Cardiovascular effects of i. v.-induction in children: comparison between propofol and thiopentone. Br J Anaesth 70: 647–653
7. Bause HW (1986) Die orale Prämedikation. In: Tolksdorf W, Kretz FJ, Prager J (Hrsg): Neue Wege in der Prämedikation. Roche, Basel
8. Beushausen T (1996) Sedation für diagnostische Eingriffe im Kindesalter. In: Beushausen T, Kraus GB, Strauß J (Hrsg) Sedierung und Narkose bei diagnostischen Eingriffen im Kindesalter. Springer, Berlin Heidelberg New York Tokio

9. Borgeat A, Wilder-Smith OHG, Suter PM (1994) The nonhypnotic therapeutic applications of propofol. Anesthesiology 80: 462–656
10. Bucher HU, Moser T, von Siebenthal K, Kiel M, Wolf M, Duc G (1995) Sucrose reduces pain reaction to heel lancing in preterm infants. Pediatr Res 83: 332–335
11. Cook DR, Stiller R, Dayton P (1982) Pharmacokinetics of ketamine in infants and small children. Anesthesiology 57: A428
12. Cotè CJ (1994) Sedation for the pediatric patient – a review. Pediatr North Am 41: 31–58
13. Dachs RJ, Innes GM (1997) Intravenous ketamine sedation of pediatric patients in the emergency department. Ann Emerg Med 29: 146–150
14. Dohlwitz A, Uppfeldt A (1985) Schmerzlinderung bei Venenpunktionen. Anaesthesist 34: 355–358
15. Dübbers A, Boos J (1997) Fakten zur Sedierung bei Kindern. Zuckschwerdt, München
16. Enad D, Salvador A, Brodsky NL, Hurt H (1995) Safety and efficiacy of eutectic mixture of local anesthetics (EMLA) for lumbar puncture (LP) in newborns (NB). Pediatr Res 37: 204 A
17. Evers H, Dardel OV, Juhlin L, Ohlsen L, Vinnars E (1985) Dermal effects of compositions based on the eutectic mixture of lignocaine und prilocaine (EMLA). Br J Anaesth 57: 997–1005
18. Carcia OC, Reichberg S, Brion LP, Schulmann M (1995) Topical anesthesia with EMLA during percutaneous line insertion in very low birth weight infants (VLBWI) Pediatr Res 37: 205 A
19. Gourrier E, Karroubi P, el Hanache A, Merbouche S, Mouchino G, Lerailles J (1996) Use of EMLA-cream in a department of neonatology. Pain 68: 431–343
20. Grant IS, Nimmo WS, McNicol LR, Clements JA (1983) Ketamin disposition in children and adults. Br J Anaesth 55: 1107–1110
21. Greenberg SB, Faerber EN, Aspinall CL, Adams RC (1993) High-dose chloralhydrate sedation for children undergoing MR imaging: AJR 161: 639–641
22. Grunau RE (1998) Longterm effects of pain. Res Clin Forums 20/4: 19–28
23. Helbo-Hansen S, Westergaard V, Krogh BL, Svendson HP (1988) The reduction of pain on injection of propofol: The effect of addition of lignocaine. Acta Anaesth Scand 32: 502–504
24. Jamieson J (1999) Anesthesia and sedation in the endoscopy suite? (influences and options). Curr Opin Anaesthesiol 12: 417–423
25. Jöhr M (1998) Kinderanästhesie. Fischer, Lübeck
26. Kaiser H, Niesel HC (1993) Stellenwert der Regionalanästhesie in der Kinderchirurgie. In: Meier H, Kaiser R, Moir CR (Hrsg) Schmerz beim Kind. Springer, Berlin Heidelberg New York Tokio
27. Karl HW, Keifer AT, Rosenberger JL, Larach MG, Ruffle JM (1992) Comparison of safety and efficacy of intranasal midazolam or sufentanil for preinduction of anesthesia in pediatric patients. Anesthesiology 76: 209–215
28. Kauffmann RE, Banner W jr, Berlin CM jr et al. (1993) Use of chloralhydate for sedation in children. Pediatrics 92: 471–472
29. Koscielniak-Nielsen Z, Hesselbjerg L, Brushoj J, Jensen MB, Pedersen HS (1998) EMLA-patch for spinal puncture. Anaesthesia 53: 1209–1227
30. Kraus GB, Gruber RG, Knoll R, Danner U (1989) Pharmakokinetische Untersuchungen nach intravenöser und rektaler Applikation von Midazolam bei Kindern. Anaesthesist 38: 658–663
31. Kretz FJ, Liegl M, Heinemeyer G, Eyrich K (1985) Die rektale Narkoseeinleitung bei Kleinkindern mit Diazepam und Midazolam. Anästh Intensivmed 26: 343–346
32. Krüger AD (1998) Aktuelle Aspekte der Anwendung von Ketamin im Kindesalter. Anaesthesiol Reanimat 23: 64–71
33. Kuiper M de (1999) Schmerz und Schmerzmanagement bei Kindern. Ullstein Medical, Wiesbaden
34. Larsson BA, Jylli L, Langercrantz H, Olsson GL (1995) Does a local anaesthetic cream (EMLA) alleviate pain from heel-lancing in neonates? Acta Anaesthesiol Scand 23: 1028–1031

35. Larsson BA, Tannfeldt G, Langercrantz H, Olsson GL (1998) Alleviation of the pain venepuncture in neonates. Acta Paediatr 87: 774–779
36. Lefever EB, Poter PS, Seeley NR (1993) Propofol sedation for pediatric MRI (letter) Anesth Analg 76: 919–920
37. Lehn BM (1993) Psychologische Methoden der Schmerzbehandlung bei Kindern. In: Meier H, Kaiser R, Moir CR (Hrsg) Schmerz beim Kind. Springer, Berlin Heidelberg New York Tokio
38. Lerman J, Strong HA, Ledez KM (1989) Effects of age on the serum concentration of AAE and the binding of lidocaine in pediatric patients. Clin Pharmacol Ther 46: 219–225
39. Lesmes CE, Hager H, Nussenson E, Katz Y (1998) Sedation of paediatric endoscopic procedures: comparison of two techniques. Br J Anaesth 80 (Suppl): 142–143
40. Malinovsky JM, Lejus C, Servin F, Leplage F, Le Normand Y, Testa S, Cozian A, Pinaud M (1993) Plasmaconcentrations of midazolam after i. v., nasal or rectal administration in children. Br J Anaesth 70: 617–620
41. Marx CM, Stein J, Tylor MK, Nieder ML, Shurin SB, Blumer JL (1997) Ketamine-midazolam vs meperidine-midazolam for painful procedures on pediatric oncology patients. J Clin Oncol 15: 94–102
42. McIntosh N, van Veen L, Brameyer H (1994) Alleviation of the pain of heel prick in preterm infants. Arch Dis Child 70: 177–181
43. Mitchell RK, Koury S, Stone CK (1996) Respiratory arrest after intramuscular ketamine in a 2-year-old child. Am J Emerg Med 14: 580–581
44. Molter G, Castor G, Altmayer P, Büch U (1990) Psychosomatische, sedative und hämodynamische Reaktionen nach präoperativer oraler Gabe von Midazolam bei Kindern. Klin Pädiatr 202: 328–333
45. Morishima HO, Pedersen H, Finster M, Sakuma K, Bruse SL, Gutsche BB, Stark RI, Covino BG (1981) Toxicity of lidocaine in adult, newborn and fetal sheep. Anesthesiology 55: 57–61
46. Morselli PL, Franco-Morselli R, Bossi L (1980) Clinical pharmacokinetics in newborns and infants. Clin Pharmakokinet 5: 427–485
47. Mühlendahl KE v (1996) Sedierung bei Kindern für Diagnostik und kleine therapeutische Eingriffe. In: Beushausen T, Kraus GB, Strauß J (Hrsg) Sedierung und Narkose bei diagnostischen Eingriffen im Kindesalter. Springer, Berlin Heidelberg New York Tokio
48. Niesel HC, Kaiser H (1991) Grenzdosis für Lokalanästhetika. Empfehlungen nach toxikologischen und pharmakokinetischen Daten. Regionalanästhesie 14: 79
49. Nyquist-Mayer AA, Bordin AF, Frank SG (1985) Phase distribution studies on an oil-water emulsion based an a eutectic mixture of lidocaine und prilocaine as the dispersed phase. J Pharma Sci 74: 1192–1195
50. Otte J, Stewens J, Tegtmeyer FK (1987) Midazolam (Dormicum) zur Sedierung von Kindern bei schmerzhaften Eingriffen. Monatsschr Kinderheilkd 135: 487–491
51. Parker RI, Mahan RA, Giugliano D, Parker MM (1997) Efficacy and safety of intravenous midazolam and ketamine as sedation for therapeutic and diagnostic procedures in children. Pediatrics 99: 427–431
52. Piazolo PP, Breck W, Bissinger KR, Hailer D, Hardt D (1988) EMLA-Creme verhindert den Shunt-Punktionsschmerz bei Haemodialyse-Patienten im Doppelblind-Vergleich zu Placebo. Nieren Hochdruckkr 17: 236–240
53. Raoof AA, van Obbergh LJ, Verbeck RK (1995) Propofol pharmacokinetics in children with biliary atresia. Br J Anaesth 74: 46–49
54. Reinhold P, Zander J (1993) Techniken der Lokalanästhesie im Kindesalter. In: Meier H, Kaiser R, Moir CR (Hrsg) Schmerz beim Kind. Springer, Berlin Heidelberg New York Tokio
55. Reinhold P, Storms FJ (1996) Relevance of methaemoglobinaemia induced by application of EMLA in term and preterm neonates. 11th World Congress of Anaesthesiologists (Abstr)
56. Reinhold P, Graichen B (1999) Propofol zur Sedierung bei pädiatrischen Kernspintomographie-Untersuchungen. Klin Pädiatr 211: 40–43

57. Reinhold P, Usselmann B (1999) Der nichtbestimmungsgemäße Gebrauch zugelassener Medikamente in der Anästhesie. Anästh Intensivmed 40: 701–708
58. Rey E, Delauny L, Pons G, Murat I et al. (1991) Pharmacokinetics of midazolam in children: Comparative study of intranasal and intravenous administration. Eur J Clin Pharmacol 41: 355–357
59. Schirle P (1996) Sedierung oder Narkose bei diagnotischen Maßnahmen im Kindesalter. In: Beushausen T, Kraus GB, Strauß J (Hrsg) Sedierung und Narkose bei diagnostischen Eingriffen im Kindesalter. Springer, Berlin Heidelberg New York Tokio
60. Sebel PS, Lowdon JD (1989) Propofol, a new intravenous anesthetic. Anesthesiology 71: 260–277
61. Short AM, Aun CST (1991) Hemodynamic effects of propofol in children. Anaesthesia 46: 783–785
62. Sievers TD, Yee JD, Foley RN, Blanding PJ, Berde CB (1991) Midazolam for conscious sedation during pediatric oncology procedures: safety and recovery parameters. Pediatrics 88: 1172–1179
63. Smith M, Eadie M, O'Rourke B (1981) The pharmacokinetics of midazolam in man. Eur J Clin Pharmacol 19: 271–278
64. Striebel HW, Kern H (1993) Nervenblockaden zur postoperativen Schmerztherapie. In: Meier H, Kaiser R, Moir CR (Hrsg) Schmerz beim Kind. Springer, Berlin Heidelberg New York Tokio
65. Taddio A, Shennan AT, Stevens B, Leeder JS (1995) Safety of lidocaine-prilocaine-cream in the treatment of preterm neonates. Pediatrics 127: 1002–1005
66. Taddio A, Ohlsson, A, Einarson TR, Stevens B, Koren G (1998) A systematic review of lidocaine-prilocaine-cream (EMLA) in the treatement of acute pain in neonates. Pediatrics 101: E1
67. Tashiro C, Matsui Y, Nakano S (1991) Respiratory outcome in extremely premature infants following ketamine anaesthesia. Can J Anaesth 38: 287–291
68. Tobias JD, Phipps S, Smith B, Mulhern RK (1992) Oral Ketamine premedication to alleviate the distress of invasive procedures in pediatric oncology patients. Pediatrics 90: 537–541
69. Vangerven M, Van Hemelrijck J, Wouters P, Vandermeersch E, Van Aken H (1992) Light anaesthesia with propofol for pediatric MRI. Anaesthesia 47: 706–707
70. Valtonen M, Salonen M, Forssell H, Scheinin M, Viinamaki O (1989) Propofol infusion for sedation in outpatient oral surgery: A comparison with Diazepam. Anaesthesia 44: 730–734
71. Vandermeersch E, van Hemelrijck J, Byttebier G, Van Aken H (1989) Pharmacokinetics of propofol during continuous infusion for pediatric anesthesia. Acta Anaesth Belg 40: 161–165
72. Zeltzer LK, Altmam A, Cohen D et al. (1990) Report of the subcommitee on the management of pain associated procedures in children with cancer. Pediatrics 86: 826–831

8 Postoperative Schmerztherapie bei Kindern und Jugendlichen

R. Sittl, N. Griessinger, C. Schiessl, W. Koppert

INHALT

8.1 Einleitung

Noch immer wird kindlicher postoperativer Schmerz in den meisten Kliniken unzureichend behandelt [21]. Kinder erhalten weniger, seltener und darüber hinaus noch schwächere Analgetika als Erwachsene [5]. Nach neuesten neuroanatomischen und neurophysiologischen Erkenntnissen zeigen Kinder allerdings gleiches Schmerzempfinden wie Erwachsene. Demnach muss man bei ihnen von einer erheblichen schmerztherapeutischen Unterversorgung ausgehen.

Dafür wesentliche Ursachen sind in mangelnden physiologischen und pharmakologischen Grundkenntnissen der verantwortlichen Ärzte zu suchen. Unzureichende Überwachungsmöglichkeiten und damit verbunden die – berechtigte – Angst vor ernsten Nebenwirkungen führen auch bei engagierten Kollegen immer wieder dazu, Kindern eine effektive Schmerztherapie vorzuenthalten.

Kürzlich wurden in verschiedenen Ländern Empfehlungen zur postoperativen Schmerztherapie bei Kindern veröffentlicht [9, 13, 25]. Auch in Deutschland findet die Kinderschmerztherapie in den Empfehlungen einer interdisziplinären Expertenkommission zur Behandlung akuter perioperativer und posttraumatischer Schmerzen Berücksichtigung [24]. Eine konsequente Umsetzung der dort dargestellten Therapiemöglichkeiten bei Kindern erscheint umso dringlicher, weil durch den Einsatz kurz wirksamer Substanzen in der Narkoseführung (Remifentanil, Sevofluran) neue Anforderungen an die frühe postoperative Schmerztherapie gestellt werden.

8.2 Schmerzmessung

Voraussetzung für eine effektive adaptierte Schmerztherapie ist eine altersgerechte Schmerzmessung. In der täglichen Praxis wird die Schmerzbeurteilung durch die bei Kindern schwierige Differenzierung von Angst und Schmerz erschwert.

Bei Kindern bis zum 3. Lebensjahr empfiehlt sich die Verwendung von Fremdbeurteilungsskalen, die physiologische und verhaltensrelevante Parameter erfassen. Verbreitet sind der objektive Schmerzscore [6] und die kindliche Unbehagens- und Schmerzskala (KUSS, s. Anhang B und [7]). Ab dem 4. Lebensjahr können bereits Skalen zur Selbsteinschätzung erfolgreich eingesetzt werden, wobei die Smiley-Skala die bekannteste ist. Ab dem 6.–7. Lebensjahr haben sich in unserer Klinik Analogskalen mit einem Skalenbereich von 0–10 bewährt (vgl. Kap. 2 sowie Anhang B).

Durch genaue Beobachtung, Untersuchung und gezielte Fragen müssen neben der Schmerzstärke in Ruhe und Belastung auch Informationen über Schmerzcharakter, -dauer und -lokalisation erhoben werden. Eltern sind bei der Informationsgewinnung mit einzubeziehen (s. Kap. 5).

8.3 Medikamentöse Schmerztherapie

8.3.1 Applikationswege von Analgetika

Bereits präoperativ kommen Nichtopioide (Ibuprofen, Paracetamol) in Form von Suppositorien zum Einsatz.

Postoperativ empfiehlt sich die intravenöse Gabe von kleinen Analgetikamengen, wodurch der erwünschte Effekt schnell und einfach durch Titration erreicht werden kann. Eine i. m.-Analgetikainjektion ist bei Kindern generell abzulehnen; Kinder ertragen ihre Schmerzen lieber, als dass sie sich i. m. injizieren ließen. Bei länger anhaltenden starken Schmerzen (>24 h Dauer) ist eine kontinuierliche Analgetikazufuhr per Spritzenpumpe anzustreben, wobei die Injektionsgeschwindigkeit je nach Schmerzintensität im Abstand von 2–4 h angepasst werden sollte. So genannte „Schmerztropfs" (Infusionsflaschen mit Analgetika) sind wegen der Möglichkeit der akzidentellen unkontrollierten Schwerkraftinfusion obsolet.

Die patientenkontrollierte Analgesie mit Hilfe von Spritzenpumpen (PCA) eignet sich für Kinder ab dem 6. Lebensjahr („Gameboy-fähig" = PCA-fähig, [2, 23]). Sind bei Kleinkindern die Eltern am Bett präsent, kommt in Ausnahmefällen auch eine elternkontrollierte Analgesie in Frage.

Unbedingte Voraussetzung für eine sichere patientenkontrollierte Analgesie beim Kind oder Jugendlichen ist die Einrichtung eines Akutschmerzdienstes, zumindest aber die Festlegung eines Verantwortlichen für diese Therapie mit Erreichbarkeit rund um die Uhr. Das Stationspersonal muss kooperativ und geschult sein. Bewährt haben sich standardisierte Überwachungs- und Dokumentationsprotokolle. Bei geplanten Eingriffen gilt es, Kinder und Eltern über die Methode der patientenkontrollierten Analgesie aufzuklären.

Bei Kindern ist bei kontinuierlicher Opioidzufuhr wie auch bei einer PCA-Analgesie ein Atemmonitoring (O_2-Sättigung und/oder Atemfrequenz) unabdingbare Voraussetzung [11]. Wenn die PCA-Pumpe mit einer Parallelinfusion läuft, muss ein Rückschlagventil verwendet werden. Zu Beginn der patientenkontrollierten Analgesie muss dieses Monitoring kontinuierlich, später situationsabhängig alle 2–6 h durchgeführt und mit Einzeldaten dokumentiert werden. Neben O_2-Sättigung und Atemfrequenz ist auch der Sedierungsgrad zu beurteilen [18], um Opioidüberdosierungen frühestmöglich erkennen zu können (Abb. 8.1).

Da die Bolusgabe via patientenkontrollierter Analgesie bei kleinen Venenzugängen nicht selten schmerzhaft ist, sollte die Bolusabgabezeit im Vergleich zu der bei Erwachsenen verlängert werden (>1 min). Bestehen nach dem Entfernen des intravenösen Zugangs noch starke postoperative Schmerzen, kann die Schmerztherapie oral und in Ausnahmefällen mittels subkutaner Injektionen oder Infusionen fortgeführt werden.

Um wiederholte Venenpunktionen zu vermeiden, empfiehlt sich die Verwendung einer Klebenadel.

Klinik für Anästhesiologie
Schmerzambulanz
Überwachungsprotokoll

Datum: ....

Name: .... Station: .... Alter:	Tagesverbrauch: .... mg Anf.: .... pos. ....

Zeit	Schmerzwert R	Schmerzwert B	Sedations-Wert	Atem-frequenz/O_2-Sättigung	Puls	RR	Sensibilität/ Motorik	Neben-wirkungen
0100								
0200								
0300								
0400								
0500								
0600								
0700								
0800								
0900								
1000								
1100								
1200								
1300								
1400								
1500								
1600								
1700								
1800								
1900								
2000								
2100								
2200								
2300								
2400								

Schmerzwerte:	**Sedationswerte:** Augen geöffnet:	**Motorblockade:**	**Nebenwirkungen:** Übelkeit/Erbrechen – Juckreiz – Harnverhalt
0 = kein Schmerz	0 = spontan	0 = normale Beweglichkeit	0 = nichts
10 = stärkste vorstellbare Schmerzen	1 = auf Ansprache	1 = beugt Knie- und Fußgelenke	1 = schwach
R = in Ruhe	2 = auf Schütteln	2 = kann nur Fußgelenke bewegen	2 = stark
B = bei Belastung (z. B. tiefer Atmung)	3 = nicht erweckbar	3 = kann weder Beine noch Füße bewegen	
	⇒ **Notruf-Tel.:**		

Abb. 8.1. Überwachungsprotokoll

8.3.2 Medikamente zur postoperativen Schmerztherapie

Nichtopioidhaltige Analgetika

Die Beschränkung auf wenige Nichtopioide, die auch in kindgerechter Applikationsform und Dosierung zur Verfügung stehen, hat sich bewährt (Tabelle 8.1).

Paracetamol als Zäpfchen oder Tablette ist bei weniger schmerzhaften Eingriffen als Basisanalgetikum geeignet. Die Gabe von Suppositorien bereits bei Narkoseeinleitung hat sich bewährt, wobei eine initiale Dosierung von 20–40 mg/kg KG empfohlen wird [1]. Die maximale Tagesdosis liegt bei 90–100 mg/kg KG. Diese Maximaldosierung darf aber nicht über längere Zeit (Kinder <3 Monate für maximal 48 ; Kinder >3 Monate für 72 h) verabreicht werden.

Paracetamol ist potentiell lebertoxisch [19]; eine bekannte Leberfunktionsstörung gilt als Kontraindikation für eine Paracetamoltherapie.

Nach knochenchirurgischen Eingriffen und bei sogenannten Nozizeptorschmerzen, bei denen Entzündungsmediatoren am Schmerzgeschehen beteiligt sind, kommen nichtsteroidale Antiphlogistika wie Diclofenac (z.B. Voltaren) oder Ibuprofen zum Einsatz. Diclofenac liegt in Zäpfchenform à 12,5 mg vor. Ibuprofen kann bei Kindern als Saft (z.B. Nurofen) oder als Brausegranulat eingesetzt werden. Nach Tonsillektomien verwenden wir wegen der erhöhten Blutungsgefahr keine NSAR.

Die neuen selektiveren Cox_2-Hemmer Celecoxib (z.B. Celebrex) und Rofecoxib (z.B. Vioxx) sind noch nicht für Kinder zugelassen.

Bei viszeralen Schmerzen, bei Schmerzen mit kolikartigem Charakter und bei Patienten mit niedriger Thrombozytenzahl oder Gerinnungsstörungen ist Metamizol eine gute Wahl. Die intravenöse Bolusdosis (extrem langsam injizieren, besser: Kurzinfusion über 15 min) beträgt 10–20 mg/kg KG/Dosis. Sinnvollerweise gibt man Metamizol als Dauerinfusion (2,5–3,0 mg/kg KG/h). Zuvor sollte unbedingt eine ausführliche Allergieanamnese erhoben werden. Mit Beginn der Infusion sollte der Blutdruck überwacht werden. Eine Blutbildkontrolle 6 Wochen nach Metamizolanwendung ist zu empfehlen.

Schließlich gilt auch bei Kindern: Bei unzureichender Analgesie mit nichtopioidhaltigen Analgetika ist die Kombination mit Opioiden oder alternativ der Übergang auf eine Opioidmonotherapie anzuraten.

Tabelle 8.1. Dosierungsvorschläge für oral zu verabreichende Nichtopioid-Analgetika

	Einzeldosis [mg/kgKG]	Dosisintervall [h]
Paracetamol[a]	15	6
Diclofenac	1	8
Ibuprofen	10	8
Metamizol	10	4

[a] Initialdosis von 20–40 mg/kg KG empfehlenswert. Absolute THD (Tageshöchstdosis) 100 mg/kg KG; THD nicht länger als 72 h verabreichen.

Opioide

Bei der Opioidauswahl sollten möglichst μ-Agonisten eingesetzt werden. Früh- und Neugeborene benötigen „mehr Opioide zur Analgesie", sind allerdings gleichzeitig hinsichtlich des Auftretens einer Atemdepression besonders gefährdet [11, 16, 22].

Das schwache Opioid Tramadol empfehlen wir zur Behandlung von mittelschweren Schmerzen. Tramadol kann oral, rektal oder parenteral verabreicht werden. Die Bolusgröße bei parenteraler Gabe liegt zwischen 0,5 und 1,5 mg/kg KG (Tabelle 8.2). Der Bolus sollte als Kurzinfusion (15–30 min) verabreicht werden, wodurch vermindert Übelkeit auftritt. Sinnvollerweise wird Tramadol postoperativ kontinuierlich intravenös gegeben, um konstante Plasmakonzentrationen zu erzielen. Die Flussrate muss entsprechend der Schmerzwerte 2- bis 4-stündlich angepasst werden. Die kontinuierliche Tramadolgabe führt im Vergleich zur Schmerztherapie mit anderen Opioiden zu keiner erhöhten Rate an Übelkeit und Erbrechen [12].

Standardisierte Dosierungsvorgaben für die kontinuierliche Therapie erleichtern dem Stationspersonal die Arbeit und machen die Therapie sicherer, weil Verwechslungen weitgehend vermieden werden. Dosierungsvorschläge für eine kontinuierliche intravenöse Therapie mit Tramadol zeigt Tabelle 8.3.

Tabelle 8.2. Dosierungsvorschläge für Opioide

Opioid	Applikationsweg	Einzeldosis [mg/kg KG]	Maximale Tagesdosis [mg/kg KG]	Kontinuierlich [mg/kg KG/h]	PCA-Bolus [mg/kg KG]	Maximaler PCA-Bolus [mg]
Tramadol	Oral, rektal	0,5–1,5	6–8			
	Oral retard.	0,5–2,0	6–8			
Tramadol	Intravenös	0,5–1,0	6	0,25	0,5	25
Morphin	Oral, rektal	0,25	–			
	Oral retard.	0,5	–			
	Intravenös	0,05–0,1	–	0,01–0,03	0,025	2
Piritramid	Intravenös	0,05–0,1	–	0,01–0,03	0,025	2

Tabelle 8.3. Dosierungsvorschläge für eine kontinuierliche intravenöse Therapie mit Tramadol (100 mg auf 40 ml NaCl)

Gewicht [kg]	Dosierung [mg/h]	Dosierung [ml/h]
10	2,5	1
20	5,0	2
30	7,5	3
40	10,0	4
50	12,5	5

Zu beachten bei kontinuierlicher i. v.-Therapie mit Tramadol

- Tramadol kontinuierlich 0,25 mg/kg KG/h (entsprechend 6 mg/kg KG/Tag); Spritzenpumpe: 100 mg Tramadol auf 40 ml
- evtl. Bolusgabe vorab (0,5 – 1,0 mg/kg KG)
- Dosisanpassung 2- bis 4-stündlich (Schmerzwert)
- Dokumentation von Schmerzwerten und Nebenwirkungen nach Protokoll
- bei >50 kg KG empfiehlt sich die Verwendung von Spritzenpumpen mit höheren Tramadolmengen (z. B. 500 mg auf 50 ml, Laufrate 1,5 – 2 ml/h)

Insbesondere bei viszeralen Schmerzen, z. B. nach ausgedehnten urologischen Eingriffen, kann die Kombination von Tramadol mit Metamizol auch bei Kindern mit Vorteil eingesetzt werden (Tabelle 8.4).

Zu beachten bei Kombinationstherapie von Tramadol mit Metamizol

- Tramadol: 0,25 mg/kg KG/h
- Metamizol: 2,5 mg/kg KG/h
- Spritzenpumpe in 40 ml: 100 mg Tramadol + 1,0 g Metamizol
- Allergieanamnese beachten
- evtl. Bolusgabe vorab
- Blutdruckkontrolle nach Infusionsbeginn
- Dosisanpassung 2- bis 4-stündlich (Schmerzwert)
- Dokumentation nach Protokoll
- Bei Kindern >50 kg KG empfiehlt sich die Verwendung von Spritzenpumpen mit höheren Tramadol- und Metamizolmengen (z. B. 500 mg Tramadol und 5 g Metamizol auf 50 ml, Laufrate 1,5 – 2 ml/h)

Bei älteren Kindern, die postoperativ bereits wieder schlucken dürfen, ist als schwaches Opioid auch Dihydrocodein in seiner retardierten Form (z. B. DHC Mundipharma) in einer Dosierung von 1 mg/kg KG geeignet. Ebenfalls zugelassen für Kinder ist Tilidin/Naloxon (z. B. Valoron N). Pethidin, das derzeit noch häufig in Kinderkliniken verwendet wird, ist zur längeren kontinuierlichen Gabe ungeeignet, da seine aktiven Metaboliten zerebrale Krampfanfälle auslösen können [14].

Tabelle 8.4. Dosierungsvorschläge für eine kontinuierliche intravenöse Kombinationstherapie mit Tramadol und Metamizol (100 mg Tramadol + 1 g Metamizol auf 40 ml NaCl)

Gewicht [kg]	Dosierung [ml/h]
10	1
20	2
30	3
40	4
50	5

Tabelle 8.5. Dosierungsvorschläge für die intravenöse Schmerztherapie mit Piritramid im Aufwachraum. Piritramid (Dipidolor) als Bolusgabe (15 mg auf 10 ml NaCl 0,9%)

Gewicht [kg]	Bolus [mg]	Bolus [ml]
<25	0,75	0,5
25–40	1,5	1
40–60	2,25	1,5
>60	3	2

Von den starken Opioiden wird in Deutschland Morphin bei Kindern vorwiegend eingesetzt mit onkologischen Erkrankungen, bei denen erwartet werden kann, dass sie eine Schmerztherapie über die unmittelbare postoperative Phase hinaus benötigen. Die intravenöse Initialdosis liegt für opioidnaive Kinder bei 50–100 µg/kg (Tabelle 8.2); zur kontinuierlichen Anwendung werden 10–30 µg/kg/h gegeben. Bei allen anderen Kindern setzen wir traditionell im Aufwachraum kleine Dosen (20–50 µg/kg KG) Piritramid ein, die vom Pflegepersonal titrierend intravenös gegeben werden (Tabelle 8.5).

Zu beachten bei intravenöser Schmerztherapie mit Piritramid im Aufwachraum

- 15 mg auf 10 ml NaCl 0,9%
- Ausschlusszeit: 5 min
- Verbrauch >5 Einzelgaben/h: Arzt verständigen
- Für Opioidüberdosierung (Sedierung zu stark; AF <12; S_aO_2 erniedrigt) Naloxon bereithalten, Arzt verständigen
- Mindestaufenthalt auf der Aufwachstation nach letzter Opioidgabe: 30 min

Merke: Dem Patienten bei Schmerzäußerung die Schmerzmittel *sofort* geben!

Bei Überschreitung vorher festgesetzter Analgetikamaximalmengen (5 Einzelgaben/h) muss ein Arzt verständigt werden, um das weitere schmerztherapeutische Vorgehen festzulegen.

Bei besonders hohem Opioidverbrauch in der frühen postoperativen Phase wird eine kontinuierliche Schmerztherapie mit Opioiden oder eine PCA-Analgesie erforderlich sein.

Die patientenkontrollierte Analgesie (reine Bolusgabe bei Kindern) wird bei uns auf „Normalstation" durchgeführt. Dabei liegt die Bolusgröße zwischen 0,5 und 2 mg Piritramid iv (Tabelle 8.6).

Tabelle 8.6. Dosierungsvorschläge für die parenterale patienten- bzw. elternkontrollierte Analgesie bei Kindern mit Morphin bzw. Piritramid

Gewicht [kg]	Bolus [mg]	Ausschlusszeit [min]
<25	0,5	10
25–40	1	10
40–60	1,5	10
>60	2	10

Zu beachten bei patientenkontrollierter bzw. elternkontrollierter i.v.-Analgesie bei Kindern mit Morphin bzw. Piritramid

- Kontinuierliche Infusion von Morphin oder Piritramid (5–20 μg/kg KG/h) zur postoperativen Schmerztherapie nur in Ausnahmefällen und unter Überwachung der respiratorischen Funktion.

Wie bei kontinuierlicher Opioidgabe wird für die erste Nacht ein kontinuierliches Atemmonitoring gefordert. In den folgenden Tagen erfolgt durch das Pflegepersonal eine intermittierende Messung von Schmerzstärke, Sedierung und Atemfrequenz bzw. O_2-Sättigung gemäß Protokoll durch das Stationspersonal (Abb. 8.1, [18]).

Bei Patienten unter regelmäßiger Einnahme starker Opioide ist pro Tag eine 2-malige Visite des Schmerzdienstes notwendig. Die Erstvisite obliegt dem Arzt; die Zweitvisite kann auch von geschulten Pflegekräften übernommen werden. Bei der Visite werden neben der Schmerzstärke in Ruhe und Belastung auch wiederholt Fragen zu Schmerzlokalisation und Schmerzcharakter gestellt. Gemäß den erhobenen Daten werden Umprogrammierungen der eingesetzten Pumpe oder Veränderungen in der Schmerztherapie vorgenommen.

Opioidtypische Nebenwirkungen müssen *prophylaktisch* behandelt werden.

8.3.3 Regionalanästhesiologische Verfahren

Oberflächenanästhesie

Eine Oberflächenanästhesie ist bei Kindern besonders bei so genannten kleinen Eingriffen wie Venenpunktionen sinnvoll. Eine Möglichkeit ist das Aufbringen von EMLA-Creme, einer eutektischen Mischung aus Prilocain und Lidocain [17]. Voraussetzung für eine gute Wirkung ist das rechtzeitige Auftragen der Lokalanästhetikacreme (60 min vor dem Eingriff). Eine verbesserte Resorption wird erzielt, wenn die EMLA-Creme mit einer Folie überklebt wird. Zur Vermeidung toxischer Blutspiegel von Prilocain und Lidocain empfiehlt sich Zurückhaltung mit der Mehrfachverwendung von EMLA-Creme bei Früh- und Neugeborenen; wegen deren niedriger Methämatoglobinreduktaseaktivität besteht die Gefahr einer klinisch bedeutsamen Methämoglobinämie (vgl. Kap. 7).

Infiltrationsanästhesie und Nervenblockaden

Durch den Operateur kann vor dem endgültigen Wundverschluss eine Infiltration der Operationswunde mit Bupivacain 0,25 % bzw. Ropivacain 0,2 % erfolgen [8].

Nervenblockaden bieten eine elegante und sichere Form der Schmerzausschaltung bei Kindern. Nervenblockaden sollten, soweit zu verantworten, bereits prä-, zumindest intraoperativ gesetzt werden. Diese Form der Schmerztherapie kann bei ambulanten Operationen in Kombination mit einer Allgemeinanästhesie Vorteile bringen.

Für beinahe alle Nervenblockaden und schmerztherapeutischen Verfahren mit Lokalanästhetika kann bei Kindern Bupivacain 0,25 % verwendet werden, wobei die Obergrenzen für Bolus- und kontinuierliche Gaben zu beachten sind. Die Bupivacainmaximaldosis für den Einzelbolus liegt bei 2 mg/kg KG. Bei kontinuierlicher Gabe sollte nicht mehr als 0,4 mg/kg KG/h verabreicht werden. Die am häufigsten durchgeführten Blockaden sind der Penisblock, Blockade der Nn. ilioinguinalis und iliohypogastricus und die N.-femoralis-Blockade. Indikationen und Dosierungen finden sich in Tabelle 8.7.

Zu beachten bei Bupivacaintherapie für Nervenblockaden zur postoperativen Schmerztherapie

- Maximaldosis: 2 mg/kg KG
- Mittlere Wirkdauer 2–3 h

Kaudalanästhesie

Bei urogenitalen und anorektalen Operationen sowie bei orthopädischen Eingriffen an den unteren Extremitäten stellt die Kaudalanästhesie ein sicheres und einfaches Verfahren zur postoperativen Schmerztherapie dar [8,13]. Es werden je nach erwünschter dermatomaler Ausbreitung zwischen 0,5 und 1,25 ml/kg KG Bupivacain 0,125–0,25 % verabreicht. Die Dauer der Analgesie kann durch zusätzliche Gabe von 2 µg/ml Clonidin oder 2,5–5 µg/ml Adrena-

Tabelle 8.7. Dosierungsvorschläge von Bupivacain für Nervenblockaden zur postoperativen Schmerztherapie

Blockadetechnik	Indikationen	Dosierung Bupivacain
Wundinfiltration	Leistenbruch	1 mg/kg KG
Peniswurzelblock	Circumcision, Hypospadieoperation	0,5–1 mg/kg KG
Blockade des N. ilioinguinalis/ N. iliohypogastricus	Leistenbruch, Orchidopexie	1,5 mg/kg KG
Blockade des N. femoralis	Femurfraktur	2,0 mg/kg KG

lin verlängert werden. Die zusätzliche Morphingabe in einer Dosierung von 30 µg/kg KG erfordert eine adäquate postoperative Überwachung im Aufwachraum oder einer Intensivüberwachungseinheit (vgl. Kap. 7).

Periduralanästhesie

Die Periduranästhesie kommt bei Kindern und Jugendlichen bei großen abdominellen und thorakoabdominellen Eingriffen zum Einsatz [3], insbesondere bei vorbestehenden chronischen Erkrankungen der Atmungsorgane (Mukoviszidose) oder des Muskuloskeletalsystems. Bei orthopädischen Operationen an den unteren Extremitäten mit der Notwendigkeit postoperativer Physiotherapie sollte ebenfalls eine Periduralanästhesie in Betracht gezogen werden [20].

Bei Amputationen der unteren Extremität beugt eine Periduralanästhesie der Entwicklung von Phantomschmerzen vor. Eine Periduralanästhesie ist auch eine gute Wahl bei schweren Verletzungen der unteren Extremität mit häufigen postoperativen Verbandswechseln.

Ein wesentlicher Nachteil der Schmerztherapie mit Periduralkathetern liegt darin, dass bei Kindern unter 12 Jahren in der Regel der Katheter in Narkose oder Analgosedierung gelegt werden muss. Bei Neugeborenen und Säuglingen kann der Periduralkatheter über den kaudalen Zugangsweg bis in die obere Lumbalregion vorgeschoben werden, wobei eine kaudothorakale Katheteranlage nicht immer gelingt [20].

Lokalanästhetika führen zu weniger Übelkeit, Erbrechen, Sedierung, Atemdepression und Pruritus als die peridurale Opioidgabe. Bei Verwendung von Bupivacain ist die Dosis entsprechend der gewünschten Ausdehnung des Wirkbereiches zu wählen (Bolus 0,5 – 1 mg/kg KG Bupivacain 0,25 %; Tabelle 8.8). Bei der kontinuierlichen Bupivacaingabe sollen 0,4 mg/kg/KG/h nicht überschritten werden, weil sonst toxische Blutspiegel über 2,0 ng/ml zu erwarten sind.

Zu beachten bei Periduralanästhesie mit Bupivacain und Morphin zur postoperativen Schmerztherapie

- Angegebene Dosierungen sollten nicht überschritten werden
- Kontinuierliches Atemmonitoring bei Verwendung von Morphin
- Bei Säuglingen Dosisreduktion um 50 %
- Regelmäßige Überwachung von Motorik und Sensibilität

Tabelle 8.8. Dosierungsvorschläge für die Periduralanästhesie mit Bupivacain und Morphin zur postoperativen Schmerztherapie

Arzneistoff	Bolus [mg/kg KG]	Infusion [mg/kg KG]
Morphin	0,03	0,004
Bupivacain 0,25 %	0,5 – 1	0,4

Tabelle 8.9. Patientenkontrollierte Periduralanästhesie (PCEA) bei Jugendlichen mit Ropivacain und Sufentanil

Arzneistoff	Bolus	Kontinuierliche Infusion	Ausschlusszeit
Ropivacain 0,2% + Sufentanil (1 μg/ml)	2–3 ml	3–5 ml/h	30 min

Wird Morphin zur periduralen Analgesie verwendet, beträgt die Bolusdosierung 0,03 mg/kg KG in einem Volumen von 2–5 ml NaCl 0,9%. Wichtige Nebenwirkungen sind Juckreiz und Harnverhalt. Aufgrund der Gefahr der späten Atemdepression ist eine adäquate Überwachung von Atmung und Sedierung obligatorisch.

Bei Jugendlichen haben wir gute Erfahrungen mit der patientenkontrollierten Periduralanästhesie (PCEA) mit Ropivacain 0,2% und Sufentanil gemacht (Tabelle 8.9).

■ Zu beachten bei patientenkontrollierter Periduralanästhesie (PCEA) bei Jugendlichen mit Ropivacain und Sufentanil

- Angegebene Dosierungen sollten nicht überschritten werden
- Kontinuierliches Atemmonitoring
- Regelmäßige Überwachung von Motorik und Sensibilität

Um die Vorteile der Periduralanästhesie (sehr gute Analgesie auch bei Bewegung, verringerte Morbidität bei Risikopatienten) in der täglichen Praxis zu gewährleisten, bedarf es eines großen Betreuungsaufwandes (Schmerzdienst).

Koanalgetika und nichtmedikamentöse Verfahren in der postoperativen Schmerztherapie

Um Koanalgetika gezielt als Zusatzmedikation einsetzen zu können, müssen durch Befragung oder Beobachtung ausreichend Informationen über den Schmerzcharakter und damit über die Schmerzart erhoben werden (vgl. Kap. 2). Bei intermittierenden kolikartigen Schmerzen empfehlen sich Spasmolytika, bei neuropathischen Schmerzen Antikonvulsiva und Antidepressiva. Bei neuropathischen Schmerzen kann die transkutane elektrische Nervenstimulation (TENS) auch bei Kindern eingesetzt werden. Einfache Methoden der Schmerztherapie wie Ruhigstellung, Kältetherapie u.a. sollten selbstverständlich sein und werden an dieser Stelle nicht gesondert dargestellt (vgl. Kap. 10, 15).

Die psychologischen Methoden der Schmerztherapie sind bei Kindern besonders wirksam und wichtig (vgl. Kap. 4). Leider stehen den deutschen Akutkrankenhäusern kaum Mittel zur Verfügung, hierfür professionelle Kräfte einzusetzen. Der routinemässige Einsatz von professionellen Psychologen und Sozialarbeitern ist derzeit nur auf kinderonkologischen Stationen möglich.

Die Anwesenheit der Eltern nach Operationen vermag die Ängste ihrer Kinder zu verringern und damit einen positiven Einfluss auf das Schmerzempfinden zu nehmen. Ausnahmen müssen erkannt und negativer „Schmerzeinfluss" muss durch gezielte offene Gespräche verringert werden ([10], vgl. Kap. 5).

8.4 Fazit

Eine Verbesserung der pädiatrischen Schmerztherapie ist dringend erforderlich. Zu diesem Zweck muss in den Kliniken ein Bewusstsein für den kindlichen Schmerz entstehen. Solch eine Bewusstseinsgrundlage erlaubt dann auch den verstärkten Opioideinsatz, der nur unter Schaffung ausreichender Überwachungsmöglichkeiten vertretbar ist (vgl. Kap. 5).

Die optimale Schmerztherapie nach Operationen wird auch dadurch erschwert, dass viele bewährte Medikamente für Kinder nicht zugelassen sind (Ropiracain, Sufentanil, usw.). Bei Verwendung dieser Medikamente empfiehlt sich aus forensischen Gründen, die Eltern präoperativ über den Einsatz dieser Substanzen aufzuklären.

Auf allgemeinen Pflegestationen vermag die Zusammenlegung von Kindern in so genannte „Frischoperiertenzimmer" die Opioidtherapieüberwachung wesentlich zu vereinfachen.

Die Schaffung von Akutschmerzdiensten ist die effektivste Methode zur Verbesserung der Schmerztherapie [15]. In kleinen Kliniken sollte es zumindest einen Schmerzbeauftragten geben. Aufgabe von Akutschmerzdienst und Schmerzbeauftragtem ist es, Standardtherapieverfahren zu entwickeln, die auf die speziellen jeweiligen Klinikgegebenheiten zugeschnitten sind, und operierenden Kollegen und Pflegepersonal intensive Fortbildung anzubieten [4].

Letztendlich ist auch für die postoperative Schmerztherapie eine Standardisierung mit Spielraum für individuelle Dosisanpassungen zu fordern analog zu den Tumorschmerzempfehlungen der Gesellschaft für Pädiatrische Onkologie und Hämatologie.

Literatur

1. Anderson BJ, Woolard GA, Holford NHG (1995) Pharmacokinetics of rectal paracetamol after major surgery in children. Paediat Anaesth 5: 237–242
2. Berde CB, Lehn B, Yee JD, Sethna NF, Russo D (1991) Patient controlled analgesia in children and adolescents. J Pediatr 118: 460–466
3. Berde CB, Sethna NF, Levin L, Retnik A (1989) Regional analgesia on pediatric medical and surgical wards. Intens Care Med 15: 40–43
4. Berde CB, Sethna NF, Masek BJ, Fosburg M, Rocklin S (1989) Pediatric pain clinics: Recommendation for their development. Pediatrician 16: 94–102
5. Beyer JE, De Good DE, Ashley LC, Russel GA (1983) Patterns of postoperative analgesic use with adults and children following cardiac surgery. Pain 17: 71–81
6. Broadman LM, Rice LJ, Hannallah RS (1988) Testing the validity of an objective pain scale for infants and children. Anesthesiology 69: A770
7. Büttner W, Breitkopf L, Miele B, Finke W (1990) Erste Ergebnisse der Zuverlässigkeit und Gültigkeit einer deutschsprachigen Skala zur quantitativen Erfassung des postoperativen Schmerzes beim Kleinkind. Anästhesist 39: 593–602

8. Dalens BJ (1990) Pediatric regional anesthesia. CRC, Boca Raton, Florida
9. Deshpande JK, Tobias JD (1996) The pediatric pain handbook. Mosby, St. Louis
10. Gil KM, Ginsberg B, Muir M, Sullivan F, Williams D (1992) Patient controlled analgesia: The relation of psycological factors to pain and analgesic use in adolescents with postoperative pain. Pain 8: 215–221
11. Gill AM, Cousins A, Nunn AJ, Choonara IA (1996) Opiate induced respiratory depression in pediatric patients. Ann Pharmacother 30 (2): 125–129
12. Grießinger N, Rösch W, Schott G, Sittl R (1997) Tramadol-Infusion zur Schmerztherapie nach großen Blaseneingriffen auf Kinderstationen. Urologe [A] 36: 552–556
13. Jöhr M (1998) Kinderanästhesie, 4. Auflage. Gustav Fischer, Lübeck
14. Kussmann BD, Sethna NF (1998) Pethidine-associated seizure in a healthy adolescent receiving pethidine for postoperative pain control. Paediat Anaesth 8(4): 349–352
15. Lloyd-Thomas AR, Howard RF (1994) A pain service for children. Paediat Anaesth 4: 3–15
16. Lynn AM, Slattery JT (1987) Morphine pharmacokinetics in early infancy. Anesthesiology 66: 136–139
17. Maunuksela EL, Korpela R (1986) Doubleblind evaluation of a lidocaine-prilocaine cream (EMLA) in children. Br J Anaesth 58: 1242–1245
18. Morton NS (1993) Development of a monitoring protocol for a safe use of opioids in children. Paediat Anaesth 3: 179–184
19. Morton NS, Arana A (1999) Paracetamol-induced fulminant hepatic failure in a child after 5 days of therapeutic doses. Paediat Anaesth 9: 463–465
20. Rasch DK, Webster DE, Pollard TG, Gurkowski MA (1990) Lumbar and thoracic epidural analgesia via the caudal approach for postoperative pain relief in infants and children. Can J Anaesth 37: 359–362
21. Schechter NL (1989) The undertreatment of pain in children: An overview. Pediatr Clin North Am 36: 781–795
22. Schlünder CH (1992) Analgesie durch Opioide in der Pädiatrie. Schmerz 6: 229–238
23. Sittl R, Mogendorf F, Huber H, Boujong D, Märkert D (1992) Patientenkontrollierte Schmerztherapie auf einer kinderchirurgischen Station nach Trichterbrust-Operationen. Anästhesist 41: 176
24. Wulf H, Neugebauer E, Maier C (1997) Die Behandlung akuter perioperativer und posttraumatischer Schmerzen. Thieme, Stuttgart New York
25. Yaster M, Krane EJ, Kaplan RF, Cote CJ, Lappe DG (1997) Pediatric pain management and sedation handbook. Mosby, St. Louis

9 Schmerztherapie in der Kinderhämatoonkologie

B. Zernikow

INHALT

* *Danksagung:* Der Autor wird unterstützt durch die Kinderkrebsstiftung in Kooperation mit der Münchner Elternstiftung *Lichtblicke für schwerkranke und krebskranke Kinder.*

9.1 Einleitung

Noch vor 20 Jahren vertraten viele Ärzte die Meinung, junge Kinder empfänden keine Schmerzen, und ältere Kinder würden Schmerzen besser verarbeiten als Erwachsene. Aus diesem Mythos folgte logischerweise, dass Kindern bei extrem schmerzhaften Ereignissen wie Unfällen, Verbrennungen oder Operationen Analgetika vorenthalten oder in zu niedrigen Dosen verabreicht wurden [57]. In den 1980er Jahren war die nozizeptive Kompetenz von Kindern eine wissenschaftlich anerkannte Tatsache, und dennoch gehörte eine suffiziente Schmerztherapie an US-amerikanischen Kinderkliniken nicht zum Behandlungsstandard [42].

Nachdem Anfang der 1990er Jahre auf Betreiben der Weltgesundheitsorganisation (WHO) eine Konferenz zur Schmerztherapie in der Kinderonkologie stattfand, auf der Schmerztherapierichtlinien erarbeitet und Forschungsziele festgelegt wurden, dauerte es noch fast 10 Jahre bis zur WHO-Publikation *Cancer Pain Relief and Palliative Care in Children* [58, 72]. Sicherlich wurde durch diese Behandlungsrichtlinien die kinderonkologische Schmerztherapie verbessert. Dass wir aber vom Optimum – schnelle und effiziente Schmerztherapie mit möglichst wenigen Nebenwirkungen und Reduktion des kindlichen Schmerzerlebens auf ein Minimum – noch weit entfernt sind, zeigen Ergebnisse aktueller epidemiologischer Studien aus den USA, Schweden und auch aus Deutschland [17, 35, 36, 73, 76]:

- An nur 35% der Kliniken wird regelmäßig eine Schmerzmessung vorgenommen.
- Morphin wird in einigen Kliniken regelmäßig intramuskulär verabreicht.
- Schmerzhafte Eingriffe – das Hauptproblem in der kinderonkologischen Schmerztherapie – werden an 2/3 aller Kliniken ohne festen schmerztherapeutischen Standard durchgeführt. Letzterer fehlt ebenso häufig für die Behandlung postoperativer Schmerzen.
- Laxanzien werden prophylaktisch während einer Opioidtherapie immer noch zu selten eingesetzt, nämlich in nur 45% der kinderonkologischen Abteilungen.
- Nach Auskunft der Eltern leiden 80% der Kinder in der Lebensendphase an Schmerzen. In nur 30% der Fälle wird die verordnete Schmerztherapie als erfolgreich bezeichnet.

Im Jahr 2000 möchten wir durch praxisnahe Informationen, kochbuchartige Schmerztherapierezepte und standardisierte Dokumentationshilfen zur Umsetzung der WHO-Richtlinien in die tägliche Praxis beitragen.

9.2 Schmerzanamnese

Die häufigsten Schmerzursachen in der Kinderonkologie sind schmerzhafte Eingriffe und Mukositiden im Rahmen der zytostatischen Therapie. Diese Schmerzzustände sind rasch diagnostiziert und erfordern keine umfangreiche Schmerzanamnese.

Tumorschmerzsyndrome wie Phantomschmerz nach Amputationen, neuropathische Schmerzen bei Infiltrationen von Knochen- und Nervengewebe oder als Nebenwirkung einer Cyclosporintherapie, verbrennungsähnliche Hautzerstörungen im Rahmen von Knochenmarktransplantationen, Leberkapselschmerzen bei VOD („venous occlusive disease") und Schmerzen im Rahmen einer GvH bedürfen einer ausführlichen Schmerzanamnese.

Die anschließende rationale Schmerztherapie mit der Verordnung auch adjuvanter Schmerztherapeutika und einer interdisziplinären Therapieplanung kann nur auf der Basis einer ausführlichen Schmerzanamnese zum Erfolg führen.

Die therapeutisch wirksame Opioiddosis variiert ebenso wie das Ausmaß opioidspezifischer Nebenwirkungen interindividuell erheblich. Die anamnestisch erhobenen Vorerfahrungen mit Opioiden müssen bei der Auswahl und der Startdosis der Analgetika berücksichtigt werden. Der zu verordnende Applikationsmodus sollte nach der Schmerzanamnese mit dem Kind besprochen und dann individuell abgestimmt werden.

Die Frage nach den elterlichen und kindlichen Einstellungen bezüglich *Schmerz* und *Schmerztherapie* ist ein fester Bestandteil der Schmerzanamnese. Vorerfahrungen mit schmerzhaften Eingriffen sowie Vorbehalte starken Opioiden gegenüber sind von außerordentlicher Wichtigkeit, um auf unbegründete Ängste eingehen zu können und letztlich ein erfolgreiches Analgetikakonzept zu entwickeln.

Schon während der Schmerzanamnese muss Eltern und Kind die irrationale Angst vor der psychischen Abhängigkeit (Sucht) beim Einsatz von Opioiden genommen werden.Während der gründlichen Anamnese ergeben sich im Regelfall auch Ansatzpunkte für eine nichtmedikamentöse Schmerzprophylaxe und -therapie (s. Kap. 4 und 5).

Schmerzlokalisation, zeitliche Schmerzcharakteristik, Schmerzgenese und -charakter können auf den in Anhang A und B enthaltenen Dokumentationshilfen vermerkt werden. Dieser „Basisdatensatz" wird ergänzt durch Zusatzinformationen zu den eben angesprochenen Punkten und den Ergebnissen des körperlichen Untersuchungsbefundes.

9.3 Schmerzmessung

Siehe dazu auch Kap. 2 und Anhang A, B.

Mindestens einmal täglich sollte jedes Kind einer kinderonkologischen Station nach Schmerzen gefragt werden.

Wenn Schmerzen bestehen, muss eine regelmäßige Schmerzmessung mindestens ebenso häufig wie die Vitalwertekontrolle erfolgen!

Warum ist dies so wichtig?

- Kindliche Schmerzäußerungen könnten in der oft aufreibenden Routinearbeit untergehen [15].
- Auf das individuelle Schmerzerleben kann *nicht* anhand der Größe der Gewebsschädigung geschlossen werden: Kinder mit kleinsten bukkalen Läsionen können extreme Schmerzen erleben, wobei einzelne Kinder mit einer subtotalen oralen Mukositis kaum Schmerzen empfinden und ihre Nahrungsaufnahme fast gar nicht einschränken [40, 41].
- Ohne eine regelmäßige, in der Routine fest verankerte Schmerzmessung besteht die Gefahr von Über- oder Untertherapie, da Schmerzverläufe in der Kinderonkologie häufig dynamisch sind. Bei Regeneration des Knochenmarks kommt es schnell zur Abheilung der Mukositis, der initiale Knochenschmerz schwindet bei erfolgreich eingeleiteter antineoplastischer Therapie sehr schnell etc. Durch regelmäßig erhobene Schmerzmesswerte werden Zeiten unzureichender Analgesie aufgedeckt und können durch Dosiserhöhung oder Verkleinern des analgetischen Dosierungsintervalls beseitigt werden. Auf die Rekonvaleszenz kann schnell mit Dosisreduktion reagiert werden.
- Ein weiteres Argument für eine regelmäßige Schmerzmessung ist der Sicherheitsaspekt. Wenn Kinder durch Opioide zu stark sediert sind, können sie über ihre Schmerzen keine Auskunft mehr geben. Das Behandlungsteam wird so auf die Überdosierung aufmerksam gemacht.

Schmerzmessung ist immer Zuwendung zum schmerzkranken Kind. Schmerzassoziiertes Erleben wie Angst, Einsamkeit und Trauer kann vom Kind bei der Schmerzmessung geäußert werden. Ein Gespräch über diese Dimensionen des Schmerzes ist der Beginn einer nichtmedikamentösen Schmerztherapie (s. Kap. 4, 5, 15).

9.3.1 Schmerzmessskalen

Es existieren keine validierten praktikablen Instrumente der Schmerzfremdeinschätzung bei tumor- oder chemotherapieassoziierten Schmerzen im Säuglings- und Kleinkindalter (s. auch Kap. 2). Anhang B enthält ein einfaches Schema zur Fremdeinschätzung bei tumorassoziierten Schmerzen. Dieses Schema ist in Anlehnung an die Empfehlung der Konsensuskonferenz der American Academy of Paediatrics von 1992 erstellt, aber bis dato nicht evaluiert worden [41, 42, 79].

Für nichtwissenschaftliche Zwecke können bestehende Instrumente zur Schmerzeinschätzung individuell angepasst werden.

Cartoon-Schmerzgesichter können bei chronisch kranken Kindern, die in ihrer kognitiven Entwicklung häufig akzeleriert sind, ab einem Alter von ca. 3 Jahren gut für die Schmerzmessung eingesetzt werden [27]. Die Cartoon-Gesichter des Anhangs A wurden modifiziert nach Pothmann [52]. Weitere Instrumente zur Selbsteinschätzung finden sich in Kap. 2.

9.4 Schmerzbehandlung

9.4.1 Schmerztherapie bei therapie- und tumorassoziierten Schmerzen

Die Prinzipien der medikamentösen Schmerztherapie sind sehr einfach. Nach neuesten Studien können sicherlich 90% aller Schmerzen in der Kinderonkologie erfolgreich behandelt werden, wenn folgende Regeln beachtet werden.

Empfohlene Prinzipien der medikamentösen Schmerztherapie in der Kinderonkologie

1. Bei der Auswahl der Analgetika sollte das **WHO-Stufenschema** berücksichtigt werden. Akute, starke Schmerzen sind in der Kinderonkologie die Regel. Deswegen sollen frühzeitig Opioide zur Anwendung kommen. Keinesfalls soll das Kind von WHO-Stufe zu WHO-Stufe klettern müssen.
   - Müssen Nebeneffekte der Nichtopioidanalgetika – hier insbesondere Fiebersuppression und Gerinnungshemmung – vermieden werden, sind frühzeitig und auch bei leichten bis mäßigen Schmerzen Opioidanalgetika einzusetzten.
   - Sind Nebeneffekte der Opioidanalgesie – hier insbesondere Subileus oder Sedierung – ein klinisch nicht zu beherrschendes Problem, können in Ausnahmefällen auch 2 Nichtopioidanalgetika (Paracetamol und Metamizol) kombiniert werden.
2. Bei chronischen Schmerzen hat sich die Kombination aus Opioid und Nichtopioidanalgetikum bewährt.
3. Außer bei der oralen Mukositis ist der orale Applikationsweg zu bevorzugen. Er ist sicher und flexibel. Auch stärkste Schmerzen während einer Sichelzellkrise können – nach intravenöser Aufsättigung – suffizient oral behandelt werden [26].
4. Analgetika werden bei tumor- und therapieassoziiertem Schmerz sowie postoperativ zur Gabe nach der Uhr und zusätzlich für Schmerzspitzen nach Bedarf angeordnet.
5. Die Obstipation als häufigste und regelmäßig auftretende Nebenwirkung einer Opioidanalgesie muss prophylaktisch behandelt werden. Andere, weniger häufige Nebenwirkungen sollten vom Arzt antizipiert werden, um ggf. schnell und adäquat reagieren zu können.
6. Eine qualitativ hochwertige Schmerztherapie ist nur durch die standardisierte Dokumentation von Effektivität und Nebenwirkungen zu gewährleisten.
7. Erreicht man durch das Befolgen dieser Prinzipien keine adäquate Schmerzreduktion, so sollten Schmerztherapeuten oder Palliativmediziner konsultiert werden [62].

WHO-Stufenschema

Einige Besonderheiten der Kinderonkologie erfordern eine Modifikation des WHO-Stufenschemas in der Kinderonkologie:

- 60 % der kinderonkologischen Patienten haben Schmerzen bei der Erstdiagnose. Der initiale Tumorschmerz lässt sich am besten durch eine schnelle Diagnosestellung und eine adäquate antineoplastische Therapie behandeln. Analgetika sollten konsequent eingesetzt werden, bis die antineoplastische Therapie ihre Wirkung zeigt. Dies dauert bei hämatologischen Malignomen 1–2 Wochen, kann jedoch bei Schmerzen durch solide Tumoren längere Zeit in Anspruch nehmen.
- Aggressive antineoplastische Therapieregime mit den Folgen Knochenmarkaplasie und Mukositis kommen in der Regel sofort nach Diagnosestellung zum Einsatz. Es verbieten sich nichtsteroidale Antirheumatika (wegen der von ihnen verursachten Thrombozytenaggregationshemmung) und invasive analgetische Maßnahmen wie die rückenmarknahe Analgesie (wegen möglicher Blutungen bei Thrombopenie).
- Auch Kinder in der Neugeborenen- und frühen Säuglingsperiode sind von malignen Erkrankungen betroffen. Bei ihnen besteht eine besondere Empfindlichkeit hinsichtlich der atemdepressiven Nebenwirkungen von Opioiden. Dies muss bei der initialen Dosisberechnung beachtet werden.
- Die Dosisberechnung erfolgt bei Kindern mit einem Körpergewicht bis zu 50 kg immer auf einer mg/kg KG-Basis.
- Altersspezifische Nebenwirkungen (z.B. Reye-Syndrom nach ASS-Gabe) sind bei der Auswahl und Kombination von Analgetika, Koanalgetika und Supportiva zu beachten.

Der Pädiater ist geschult, diese alterspezifischen Besonderheiten zu berücksichtigen und sollte bei der Schmerztherapie im Kindesalter der primär versorgende Arzt sein, der dann ggf. Kooperationen mit anderen Fachdisziplinen koordiniert. Dies ist um so dringlicher zu fordern, als der Schmerz im Kontext der Grunderkrankung interpretiert und therapiert werden muss. Hierzu gehört auch die ganzheitliche Betreuung durch pädiatrisch geschultes Personal und eine kindgerechte räumliche Ausstattung.

■ **Analgetika der WHO-Stufe I: Nichtopioidanalgetikum (± Adjuvans).** In der Kinderonkologie gebräuchliche Nichtopioidanalgetika sind Paracetamol, Metamizol, Ibuprofen, Indometacin und Naproxen (Dosierungen s. Tabelle 9.1).

Paracetamol

- Paracetamol ist das gängigste Nichtopioidanalgetikum in der Kinderonkologie. Es beeinflusst nicht die thrombozytäre Thromboxan-A_2-Produktion und die periphere Cyclooxygenase. Daher fehlen sowohl der hemmende Effekt auf die Plättchenaggregation und eine antiinflammatorische Wirkung als auch die für nichtsteroidale Antirheumatika typischen Nebenwirkungen wie gastrointestinale Mukosaschäden.

Tabelle 9.1. Analgetika der WHO-Stufe I (Auswahl)

Medikament	Dosierung	Applikationsweg	Darreichungsform
Ibuprofen[a]	5–10 mg/kg alle 6–8 h	p.o.	Saft (z.B. Nurofen-Fiebersaft Tabletten (z.B. Ibuprofen Stada)
		Suppositorium	Suppositorien (z.B. Imbun)
Indometacin	1 mg/kg alle 8 h oder Retardtabletten 3 mg/kg alle 24 h	p.o.	(Brause-) Tablette (z.B. Indometacin AL) Retardtabletten (z.B. Indocotin) Saft (z.B. Indo-Paed)
		Suppositorium	Zäpfchen (z.B. Indometacin BC)
Metamizol	15 mg/kg alle 4–6 h	p.o.	Tabletten (z.B. Novalgin) Tropfen (z.B. Novalgin)
		i.v.	Injektionslösung (z.B. Novalgin)
		Suppositorium	Suppositorien (z.B. Novalgin)
Naproxen	7 mg/kg alle 12 h	p.o.	Tabletten (z.B. Proxen) Saft (z.B. Proxen)
		Suppositorium	Suppositorien (z.B. Proxen)
Paracetamol	15[b] mg/kg alle 4 h	p.o.	Tabletten (z.B. Ben-u-ron) Saft (z.B. Ben-u-ron)
	20[b] mg/kg alle 6 h	Suppositorium	Suppositorien (z.B. Ben-u-ron)

[a] Ibuprofen ist von allen NSAR mit dem geringsten Risiko gastrointestinaler Nebenwirkungen behaftet [63].
[b] Maximale Tagesdosis 90 mg/kg KG/Tag bei Kindern >2 Jahren und 60 mg/kg KG/Tag bei Kindern <2 Jahren. Die maximale Tagesdosis sollte ohne regelmäßige Kontrolle der Leberwerte nicht länger als 72 h verabreicht werden.

Der genaue Wirkmechanismus von Paracetamol – der aber sicher zentralnervös ist – ist bislang ungeklärt. Eine Hemmung der ZNS-Cyclooxygenase und eine Störung der enzymatischen NO-Synthese wird diskutiert [5].

Paracetamol wird nach Aufnahme therapeutischer Dosen größtenteils mit Sulfaten oder Glucuronsäure konjugiert – die Sulfatierung dominiert bis zum 12. Lebensjahr. Wenn nach Einnahme toxischer Dosen Glucuronidierungs- und Sulfatierungsreaktion gesättigt sind, wird Paracetamol P-450-abhängig zu N-Acetyl-Benzoquinoline (NABQUI) biotransformiert, mit Glutathion konjugiert und als ungiftiger Metabolit ausgeschieden. Zum Leberzellschaden kommt es nur dann, wenn in der Leber nicht genügend Glutathion zur Verfügung steht. Dann bindet NABQUI an lebenswichtige Leberenzyme.

In der Kinderonkologie kann die Entgiftungskapazität der Leber für Paracetamol durch wiederholte Einnahme, Fehlernährung im Rahmen einer toxischen Chemotherapie und antineoplastische Medikamente eingeschränkt sein. Es kann aber auch durch die gleichzeitige Gabe von

P-450-Induktoren wie Carbamazepin, Phenytoin u.a. zu einer vermehrten Produktion des potentiell toxischen Metaboliten NABQUI kommen. Unabhängig von der onkologischen Erkrankung existieren Polymorphismen der Cytochrom-P-450-Expression (wie CYP2E1), die einzelne Kinder hinsichtlich hepatotoxischer Medikamente vulnerabler machen [3].

Somit ist die Toxizität von Paracetamol multifaktoriell. Dies erklärt das Auftreten erheblicher Leberschäden – bei einigen Kindern musste eine Lebertransplantation erfolgen – bei der Anwendung selbst therapeutischer Dosen lege artis (<100 mg/kg KG/Tag) über einen Zeitraum von nur 2–4 Tagen [24].

Für die Kinderonkologie gilt: Anhand postoperativer Daten gewonnene neue Erkenntnisse zu Paracetamoldosierung [1], die für die postoperative Schmerztherapie oder die analgetische Therapie bei Kopfschmerzen Gültigkeit haben, dürfen *keinesfalls* verabreicht werden.

Wenn in der Kinderonkologie eine Langzeittherapie mit PCM für länger als 72 h vorgesehen ist, sollten regelmäßig S-GOT, S-GPT und Gerinnnung sowie einmalig nach 3 Therapietagen der Paracetamolspitzenspiegel bestimmt werden. Die toxische Tagesdosis bei protrahierter Gabe beträgt ca. 150 mg/kg KG/Tag – wenn keine weiteren Risikofaktoren vorliegen (s. oben).

Unter Paracetamolgabe kommt es extrem selten zu Überempfindlichkeitsreaktionen und zur Störung der Blutbildung bis hin zur Panzytopenie.

Acetylsalicylsäure (ASS)

- Eine ASS-Behandlung von Begleitsymptomen und Schmerzen im Rahmen fieberhafter Infektionen im Kindesalter ist obsolet, da in diesen Situationen die Einnahme von ASS höchstwahrscheinlich ein Reye-Syndrom auslösen kann [25]. ASS führt zudem über eine kovalente Bindung zu einer langanhaltenden Störung der Blutgerinnung. ASS sollte daher in der Kinderonkologie bei thrombopenischen oder vor einer Thrombopenie stehenden Kindern gar nicht und in der übrigen Pädiatrie nur mit strenger Indikationsstellung eingesetzt werden (Kawasaki-Syndrom, i.v.-Therapie bei therapierefräktärer Migräne etc.).

Ibuprofen, Indometacin und Naproxen

- In der Kinderonkologie werden auch diese NSAR wegen der Störung der Plättchenaggregation nur dann eingesetzt, wenn weder eine Thrombozytopenie vorliegt noch eine aplastogene Chemotherapie geplant ist. Indometacin und Naproxen besitzen eine hohe antiphlogistische Potenz, die man sich bei entzündlich bedingten Schmerzen zunutze macht. Knochenschmerzen sind eine weitere Indikation für NSAR. In der Langzeittherapie sollte hier Ibuprofen bevorzugt werden, da es mit dem geringsten Risiko gastrointestinaler Nebenwirkungen behaftet ist [63,23].

Eine Dosisreduktion muss bei Nieren- oder Leberinsuffizienz erfolgen. Bei gleichzeitiger Gabe von NSAR mit Digoxin oder Methotrexat kommt es zur Serumspiegelerhöhung dieser beiden Medikamente.

Hauptnebenwirkungen von NSAR sind auch bei kurzen Therapiephasen gastrointestinale Schleimhautschäden, die häufiger bei gleichzeitiger Einnahme von Glukokortikoiden auftreten. Bei Langzeitgebrauch besteht die Gefahr der Nephrotoxizität. Alle NSAR können in seltenen Fällen eine Störung der Blutbildung bis hin zur Agranulozytose auslösen.

Metamizol

- Metamizol wird in der Kinderonkologie sehr häufig in Kombination mit Tramadol oder Morphin in der Behandlung der chemotherapieassoziierten Mukositis eingesetzt, um die notwendige Opioidmenge und die damit verbundenen Nebenwirkungen (v.a. die Obstipation) zu minimieren. Seine antipyretische Wirkung birgt die Gefahr, dass Fieber als Zeichen einer Infektion bei neutropenischen Patienten supprimiert wird und sich dadurch der Beginn einer suffizienten antibiotischen Therapie verzögert.

  Die spasmolytischen Eigenschaften von Metamizol sind willkommen bei abdominellen Schmerzen, wie sie häufig im Rahmen einer Mukositis auftreten. Die Latenz des Wirkungseintritts beträgt nach oraler Gabe ca. 30 min. Die Bioverfügbarkeit bei oraler Applikation ist 99%, die Wirkdauer 3–4 h. Knochenmarkschädigungen sind laut wissenschaftlicher Informationsbroschüre eine Kontraindikation für die Anwendung von Metamizol, obwohl die Agranulozytose eine extrem seltene Nebenwirkung [33] und beim Einsatz von Nichtopioiden keinesfalls spezifisch für Metamizol ist. Inwieweit Metamizol zu einer verzögerten Rekonstitution des Knochenmarks nach aplasiogener Chemotherapie führt, ist unbekannt.

  Weitere wichtige Nebenwirkungen sind Überempfindlichkeitsreaktionen und Allergien. Diese können in Extremfällen und bei intravenöser Gabe zum Kreislaufschock führen. Insbesondere bei hohem Fieber sollte Metamizol nur kontinuierlich intravenös oder als Kurzinfusion und bei instabilen Kreislaufverhältnissen gar nicht verabreicht werden.

  Vorsicht ist geboten bei Patienten mit Asthma- bzw. Allergieanamnese. Für die Kinderonkologie wichtige Arzneimittelinteraktionen weist Metamizol mit Cyclosporin auf: bei gleichzeitiger Anwendung kann der Cyclosporinspiegel absinken.

■ **Analgetika der WHO-Stufe II: schwaches Opioid (± Nichtopioidanalgetikum, ± Adjuvans).** Auf der WHO-Stufe II (Tabelle 9.2) kommen schwache Opioide zum Einsatz. Das Opioid wird gemäß individuellem Schmerzverlauf ausgewählt: bestehen mittelstarke Schmerzen ohne zu erwartende Progredienz, wird ein schwaches Opioid eingesetzt. Ist eine rasche Progredienz zu starken Schmerzen absehbar, startet die Therapie schon initial mit einem Opioid der WHO-Stufe III. So werden hohe Dosen eines schwachen Opioides (die oft mit mehr Nebenwirkungen vergesellschaftet sind als niedrige Dosen eines starken Opioids) und der Opioidwechsel vermieden.

Tramadol

- In der deutschen Kinderonkologie wird von den schwachen Opioiden der WHO-Stufe II nahezu ausschließlich Tramadol eingesetzt [76], häufig in Kombination mit Metamizol oder einem anderen Nichtopioid.

Tabelle 9.2. Analgetika der WHO-Stufe II (Auswahl)

Medikament	Startdosierung	Applikationsweg	Darreichungsformen	Bemerkungen
Tramadol, unretardiert	1 mg/kg KG alle 4–6 h	p.o./i.v.	– Kapseln (z.B. Tramundin-Kapseln), – Tropfen (z.B. Tramundin-Tropfen N), – Suppositorium (z.B. Tramundin-Suppositorien), – Injektionslösung (z.B. Tramundin-Injektionslösung)	Es gibt auch eine Kombinationstablette aus unretardiertem und retardiertem Tramadol (Tramundin SL): Wirkbeginn nach 10 min, Wirkdauer 8–12 h
Tramadol, retardiert	2–3 mg/kg alle 8–12 h	p.o.	Retardtabletten (z.B. Tramundin-Retard)	Tramundin retard ist teilbar; Tramal long nicht teilbar. Damit sind Tramundin-retard-Tabletten ab einem Körpergewicht von 25 kg einsetztbar
Dihydrocodein	1–2 mg/kg alle 8–12 h	p.o.	Retardtabletten (z.B. DHC Mundipharma-Retardtabletten)	Keine Steigerung über 4 mg/kg KG/Tag, da Zunahme der Nebenwirkungen ohne Zunahme der Wirkung

Postoperativ kann durch diese Kombination die verabreichte Opioidmenge reduziert werden, ohne dass hierdurch die Analgesie schlechter würde [56].

Tramadol ist eine reiner Opioidrezeptoragonist. Seine analgetische Wirkung wird gesteigert durch eine Zunahme der Serotoninsekretion sowie die Blockade der synaptischen Wiederaufnahme von Noradrenalin im ZNS. 10–15 mg Tramadol i.v. sind äquianalgetisch zu 1 mg Morphin i.v.

Die Bioverfügbarkeit erreicht kurz nach Beginn der enteralen Therapie 90–98 %, sodass sich intravenöse und enterale Dosis entsprechen. Die Wirkdauer von nichtretardiertem Tramadol beträgt 4 h, die von retardierten Präparaten 8–12 h [6]. Die unerwünschten Wirkungen Übelkeit, Erbrechen und Atemdepression beobachten wir beim Einsatz von Tramadol in der Pädiatrie selten – auch weil bei Dosierungen von über 8 mg/kg KG in der Regel ein Wechsel auf Morphin vorgenommen wird.

Tabelle 9.3. Einsatz starker Opioide in der Kinderonkologie

Einsatz	Opioid
Als Standardanalgetikum bei starken Schmerzen und bei Mukositis	Morphin
Als Ersatzopioid bei individueller Unverträglichkeit und bei Leber- oder Niereninsuffizienz	Hydromorphon
Postoperativ	Piritramid
Bei zentralnervösen Nebenwirkungen anderer Opioide	Oxycodon
Beim extrem starken Schmerzen, insbesondere in der Palliativsituation	Levomethadon
Bei schmerzhaften Prozeduren	Pethidin (Pethidin 100 mg i.v. äquianalgetisch zu 10 mg Morphin i.v.)
Wenn die Einnahme von Tabletten verweigert wird *und* eine stabile Schmerzsituation vorliegt	Fentanyl-Pflaster
Traditionell mit eher unklarer Indikation	Buprenorphin

Dihydrocodein, Tilidin, Dextropropoxyphen

- Alle 3 Analgetika werden in der Kinderonkologie in Deutschland nur sehr selten eingesetzt, wohl auch, weil für alle 3 Opioide nur oral zu verabreichende Präparate zur Verfügung stehen [76].

■ **Analgetika der WHO-Stufe III: starkes Opioid (± Nichtopioidanalgetikum, ± Adjuvans).** Der Einsatz starker Opioide am Beginn einer Schmerztherapie ist in der Kinderonkologie die Regel. Dabei werden in Deutschland die in Tabelle 9.3 genannten Opioide eingesetzt.

Dosierungen dieser starken Opioide finden sich in Tabelle 9.4. In der Neugeborenen- und Säuglingsperiode muss mit sehr viel geringeren Opioiddosen begonnen werden [63, 29, 30]. Eine pulsoxymetrische Überwachung ist in der Einstellungsphase bei Kindern unter 6 Monaten unverzichtbar und bei intravenöser Opioidtherapie auch für alle anderen Alterstufen zu empfehlen. Bei allen Kindern ist eine Kontrolle von Schmerzstärke und Sedierungstiefe ärztlich anzuordnen und regelmäßig zu kontrollieren.

Die ersten Dosen starker Opioide sollten am Schmerz titriert werden. Bei einer Anwendungsdauer <5 Tagen wird die Opioidmenge bei Therapieende langsam über 3–4 Tage ausgeschlichen. Bei längerer Anwendungdauer reduziert man die Dosis anfangs um 20–40%/24 h, später um 10–20%/24 h. Die Entwöhnung kann bis zu 2 Wochen in Anspruch nehmen. Beim Wechsel von einem starken Opioid auf ein anderes wird die neue Therapie mit der Hälfte der äquianalgetischen Dosis des neuen Opioids begonnen.

Tabelle 9.4. Startdosen der Analgetika der WHO-Stufe III (Auswahl). Beim Einsatz in den ersten 6 Lebensmonaten sollte mit 25% der Startdosis begonnen werden (*DTI* Dauertropfinfusion)

Medikament	Startdosis (mg/kg KG)	Applikationsweg	Darreichungsformen	Bemerkungen
Morphin, unretardiert	0,2–0,3 mg/kg KG alle 4 h 0,1 mg/kg KG alle 2–4 h 0,04 mg/kg KG/h	p.o. i.v. DTI	Tabletten (z.B. Sevredol) Tropfen (Morphinlösung 0,1–4%; 1 ml = 1–40 mg) Suppositorium (z.B. MSR Mundipharma) Ampullen (z.B. MSI Mundipharma)	• Therapie nicht mit Retardtabletten beginnen, sondern Anfangsdosis mit Tropfen/Tabletten austitrieren. • In Teilmengen von 0,02 – 0,05 mg/kg KG alle 5 min am Beginn einer Therapie austitrieren.
Morphin, retardiert	0,5 mg/kg KG alle (8)–12 h	p.o.	Retardtabletten (z.B. MST Mundipharma) Retardgranulat (z.B. MST Retard-Granulat)	• Bei Schmerzdurchbrüchen: Bolus verabreichen (100% der stündlichen Dosis) und kontinuierliche Infusionsmenge erhöhen. • Die Retard*kapseln* (z.B. MST Continus), welche eine Wirkdauer von bis zu 24 h aufweisen, kommen im Kindesalter selten zum Einsatz.
Hydromorphon	0,08 mg/kg KG alle 12 h 0,015 mg/kg KG alle 3–4 h 0,005 mg/kg KG/h	p.o., i.v. DTI	Retardkapseln (z.B. Palladon) Ampullen (Dilaudid)	Kleinste erhältliche Kapsel sind 4 mg, somit als Startdosis bei opioidnaiven Kindern erst ab 50 kg KG geeignet
Piritramid	0,05–0,1 mg/kg KG alle 6 h	i.v.	Injektionslösung (z.B. Dipidolor)	**Cave:** Inkompartibilität mit vielen Medikamenten und Infusionslösungen

Oxycodon, retardiert	0,2 mg/kg KG alle 12 h	p.o.	Retardtabletten (z.B. Oxygesic)	Nach Studien an Erwachsenen scheinen Halluzinationen weniger häufig aufzutreten als unter Therapie mit Morphin. Der Wirkeintritt ist schnell (<1 h), die Wirkdauer trotzdem lang (8–12 h)
Levomethadon	0,2 mg/kg KG alle 4–8 h 0,1 mg/kg KG alle 4–8 h	p.o., i.v.	Tropfen (z.B. L-Polamidon Hoechst) Injektionslösung (z.B. L-Polamidon Hoechst)	Siehe Text
Pethidin	1,5–2 mg/kg KG alle 3–4 h 1 mg/kg KG alle 2–4 h	p.o., i.v.	Tropfen (z.B. Dolantin) Injektionslösung(z.B. Dolantin)	Siehe Text
Fentanyl	1 µg/kg KG pro Gabe (Umrechung s. Text)	i.v., transdermal	Injektionslösung (z.B. Fentanyl Park-Davis) Pflaster (Durogesic)	• Einsatz bei schmerzhaften Eingriffen, Dosis kann mehrfach alle 3–5 min wiederholt werden. • Pflaster nur bei stabiler Schmerzsituation einsetzen.
Buphrenorphin	0,003–0,006, maximal 0,009 mg/kg KG alle 6–8 h	i.v./sublingual	Sublingualtabletten (Temgesic Sublingual) Sublingualtabletten forte (Temgesic Sublingual forte) Injektionslösung (Temgesic Injektionslösung)	• **Gemischter Agonist-Antagonist. Cave: Ceiling-Effekt! Nicht mit anderen Opioiden kombinieren!** • Sublingualtabletten ab ca. 35 kg Körpergewicht einsetzbar.

Morphin

- Morphin ist ein reiner Opiatagonist [13]. Es existiert keine obere Dosisgrenze, die Morphindosis sollte generell am Effekt titriert werden. Nach oraler Gabe kommt es zu einer variablen Absorption, sodass die Bioverfügbarkeit ca. 30% beträgt. Wechselt man die Applikationswege von per os zu intravenös, beginnt man die intravenöse Therapie mit 1/3 der p.o.-Dosis, um einen äquianalgetischen Effekt zu erreichen [34, 59].

  Morphin wird hepatisch in Morphin-3-Glucuronid und Morphin-6-Glucuronid (M6G) metabolisiert, wobei nur M6G und nativem Morphin eine analgetische Wirkung zugesprochen wird. Die Elimination geschieht renal. Alle pharmakokinetischen Parameter sind multifaktoriell beieinflusst vom Alter des Kindes, seiner Komorbidität und postoperativ von der durchgeführten Narkose [38].

  Die Halbwertszeit von nichtretardiertem Morphin beträgt bei Frühgeborenen 9,0 h (+3,4 h), bei reifen Neugeborenen 6,5 h (+2,8 h) und ab dem 11. Lebenstag 2,2 h (+1,8 h [29]). Die Wirkung beginnt bei intravenöser Applikation nach 5 min. Das Wirkmaximum ist nach 20 min erreicht. Die Wirkdauer von nichtretardiertem bzw. intravenös appliziertem Morphin beträgt jenseits der frühen Säuglingsphase 2–4 h, die von oralen retardierten Präparaten 8–12 h (Wirkdauer abhängig vom Alter). Die Wirkung bei Gabe retardierter Morphinpräparate beginnt mit einer Latenz von 30–60 min.

  Bei der stationären Schmerztherapie, meist im Rahmen von Mukositiden, werden vornehmlich intravenöse, in der ambulanten Tumorschmerztherapie nahezu ausschließlich retardierte Zubereitungen starker Opioide eingesetzt [77].

  Hat ein Kind eine Abneigung gegen Tabletten, treten Schluckstörungen auf oder beträgt das Körpergewicht weniger als 20 kg, bietet sich die Gabe von Morphinretardgranulat an. Dieses kann in Wasser aufgeschwämmt werden, ist daher auch für die Anwendung bei Säuglingen gut dosierbar und kann problemlos über sehr dünne Magen- bzw. PEG-Sonden appliziert werden. Wegen seines Himbeergeschmacks wird es von kleinen Kindern gut toleriert.

  Bei immuninkompetenten Kindern birgt die rektale Applikation von Morphin ein Infektionsrisiko. Zudem schwankt die Bioverfügbarkeit nach rektaler Gabe noch stärker als nach oraler Gabe, nämlich zwischen 30 und 88% [67]. Eine postoperative 4-stündliche rektale Morphinapplikation von 0,44 mg/kg KG führte bei einem 7,5 Monate alten Kind nach der 5. Gabe zum Tod [20]. Kontrollen von Sedierungsgrad, Schmerzstärke und Vitalfunktionen waren in diesem Fall nicht angeordnet bzw. durchgeführt worden.

  Arzneimittelinteraktionen: Cimetidin, ein in der Kinderonkologie gern verwendetes Medikament, führt zu erhöhten Plasmaspiegeln von Morphin und anderen Opioiden.

Hydromorphon

- Kommt es im Verlauf einer Morphintherapie zu nicht tolerablen oder nicht therapierbaren Nebenwirkungen, empfiehlt sich der Wechsel auf Hydromorphon. Hydromorphon hat keine aktiven Metaboliten. Dies ist besonderes wichtig für die Therapie bei Niereninsuffizienz, da hier Medikamente ohne aktive Metaboliten – die in der Regel unterschiedliche Eliminationsraten haben – besser steuerbar sind. Wie Morphin ist Hydromorphon ein reiner Opioidagonist.

Piritramid

- Postoperativ wird in Deutschland traditionell Piritramid eingesetzt. Wegen seiner hohen Lipophilie tritt die Wirkung prompt ein, was die intravenöse Therapie gut steuerbar macht. Gleichzeitig besteht aber die Gefahr, durch zu schnelle i.v.-Applikation eine Euphorie auszulösen und die Kinder „auf den Schuss“ zu konditionieren.

  Die Wirkstärke von Piritramid ist mit der von Morphin vergleichbar. Ein entscheidender Nachteil von Piritramid für die Kinderonkologie: es lässt sich so gut wie gar nicht mit anderen Pharmaka oder Infusionslösungen mischen.

Oxycodon

- Oxycodon scheint unter allen Opioiden die wenigsten zentralnervösen Nebenwirkungen wie Halluzinationen, Verwirrtheit etc. auszulösen. Bestehen solche unerwünschten Wirkungen im Rahmen einer Opioidtherapie, empfiehlt sich der Wechsel auf Oxycodon [28, 22].

Levomethadon

- Levomethadon ist ein synthetisches Opioid und wie Morphin ein reiner μ-Agonist. Es ist wegen der extrem langen terminalen β-Halbwertszeit von 13–50 h schlecht steuerbar. Die Einzeldosis beträgt 0,1 mg/kg KG i.v. oder 0,2 mg/kg KG p.o. alle 4 h. Nach 6 Gaben wird gewartet, bis erneut Schmerzen auftreten. Das Applikationsintervall ab dem 2. Behandlungstag errechnet sich dann aus der Zeitdauer von der letzten Gabe am ersten Behandlungstag bis zum Auftreten von leichten Schmerzen am 2. Behandlungstag – im Durchschnitt beträgt es 8–12 h. Die Einstellung auf Levomethadon sollte unter stationären Bedingungen erfolgen.

Pethidin

- Traditionell wird Pethidin in Deutschland bei schmerzhaften Eingriffen und auch international bei Sichelzellkrisen eingesetzt, obwohl Pethidin für beide Indikationen Nachteile und gegenüber anderen Opioiden keine die Nachteile aufwiegenden Vorteile bietet:

  Einerseits kommt es nach Pethidingabe *bei schmerzhaften Eingriffen* wegen der hohen Lipophilie rasch zur Analgesie, andererseits verhindert die altersabhängige Halbwertszeit von mindestens einigen Stunden eine schnelle Rekonvaleszenz des Kindes.

  Hohe Dosen von Pethidin wirken zudem direkt kardiodepressiv [54]. Bei schmerzhaften Eingriffen bietet sich der Einsatz von Fentanyl, Ketamin und Propofol oder die Durchführung einer Allgemeinnarkose an (s. Kap. 7).

Im Rahmen einer *chronischen Erkrankung* wie der Sichelzellananämie oder bei Tumorschmerzen ist die Anwendung von Pethidin bei Kindern (und Erwachsenen) nicht zu empfehlen, da der Metabolit Norpethidin im Körper kumulieren und zu zerebralen Krampfanfällen führen kann [50, 53]. Die Halbwertszeit von Norpethidin beträgt 20–85 h.

Pethidin ist ein synthetischer μ-Agonist und wird hepatisch metabolisiert in Pethidinsäure sowie Norpethidin. Seine Halbwertszeit beträgt bei Früh- und Neugeborenen 10–23 h, bei bis zu 2 Monaten alten Säuglingen immerhin noch 8 h. Bei Kindern unterscheidet sich die Halbwertszeit nur unwesentlich von der des Morphins [47].

Bei Einsatz zusammen mit MAO-Hemmern – z. B. Moclobemid und Tranylcypromin (Psychopharmaka) – kann es zu lebensgefährlichen Komplikationen wie Hyperpyrexie, arterieller Hypo- oder Hypertonie, Delirium und zerebralen Krampfanfällen kommen [54].

Fentanyl

- Fentanyl ist wie Morphin ein reiner Opioidagonist. Es ist sehr viel lipophiler als Morphin, sodass sowohl Wirkungen als auch Nebenwirkungen – insbesondere Atem- und Kreislaufdepression – bei *intravenöser* Applikation sehr schnell eintreten. Für die Analgesie bei schmerzhaften Eingriffen ist es sehr geeignet, da bei langsamer intravenöser Gabe gut an der Wirkung titriert werden kann.

  Transdermal kann Fentanyl mit Hilfe eines speziellen Pflasters appliziert werden. Trotz beschränkter Erfahrungen bei Kindern wird transdermales Fentanyl von mindestens 12 der 76 kinderonkologischen Abteilungen in Deutschland eingesetzt [76].

  Wie Analysen im Rahmen eines Qualitätssicherungsprojektes der Gesellschaft für Pädiatrische Onkologie und Hämatologie [78] zeigen, werden dabei die Indikationen nicht immer richtig gestellt. Das Pflaster soll nur bei stabiler Schmerzsituation eingesetzt werden und keinesfalls am Beginn einer Schmerztherapie. Die Wirkung tritt mit einer Verzögerung von 12 h ein und hält dann 48–72 h an – eine Kinetik, die keine Titration auf Effekt erlaubt. Wenn ein Fentanylpflaster eingesetzt wird, muss immer zusätzlich ein schnell wirksames starkes Opioid für Schmerzspitzen verordnet werden.

  Da eine orale Fentanylzubereitung nicht vorliegt, wird auf Morphintropfen, -suppositorien oder -tabletten zurückgegriffen. In jeden Fall erhält das Kind dann zwei verschiedene starke Opioide, auf die es mit 2 unterschiedlichen Nebenwirkungsspektren reagieren kann.

  Wichtig ist zudem, dass das Pflaster nicht zerschnitten werden darf.
  Als Umrechnungsfaktor gilt in der Schmerztherapie bei Erwachsenen: mg Morphin oral/Tag : mg Fentanyl transdermal/Tag = 100 : 1.

  Ein Rechenbeispiel: Beträgt die orale Tagesdosis von Morphin 60 mg, so wählt man das kleinste erhältliche Fentanylpflaster (0,6 mg Fentanyl/Tag = 25 μg/h). Bei einer medianen oralen Morphindosis von 1,5 mg/kg KG/Tag in der kinderonkologischen Schmerztherapie [76] käme das Pflaster also frühestens ab einem Körpergewicht von 40 kg KG zum Einsatz.

Die Einstellung auf transdermales Fentanyl sollte bei Kindern in jedem Fall stationär erfolgen. Todesfälle nach einer zu sorglosen Verabreichung von Fentanylpflastern sind beschrieben [31]. Auch nach Entfernen des Pflasters fällt der Fentanylblutspiegel nur langsam ab.

Buprenorphin

- Buprenorphin – ein gemischter Agonist-Antagonist – wird sublingual und i.v. appliziert. Die sehr starke Opioidrezeptorbindung erklärt die lange Wirkungs- und ggf. Nebenwirkungsdauer und das Fehlen der Reversibilität der Nebenwirkungen nach Gabe des Morphinantagonisten Naloxon. Wegen des Ceilingeffektes – durch weitere Dosissteigerung über das obere Dosislimit hinaus lässt sich keine Steigerung der Analgesie erzielen – sind die Einsatzmöglichkeiten von Buprenorphin begrenzt.

  Da Buprenorphin eine im Vergleich zu Morphin geringere obstipierende Wirkung zugeschrieben wird, die jedoch nicht wissenschaftlich bewiesen ist, wird es in praxi dann verordnet, wenn mittelstarke Schmerzen ohne Progredienz bestehen und eine Obstipation schon besteht oder unbedingt verhindert werden muss. Die Halbwertszeit beträgt bei Kindern 1 h (+ 0,2 h), bei Erwachsenen 3,1 h (+ 0,6 h).

  Bei sublingualer Gabe schwankt die Bioverfügbarkeit zwischen 16 und 94 %, weswegen sich die oralen und intravenösen Dosierungsempfehlungen entsprechen. Kinder zwischen dem 5. und 8. Lebensjahr (Studienkollektiv) wiesen nach i.v.-Gabe von Buprenorphin eine im Vergleich zu Morphin stärkere Atemdepression auf [zit. nach 47].

Nebenwirkungen der Analgetikatherapie

Das Nebenwirkungsprofil einzelner starker Opioide kann beim individuellen Patienten äußerst verschieden sein. Betrachtet man jedoch ein großes Kollektiv, unterscheiden sich die verschiedenen Opioide hinsichtlich Art und Ausmaß ihrer Nebenwirkungen kaum.

Prophylaxe und Therapie häufiger Begleiteffekte werden gesondert besprochen. Selten und insbesonders bei intravenöser Applikation kann es zu arterieller Hypotonie, Urtikaria und bei Allergikern zu Asthmaanfällen kommen. Psychische Veränderungen (z. B. Euphorie) sowie Spasmen des Oddi-Sphinkters werden im klinischen Alltag selten gesehen.

■ **Obstipation.** Die Obstipation ist die häufigste und klinisch bedeutsamste Nebenwirkung einer Opioidtherapie in der Kinderonkologie. Im Rahmen der chemotherapieassoziierten Mukosistis essen und trinken die Kinder wenig, lehnen die Einnahme von Laxanzien häufig ab und bewegen sich kaum. Unter Umständen treten in dieser Situation unter Opioidtherapie (Sub)ileuszustände auf. Hier muss eine Risikoabwägung zwischen verschiedenen analgetischen Regimen erfolgen – z. B. wird eine möglicherweise knochenmarksupprimierende Wirkung von Metamizol in Kauf genommen, weil durch den Einsatz von Metamizol die Opioiddosis reduziert werden kann. Besteht die Möglichkeit

Tabelle 9.5. Begleitmedikation bei der Schmerztherapie mit Opioiden und NSAR

Indikation	Medikament	Dosis	Applikationsmodus
Prophylaktisch			
Obstipation	Lactulose (z. B. Bifiteral)	**≤3 Jahre** Startdosis: 3×2 ml Mittlere Dosis: 3×5 ml **>3 Jahre** Startdosis: 3×5 ml Mittlere Dosis: 3×10 ml	p.o.
Übelkeit	Metoclopramid (z. B. Paspertin)	0,1 mg/kg KG alle 5–6 h	p.o.
	Domperidon (z. B. Motilium)	0,3 mg (= 1 Tr.)/kg KG **Einzelhöchstdosis:** 33 Trpf. = 10 mg	p.o.
	Dimenhydrinat (z. B. Vomex)	1–2 mg/kg KG alle 6–8 h 5 mg/kg KG alle 6–8 h **maximale Tagesdosis bei p.o./Supp:** **2–6 Jahre** 75 mg **6–12 Jahre** 150 mg	i.v. p.o./Suoo.
	Ondansetron (z. B. Zofran)	0,05 bis 0,1 mg/kg KG alle 24 h **Höchstdosis:** 4 mg	i.v.
Therapeutisch			
Juckreiz	Clemastin (z. B. Tavegil)	0,04 mg/kg KG alle 12–24 h **1–3 Jahre** 0,25–0,5 mg alle 12 h **4–6 Jahre** 0,5 mg alle 12 h **7–12 Jahre** 0,5–1 mg alle 12 h **>12 Jahre** 1 mg alle 12 h	i.v. p.o.
Harnverhalt	Carbachol (z. B. Doryl)	0,05–0,1 mg alle 12–24 h 0,5–1 mg alle 8–24 h	s.c. p.o.
Ulkusprophylaxe	Ranitidin (z. B. Sostril)	1–2 mg/kg KG alle 12 h bei Einmalgabe abends	p.o.
	Misoprostol (z. B. Cytotec)	2×5 μg/kg KG **Höchstdosis** 2×200 μg/Tag	p.o.

einer oralen Laxanzientherapie, weist nach eigenen Erfahrungen Lactulose, obwohl es in Einzelfällen zu Meteorismus und krampfartigen Bauchschmerzen führt, das beste Wirkungs-Nebenwirkungs-Verhältnis auf (Tabelle 9.5).

Zusätzlich werden Bisacodyl und Natriumpicosulfat sowie Paraffinöl eingesetzt, wenn die regelmäßige Lactuloseeinnahme nicht den erwünschten Erfolg zeigt.

Eine manifeste Obstipation sollte vor der regelmäßigen oralen Laxanziengabe durch rektale Laxanziengabe beseitigt werden. Über Wirksamkeit und Verträglichkeit von Makrogol 3350 zur Obstipationsprophylaxe im Kindesalter fehlen wissenschaftliche Daten [32].

■ **Übelkeit und Erbrechen.** Grundsätzlich treten im Kindesalter die gleichen unerwünschten Opiodwirkungen auf wie bei Erwachsenen. Es gibt jedoch Unterschiede in Häufigkeit und Ausprägung. So reagieren ältere Kinder (>12 Jahre) häufiger mit Übelkeit und Erbrechen als jüngere [77]. Bei ersteren ist daher der prophylaktische Einsatz von Antiemetika gerechtfertigt (Tabelle 9.5).

Wie auch im Erwachsenenalter entwickelt sich bei Kindern typischerweise innerhalb 1 Woche eine Toleranz gegen die emetische Wirkung von Opioiden. Einige Kinder profitieren in der 1. Behandlungswoche von einem Dimenhydrinat-Kaugummi (10 mg und 20 mg). Da die Dimenhydrinatdosis des Kaugummis nur 15–50% der üblicherweise rektal verabreichten Dosis beträgt, tritt Müdigkeit als unerwünschter Nebeneffekt seltener auf [55]. Pädiatrische Studien zu diesem Themenkreis fehlen. Da das Kaugummi bis dato ohne unerwünschte Nebeneffekte zur Prophylaxe von Übelkeit und Erbrechen in der Frühschwangerschaft verordnet wurde, bestehen keine Bedenken hinsichtlich der Verträglichkeit bei Kindern.

35% der deutschen Kinderonkologien setzten als Reservemedikament 5-HT3-Antagonisten zur Therapie und Prophylaxe von opioidinduzierter Übelkeit und Erbrechen ein, obwohl auch hier Studien und griffige pharmakodynamische Modelle fehlen (Tabelle 9.5 [49, 66, 76]).

■ **Juckreiz.** Unter der Therapie mit oral retardiertem Morphin klagen 25% der über 12-jährigen Patienten und 10% der jüngeren Kinder über Juckreiz [77]. Wenn möglich, wird diesem Symptom mit einer passageren Dosisreduktion begegnet. Ein Therapieversuch kann auch mit Clemastin oder juckreizstillenden Waschungen (s. Kap. 15) erfolgen. Bleibt diese Therapie ohne Erfolg, ist ein Opioidwechsel, z. B. von Morphin auf Hydromorphon, sinnvoll. Bei Erwachsenen mit postoperativen Schmerzen reduzierte extrem niedrigdosiertes Naloxon (0,00025–0,0005 mg/kg KG/h i.v. als Dauertropfinfusion) den PCA-Morphinverbrauch und die Opioidnebenwirkungen Juckreiz, Übelkeit und Erbrechen [18].

Laut Gan [18] und Wright [74] können Naloxon- und Morphinsulfat in der gleichen Spritze gemischt oder gemeinsam über einen intravenösen Zugang infundiert werden.

■ **Harnverhalt.** Harnverhalt ist jenseits der Neonatalphase eine sehr seltene Nebenwirkung einer Opioidtherapie, kann aber bei betroffenen Kindern Panik auslösen. Der Harnverhalt ist oft schon durch beruhigende Worte, einen nassen Waschlappen, der auf die Haut über der Blasenregion gelegt wird, oder das Geräusch eines laufenden Wasserhahns zu beheben. Reichen diese Maßnahmen nicht aus, kann bei jugendlichen Patienten Carbachol verabreicht oder bei jüngeren Kindern eine Einmalkatheterisierung durchgeführt werden (Tabelle 9.5).

Nach der steril durchgeführten Katheterisierung ist bei den infektionsgefährdeten Patienten immer eine antibiotische Infektionsprophylaxe über 3 Tage indiziert.

■ **Atemdepression.** Unter oraler Therapie mit retardiertem Morphin ist bei adäquater Dosierung keine Atemdepressionen zu befürchten [77]. Sie tritt jedoch häufiger auf im Rahmen von schmerzhaften Eingriffen, wenn nämlich ein Opioid schnell intravenös appliziert und mit anderen zentral sedierenden Medikamenten kombiniert wird. In den ersten 24–48 h einer intravenösen Opioidtherapie und bei/nach allen schmerzhaften Eingriffen unter Analgosedierung ist daher neben der regelmäßigen Schmerzmessung eine pulsoxymetrische Überwachung sowie die Dokumentation von Atemfrequenz und Sedierungstiefe sinnvoll.

Eine pulsoxymetrische Überwachung ist deshalb zu fordern, weil es in Ausnahmefällen auch bei normaler Atemfrequenz bei Kindern zu einer Abnahme des Atemminutenvolumens kommen kann. Besteht eine milde Atemdepression, werden ältere Kinder zum Weiteratmen aufgefordert („Kommandoatmung"). Bei jüngeren Kindern erfolgt die Atemstimulation und, wenn nötig, eine O_2-Gabe. Die Opioidzufuhr muss schnellstens unterbrochen werden, um den Serumspiegel nicht noch weiter anzuheben.

Reichen diese Maßnahmen nicht aus, muss eine intensivmedizinische Therapie und ggf. eine Antidotgabe eingeleitet werden (Dosierungen s. Kap. 7, Abb. 7.1).

■ **Halluzinationen.** Beim Auftreten seltener Nebenwirkungen wie Halluzinationen und Verwirrtheit sollte ein Opioidwechsel (evtl. auf Oxycodon, s. oben) erfolgen.

■ **Ulkusprophylaxe.** Opioide scheinen auch bei Langzeittherapie keine Organtoxizität aufzuweisen. Werden sie jedoch in Kombination mit NSAR eingesetzt, kann es durch NSAR zu Magenbeschwerden und gastrointestinalen Läsionen kommen – bei rheumakranken Kindern unter der Therapie mit NSAR sind diese ebenso häufig wie bei Erwachsenen [16].

Zusätzliche Risikofaktoren bestehen in einer Steroidtherapie und der unregelmäßigen Nahrungsaufnahme. Bei Erwachsenen konnte eine prophylaktische Wirkung von gastrointestinalen Läsionen nur für Protonenpumpenblocker und Misoprostol (synthetisches Prostaglandinanalog E_1) bewiesen werden [4, 19, 45]. In der Kinderonkologie und -rheumatologie werden traditionell für diese Indikation wegen seines günstigen Nebenwirkungsprofils Antazida und Ranitidin eingesetzt [45].

Adjuvanzien des WHO-Stufenschemas

Selten sind in der Kinderonkologie adjuvante Schmerzmittel indiziert. In der Palliativphase auftretende zusätzliche Symptome wie Schlaflosigkeit und Angst sowie spezielle Schmerzsyndrome (Knochenschmerzen, neurogene Schmerzen) können ihren Einsatz in Ausnahmefällen erforderlich machen. Mögliche

Nebenwirkungen und das Vorliegen nur beschränkter Erfahrungen im Kindesalter sollten vorab mit Eltern und Kindern besprochen werden (Tabelle 9.6).

9.4.2 Besondere Schmerzsyndrome

Neuropathische Schmerzen

Brennende, einschießende oder dysästhetische Schmerzen werden häufig durch Infiltration von Nervengewebe verursacht. Obwohl diese neuropathischen Schmerzen bislang als „opioidresistent" gelten, sollte eine adäquat dosierte Opioidtherapie erfolgen, bevor Adjuvanzien verordnet werden [7, 9, 14, 51].

Ergänzend zur Opioidtherapie werden Antikonvulsiva und/oder trizyklische Antidepressiva per os, und wo dies nicht möglich ist, auch intravenös eingesetzt – bei der i.v. Applikation von Amitriptylin muss die orale Dosis halbiert werden (Tabelle 9.6, [8, 43, 68]).

Zusätzliche Therapieoptionen bestehen in regionalanästhetischen sowie strahlentherapeutischen Maßnahmen, der Ketamindauertropfinfusion und der Gabe von Glukokortikoiden bei Nervenkompressionen [9, 12, 21, 46, 64].

Im Rahmen einer Knochenmarktransplantation treten brennende Schmerzen auch unter Therapie mit Cyclosporin und FK506 auf. In schweren Fällen sollte auch hier eine intravenöse Lidocaintherapie versucht werden (Dosierung s. unten).

Eine weitere Ursache für neuropathische Schmerzen ist die Herpes-zoster-Infektion. Während der akuten Infektion werden lokalanästhetische Techniken wie Nervenblockaden eingesetzt – immer mit dem Risiko einer Blutung bei den meist thrombopenischen Patienten.

Bei der postherpetischen Neuralgie treten typischerweise 3 verschiedene Schmerztypen auf, die unterschiedlich zu behandeln sind:

1. Schmerzen bei leichtester Berührung als Folge einer erhöhten Sensibilität der Haut sprechen gut auf die topische Gabe von EMLA an. Zusätzlich werden systemische trizyklische Antidepressiva und/oder Antikonvulsiva gegeben.
2. Episodisch einschießender Schmerz wird durch geschädigte Hinterhornzellen verursacht und scheint am besten auf die Antikonvulsiva Phenytoin oder Gabapentin anzusprechen.
3. Brennender Dauerschmerz spricht gelegentlich auf eine Opioidmonotherapie an. Zusätzlich werden auch hier trizyklische Antidepressiva und Antikonvulsiva eingesetzt.

Oropharyngeale Mukositis

Neben der üblichen Therapie mit Opioiden wurde kürzlich die Wirksamkeit einer oralen Glutaminsubstitution beschrieben. Eine 14-tägige Therapie mit 2-mal 2 g/m^2 KOF reduzierte signifikant Länge und Ausmaß der mukositis-assoziierten Schmerzen [2].

Tabelle 9.6. Adjuvante Schmerzmittel

Stoffgruppe	Medikament	Dosierung	Indikation	Bemerkung
Anästhetikum	Ketamin (z. B. Ketanest)	1–3 mg/kg KG/Tag i.v. oder s.c.	– Neuropathische Schmerzen, wenn Opioide keine ausreichende Wirkung zeigen [12, 64], – schmerzhafte Eingriffe, – terminale Analgosedierung	– Ketamin kann mit Morphinsulfat in einer Spritze zur i.v.- oder s.c.-Applikation gemischt werden; bei s.c.-Gabe empfiehlt es sich, die Lösung mit Natriumbicarbonat auf einen pH-Wert von ca. 5,5 einzustellen. Dieser pH-Wert sollte nicht überschritten werden, da die Lösung sonst ausfällt. – **Nebenwirkungen s. Kap. 7.**
Antikonvulsiva	Carbamazepin (z. B. Timonil)	Startdosis: 2,5 mg/kg KG alle 12 h p.o.	Neuropathische Schmerzen, wenn Opioide keine ausreichende Wirkung zeigen	– Einschleichende, titrierende Dosierung – wöchentlich steigern bis zum gewünschten Erfolg; regelmäßig Plasmaspiegel bestimmen (Ziel: 4–12 mg/l). – Kombination mit Antidepressivum möglich. – Nebenwirkungen: Leuko- und Thrombozytopenie (bei 2% der Patienten), Anämie, Panzytopenie, Ataxie, Doppelbilder, Sedierung, Serumelektrolytstörungen, Leberfunktionsstörungen und Osteopathien.
	Phenytoin (Phenydan)	Langsam einschleichen, Tagesdosis 50–200 mg	Postherpetische Neuropathie	Serumspiegelbestimmung (Ziel 5–20 mg/l)
	Gabapentin (z. B. Neurotin)	Langsam einschleichen, Zieldosis 20 mg/kg KG/Tag	Postherpetische Neuropathie	Wenig Erfahrungen bei Kindern.

Bisphosphonate	Pamidronat (z. B. Aredia)	In 250–500 ml NaCl 0,9% gelöst und an 3 aufeinanderfolgenden Tagen jeweils über 4 h infundieren. Die Dreitagesdosis beträgt 3 mg/kg KG, das Zeitintervall zwischen den einzelnen Behandlungszyklen 4 Monate [37].	Knochenschmerzen bei Knochenmetastasen [37, 48]	– Eine negative Beeinflussung des Knochenwachstums nach Überleben der Krebserkrankung kann nicht ausgeschlossen werden. – Die Halbwertzeit von Bisphosphonaten im Knochen beträgt bei Erwachsenen 1 Jahr
Glukokortikoide	Dexamethason (z. B. Fortecortin)	Startdosis: 6–12 mg/m^2 KOF/Tag p.o. oder i.v., danach langsam reduzieren	– Infiltratives Tumorwachstum, – Nervenkompression, – ausgeprägte Knochenmetastasierung, – Kapselschmerzen, Hirndruck	Bekannte Nebenwirkungen meist nur bei Langzeitanwendung.
Neuroleptika	Haloperidol (z. B. Haldol Janssen)	Startdosis: 0,01–0,1 mg/kg KG p.o. oder i.v. alle 8 h	Starke Übelkeit und Erbrechen	– Langsam ein- und ausschleichen. – Hauptnebenwirkung sind extrapyramidale Symptome wie akute Dystonie, Akathisie, Parkinsonismus, Dyskinesie. Um ihnen vorzubeugen, kann in Einzelfällen eine prophylaktische Therapie mit Biperiden erwogen werden. Therapeutisch wird Biperiden bei schweren akuten extrapyramidalen Nebenwirkungen in folgender Dosierung gegeben: bis zu 1 Lebensjahr 1 mg i.v., zwischen 1 und 6 Lebensjahren 2 mg, ab dem 7. Lebensjahr 3 mg. Diese Dosis kann bei Bedarf nach 30 min wiederholt werden.

Tabelle 9.6 (Fortsetzung)

Stoffgruppe	Medikament	Dosierung	Indikation	Bemerkung
Neuroleptika (Fortsetzung)	Promethazin (z. B. Atosil)	Zur Sedierung 0,5 mg/kg KG p.o. oder i.v. alle 6 h	– Starke Übelkeit und Erbrechen, – akute Agitiertheit	Nebenwirkungen wie Haloperidol.
Spasmolytika	Butyl-Scopolamin (z. B. Buscopan)	< 15 kg KG 1/2 Supp. a 7,5 mg, >15 kg KG 1 Supp. a 7,5 mg alle 6–8 h 0,5–1 mg/kg KG i. v. als Kurzinfusion, Höchstdosis 20 mg	Schmerzen mit spastischer Komponente	
Sedativa	Midazolam (z. B. Dormicum) Lorazepam (z. B. Tavor)	Dauertropfinfusion: Starten mit 0,1 mg/kg KG/h Startdosis 2-mal 0,5 mg/Tag p. o., maximale Dosis 0,5 mg/kg KG/Tag	– Terminale Sedierung [7], – schmerzhafte Eingriffe Schlafstörungen	**Dosierung bei schmerzhaften Eingriffen und Nebenwirkungen s. Kap. 7.** Suchtpotential.
Trizyklische Antidepressiva	Imipramin (z. B. Tofranil)	– Therapiebeginn mit 0,2 mg/kg KG/Tag p. o. abends, – steigern über 2–3 Wochen (alle 2–3d um 25 %), Zieldosierung 1–2 mg/kg KG/Tag	– Neuropathische Schmerzen nach Vincristintherapie oder bei Tumorinvasion, wenn Opioide keine ausreichende Wirkung zeigen	– Langsam ein- und ausschleichen. – Analgetische Wirkung unabhängig von antidepressivem Effekt. – Wirkeintritt nach 1–14 Tagen. – Im Kindesalter u. U. schnelle Verstoffwechslung und Entzugssymptome (Übelkeit und Myalgien) nach 16 h. Dann und bei höherer Dosierung Aufteilung der Tagesdosis in 2 Einzeldosen oder Einsatz von Retardpräparaten.

		– Phantomschmerzen nach Amputationen – schmerzbedingte Schlafstörungen in der Palliativphase	– Nebenwirkungen: Mundtrockenheit, Obstipation, Harnverhalt, Sedierung, orthostatische Dysregulation, unspezifische Beschwerden wie Schwindel und Schwitzen. Insbesondere bei zu schneller Steigerung oder zu hoher Anfangsdosis. Teilweise tritt Gewöhnung ein [59]. Bei nichttolerablen Nebenwirkungen Präparatewechsel versuchen. Bei starken anticholinergen Nebenwirkungen oder Gewichtszunahme Wechsel von tertiärem Amin (Amitriptylin, Imipramin) auf sekundäres Amin (Desipramin) ratsam. Gefährlichste Nebenwirkung ist eine Beeinträchtigung von Herzfunktion und Herzreizleitungssystem: Deshalb regelmäßig EKG kontrollieren: bei persistierender Tachykardie, Reizleitungsstörungen oder QT Zeiten von >450 ms erneute Risikoabwägung vornehmen. – Schmale therapeutische Breite: Todesfälle sind ab einer Dosis von 8 mg/kg KG/Tag p.o. Imipramin berichtet. Toxische Symptome treten regelmäßig bei Dosen ab 10 mg/kg KG, sicher ab 20 mg/kg KG/Tag auf.
Amitriptylin (z.B. Saroten)	Dosis wie Imipramin. Bei i.v.-Gabe, Dosis halbieren	Wie Imipramin	1. Wahl bei Erwachsenen.

Knochenmetastasen

Bestehen Knochenschmerzen auch nach der Optimierung der Kombinationstherapie von starkem Opioid plus Nichtopioidanalgetikum gemäß WHO Stufe III weiter, zeigt in Metaanalysen die Strahlentherapie – auch als Einmaldosis verabreicht – eine zusätzliche hohe analgetische Potenz [44]. Diese kann bei Schmerzen durch Knochenmetastasen eines Neuroblastoms auch durch Gabe von ^{131}J-MIBG erfolgen [71].

Analgetische Potenz und Nebenwirkungsprofil von Bisphosphonaten im Kindesalter sind weitgehend ungeklärt. In Falldarstellungen wurde über ihre analgetische Wirkung bei Knochenmetastasen auch im Kindesalter berichtet [37, 48].

Schmerzen im Rahmen der Neuroblastomtherapie

Regelmäßig wird in der heutigen Therapie des Neuroblastoms laut Studienprotokoll NB 97 der Anti-DG2-Antikörper eingesetzt. Die Infusionen verursachen u. U. sehr starke Schmerzen, die mit Morphin allein schlecht zu kontrollieren sind.

Es existieren Literaturberichte über die gute analgetische Wirksamkeit von intravenösem Lidocain in dieser Situation [69]. Zusätzlich zu einer kontinuierlichen Metamizoltherapie sowie einer Morphin-PCA wird Lidocain nach einem i. v.-Bolus von 2 mg/kg KG als kontinuierliche intravenöse Infusion mit einer Geschwindigkeit von 1 mg/kg KG/h verabreicht. Erste Erfahrungen aus Erlangen belegen die gute Wirksamkeit und Verträglichkeit dieser Therapie [Sittl, persönliche Mitteilung].

Schmerzen in der Lebensendphase

Die genaue Bestimmung, wann aus einer kurativ orientierten eine palliativ orientierte Behandlung wird, ist auch im Fall eines Tumorrezidivs bei Kindern nicht immer möglich – selbst nach mehrfachen Rezidiven ist durch eine Salvagetherapie in Einzelfällen eine Heilung möglich. Zudem spielen niedrig dosierte Chemotherapien auch in der Lebensendphase bei der Symptom- und Schmerzkontrolle eine größere Rolle als in der Erwachsenenonkologie [11].

Palliation im Sinne von Symptomkontrolle beginnt jedoch in der (Kinder)-onkologie schon im Rahmen der kurativ orientierten Therapie. Schmerzen im Anfangsstadium einer malignen Erkrankung lassen sich dabei am effektivsten mit einer suffizienten antineoplastischen Therapie kontrollieren. Eine analgetische Therapie mit starken Opioiden ist oft nur kurzzeitig nötig – sollte aber auch während der Phase von Diagnostik und Therapiestart nicht unterbleiben.

Wenn eine antineoplastische Therapie keinen Heilungserfolg (mehr) zeigt, gewinnen analgetische Therapieregime weiter an Bedeutung. In der Palliativphase wird eine ausreichende Analgesie in 28% der stationär und 12% der ambulant palliativ betreuten Kinder nur deshalb nicht erreicht, weil die Opioiddosis nicht konsequent gesteigert wird [61, 62].

Nach Collins haben 1–2% der Kinder trotz adäquater Opioidtherapie in Kombination mit Nichtopioiden, Adjuvanzien, Regionalanästhesie und regionaler Strahlentherapie noch starke Schmerzen [9,10]. Hier muss mit den Eltern die Möglichkeit einer terminalen Sedierung ausführlich besprochen werden.

Bei nicht anders beherrschbaren Schmerzzuständen können kontinuierliche Applikationen von Midazolam (Tabelle 9.6), Barbituraten oder Propofol (Bolus 0,5 mg/kg KG i. v.; Dauertropfinfusion mit 0,5 mg/kg KG/h i. v.; [65]) in Kombination mit Opioiden in Ausnahmefällen indiziert sein.

Erschütternd sind neueste Ergebnisse von Elternbefragungen aus der gleichen US-amerikanischen Klinik, in der auch Collins tätig ist. Nach Angaben der Eltern haben 80% der Kinder vor ihrem Tod Schmerzen, 60% leiden schwer darunter, und in nur 30% der Fälle war die verordnete analgetische Therapie erfolgreich [73]. Die Kinder litten nach Auskunft der Eltern aber nicht nur an Schmerzen: Müdigkeit, Appetitmangel und Dyspnoe traten ebenfalls bei 80% der Kinder auf. In nur 2, 5 bzw. 10% der Fälle wurde die initiierte Therapie bei Müdigkeit, Appetitmangel oder Dyspnoe als erfolgreich bezeichnet.

Multivariate Analysen ergaben, dass diejenigen Kinder am meisten litten, bei denen *kein Kinderonkologe* an der Therapie in der Lebensendphase beteiligt war.

9.4.3 Patientenkontrollierte Analgesie (PCA)

Die PCA bei kinderonkologischen Patienten weist im Gegensatz zur postoperativen PCA (Kap. 8) einige Besonderheiten auf:

- Bis zu einem Gewicht von 50 kg KG wird Morphin kontinuierlich mit 4 µg/kg KG/h infundiert [63]. Ab einem Gewicht von 50 kg KG wird eine den Empfehlungen bei Erwachsenen entsprechende PCA-Anfangseinstellung vorgenommen (keine kontinuierliche Infusion, Bolusgröße 1–2 mg Morphin, Sperrintervall 5–10 min).
- Auf Knochenmarktransplantationsstationen und während Phasen starker Mukositis wird eine PCA ohne kontinuierliche Infusion am Tage mit einer nächtlichen Morphindauertropfinfusion kombiniert, damit die Kinder nachts nicht wegen Schmerzen erwachen [39].
- Durch die Selbstapplikation von Opioiden verliert der Schmerz seine Warnfunktion. Auf Therapiekomplikationen wie Harnretention, Frühzeichen einer Pankreatitis und einen – durch den Krankheitsverlauf nicht zu erklärenden – steigenden Opioidverbrauch ist deshalb besonders zu achten.

9.4.4 Schmerzhafte Eingriffe

In Deutschland sind 2/3 des Kinderkrankenpflegepersonals und der ärztlichen sowie psychosozialen Mitarbeiter mit der Schmerztherapie bei schmerzhaften Eingriffen in der Kinderonkologie unzufrieden (Abb. 9.1).

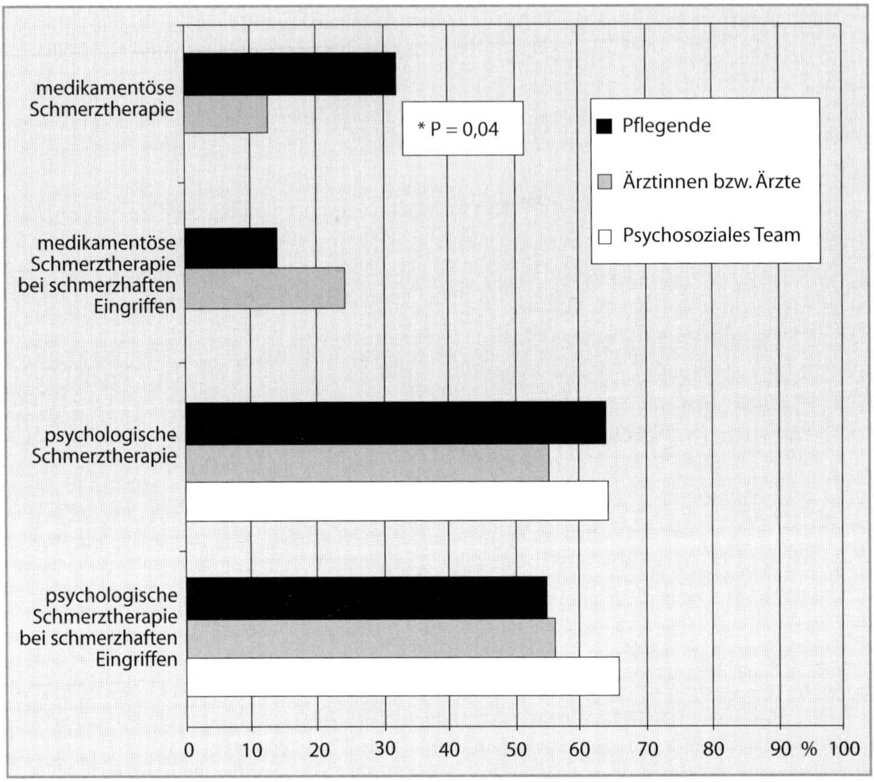

Abb. 9.1. Zufriedenheit mit der eigenen Schmerztherapie in der Kinderonkologie [78]. Anteil der Pflegenden, psychosozialen Mitarbeiter und Ärzte, die „wenig" oder „gar nicht" zufrieden waren. Die eigene Zufriedenheit mit der medikamentösen Schmerztherapie wurde von Pflegenden und Ärzten signifikant verschieden beurteilt

Die häufigsten in der Kinderonkologie durchgeführten schmerzhaften Maßnahmen sind Lumbal- und Knochenmarkpunktionen. Bei einem Kind mit akuter lymphatischer Leukämie werden bei positivem Therapieverlauf durchschnittlich 3 Knochenmarkpunktionen und 11 Lumbalpunktionen durchgeführt. Im Fall eines Rezidivs kommen hierzu mindestens nochmals 5 Knochenmarkpunktionen und 8 Lumbalpunktionen. Zumindest für die Erstdiagnose ist manchmal die Durchführung einer Knochenmarkbiopsie notwendig.

Die analgetischen Therapieregime unterscheiden sich zwischen den einzelnen Kliniken immens: innitiieren einzelne Kliniken für über 50 % der Lumbalpunktionen eine Vollnarkose, werden in anderen Abteilungen selbst Knochenstanzen gänzlich ohne Analgesie durchgeführt (Abb. 9.2).

Auffällig ist auch die große Anzahl von Abteilungen, in denen Knochenmarkpunktionen und -biopsien nach Gabe eines Lokalanästhetikums in Kombination mit einem Sedativum, aber ohne Analgetikum ausgeführt werden. Dabei empfiehlt die Consensus Conference on the Management of Pain in Childhood Cancer für die Durchführung von Knochenmarkpunktionen eine

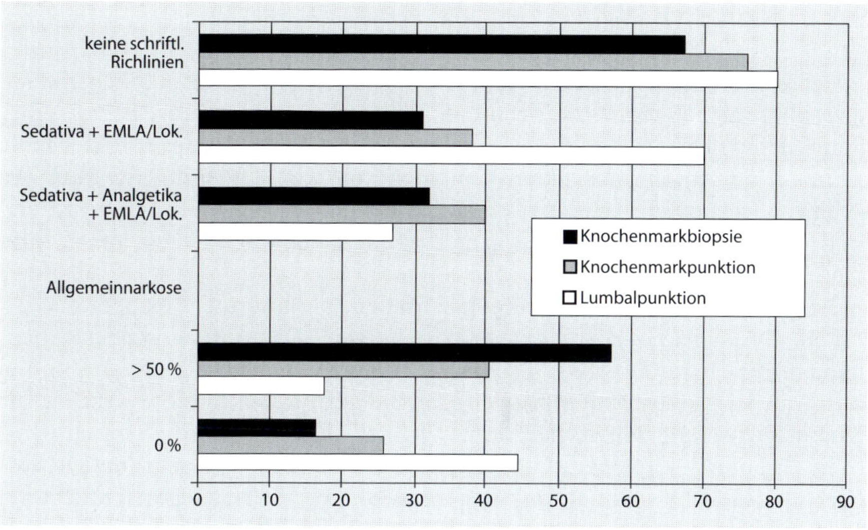

Abb. 9.2. Vorgehen bei schmerzhaften Eingriffen in Deutschland. (Nach [78])

Allgemeinnarkose bzw. die Kombination von Analgetikum, Sedativum und Lokalanästhetikum (Report of the Subcommittee on the Management of Pain Associated with Procedures in Children with Cancer [75]).

Neueste Untersuchungen belegen die Wichtigkeit einer effektiven Analgesie beim ersten schmerzhaften Eingriff zum Zweck der Diagnosestellung: Kinder, bei denen eine unzureichende Analgesie während des initialen Eingriffs erfolgte, benötigten bei Folgeeingriffen höhere Analgetikadosen. Sie erlebten trotzdem mehr Distress und Schmerzen [70]. Mögliche Analgosedierungsregime für Knochenmark- und Lumbalpunktionen sind in Kap. 7 beschrieben.

Neben den „großen" schmerzhaften Eingriffen leiden Kinder fast ebenso stark unter „kleinen" Eingriffen wie venösen oder kapillären Blutabnahmen. Hier hat sich auch in der Kinderonkologie der Einsatz von EMLA bewährt. Die empfohlene Einwirkzeit beträgt 60 min. Belässt man EMLA aber 90–120 min, kann das Ausmaß und die Tiefe der Analgesie noch verbessert werden. Leider wird EMLA in der deutschen, im Vergleich zur schwedischen, Kinderonokologie noch zu selten eingesetzt (Tabelle 9.7).

Tabelle 9.7. Regelmäßiger Gebrauch von EMLA in der Kinderonkologie. (Nach [35, 78])

	BRD	Schweden	p (χ^2-Test)
Venenpunktion	68%	100%	0,001
Portpunktion	56%	89%	0,001

9.5 Fazit

In der Kinderonkologie ist eine effektive Schmerztherapie mit möglichst wenig unerwünschten Nebenwirkungen eine große Herausforderung. Feinde einer optimalen Analgesie sind der verzögerte Beginn einer Schmerztherapie, eine zu niedrige Anfangsdosis von Opioiden und die fehlende Titration am Schmerz. Die tägliche Schmerzevaluation mit altersangepassten Schmerzmessskalen für alle Kinder, auch für solche, die (noch) keine Schmerzen haben, hilft, diese Fehler zu vermeiden.

Bei Schmerzen, die nach antineoplastischer Therapie oder postoperativ auftreten, werden starke Opioide meist parenteral als Dauerinfusion oder patientenkontrolliert verabreicht. Chronische Tumorschmerzen können am besten mit oralen Opioidretardpräparaten „nach der Uhr" verabreicht werden. Für Durchbruchschmerzen sollten immer zusätzlich unretardierte, schnell wirksame Opioide in Zäpfchen-, Tropfen- oder Tablettenform angeordnet werden. Nichtopioide als Kombinationspartner helfen, Opioide einzusparen und damit Nebenwirkungen zu verringern.

Auch im Kindesalter ist die häufigste Nebenwirkung der Opioide die Obstipation, welche antizipiert und konsequent prophylaktisch behandelt werden sollte. Auch der prophylaktische Einsatz von Antiemetika ist bei älteren Kindern sinnvoll.

Schmerztherapie ist Teamarbeit:

- Eine Schlüsselrolle nimmt die *Kinderkrankenpflege* ein. Über die regelmäßige Dokumentation von Schmerzwerten, Medikamentengaben und Nebenwirkungen schafft sie die Datenbasis für den Beginn und die Steuerung der Schmerztherapie; bei schmerzhaften Eingriffen beteiligt sie sich an Vorbereitung und ausreichendem Monitoring des Kindes; zusammen mit dem Arzt stellt sie die Notfallversorgung bei Analgosedierungen sicher (s. Kap. 5).
- *Psychologen* in der Vor- und Nachbereitung schmerzhafter Maßnahmen sind heutzutage unverzichtbare Partner. Die psychologische Schmerzprophylaxe und die Hilfe bei der Verarbeitung von Schmerz sind von gleicher Wichtigkeit wie die medikamentöse Schmerztherapie (s. Kap. 4).

In der vorliegenden Arbeit wurden die Bausteine für eine effektive medikamentöse Schmerztherapie in der Kinderonkologie vorgestellt:

- Analgetika, Supportiva, Adjuvanzien;
- ihre Dosierungen und Indikationen;
- Schmerztherapiedokumentationshilfen.

Eine Integration von regelmäßiger Schmerzmessung sowie Dokumentation der Schmerztherapie erfordert die Absprache mit der Kinderkrankenpflege, ohne die eine Optimierung der Schmerztherapie nicht möglich ist.

Literatur

1. Anderson BJ, Holford NHG (1997) Rectal paracetamol dosing regimens: determination by computer simulation. Pediatr Anaesth 7: 451–455
2. Anderson PM, Schroeder G, Skubitz KM (1998) Oral glutamine reduces the duration and severity of stomatitis after cytotoxic cancer chemotherapy. Cancer 83: 1433–1439
3. Anundi I, Lahteenmaki T, Rundgren M, Moldeus P, Lindros KO (1993) Zonation of acetaminophen metabolism and cytochom P 450 2E1-mediated toxicity studied in isolated periportal and perivenous hepatocytes. Biochem Pharmacol 45: 1251–1259
4. Brauer HG, Fisch UW, Krause M, Lang F, Vergin H (1997) Prävention NSAR-bedingter Magenschleimhautschäden mit Misoprostol. Z Allg Med 73: 1265–1270
5. Bjorkman R (1995) Central antinociceptive effects of non-steroidal anti-inflammatory drugs and paracetamol: experimental studies in the rat. Acta Anaesthesiol Scand 103 (Suppl): 1–44
6. Bösenberg AT, Ratcliffe S (1998) The respiratory effects of tramadol in children under halothane anaesthesia. Anaesthesia 53: 960–964
7. Collins JJ, Grier HE, Kinney HC, Berde CB (1995) Control of severe pain in children with terminal malignancy. J Pediat 126: 653–657
8. Collins JJ, Berde CB (1995) Intravenous amitryptiline in pediatrics. J Pain Symptom Manag 10: 471–475
9. Collins JJ (1996) Intractable pain in children with terminal cancer. J Palliativ Care 12: 29–34
10. Collins JJ, Grier HE, Sethna NF, Wilder RT, Berde CB (1996) Regional anesthesia for pain associated with terminal malignancy. Pain 65: 63–69
11. Collins J (1998) Commentary: Symptom management in children at the end of life. J Pain Symptom Manag 15: 259–260
12. Dangel T (1998) Chronic pain management in children. Part I: cancer and phantom pain. Pediatr Anaesth 8: 5–10
13. Darsey EH, Outlaw AC (1994) Age-related considerations for the use of opiods in pediatric pain management. Pain Digest 4: 12–20
14. Dellemijn PLI, Vanneste JAL (1997) Randomised double-blind active-placebo-controlled crossover trial of intravenous fentanyl in neuropathic pain. Lancet 349: 753–758
15. Denecke H, Glier B, Klinger R, Kröner-Herwig B, Nilges P, Redegeld M, Weiß L (1997) Qualitätssicherung in der Therapie chronischer Schmerzen. X. Instrumente zur Erfassung von Schmerz bei Kindern. Schmerz 11: 120–125
16. Dowd JE, Cimaz R, Fink CW (1995) Nonsteroidal antiinflammatory drug-induced gastroduodenal injury in children. Arthritis Rheum 38: 1225–1231
17. Elliott S, Miser A, Dose A, Betcher D, O'Fallon J, Ducos R, Shah N, Goh T, Monzon C, Tschetter L (1991) Epidemiologic features of pain in pediatric cancer patients: a cooperative community based study. Clin J Pain 7: 263–268
18. Gan TJ, Ginsberg B, Glass PSA, Fortney J, Jhaveri R, Perno R (1997) Opioid-sparing effects of low-dose infusion of naloxone in patient-administered morphine-sulfate. Anesthesiology 87: 1075–1081
19. Gazarian M, Berkovitsch M, Koren G, Silverman ED, Laxer RM (1995) Experience with misoprostol therapy for NSAID gastropathy in children. Ann Rheum Dis 54: 277–280
20. Gourlay GK, Boas RA (1992) Fatal outcome with use of rectal morphine for postoperative pain control in an infant. BMJ 304: 766–767
21. Greenberg HS, Kim J, Posner JB (1980) Epidural spinal cord compression from metastatic tumor: results with a new treatment protocol. Ann Neurol 8: 361–366
22. Hagen NA, Babul N (1997) Comparative clinical efficacy and safety of a novel controlled-released Oxycodone formulation and controlled released hydromorphone in the treatment of cancer pain. Cancer 79: 1428–1437
23. Henry D, Lim LL, Rodriguez LAG, Gutthann SP, Carson JL, Griffin M (1996) Variability in risk of gastrointestinal complications with individuel non-steroidal anti-inflammatory drugs: results of a collaborative meta-analysis. BMJ 66: 229–237

24. Heubi JE, Barbacci MB, Zimmerman HJ (1998) Therapeutic misadventure with acetaminophen: hepatotoxicity after multiple doses in children. J Pediatr 132: 22–27
25. Hurwitz ES (1989) Reye's syndrome. Epidemiol Rev 11: 249–253
26. Jacobson SJ, Kopecky EA, Joshi P, Babul N (1997) Randomised trial of oral morphine for painful episodes of sickle-cell disease in children. Lancet 350: 1358–1361
27. Jakobs H, Rister M (1997) Die Fremdeinschätzung von Schmerzen bei Kindern. Klin Pädiatr 209: 384–388
28. Kalso E, Vainio A (1988) Hallucinations during morphine but not during oxycodone treatment. Lancet II: 912
29. Kant T, Christrup LL, Rasmussen M (1997) Recommended use of morphine in neonates, infants and children based on a literature review: Part I – pharmacokinetics. Pediatr Anaesth 7: 5–11
30. Kant T, Christrup LL, Rasmussen M (1997) Recommended use of morphine in neonates, infants and children based on a literature review: Part II – clinical use. Pediatrics Anaesth 7: 93–101
31. Kramer C, Tawney M (1998) A fatal overdose of transdermal administered fentanyl. J Am Osteopath Assoc 98: 385–386
32. Lemann M, Chaussade S, Halphen M, Floune B, Morcau J, Bommelaer G, Attar A (1996) Low-dose polyethylene glycol (PEG) in chronic obstipation: double-blind, placebo-controlled, crossover trial. Gastroenterology 110: A704
33. Levy M (1986) The international agranulocytosis and aplastic anemia study. Risks of agranulozytosis and aplastic anemia. A first report of their relation to drug use with special references to analgesics. JAMA 256: 1749–1757
34. Levy ME (1996) Pharmacologic treatment of cancer pain. N Engl J Med 335: 1124–1132
35. Ljungman G, Kreuger A, Gordh T, Berg T, Sörensen S, Rawal N (1996) Treatment of pain in pediatric oncology: a Swedish nationwide survey. Pain 68: 385–394
36. Ljungman G, Kreuger A, Gordh T, Berg T, Sörensen S (1997) Pain in children with cancer – a swedish interview investigation. Fourth international symposium on pediatric pain, June 29 – July 4, Helsinki, Finland, p 32
37. Lteif AN, Zimmerman D (1998) Bisphoshonates for treatment of childhood hypercalcemia. Pediatrics 102: 990–993
38. Lynn A, Nespeca MK, Bratton SL, Strauss S, Shen DD (1998) Clearance of morphine in postoperative infants during intravenous infusion: the influence of age and surgery. Anesth Analg 86: 958–963
39. Mackie AM, Coda BC, Hill HF (1991) Adolescents use patient-controlled analgesia effectively for relief from prolonged oropharyngeal mukositis pain. Pain 46: 265–269
40. McGrath P, Hsu E, Cappelli M, Luke B, Goodman J, Dunn-Geier J (1990) Pain from pediatric cancer: a survey of an outpatient oncology clinic. J Psychosoc Oncol 8: 109–124
41. McGrath PJ, Beyer J, Cleeland C, Eland J, McGrath PA, Portenoy R (1990) Report of the consensus conference on the management of pain in childhood cancer. Report of the subcommittee on assessment and methodological issues in the management of pain in childhood cancer. Pediatrics 5 (2 Suppl): 814–817
42. McGrath PJ (1990) Pain in children: Nature, assessment and treatment. Controlling children's pain: a practical approach to assessment and management. Guilford, New York
43. McQuay HJ, Tramer M, Nye BA, Carroll D, Wiffen PJ, Moore RA (1996) A systematic review of antidepressants in neuropathic pain. Pain 68: 217–227
44. Mercadante S (1997) Malignant bone pain: pathophysiology and treatment. Pain 69: 1–18
45. Mulberg AE, Linz C, Bern E, Tucker L, Verhave M, Grand RJ (1993) Identification of nonsteroidal antiinflammatory drug-induced gastroduodenal injury in children with juvenile rheumatoid arthritis. J Pediatr 122: 647–649
46. Mullan S (1973) Surgical management of pain in cancer of the head and neck. Surg Clin North Am 53: 203–210
47. Olkkola KT, Hmunen K, Maunuksela EL (1995) Clinical pharmakokinetics and pharmacodynamics of opioid analgesia in infants and children. Clin Pharmacokinet 28: 385–404

48. Oliveri MB, Mautalen CA, Rodriguez Fuchs CA, Romanelli MC (1991) Vertebral compression fractures at the onset of acute lymphoblastic leukemia in a child. Henry Ford Hosp Med J 39: 45–48
49. Patel RI, Davis PJ, Orr RJ (1996) Single-dose ondansetron prevents postoperative vomiting in pediatric outpatients. Anesth Analg 85: 538–545
50. Pegelow CH (1992) Survey of pain management therapy provided for children with sickle cell disease. Clin Pediat Philadelphia 31: 211–4
51. Portenoy RK, Foley KM, Inturrisi CE (1990) The nature of opioid responsiveness and its implications for neuropathic pain: new hypotheses derived from studies of opioid infusions. Pain 43: 273–286
52. Pothmann R, Goepel R (1985) Comparison of the Visual Analog Scale (VAS) and a Smiley Analog Scale for the evaluation of pain in children. In: Fields HL, Dubner R, Cervero F (eds) Proc 4th World Congress on Pain. Advances in pain research and therapy, vol 9. Raven, New York
53. Pryle BJ, Grech H, Stoddart PA, Carson R, O'Mahoney TO, Reynolds F (1992) Toxicity of norpethidine in sickle cell crisis. BMJ 304: 1478–1479
54. Ragg P (1997) Opioids in children. In: McKenzie IM, Gaukroger PB, Ragg PC, Brown TCK (eds) Manual of acute pain management in children. Churchill Livingston, New York, pp 25–38
55. Reimann J (1983) Kauend gegen Kinetosen. Dtsch Apotheker Z 123: 898–899
56. Reuben SS, Connelly NR, Lurie S, Klarr M, Gibson CS (1998) Dose-response of ketorolac as an adjunct to patient-controlled analgesia morphine in patients after spinal fusion surgery. Anesth Analg 87: 98–102
57. Schechter NL (1989) The undertreatment of pain in children: an overview. Paediatr Clin North Am 36: 781–794
58. Schechter NL (1990) Report of the consensus conference on the management of pain in childhood cancer. Pediatrics 5 (Suppl 2): 813–834
59. Shannon M, Berde CB (1989) Pharmacologic Management of pain in children and adolescents. Pediatr Clin North Am 36: 855–871
60. Sirkiä K, Saarinen UM, Ahlgren B, Hovi L (1997) Terminal care of the child with cancer at home. Acta Paediatr 86: 1125–1130
61. Sirkiä K, Hovi L, Pouttu J, Saarinen-Pihkala UM (1998) Pain medication during terminal care of children with cancer . J Pain Symptom Manage 15: 220–226
62. Sittl R, Huber H, Griessinger N, Richter R, Sorge J (1993) Grundlagen der Tumorschmerztherapie bei Kindern und Jugendlichen. In: Meier U, Kaiser R, Moir CR (Hrsg) Schmerz beim Kind. Springer, Berlin Heidelberg New York Tokio, S 41–49
63. Southall D (1997) Prevention and control of pain in children. A manual for health care professionals. Royal College of Paediatrics and Child Health, BMJ Publishing Group, London
64. Tobias JD, Martin LD, Wetzel RC (1990) Ketamine by continuous infusion for sedation in the pediatric intensive care unit. Crit Care Med 18: 819–821
65. Tobias JD (1997) Propofol sedation for the terminal care in a pediatric patient. Clin Pediatr 5: 291–293
66. Tramer MR, Reynolds JM, Moore RA, McQuay HJ (1997) Efficacy, dose-response, and safety of ondansetron in prevention of postoperative nausea and vomiting. Anesthesiology 87: 1277–1289
67. Van Hoogdalem EJ, de Boer AG, Breimer DD (1991) Pharmacokinetics of rectal drug administration. Clin Pharmacokinet 21: 11–26
68. Vargas-Schaffer G, Pichard-Leandri E (1997) Neuropathic pain in young children with cancer. Eur J Palliat Care 15: 19–25
69. Wallace MS, Lee J, Sorkin L, Dunn JS, Yaksh T, Yu A (1997) Intravenous lidocaine: effects on controlling pain after anti-DG2 antibody therapy in children with neuroblastoma – a report of a series. Anesth Analg 85: 794–796
70. Weisman SJ, Bernstein B, Schechter NL (1998) Consequences of inadequate analgesia during painful procedures in children. Arch Pediatr Adolesc Med 152: 147–149

71. Westlin JE, Letocha H, Jakobson A, Strang P, Martinsson U, Nilsson S (1995) Rapid, reproducible pain relief with 131Jod-MIBG in a boy with disseminated neuroblastoma. Pain 60: 111–114
72. World Health Organization (1998) Cancer pain relief and palliative care in children. WHO, Geneva
73. Wolfe J, Grier HE, Klar N, Levin SB, Ellbogen JM, Salem-Schatz S, Emanuel EJ, Weeks JC (2000) Symptoms and suffering at the end of life in children with cancer. N Engl J Med 342: 326–333
74. Wright PM, O'Toole DP, Barron DW (1993) The influence of naloxone infusion on the action of intrathecal diamorphine: low-dose naloxone and neuroendocrine response. Acta Anaesthesiol Scand 36: 230–233
75. Zeltzer LK, Altman A, Cohen D, LeBaron S, Maunuksela L, Schechter NL (1990) Report of the consensus conference on the management of pain in childhood cancer. Report of the subcommittee on the management of pain associated with procedures in children with cancer. Pediatrics 5 (Suppl 2): 826–831
76. Zernikow B, Bauer AG, Andler W (2000) Pain control in paediatric oncology. (submitted)
77. Zernikow B, Lindena G (2000) Long acting morphine for pain control in paediatric oncology. (submitted)
78. Zernikow B, Bauer A, Andler W (2000) STOP – A nationwide quality improvement program of pain control in pediatric oncology. 5th Int Symp Paediatric Pain, London, June 18–21
79. Zernikow B, Grießinger N, Fengler R (1999) Praktische Schmerztherapie in der Kinderonkologie. Empfehlungen der Qualitätssicherungsgruppe der Gesellschaft für Pädiatrische Onkologie und Hämatologie (GPOH). Monatsschr Kinderheilkd 147: 438–56

10 Schmerzen am Bewegungsapparat

G. Bürk, M. Frosch, B. Zernikow

INHALT

10.1 Einleitung

Schmerzen im Bereich des Bewegungsapparates sind – neben Kopf- und Bauchschmerzen – nicht selten im Kindes- und Jugendalter. Akute muskuloskelettale Schmerzen machen im Praxis- und Klinikalltag 6% aller Konsultationen aus [8] und betreffen 15% aller Schulkinder [21]. Chronische Erkrankungen des muskuloskelettalen Systems und der Weichteile haben dagegen nur eine Prävalenz von 132/100 000 [21].

Eine Vielfalt an Grunderkrankungen präsentiert sich mit Schmerzen des Bewegungsapparates als Leit- oder Begleitsymptom. Die Schmerzäußerung selbst lässt ebenso selten eine sichere ätiologische Differenzierung zu wie die alleinige Nutzung sämtlicher technischer Diagnostikmöglichkeiten [5]. Entzündliche wie nichtentzündliche muskuloskelettale Beschwerden werden deshalb regelmäßig in ihrer Bedeutung unterschätzt.

Anhand von Beispielen stellen wir 4 Hauptgruppen muskuloskelettaler Erkrankungen mit unterschiedlicher Schmerzcharakteristik vor. Die Einteilung ist Grundlage der Entwicklung von Krankheits- und Behandlungsmodellen der Schmerzen.

10.2 Systematik muskuloskelettaler Erkrankungen

10.2.1 Fall 1

Ein 3-jähriges Mädchen wird vorgestellt wegen rezidivierender Hüftbeschwerden, die sich seit 5 Monaten verschlimmern. Das Kind fällt durch Gangstörung und deutliche Blässe auf. Es wird von abendlichen subfebrilen Temperaturen berichtet.

Diagnostik

Deutliche Anämie mit einem Hb von 7,7 g/dl. Leukozytopenie von 3000/µl bei unauffälliger Differenzierung. Normale Thrombozytenzahl. CRP gering erhöht auf 1,6 mg/dl. BSG mit 75/106 mm n. W. massiv erhöht.

Eingruppierung

Muskuloskelettale Erkrankung mit beunruhigender Symptomatik (Gruppe 1, Tabelle 10.1).

Kommentar

Progredienz der Erkrankung und Auftreten von Zusatzsymptomen erfordern rasche und gezielte Diagnostik. Die hämatologischen Laborbefunde mit Störung zweier Zellreihen sind verdächtig auf eine *maligne Erkrankung*. Es fehlen Gelenkschwellungen als Zeichen einer rheumatischen Erkrankung.

Tabelle 10.1. Systematik muskuloskelettaler Erkrankungen

Charakteristika	Gruppe 1	Gruppe 2	Gruppe 3	Gruppe 4
Typus	Muskuloskelettale Erkrankung mit beunruhigender Symptomatik (Tumor/Osteomyelitis)	Rheuma	Schmerzverstärkungssyndrom	Nichtentzündlicher Muskel-/Gelenkschmerz
Leitsymptom	(Nicht artikulärer) Knochenschmerz, evtl. mit Zusatzsymptomatik	(Poly-)arthritis	Muskuloskelettaler Schmerz ohne somatisches Korrelat	Meist somatisches Korrelat, belastungsabhängig
Schmerz	Ossärer Schmerz, wechselnd und progredient	Gelenkschmerz und Morgensteife	Subjektiv starker Schmerz	Intermittierender Schmerz
Krankheitsbestimmend	Frühdiagnostik, Therapie der Erkrankung	Therapiekonzept, medikamentöse Schmerztherapie	Interdisziplinäres individuelles Krankheitsmodell und Therapiekonzept	Beratung und Physiotherapie

Wesentliche Allgemeinsymptome sowie ossäre oder periostale Schmerzen sind Alarmzeichen.

Von 29 Kindern mit malignen Erkrankungen, die zunächst an eine Rheumaklinik überwiesen worden waren, hatten 68 % gelenkunabhängige Knochenschmerzen, 32 % Rückenschmerzen als Leitsymptom, 29 % druckschmerzhafte Knochen und 48 % für Rheuma untypische Symptome (Nachtschweiß, Hautblutungen und Ekchymosen, neurologische Ausfälle, tastbarer Tumor und Ptosis [5]).

Fieber und lokale Bewegungeinschränkung mit Knochen- oder Gelenkschmerzen sind Leitsymptome einer *Osteomyelitis*. Als Differentialdiagnose kommen traumatische Läsionen – auch Misshandlungen – in Betracht.

Schnelle infektiologische oder hämatologisch/onkologische Diagnostik und eine gezielte, kausale Therapie sind Voraussetzung für eine erfolgreiche Schmerzbehandlung und die Aussicht auf Heilung.

10.2.2 Fall 2

Seit Wochen bemerkt ein 10-jähriger Junge tägliche Gelenkschmerzen an Händen und Füßen. Im Verlauf treten Gelenkschwellungen und Morgensteife hinzu. Er berichtet über zunehmende Müdigkeit. Seine Mutter beobachtet v. a. morgens eine auffällige Körperhaltung und einen Schongang.

Diagnostik

Synovialitiden an Finger-, Hand- und Sprunggelenken. Blutbild, CRP, Rheumaserologie und augenärztliche Spaltlampenuntersuchung unauffällig, BSG leicht erhöht.

Eingruppierung

Muskuloskelettale Erkrankung mit Merkmalen der Entzündung und Chronifizierung (Gruppe 2, Tabelle 10.1).

Kommentar

Eine Gelenkschwellung im Kindesalter ohne adäquates Trauma, insbesondere multilokulär, lässt an erster Stelle an eine *rheumatische Gelenk- oder Systemerkrankung* denken.

Jede Arthritis, die einen chronischen Verlauf nimmt (>6 Wochen), ist verdächtig auf eine rheumatische Gelenk- oder Systemerkrankung. Arthritis und Schmerz verstärken gegenseitig die möglichen Sekundärkomplikationen am Bewegungsapparat (Kontrakturen, Muskelatrophie u. a.). Im Sinne eines Circulus vitiosus ist eine Verschlimmerung der Schmerz-, Entzündungs- und Bewegungsprobleme die Folge.

Bei Kleinkindern kann die spontane Schmerzäußerung zugunsten einer leichten Schonhaltung fehlen. Da eine enge Korrelation zwischen Entzündungsaktivität und „Schmerzverhalten" besteht [24], kann Nichtbeachtung der Schmerzzeichen und unzureichende Entzündungsbehandlung zu irreparablen Gelenkschäden führen [28].

Schmerzstärke und -dauer können bei verschiedenen Subtypen der juvenilen Arthritis sehr unterschiedlich in Erscheinung treten: Kinder mit systemischen Verläufen geben die meisten, solche mit Mono- oder Oligoarthritis die geringsten Schmerzen an [18]. Hohe Entzündungsaktivität und lange Schmerzphasen führen zur Absenkung der Schmerzschwelle über die Dauer der aktiven Krankheitsphasen hinaus [12].

Eine frühe suffiziente Schmerztherapie mit nichtsteroidalen Antirheumatika und Basistherapeutika (Einzelheiten s. u.) kann helfen, diesen peripher und zentral bedingten Sensibilisierungsprozessen vorzubeugen.

10.2.3 Fall 3

Ein 9-jähriges Mädchen klagt seit einem Jahr über rezidivierende Kopfschmerzen. Hinzu traten seit 6 Monaten rezidivierende Gelenkschmerzen mit wechselnder Lokalisation, Wetterfühligkeit und Müdigkeit.

Diagnostik

Körperlicher Befund und Laborwerte (Blutbild, BSG, CRP) unauffällig.

Eingruppierung

Schmerzverstärkungssyndrom (Gruppe 3, Tabelle 10.1).

Kommentar

Das *juvenile primäre Fibromyalgiesyndrom* (Definition nach Yunus u. Masi [36]; s. Tabelle 10.2) hat eine typische Schmerzsymptomatik: es besteht ein starker, oft auch multilokulärer, muskuloskelettaler Schmerz ohne eindeutiges klinisches Korrelat. Der Schmerz bestimmt das Krankheitsgeschehen bei den meist jugendlichen Mädchen. Häufig finden sich vegetative und funktionelle Begleitsymptome.

Bei schubweisem Verlauf kommt es zu keiner Gelenkdestruktion. Ein Langzeitverlauf über mehrere Jahre ohne Verbesserung der Symptomatik ist typisch. Zügiges Erkennen der Erkrankung als Schmerzverstärkungssyndrom verhindert eine ausufernde Diagnostik.

In 2 Studien konnte eine kurzfristige Besserung der Symptomatik durch das Antidepressivum Cyclobenzaprin erreicht werden [22, 26]. Die Autoren halten jedoch eine interdisziplinäre Betreuung und kognitiv-verhaltenstherapeutisch

Tabelle 10.2. Kriterien des juvenilen Fibromyalgiesyndroms [36]. Patienten müssen alle Hauptkriterien und 3 Nebenkriterien erfüllen. Sind nur 4 der 18 Druckpunkte positiv, müssen zur Diagnosestellung 5 Nebenkriterien vorliegen.

- *Hauptkriterien:*
  1. Ubiquitäre Muskelschmerzen ohne ergründbare Ursache an mindestens 3 Körperstellen über mindestens 3 Monate
  2. Laboruntersuchungen ohne pathologischen Befund
  3. Starke Schmerzen bei Palpation mit weniger als 4 kg Druck an 5 der 18 beidseitigen Druckpunkte: okzipital, unterer Zervikalbereich, M. trapezius, M. supraspinatus, 2. Rippe, Epicondylus lateralis, M. glutealis (oberer, äußerer Quadrant), Trochanter major, Knie
- *Nebenkriterien:*
  1. Subjektiv empfundene Weichteilschwellung
  2. Schmerz abhängig von körperlicher Aktivität
  3. Schmerz abhängig vom Wetter
  4. Schmerz abhängig von Angst/Stress
  5. Colon irritable
  6. Chronische Ängstlichkeit
  7. Chronische Müdigkeit
  8. Schlafstörung
  9. Taubheitsgefühl
  10. Chronische Kopfschmerzen

ausgerichtete Programme für sinnvoller. Erste Untersuchungen belegen den Erfolg solcher Maßnahmen [32].

Zu den Schmerzverstärkungssyndromen wird außerdem der so genannte „*Wachstumsschmerz*" gezählt. 13 % der Jungen und 18 % der Mädchen zwischen 6 und 19 Jahren leiden an nächtlichen oder abendlichen Gliederschmerzen, die mindestens 3 Monate lang rezidivieren, ein schmerzfreies Intervall von Tagen bis Wochen zeigen und so ausgeprägt sind, dass die Kinder erwachen oder ihre reguläre Aktivität unterbrechen [19].

Der Schmerz betrifft vornehmlich bilateral Schienbein oder Wade. Es finden sich keine Entzündungszeichen im Serum. Die Erkrankung ist selbstlimitierend. Therapeutisch sollte der Familie versichert werden, dass es sich um ein gutartiges, selbstlimitierendes Geschehen handelt. Ibuprofen oder Paracetamol, zur Nacht verabreicht, hilft bei 25 % der Kinder. Erste Ergebnisse einer doppelblinden kontrollierten Studie mit oraler Selentherapie sind vielversprechend [3].

10.2.4 Fall 4

Ein jugendlicher Patient klagt regelmäßig nach sportlicher Betätigung über Schmerzen in beiden Knien.

Diagnostik

Hypermobilität mit Überstreckung der Ellbogen- und Kniegelenke bei asthenischem Habitus.

Eingruppierung

Nichtentzündliche muskuloskelettale Erkrankung (Gruppe 4, Tabelle 10.1).

Kommentar

Der *Hypermobilitätsschmerz* tritt bei 8–14 Jahre alten Kindern nachmittags oder nach körperlicher Aktivität auf. In der körperlichen Untersuchung können sich leichte Knieergüsse nach sportlicher Aktivität zeigen [10]. Die sinnvollste Therapie besteht im isometrischen Muskelaufbau.

Zu der Gruppe der nichtentzündlichen muskuloskelettalen Erkrankungen zählen neben der Gelenkhypermobilität die patellofemorale Dysfunktion, der Rückenschmerz und schmerzhafte Verletzungen nach Überbeanspruchung.

Patellofemorale Dysfunktion: Eine Vielzahl orthopädischer Krankheitsbilder von der Chondromalacia patellae bis hin zu kongenitalen Synovialfalten können Knieschmerzen verursachen. Am häufigsten ist die patellofemurale Dysfunktion.

In der Adoleszenz klagen die Patienten über Schmerzen hinter der Kniescheibe. Das positive Patelladruckzeichen (Schmerzen beim Druck auf die Patella, die zunehmen mit Anspannen des M. quadrizeps femoris) weist auf die

Diagnose hin. Therapeutisch bieten sich isometrischer Muskelaufbau des M. quadriceps femoris und Kniebandagen mit Silikoneinsatz an [17].

Rückenschmerzen im Kindesalter haben bis heute wenig Beachtung gefunden. Langzeituntersuchungen zur Relevanz dieser Schmerzproblematik für die Entwicklung chronischer Wirbelsäulenleiden im Erwachsenenalter liegen nicht vor. Im Gegensatz zum Erwachsenen findet sich bei 70 % der Kinder, die wegen chronischen Rückenschmerzen medizinische Hilfe in Anspruch nehmen, ein organisches Korrelat [13].

Die meisten Kinder mit Rückenschmerzen suchen jedoch keinen Arzt auf [18]. Beispielsweise hatten in einer Studie von Taimela et al. [27] in den letzten 12 Monaten vor der Befragung 10 % der über 1000 7- bis 16-jährigen über lumbale Schmerzen geklagt. Validierte Therapieempfehlungen können derzeit nicht gegeben werden.

Schmerzen nach (sportlicher) Aktivität entstehen durch multiple Mikrotraumen. Verletzungen im Rahmen von Leistungssport betreffen insbesondere Wirbelsäule (Spondylolyse, Hyperlordose, Bandscheibenherniation), Schulter, Ellenbogen (Epikondylitis), Knie (Osgood-Schlatter-Krankheit, Synovitis) und Ferse („Sever's disease“). Die häufigsten Therapieempfehlungen lauten: Schonung der betroffenen Extremität, Physiotherapie und/oder Kältebehandlung [6, 16], ohne dass hierfür eine solide wissenschaftliche Basis besteht.

10.3 Therapiemodule bei muskuloskelettalen Erkrankungen

10.3.1 Klassische Schmerzmittel

Neben dem Bemühen um eine definitive Diagnose muss das Bestreben stehen, Schmerzfreiheit oder zumindest Schmerzlinderung zu erreichen. Die frühe Schmerztherapie verfälscht eine gründliche Diagnostik nicht, sondern gibt eher noch zusätzliche Hinweise (Ausnahme: Steroide vor Diagnosestellung eines Tumorleidens).

An erster Stelle kommen von den klassischen Schmerzmitteln die nichtsteroidalen Antirheumatika (NSAR) zum Einsatz aufgrund ihrer zusätzlichen antiphlogistischen Wirkung (s. Tabelle 10.3). Indometacin besitzt nach eigenen Erfahrungen die höchste antiphlogistische Potenz. Ibuprofen hat bei Kindern von allen nichtsteroidalen Antirheumatika das geringste Risiko gastrointestinaler Nebenwirkungen [25]. Die nicht selten praktizierte Kombinationstherapie zweier NSAR ist bislang nicht ausreichend erforscht.

Bei rheumakranken Kindern unter NSAR scheint es ebenso häufig wie bei Erwachsenen zu Magenbeschwerden und gastrointestinalen Läsionen zu kommen. In der Studie von Dowd et al. [9] klagten 30 % der Patienten über Beschwerden, von diesen hatten 30 % gastrointestinale Läsionen. Die ersten Läsionen wurden bereits nach einer Einnahmedauer von nur 3 Wochen beobachtet. Bei Patienten mit zusätzlichen Risikofaktoren – Steroidtherapie und unregelmäßige Nahrungsaufnahme – ist deshalb eine Ulkusprimärprophylaxe zu erwägen.

Tabelle 10.3. Medikamente zur per os Therapie der juvenilen chronischen Arthritis

Medikament	Tagesdosis [mg/kgKG/Tag]	Tageshöchst-dosis (mg)	Dosisintervall
Nichtsteroidale Antirheumatika			
Indomethacin	2–3	150	In 3 Dosen
Naproxen	10–15	1000	In 2 Dosen
Ibuprofen	30–40	2400	In 3–4 Dosen
Diclofenac	2–3	150	In 2 Dosen
Acetylsalicylsäure	60–100	400	In 3–4 Dosen
Basistherapeutika/Immunmodulatoren [a]			
Methotrexat [11]	10–20 mg/qm KOF /Woche		In 1 Wochendosis
Azathioprin [15, 23]	1–3	150	In 1–2 Dosen
Hydroxychloroquin [4]	6	400	In 1 Dosis
Sulfasalazin [29]	30–50	3000	In 2–3 Dosen
Glukokortikoide [b]			
Prednisolon/Prednison	Start: 0,2–2 Ziel: <0,2		In 3 Dosen, evtl. an alternierenden Tagen

[a] Auswahl der Basistherapeutika, deren Wirkung bei kindlichem Rheuma in kontrollierten Studien belegt ist [4, 11, 15, 20, 23].

[b] Heute hat sich bei Oligoarthritis zunehmend die intraartikuläre Steroidinjektion etabliert vor oder in Kombination mit Basistherapeutika: 0,5–1 g/kgKG Triamcinolon Hexacetonid pro großes Gelenk, einmalig oder mit mehrmonatiger Pause je nach Erfolg mehrmals, Höchstdosis: 40 mg/Gelenk.

Eine Sekundärprophylaxe scheint bei Kindern mit vorbestehenden gastrointestinalen Läsionen sinnvoll. Leider fehlen Studien über die Wirksamkeit einer Ulkusprophylaxe bei Kindern. In der Pädiatrie werden traditionell zur Ulkusprophylaxe wegen seines günstigen Nebenwirkungsprofils Ranitidin mit einer Dosis von 1–2 mg/kgKG 1- bis 2-mal täglich per os, bei Einmalgabe abends, und andere Antazida eingesetzt, ohne dass deren Wirkung bewiesen wäre.

Bei Nieren- oder Leberinsuffzienz muss in jedem Fall eine Dosisreduktion der NSAR erfolgen. Bei längerer Anwendung besteht die Gefahr der Nephrotoxizität. In seltenen Fällen kann es zur Störung der Blutbildung bis hin zur Agranulozytose kommen. Die Kombination von Paracetamol und NSAR sollte wegen der Gefahr tubulärer Nierenschäden vermieden werden [1].

Als Monitoring auf mögliche Nebenwirkungen einer NSAR-Therapie kontrollieren die Autoren alle 6–12 Wochen Blutbild und Leberwerte. Ferner wird der Urin auf Eiweiß und Blut gestixt. Arzneimittelinteraktionen zwischen NSAR und Methotrexat sind beschrieben: Es kommt zu gegenseitiger Serumspiegelerhöhung.

In der Differentialtherapie stehen Opioide insbesondere bei tumorbedingten Muskel- und Gelenkschmerzen zur Verfügung.

10.3.2 Antiinflammatorische Therapie

Eine Schmerzbehandlung kann letztendlich nur erfolgreich sein, wenn die Grundkrankheit erfolgreich behandelt werden kann. Lokale (Osteomyelitis, eitrige Arthritis) oder systemische bakterielle Erkrankungen (Sepsis, Borreliose) erfordern eine suffiziente kausale antibiotische Behandlung. Chronisch-rheumatische Erkrankungen und Autoimmunerkrankungen bedürfen eines Therapiekonzeptes, bei dem eine langfristige Unterdrückung der Entzündungsaktivität und eine Immunsuppression oder -modulation eine wichtige Rolle spielen.

Wenn eine antientzündliche Therapie mit NSAR nicht innerhalb von wenigen Wochen zur Besserung führt, oder auch bei primär hoher Krankheitsaktivität, kommen Glukokortikoide und Basistherapeutika (s. Tabelle 10.3) sowie die intraartikuläre Kortikosteroidinjektion zum Einsatz [1, 20].

Als Ultima ratio bei nicht beherrschbarer systemischer Krankheitsaktivität kann auf die Cyclophosphamid-Pulstherapie und die autologe Stammzelltransplantation zurückgegriffen werden [34, 35].

10.3.3 Krankengymnastik

Die Krankengymnastik verfolgt bei entzündlichen muskuloskelettalen Erkrankungen folgende Ziele: Schmerzlinderung durch passiv-assistives Bewegen, Vorbeugung und Behandlung von Gelenkfehlstellungen, Wiederherstellung des Muskelgleichgewichts und Einübung eines harmonischen altersentsprechenden Bewegungsablaufs. Eine erfolgreiche Krankengymnastik erfordert eine regelmäßige, d.h. tägliche Übungsbehandlung, die unter professioneller Anleitung zum großen Teil auch von den Patienten allein oder mit Hilfe der Eltern durchgeführt werden kann [14].

Eine wesentliche Aufgabe der Therapeuten ist deshalb neben der eigentlichen Behandlung die umfassende Anleitung von Patienten oder Eltern hinsichtlich Grifftechnik, Schmerzvermeidung sowie der Korrektor von Achsenfehlstellungen und falschen Bewegungsmustern.

10.3.4 Psychosoziale Begleitung und Therapie

Je mehr das Kind bzw. sein Körper durch die Erkrankung des muskuloskelettalen Systems beeinträchtigt ist und je länger die Krankheit dauert, desto wichtiger ist ein Konzept der psychosozialen Betreuung. Die Bedeutung einer solchen Betreuung unterstreicht eine fragebogengestützte Studie von Varni et al. [30] bei Patienten mit Rheuma: 70% der interindividuellen Varianz des stärksten Schmerzes in der vorausgegangenen Woche konnte durch krankheits- und psychosoziale Faktoren erklärt werden. Die schmerzlindernde Wirkung kognitiv-verhaltenstherapeutischen Trainings in Kombination mit einer medikamentösen Therapie ist auch in Follow-up-Studien hinreichend belegt [32, 33].

Das psychosoziale Konzept sollte den häuslichen Umgang mit der Erkrankung (z.B. sekundärer Krankheitsgewinn, gesunde Geschwisterkinder etc.) ebenso beinhalten wie die Problematik in der Schule (z.B. Probleme beim Tragen der Schultasche).

Schmerzbedingte Bewegungseinschränkungen können den Alltag in verschiedenster Weise beeinträchtigen (öffentliche Verkehrsmittel, Notwendigkeit von Hilfsmitteln, Sport). Immer wieder stellt sich die Frage nach der erlaubten Belastung, dem erlaubten Sport, nach Hilfen und zur Verfügung stehender Unterstützung.

Was Kinder betrifft, so steht die Lebenszufriedenheits- und Lebensqualitätsforschung erst am Beginn.

10.3.5 Komplementäre Therapie

Insbesondere akute Erkrankungen sind eine Domäne der Schulmedizin. Je weniger diese Medizin jedoch Krankheit erklären, eine definitive Diagnose stellen und das Kind erfolgreich behandeln kann, desto dringender wird die Frage der Patienten oder deren Eltern nach erweiterten Lösungsansätzen. Hier ist von professioneller Seite ein Spagat zwischen wohlwollender Akzeptanz und kritischer Würdigung gefragt.

Mit der gebotenen Offenheit gegenüber neuen Entwicklungen ist im Gespräch mit den Betroffenen der Stellenwert nebenwirkungsarmer und kostengünstiger Methoden wie der klassischen Homöopathie oder Akupunktur zu würdigen. Eine auf Transparenz und Vertrauen fußende langfristige interdisziplinäre Begleitung der Familien schützt vor fragwürdigen – teuren und gefährlichen – Ansätzen sowie vor Therapieodysseen.

10.3.6 Langzeitbetreuung

Ein für alle Beteiligten transparentes Konzept mit einer tragfähigen Struktur hat sich als Grundlage einer erfolgreichen Langzeitbetreuung von Patienten mit subakuten und chronischen Erkrankungen des muskuloskelettalen Systems erwiesen. Ein Team aus Ärzten, Krankengymnasten, Ergotherapeuten, Psychologen und Sozialarbeitern ist unverzichtbar.

Regelmäßige ambulante Kontakte in Absprache mit dem Hausarzt, ggf. Schulungen und stationäre Aufenthalte sowie im Rahmen der familiären Situation durchführbare ambulante und häusliche Therapien sind wichtige Säulen einer erfolgreichen Begleitung. Eine Zusammenarbeit mit regionalen und überregionalen Selbsthilfegruppen hat sich innerhalb dieses Therapieplans erfolgreich etabliert.

Literatur

1. Allen RC, Petty RE, Lirenman DS, Malleson PN, Laxer RM (1986) Renal papillary necrosis in children with chronic arthritis. Am J Dis Child 140: 20–22
2. Allen R, Gross KR, Laxer RM, Malleson PN, Beauchamp RD, Petty RE (1986) Intraarticular triamcinolone hexacetonide in the management of chronic arthritis in children. Arthritis Rheum 29: 997–1001
3. Brahme-Isgren M, Brandt C, Waldenström J, Stenhammar L (1995) Peroral selenium therapy in growth pain in children. Lakartidningen 92: 3706–3708
4. Brewer EJ, Giannini EH, Kuzmina N, Alekseev L (1986) Penicillamine and hydroxychloroquine in the treatment of severe juvenile rheumatoid arthritis. Results of the USA-USSR double-blind placebo-controlled trial. N Engl J Med 314: 1269–1276
5. Cabral DA, Trucker LB (1999) Malignancies in children who initially present with rheumatic complaints. J Pediatr 134: 53–57
6. Carson WG, Gasser SI (1998) Litte Leaguer's shoulder: a report of 23 cases. Am J Sports Med 26: 575–580
7. Cassidy JT, Petty RE (1990) Musculoskeletal pain syndromes of nonrheumatic origin. In: Cassidy JT, Petty RE (eds) Textbook of pediatric rheumatology. Churchill Livingstone, New York, pp 95–110
8. DelNocencio J (1998) Muskuloskeletal pain in primary pediatric care: analysis of 1000 consecutive general pediatric clinic visits. Pediatrics 102: E63
9. Dowd JE, Cimaz R, Fink CW (1995) Nonsteroidal antiinflammatory drug-induced gastroduodenal injury in children. Arthritis Rheum 38: 1225–1231
10. Gedalia A, Press J (1991) Articular symptoms in hypermobile school children: a prospective study. J Pediatr 119: 215–225
11. Giannini EH, Brewer EJ, Kuzmina N et al. (1992) Methotrexate in resistant juvenile rheumatoid arthritis. Results of the USA-USSR double-blind, placebo-controlled trial. The Pediatric Rheumatology Collaborative Study Group and The Cooperative Children's Study Group. N Engl J Med 326: 1043–1049
12. Hogeweg JA, Kuis W, Huygen ACJ (1995) The pain threshold in juvenile chronic arthritis. Br J Rheumatol 34: 61–67
13. Kim GR (1992) Back pain. In: Hoekelman RA (ed) Primary pediatric care. Mosby, St. Louis
14. Klepper SE (1999) Effects of an eight-week physical conditioning program on disease signs and symptoms in children with chronic arthritis. Arthritis Care Res 12: 52–60
15. Kvien TK, Hoyeraal HM, Sandstad B (1986) Azathioprine vs. placebo in patients with juvenile rheumatoid arthritis: a single center double blind comparative study. J Rheumatol 13: 118–123
16. Maffulli N, Chan D, Albridge MJ (1992) Overuse injuries of the olecranon in young gymnasts. J Bone Joint Surg 74: 305–308
17. McConnell (1986) Management of chondromalacia patellae – a long term solution. Austral J Physiother 32: 215–225
18. McGrath PJ, Breau L (1999) Musculoskeletal pain. In: McGrath PJ, Finley GA (eds) Chronic and recurrent pain in children and adolescents. Progress in pain research and management, vol 13. IASP Press, Seattle
19. Oster J, Nielsen A (1972) Growing pains: a clinical investigation of a school population. Acta Paediatr Scand 61: 329–334
20. Padeh S, Passwell JH (1998) Intraarticular corticosteroid injection in the management of children with chronic arthritis. Arthritis Rheum 41: 1210–1214
21. Passo MH (1982) Aches and limb pain. Pediatr Clin North Am 29: 209–219
22. Romano TJ (1991) Fibromyalgia in children: diagnosis and treatment. W V Med J 87: 112–114
23. Savolainen HA, Kautiainen H, Isomaki H, Aho K, Veronnen P (1997) Azathioprine in patients with juvenile chronic arthritis: a longterm follow-up study. J Rheumatol 24: 2444–2450

24. Sherry DD, Bohnsack J, Salmonson K, Wallace CA, Mellins E (1990) Painless juvenile rheumatoid arthritis. J Pediatr 116: 921–923
25. Southall D (1997) Prevention and control of pain in children A manual for health care professionals. Royal College of Paediatrics and Child Health, BMJ Publishing Group, London
26. Siegel DM, Janeway D, Baum J (1998) Fibromyalgia syndrom in children and adolescents: clinical features and status at follow up. Pediatrics 101: 377–382
27. Taimela S, Kujala UM, salminene JJ, Viljanen T (1997) The prevalence of low back pain among children and adolescents. Spine 22: 1132–1136
28. Truckenbrodt H (1990) Pain in juvenile chronic arthritis: consequences for the musculoskeletal system. Clin Exp Rheumatol 11 (Suppl 9): 59–63
29. Van Rossum MA, Fiselier TJ, Franssen MJ et al. (1998) Sulfasalazine in the treatment of juvenile chronic arthritis: a randomized. double-blind, placebo-controlled, multicenter study. Dutch juvenile chronic arthritis group. Arthritis Rheum 41: 808–816
30. Varni JW, Thompson KL, Hanson V (1987) The Varni/Thompson pediatric pain questionnaire, I: Chronic musculoskeletal pain in juvenile rheumatoid arthritis. Pain 41: 139–150
31. Walco GA, Varni JW, Ilowite NT (1992) Cognitive-behavioral pain management in children with juvenile rheumatoid arthritis. Pediatrics 89: 1075–1079
32. Walco GA, Ilowite NT (1992) Cognitive-behavioral intervention for juvenile primary fibromyalgie syndrome. J Rheumatol 19: 1617–1619
33. Walco GA, Sterling CM, Conte PM (1999) Empirically supported treatments in pediatric psychology: disease related pain. J Pediatr Psychol 24: 155–167
34. Wallace CA, Sherry DD (1997) Trial of intravenous cyclophosphamid and methylprednisolone in the treatment of severe systemic-onset juvenile rheumatoid arthritis. Arthritis Rheum 40: 1852–1855
35. Wulffraat N, Van Roye A, Bierings M, Vossen J, Kuis W (1999) Autologous haemopoietic stem-cell transplantation in four patients with refractory juvenile chronic arthritis. Lancet 353: 550–553
36. Yunus MB, Masi AT (1985) Juvenile primary fibromyalgia syndrome. A clinical study of thirty-three patients and matched normal controls. Arthritis Rheum 28: 138–145

11 Rezidivierende Bauchschmerzen

T. Berger, U. Damschen

INHALT

11.1 Einleitung

Rezidivierende Bauchschmerzen zählen zu den häufigsten Beschwerdebildern im Kindesalter. Wir beziehen uns in diesem Beitrag auf die Definition von Apley u. Naish [3], die in der Literatur die weiteste Verbreitung gefunden hat.

11.1.1 Definition

Rezidivierende Bauchschmerzen liegen vor, wenn mindestens 3 abdominelle Schmerzepisoden mit Beeinträchtigung der Aktivität des Kindes über einen Zeitraum von mindestens 3 Monaten aufgetreten sind [3].

11.1.2 Prävalenz

Nach dieser Definition sind mindestens 10 % aller Schulkinder betroffen [3, 17, 18]. Der Altersgipfel liegt bei 11–12 Jahren mit insgesamt leicht überwiegendem Mädchenanteil.

Der Schmerzcharakter ist variabel: Während die Mehrzahl der Kinder periumbilikale Schmerzen angibt [3], ähnelt das Beschwerdebild teilweise dem der Dyspepsie oder des Colon irritabile des Erwachsenen [15, 28]. Bei vielen Kindern finden sich während der Schmerzepisoden Begleitsymptome, z. B. Blässe, Übelkeit, Erbrechen, Müdigkeit oder Kopfschmerzen [3, 17].

11.2 Traditionelle Sichtweise rezidivierender Bauchschmerzen: Zweifaktorenmodell

Aus pädiatrischer und pädiatrisch-gastroenterologischer Sicht werden die rezidivierenden Bauchschmerzen traditionell als in erster Linie differentialdiagnostisches Problem betrachtet. Dies ist aus Umfragen unter niedergelassenen Pädiatern [8] und aus verschiedenen Übersichtsartikeln erkennbar [12, 14]. Viele Arbeiten legen ihren Schwerpunkt auf die Beschreibung möglicher Ätiologien, wobei zur Abklärung unterschiedlich umfangreiche Untersuchungsprogramme empfohlen werden. Die vorherrschende Auffassung begreift die Bauchschmerzen als Symptom einer entweder somatischen oder psychischen Störung (Abb. 11.1). Eine Schmerzursache im psychischen Bereich wird unter der Annahme eines solchen „Zweifaktorenmodells" umso eher in Betracht gezogen, wenn Hinweise für eine organische Erkrankung fehlen – und umgekehrt [8].

Inwieweit stützt die Literatur die oben zitierte Annahme, rezidivierende Bauchschmerzen würden entweder durch organische oder psychische Störungen verursacht?

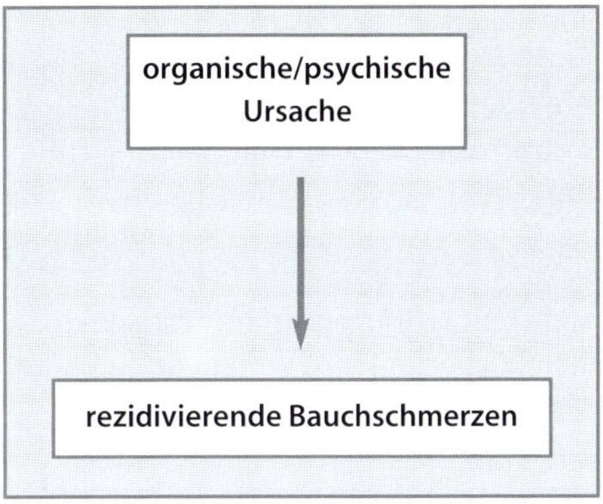

Abb. 11.1. „Zweifaktorenmodell" der rezidivierenden Bauchschmerzen: Die Bauchschmerzen werden als ein Symptom angesehen, das direkt entweder durch eine organische oder eine psychische Erkrankung verursacht wird

11.2.1 Organische Faktoren

Eine Reihe von klar definierten somatischen Erkankungen geht mit rezidivierenden Bauchschmerzen einher (s. Übersicht).

Auswahl organischer Diagnosen bei rezidivierenden Bauchschmerzen
- Refluxösophagitis
- Gastritis/Duodenitis/Ulkuskrankheit
- Familiäres Mittelmeerfieber
- Chronisch-entzündliche Darmerkrankungen
- Zöliakie
- Nierenerkrankungen
- Gallenkoliken
- Rezidivierende Pankreatitis
- Parasiten

Der Anteil dieser Diagnosen am Gesamtkollektiv beträgt jedoch nur ca. 10% [3, 27]. Anders ausgedrückt: Bei der Mehrzahl der Kinder liefert die organische Untersuchung keine klare Diagnose.

Vor diesem Hintergrund stellt sich die Frage, wie umfangreich die somatische Abklärung nun sein sollte. Über Anamnese und klinischen Befund hinaus gibt es bei rezidivierenden Bauchschmerzen keine diagnostische Methode, deren ungezielter Einsatz einen nachgewiesenen Nutzen hätte. So finden sich sonographisch zwar bei bis zu 19% der Kinder mit Bauchschmerzen Auffälligkeiten, v.a. Veränderungen im Bereich der ableitenden Harnwege. Diese Befunde taugen aber nur selten als Erklärung für die Schmerzsymptomatik [37].

Das Argument, eine unauffällige Diagnostik trage zur Beruhigung der Eltern bei und erleichtere dadurch den Umgang mit den Bauchschmerzen, ist bislang nicht durch entsprechende Untersuchungen belegt. Einige Autoren vertreten die Ansicht, dass ergänzende Diagnostik grundsätzlich nur gezielt bei spezifischem klinischem Verdacht durchgeführt werden sollte [10]. Ein solcher ergibt sich besonders bei den Patienten mit untypischen Zusatzsymptomen.

Die in der Übersicht aufgeführten anamnestischen „Alarmzeichen" oder Auffälligkeiten bei der körperlichen Untersuchung sollten Anlass zu weiterführender gezielter Organdiagnostik geben.

„Alarmzeichen" bei rezidivierenden Bauchschmerzen

- Schmerzcharakter:
  - Schmerz außerhalb der Mittellinie
  - Ausstrahlung
  - nächtliche Schmerzen
  - deutliche Nahrungsabhängigkeit
- Begleitsymptome:
  - Fieber
  - Erbrechen
  - durchfällige, blutige oder schleimige Stühle
  - gestörte Längen- und/oder Gewichtsentwicklung
  - Begleitsymptome an Haut, Schleimhäuten, Gelenken
- Positive Familienanamnese (Beispiele):
  - Ulkus
  - Pankreatitis
  - chronische Darmentzündung
  - familiäres Mittelmeerfieber

Eine Reihe von Autoren haben untersucht, inwieweit noch nicht eindeutig pathologische somatische Auffälligkeiten im Sinne von grenzwertig pathologischen Befunden oder Dysfunktionen den rezidivierenden Bauchschmerzen zugrunde liegen könnten. Es ergaben sich v.a. Hinweise auf Störungen der gastrointestinalen Motilität [22, 30], Veränderungen der Schmerzschwelle und des Muskeltonus [1], vegetative Dysfunktionen [5], Kohlenhydratmalabsorptionen [36], mikroskopische Entzündungszeichen der gastrointestinalen Schleimhäute [4, 20] sowie hormonelle Veränderungen [2].

In der Praxis helfen diese Ansätze kaum weiter, da die Fallzahlen zu klein, das Patientenspektrum zu selektiert, die Behandlungsergebnisse uneinheitlich und nicht kontrolliert waren. Patienten mit Bauchschmerzen und nachgewiesenem Laktasemangel profitieren z.B. nur z.T. von einer milchzuckerfreien Ernährung [11]. Der Effekt einer Helicobacter-pylori-Eradikation wurde bislang nicht in plazebokontrollierten Studien überprüft. Einzig eine Erhöhung der Ballaststoffzufuhr scheint einen günstigen Effekt zu haben [9], ansonsten konnte bislang kein eindeutiger Nutzen medikamentöser oder diätetischer Maßnahmen belegt werden.

Nach derzeitigem Kenntnisstand besteht nur eine relativ geringe Chance, bei einem Kind mit rezidivierenden Bauchschmerzen eine ätiologisch bedeutsame, definierte und einer spezifischen Therapie zugängliche organische Störung zu finden.

11.2.2 Psychische Faktoren

In den letzten 20 Jahren fragten zahlreiche Studien mit inkonsistenten Ergebnissen nach psychopathologischen Störungen (v.a. Angst, Depression), psychosozialen Belastungen (u.a. Alltagsstress, belastende Lebensereignisse) sowie familiären Faktoren als Ursache für rezidivierende Bauchschmerzen.

Kinder mit rezidivierenden Bauchschmerzen zeigen im Vergleich zu gesunden Kindern erhöhte Ängstlichkeit und Depressivität [32]. Beide Faktoren sind jedoch in ihrer Ausprägung vergleichbar derjenigen bei Kindern mit organisch begründeten Bauchschmerzen [33], was die Annahme nährt, benannte emotionale Auffälligkeiten seien eher als Folge denn als Ursache der körperlichen Beschwerden zu verstehen.

Auch dem Einfluss belastender Lebensereignisse (z. B. Scheidung, Wohnortwechsel) auf das Auftreten rezidivierender Bauchschmerzen sind vielfältige Studien gewidmet worden. Dabei hat sich gezeigt, dass Kinder mit oder ohne rezidivierende Bauchschmerzen eine ähnliche Anzahl belastender Lebensereignisse erfahren [23], wobei diese Ereignisse bei den Bauchschmerzkindern allerdings erheblich öfter mit Krankheiten und Tod von Angehörigen in Verbindung stehen [35].

Bei Bauchschmerzkindern besteht außerdem ein vager Zusammenhang zwischen Ausmaß und Dauer an alltäglichem Stress, z. B. durch Schulprobleme oder Konflikte mit Gleichaltrigen, und dem Auftreten akuter Beschwerden [33]. Aufgrund dieser Ergebnisse können spezifische Lebensereignisse sowie anhaltender Alltagsstress als Risikofaktoren für rezidivierende Bauchschmerzen gelten. Ungeklärt ist, in welchem Zeitraum nach der Belastung mit Beschwerden zu rechnen ist, welches Ausmaß an Belastungen Beschwerden hervorruft, und warum manche Kinder bei gleicher Belastung keine Beschwerden aufweisen.

Die Erforschung der familiären Bedingungen bauchschmerzkranker Kinder wurde bisher vernachlässigt. Sanders et al. [24] führten Videoanalysen familiärer Interaktionsmuster, insbesondere von kindlichen Verhaltensauffälligkeiten und mütterlichem abwehrendem Verhalten, durch. Dabei zeigten sich keine bedeutsamen Unterschiede zu Familien gesunder Kinder.

Auch fanden Walker u. Greene [32] bei Müttern von Bauchschmerzkindern deutlich erhöhte Angst-, Depressions- und Somatisierungswerte mit allerdings ähnlich hohen Werten bei Müttern verhaltensauffälliger oder organisch kranker Kinder. Einen umfassenden Überblick über den bisherigen Forschungsstand in diesem Bereich bieten die Arbeiten von Mühlig u. Petermann [21] sowie Scharff [26].

Insgesamt lässt sich die Annahme, dass die rezidivierenden Bauchschmerzen in der Regel entweder organische oder psychische Störungen als Ursachen hätten, durch die vorhandenen Daten *nicht* stützen. Man muss das Zweifaktorenmodell mit seinem eher differentialdiagnostischen Blickwinkel deshalb mit Fragezeichen versehen; bei der überwiegenden Mehrzahl der Patienten werden wir voraussichtlich weder im somatischen noch im psychischen Bereich eine eindeutige Diagnose stellen können.

11.2.3 Therapie unter Beachtung des Zweifaktorenmodells

Der Therapie der Bauchschmerzen wird in der Regel in der pädiatrischen Literatur wenig Bedeutung zugemessen. Dies hat vor allem 2 Gründe:

In der Praxis kann – wie erwähnt – in den meisten Fällen keine definierte Diagnose gestellt werden, sodass sich keine pathophysiologisch begründbaren Therapieansätze ergeben. Außerdem wird allgemein angenommen, dass rezidivierende Bauchschmerzen im Kindesalter eine gute Prognose mit günstigem Spontanverlauf haben, soweit eine organische oder psychische Erkrankung mit hinreichender Sicherheit ausgeschlossen werden konnte. Das übliche Procedere besteht daher in diesen Fällen in Aufklärung und Beruhigung von Kind und Eltern [8].

11.3 Moderne Sichtweise rezidivierender Bauchschmerzen

Die Annahme, Bauchschmerzen bei Kindern hätten in der Regel einen günstigen Spontanverlauf, ist nachvollziehbar, wenn klassische Kriterien wie Letalität oder physische Morbidität zugrunde gelegt werden. Sie hat aber nach kritischer Literaturrecherche keinen Bestand mehr, wenn man die Kriterien für eine günstige Prognose weiter fasst:

So fanden Christensen et al. [6] nach einem Verlauf von 30 Jahren in 53 % der Fälle (Kontrollgruppe 29 %) noch anhaltende chronische oder rezidivierende Bauchschmerzen, 32 % der Patienten (Kontrollgruppe 13 %) hatten zudem im Verlauf rezidivierende Beschwerden nichtabdomineller Art entwickelt. Interessant ist, dass rund 60 % der Erwachsenen mit persistierenden Beschwerden im Rückblick schilderten, in der Adoleszenz ein symptomfreies Intervall gehabt zu haben.

In einer Langzeitstudie von Magni et al. [19] klagten nach 10 oder mehr Jahren 25 % der Kinder über anhaltende Bauchschmerzen, bei weiteren 25 % hatten sich Schmerzsyndrome anderer Lokalisation entwickelt. In einer anderen Untersuchung wurden im Verlauf gehäuft funktionelle Beeinträchtigungen (z. B. Fehlzeiten in der Schule) gefunden [34].

In einer Langzeitstudie von Hotopf et al. [13] zeigte sich bei Erwachsenen, die als Kinder wiederholt an Bauchschmerzen gelitten hatten, eine mäßige Häufung somatischer Beschwerden unterschiedlicher Lokalisation sowie v. a. eine signifikante Häufung psychischer Auffälligkeiten.

Aus diesen Zahlen lässt sich ableiten, dass bei einem beträchtlichen Teil der Kinder, obwohl in den meisten Fällen keine erkennbare organische oder psychische Pathologie als Ursache für die Bauchschmerzen vorliegt, mit langfristigen Problemen gerechnet werden muss. Diese Probleme liegen nicht im organischen Bereich, sondern äußern sich einerseits in einer Chronifizierungstendenz, andererseits in Form von psychosozialen Störungen. Die seit Jahrzehnten übliche Praxis der Aufklärung und Beruhigung hat in dieser Hinsicht offenbar *keinen* positiven Effekt.

Diese Ergebnisse machen das Problem der traditionellen Sichtweise deutlich:

Dadurch, dass die rezidivierenden Bauchschmerzen als Symptom einer zugrundeliegenden Erkrankung im Sinne einer linearen Ursache-Wirkungs-Kette gedeutet werden, ergeben sich auch nur in den Fällen weitere Handlungsansätze, in denen eine solche Ursache-Wirkungs-Beziehung tatsächlich aufgedeckt werden kann. Da dies aber, wie oben dargelegt, bei der Mehrzahl der Patienten nicht der Fall ist, bieten sich nach traditioneller Sichtweise für den Arzt nur die folgenden theoretischen Möglichkeiten: Entweder wird der Versuch einer rein symptomatischen Therapie unternommen, oder die Suche nach einer Ursache wird durch weitere Diagnostik intensiviert. Die dritte Möglichkeit besteht darin, den Bauchschmerzen, soweit keine Ursache erkennbar ist, keinen größeren Krankheitswert beizumessen.

Da den beiden erstgenannten Möglichkeiten praktisch enge Grenzen gesetzt sind, wird die letzte Option üblicherweise bevorzugt [8], obwohl sie den oben angeführten Daten zum Langzeitverlauf offensichtlich widerspricht. Dies zeigt, dass wir mit der klassischen Herangehensweise vielen Kindern mit rezidivierenden Bauchschmerzen offenbar nicht gerecht werden, sodass es notwendig ist, neue Konzepte zu diskutieren und zu erproben. Gleichzeitig deutet die Art der Probleme, die die Kinder mit rezidivierenden Bauchschmerzen langfristig haben, darauf hin, dass solche Konzepte verstärkt auf einer erweiterten systemischen Sichtweise basieren sollten.

11.3.1 Biopsychosoziale Modelle in Diagnostik und Therapie

Anstatt ausschließlich nach der direkten Ursache der Bauchschmerzen bei einem gegebenen Patienten zu fahnden, sollte man sich bemühen, das Kind mit seinen Schmerzen in seiner gesamten Lebenssituation zu betrachten. Dies schließt neben der klassischen Frage nach den Schmerzursachen oder -auslösern als wesentlichen neuen Aspekt die Betrachtung der Auswirkungen und Folgen der Schmerzen ein.

Zum einen lässt sich hieraus das eigentliche Ausmaß der Beeinträchtigung besser abschätzen, zum anderen kann hier der Schlüssel zum Verständnis individuell wirksamer „Teufelskreise“ liegen, indem die Schmerzproblematik durch das Verhalten des Kindes selber oder durch die Reaktion der Umgebung unterhalten oder verstärkt wird.

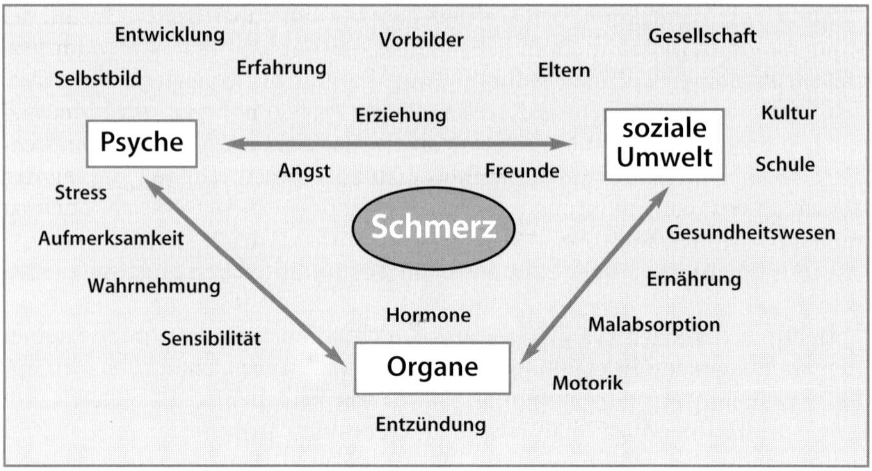

Abb. 11.2. Biopsychosoziales Modell der rezidivierenden Bauchschmerzen: Die Bauchschmerzen werden als Phänomen im Rahmen eines Gesamtgefüges angesehen, das durch die sich wechselseitig beeinflussenden 3 Teilbereiche Körper, Psyche und soziale Umwelt beschrieben wird

Diagnostik

Anstelle des Zweifaktorenmodells bietet sich hierfür eine multidimensionale Betrachtungsweise an, die die 3 Bereiche Körper, Psyche und soziale Umwelt mit ihren gegenseitigen Wechselbeziehungen (Abb. 11.2) von vornherein einschließt („biopsychosoziale Modelle" [31]). Dabei sind genauer Schmerzcharakter, Ernährungsaspekte und Stuhlverhalten ebenso wichtig wie der elterliche Umgang mit den Schmerzen ihres Kindes, eventuelle Auswirkungen auf den Schulbesuch oder die Frage, ob das Kind mit Stress adäquat umgehen kann.

In der Praxis führt diese Betrachtungsweise im Idealfall zum Entwurf eines individuell zugeschnittenen Krankheitsmodells unter Beachtung der oben genannten 3 Teilbereiche. Bei diesem Entwurf werden der Patient und die Familie durch eigene Beobachtungen und Schlussfolgerungen aktiv mitbeteiligt, während ihre Rolle im klassischen differentialdiagnostischen Prozess eher passiv ist.

Auf der Basis eines solchen Krankheitsmodells kann ein gemeinsames Therapiekonzept erarbeitet werden, das wiederum je nach Bedarf somatische, psychische oder soziale Behandlungsansätze miteinander kombiniert.

Therapie

Eine Erhöhung des Ballaststoffanteils in der Ernährung ist der einzige somatische Therapieansatz, für den bisher in einzelnen kontrollierten Studien eine Wirksamkeit nachgeweisen werden konnte [9].

Methodischen Kriterien von Janicke u. Finney [16] zufolge ist die Wirksamkeit des kognitiv-behavioralen Therapieansatzes von Sanders et al. [25] am besten belegt.

Sanders et al. konnten nachweisen, dass die Vermittlung und Anwendung spezifischer Bewältigungsstrategien sowie deren kontingente Verstärkung die Intensität und Häufigkeit rezidivierender Bauchschmerzen bei Kindern verringern. Nach 8 Trainingseinheiten, in denen sowohl den Eltern als auch den Kindern Strategien im Umgang mit den Schmerzen vermittelt wurden, waren 75% der Kinder dieser sog. Interventionsgruppe schmerzfrei.

In der Kontrollgruppe (Wartegruppe ohne psychologische Intervention) waren nach dem gleichen Zeitraum 25% der Kinder ohne Schmerzen. 3 Monate nach Beendigung der Trainingseinheiten stieg die Zahl der schmerzfreien Kinder in der Interventionsgruppe auf 87,5%, in der Kontrollgruppe auf 37,5% an. Zu diesem Zeitpunkt erwies sich der Unterschied zwischen den beiden Gruppen als statistisch signifikant. Die Studie konnte außerdem zeigen, dass die Effekte, die sich im familiären Umfeld ergaben (Reduktion des Schmerzempfindens und der Schmerzfrequenz), auch auf das schulische Setting generalisiert wurden. Auf negative Nebeneffekte dieser Behandlungsmethode ergab sich kein Hinweis.

Da der multimodale Ansatz erst in jüngerer Zeit an Interesse gewonnen hat, liegen bisher keine Effektivitätsstudien für kombinierte Behandlungskonzepte vor. Die Hoffnung des multimodalen Ansatzes besteht darin, die bereits belegte Wirksamkeit einzelner Therapieansätze durch die Hinzunahme weiterer Behandlungsoptionen zu steigern.

Multimodales Behandlungskonzept der Gastroenterologischen Abteilung der Vestischen Kinderklinik Datteln – Universität Witten/Herdecke

Kinder mit rezidivierenden Bauchschmerzen kommen über die Gastroenterologische Ambulanz zu einem Untersuchungstermin oder werden durch den Kinderarzt stationär eingewiesen. Das Behandlungsteam besteht aus Kinderarzt, Psychologin, Kinderkrankenschwester und Diätassistentin. Den ersten Kontakt nimmt grundsätzlich ein Kinderarzt auf. Anhand von Anamnese und körperlichem Befund wird nach Hinweisen für eine organische Erkrankung gefahndet (s. oben, Übersicht).

Gleichzeitig wird versucht, den Grad der Beeinträchtigung grob abzuschätzen, wobei verstärkt auf die psychosozialen Bedingungen des Kindes eingegangen wird. Bei Hinweisen auf das Vorliegen einer organischen Krankheit wird zunächst gezielt weitere organische Diagnostik veranlasst. Dies betrifft, wie weiter oben erwähnt, nur eine Minderzahl der Patienten. In den übrigen Fällen stellen wir bereits zu diesem Zeitpunkt die Arbeitsdiagnose „Funktionelle Bauchschmerzen“ und versuchen, der Familie die Diagnose unter Zuhilfenahme des erwähnten biopsychosozialen Modells zu erläutern. Ein psychologisches Gespräch rundet diese erste Phase ab.

Die folgenden Schritte sind überwiegend diagnostischer Art und dienen dem Entwurf eines auf das jeweilige Kind zugeschnittenen Schmerzmodells. Dabei sind uns 3 Punkte besonders wichtig:

- ein *individuell ausgerichtetes Vorgehen;*
- die *multimodale Betrachtungsweise* unter Einbeziehung somatischer, psychischer und sozialer Aspekte. Es ergibt sich aus dem bereits Gesagten und soll an dieser Stelle ausdrücklich betont werden, dass wir es nach unserem Konzept weder für erforderlich noch für sinnvoll halten, eine komplette „organische Abklärung" vor der Durchführung jeglicher psychologischer Maßnahmen vorzunehmen. Verdachtsmomente für somatische Schmerzauslöser können sich auch erst im weiteren Prozess ergeben und dann zum Anlass für die Planung ergänzender organischer Diagnostik werden.
- *Frühzeitige aktive Mitwirkung des Kindes und seiner Familie.* Die wichtigsten Instrumente hierfür sind in der Praxis Protokolle und Schmerztagebücher (Anhang B), mit denen v. a. die Umstände der Schmerzepisoden, die Ernährung und das Stuhlverhalten erfasst und dann mit der Familie zusammen ausgewertet werden.

Um dem Kind eine wirksame Behandlung anbieten zu können, werden – entsprechend dem biopsychosozialen Modell – mehrere Behandlungsangebote miteinander verknüpft. Ob die betroffene Familie diese Angebote nutzt, hängt zu einem großen Teil von dem Ausmaß der kindlichen, familiären und schulischen Beeinträchtigung (z. B. sozialer Rückzug des Kindes, starke emotionale sowie zeitliche Belastung der Eltern aufgrund der Beschwerden, häufige Schulfehltage) ab. Aber auch das Verhältnis von erwartetem Nutzen, zusätzlichem Aufwand und eigenen Möglichkeiten, schmerzrelevante Bedingungen zu verändern, beeinflusst die Entscheidung.

Zwischen den Behandlern und dem Patienten mit seiner Familie sollten vorab Behandungsziele und -mittel sowie der ungefähre Zeitrahmen zur Zielerreichung vereinbart werden.

Ausgehend vom Ernährungsprotokoll wird eine Ernährungsberatung angeboten. Diese strebt neben der Vermittlung der allgemeinen Prinzipien einer optimierten Mischkost eine Erhöhung des Ballaststoffanteils in der Ernährung an.

Je nach Beschwerdebild und organischen Befunden können in Einzelfällen auch medikamentöse Ansätze versucht werden (z. B. Laktulose bei Hinweisen für eine Obstipation, Antazida oder Prokinetika bei dyspepsieähnlicher Symptomatik).

Darüber hinaus entsteht an der Vestischen Kinderklinik zurzeit ein Gruppentraining für Kinder mit rezidivierenden Bauchschmerzen („Bauchtänzer". Es basiert auf einer Auswahl kognitiv-behaviorale Therapiemethoden, die sich für die Schmerzbehandlung bei Kindern als effektiv erwiesen haben [7, 25, 29]. Das Training ist für Kinder im Alter von 9–12 Jahren und eine Gruppengröße von 6–8 Teilnehmern konzipiert. Es umfasst 8 Sitzungen von je 120 min Dauer und enthält folgende Komponenten:

- Wissensvermittlung und Erarbeitung eines Schmerzmodells,
- Vermittlung von Strategien zur Schmerzbewältigung,
- Vermittlung allgemeiner Bewältigungskompetenzen.

Durch den Erwerb von Wissen und spezifischen Bewältigungsstrategien sollen die Kinder im Sinne des Selbstmanagements zunehmend selbständig die Kontrolle über ihre Schmerzen und damit zusammenhängende Bedingungen erlangen.

Zu Beginn des Trainings werden die Kinder über die Anatomie des Magen-Darm-Traktes und die physiologischen Vorgänge der Verdauung informiert. Gemeinsam werden mögliche somatische, emotionale (z. B. Angst), kognitive (z. B. katastrophisierende Gedanken) und situative (z. B. Klassenarbeiten) Ursachen und Auslöser der Bauchschmerzen erarbeitet.

Anschließend wird als erste Strategie der Schmerzbewältigung ein Entspannungsverfahren eingeführt, das über die gesamte Dauer des Trainings erlernt werden soll. Es stehen Verfahren wie *autogenes Training, progressive Muskelrelaxation* oder *Phantasiereisen* zur Verfügung, mit denen es möglich ist, eine willentliche Kontrolle des physiologischen Erregungsniveaus zu erlangen. Die Entspannung kann einerseits eingesetzt werden, um während einer Schmerzepisode die Intensität und Dauer der Schmerzen zu verringern. Zum anderen kann Entspannung zur Vorbeugung von Schmerzepisoden genutzt werden, indem schmerzauslösende oder -aufrechterhaltende Stressreaktionen, z. B. die Aufregung vor einem Test, reduziert oder vermieden werden.

Bei der *kognitiven Umstrukturierung* sollen ungünstige, dysfunktionale Kognitionen, die zu Katastrophisierung („Das wird noch viel schlimmer") und Resignation („Gegen die Schmerzen kann man nichts tun") führen und das Schmerzerleben verstärken, reduziert und durch *positive Selbstinstruktionen* ersetzt werden. In der praktischen Übung für Kinder besteht demzufolge der erste Schritt darin, dysfunktionale Kognitionen wahrzunehmen und zu erkennen. Der Einsatz eines *Gedankenstopps* („Stopp! Denke positiv!") dient zur Unterbrechung solcher Kognitionen, die schließlich durch funktionale, die Schmerzbewältigung fördernde Gedanken („Ich kann etwas gegen die Schmerzen unternehmen") ersetzt werden sollen.

Durch gezielte Ablenkung (*Aufmerksamkeitslenkung*) soll der Aufmerksamkeitsfokus vom Schmerzgeschehen abgezogen und an alternative Wahrnehmungsinhalte gebunden werden. Je nach Präferenz des einzelnen Kindes werden externale (z. B. Karten spielen, Basteln) oder internale Ablenkungstechniken (z. B. Rätsel, Phantasiereise) eingesetzt.

In den letzten beiden Sitzungen werden Übungen zur *Selbstbehauptung* und zum *Problemlösen* durchgeführt. Im Austausch untereinander suchen die Kinder neue Verhaltensmöglichkeiten für Situationen, mit denen sie bislang nicht zurecht kommen. In *Rollenspielen* wird das neue Verhalten erprobt, bewertet und eingeübt. Durch die thematische Nähe der Rollenspiele zum Alltag der Kinder soll der Transfer von der Übung in die Realität erleichtert werden.

Begleitend zu dem Gruppentraining werden den Eltern *Beratungsgespräche* angeboten. Ziel ist es, gemeinsam zu erarbeiten, welche familiären oder schulischen Bedingungen an der Aufrechterhaltung der Schmerzen beteiligt sind und auf welche Weise diese Bedingungen verändert werden können.

Bei rezidivierenden Schmerzen kommt häufig der Reaktion der Eltern auf die verbalen und nonverbalen Schmerzäußerungen ihres Kindes eine bedeutende Rolle zu. Um eine Verstärkung des Schmerzerlebens durch ungünstige Reaktionen zu vermeiden, erhalten die Eltern eine konkrete Anleitung, wie sie stattdessen die Schmerzbewältigung des Kindes fördern können.

11.4 Fallbeispiel

Der 12-jährige M. wurde mit Schmerzen im Oberbauchbereich vorgestellt. Die Schmerzen traten mehrfach pro Woche auf, dauerten z. T. mehrere Stunden an und hatten an Häufigkeit zugenommen. Aufgrund der Bauchschmerzen war es zunehmend zu Schulausfällen gekommen. Die weitere Anamnese ergab keinen Hinweise auf eines der oben genannten Alarmzeichen (s. oben, Übersicht). Der körperliche Befund war komplett unauffällig.

Anhand des Bauchschmerztagebuchs (Abb. 11.3) und der weiteren Exploration mit M. und seiner Mutter zeigte sich, dass die Bauchschmerzen vorwie-

Bauchschmerztagebuch für M.

Datum	*Sa, 24.4.*	*So, 25.4.*	*Mo, 26.4.*	*Di, 27.4.*	*Mi, 28.4.*	*Do, 29.4.*	*Fr, 30.4.*
Hattest Du heute Bauchschmerzen?	ja ☐ nein ☒	ja ☒ nein ☐	ja ☒ nein ☐	ja ☐ nein ☒	ja ☐ nein ☒	ja ☐ nein ☒	ja ☐ nein ☒
In welcher Zeit hattest Du Schmerzen?		*19.15 – 11.40*					
Wie stark waren Deine Schmerzen (Skala von 1–10)?		*4*	*4*				

Datum	*Sa, 1.5.*	*So, 2.5.*	*Mo, 3.5.*	*Di, 4.5.*	*Mi, 5.5.*	*Do, 6.5.*	*Fr, 7.5.*
Hattest Du heute Bauchschmerzen?	ja ☐ nein ☒	ja ☐ nein ☒	ja ☒ nein ☐	ja ☒ nein ☐	ja ☐ nein ☒	ja ☐ nein ☒	ja ☐ nein ☒
In welcher Zeit hattest Du Schmerzen?			*schulfrei*	*18 – 12*			
Wie stark waren Deine Schmerzen (Skala von 1–10)?			*4*	*4*			

Datum	*Sa, 8.5.*	*So, 9.5.*	*Mo, 10.5.*	*Di, 11.5.*	*Mi, 12.5.*	*Do, 13.5.*	*Fr, 14.5.*
Hattest Du heute Bauchschmerzen?	ja ☐ nein ☒	ja ☐ nein ☒	ja ☒ nein ☐	ja ☐ nein ☒	ja ☐ nein ☒	ja ☐ nein ☒	ja ☐ nein ☒
In welcher Zeit hattest Du Schmerzen?			*5 – 14*				
Wie stark waren Deine Schmerzen (Skala von 1–10)?			*5*				

Abb. 11.3. Auszug aus einem Bauchschmerztagebuch (s. Fallbeispiel im Text)

gend abends auftraten und höchstens bis zum nächsten Mittag anhielten. Die Nahrungsaufnahme beim Mittagessen war nie durch Schmerzen beeinträchtigt.

Am häufigsten traten Bauchschmerzen mit dem Wechsel von Wochenende und Wochenanfang bzw. nach einem freien Tag auf (s. Abb. 11.3: 03.05. = Ostermontag). Äußerte M. starke Schmerzen, durfte er an diesen Tagen u.a. deshalb zu Hause bleiben, weil seine Mutter selbst rechtzeitig zur Arbeit losfahren musste. M. verbrachte dann den Vormittag im Bett und sah Fernsehen. Ab Mittag (ca. 12–14 Uhr) ließen die Schmerzen nach. Musste die Mutter nicht zur Arbeit, brachte sie M. trotz der Schmerzen zur Schule, wo die Schmerzen im Laufe des Vormittags abnahmen.

M. und seine Mutter gaben im Gespräch an, dass Bauchschmerzen oft mit Konflikten, Stress oder bevorstehenden Belastungen in Zusammenhang stünden. Hierzu zählten v.a. schulische Probleme (unerledigte Hausaufgaben, Streit mit Mitschülern, Konflikte mit Lehrern). Während der Schulbesuch durch die Bauchschmerzen regelmäßig beeinträchtigt war, zeigten sich wenig Auswirkungen im Freizeitbereich oder bei familiären Aufgaben.

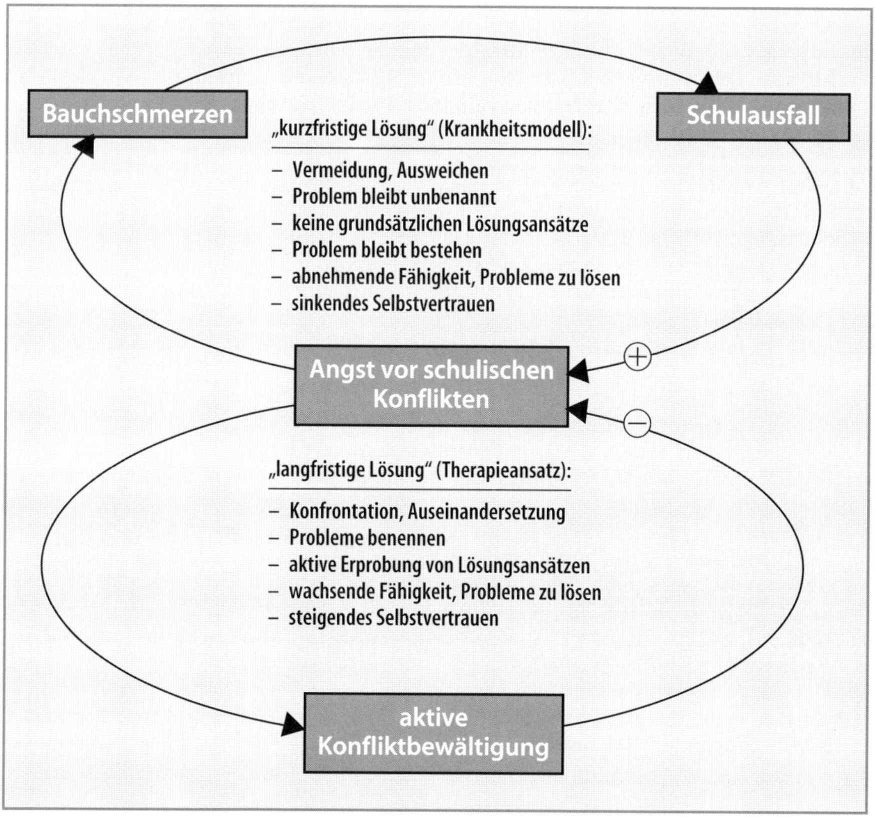

Abb. 11.4. Krankheitsmodell des Patienten M. (s. Fallbeispiel im Text)

Aufgrund dieser Informationen ergab sich die Annahme, dass M.s Bauchschmerzen offensichtlich dazu führten, Problemsituationen in der Schule erfolgreich zu vermeiden. Durch die Vermeidung dieser unangenehmen Situationen und durch die gleichzeitige Belohnung durch einen angenehmen Vormittag wurden die Beschwerden verstärkt (Abb. 11.4).

Innerhalb von 5 Monaten erhöhte sich die Frequenz von 1-mal 14-tägig auf 3-mal wöchentlich.

Um dieser Entwicklung entgegenzuwirken, nahm M. an einem Gruppentraining teil, in dem Strategien zur Schmerzbewältigung vermittelt wurden („Bauchtänzer"). Gleichzeitig wurde mit seiner Mutter besprochen, wie sie ihn darin unterstützen kann, schulische Probleme zu lösen. Auch die Notwendigkeit, M. trotz der Schmerzen zur Schule zu schicken, wurde verdeutlicht.

Durch die Konfrontation und erfolgreiche Lösung schulischer Konflikte erlernte M. Strategien, Probleme zu bewältigen. Die Bauchschmerzen als vermeintliche Bewältigungsstrategie nahmen innerhalb von 6 Wochen ab und sind in den folgenden 9 Monaten nicht mehr aufgetreten.

Literatur

1. Alfven G (1993) Preliminary findings on increased muscle tension and tenderness, and recurrent abdominal pain in children. A clinical study. Acta Paediatr 82: 400–403
2. Alfven G, Uvnas-Moberg K (1993) Elevated cholecystokinin concentrations in plasma in children with recurrent abdominal pain. Acta Paediatr 82: 967–970
3. Apley J, Naish N (1957) Recurrent abdominal pains : A field survey of 1000 school children. Arch Dis Child 33: 165–170
4. Ashorn M, Mäki M, Ruuska T et al. (1993) Upper gastrointestinal endoskopy in recurrent abdominal pain of childhood. J Pediatr Gastroentrol Nutr 16: 273–277
5. Battistella PA, Carra S, Zaninotto M, Ruffilli R, Da Dalt L (1992) Pupillary reactivity in children with recurrent abdominal pain. Headache 32: 105–107
6. Christensen FM, Mortensen O (1975) Long-term prognosis in children with recurrent abdominal pain. Arch Dis Child 50: 110–114
7. Denecke H, Kröner-Herwig B (2000) Kopfschmerztherapie mit Kindern und Jugendlichen. Hogrefe, Göttingen
8. Edwards M, Mullins LL, Johnson J, Bernardy N (1994) Survey of pediatricians' management practices for recurrent abdominal pain. J Pediatr Psychol 19: 241–253
9. Feldman W, McGrath P, Hodgson C, Ritter H, Shipman RT (1985) The use of dietary fiber in the management of simple, childhood, idiopathic, recurrent, abdominal pain. Am J Dis Child 139: 1216–1218
10. Fleisher DR, Hyman PE (1994) Recurrent abdominal pain in children. Semin Gastrointest Dis 5: 15–19
11. Gudmand-Høyer E (1994) The clinical significance of disaccharide maldigestion. Am J Clin Nutr 59 (Suppl): 735S–741S
12. Henker J, Näke A, Winkler U (1994) Diagnostik bei chronisch rezidivierenden Bauchschmerzen im Kindesalter. Pädiatr Prax 47: 227–231
13. Hotopf M, Carr S, Mayou R, Wadsworth M, Wessely S (1998) Why do children have chronic abdominal pain, and what happens to them when they grow up? Population based cohort study. BMJ 316: 1196–1200
14. Hyams JS (1995) Recurrent abdominal pain in children. Curr Opin Pediatr 7: 529–532
15. Hyams JS, Treem WR, Justinich CJ, Davis P, Shoup M, Burke G (1995) Characterization of symptoms in children with recurrent abdominal pain: ressemblance to irritable bowel syndrome J Pediatr Gastroentrol Nutr 20: 209–214

16. Janicke DM, Finney JW (1999) Empirically supported treatments in pediatric psychology: Recurrent abdominal pain. J Pediatr Psychol 24: 115–127
17. Knishkowy B, Palti H, Tima C, Adler B, Gofin R (1995) Symptom clusters among young adolescents. Adolescence 30: 351–362
18. Kristjánsdóttir G (1996) Sociodemographic differences in the prevalence of self-reported stomach pain in school children. Eur J Pediatr 155: 981–983
19. Magni G, Pierri M, Donzelli F (1987) Recurrent abdominal pain in children : a long term follow-up. Eur J Pediatr 146: 72–74
20. Mavromichalis I, Zaramboukas T, Richman PI, Slavin G (1992) Recurrent abdominal pain of gastro-intestinal origin. Eur J Pediatr 151: 560–563
21. Mühlig S, Petermann F (1997) Idiopathischer Bauchschmerz im Kindesalter. Schmerz 11: 157–148
22. Pineiro-Carrero VM, Andres JM, Davis RH, Mathias JR (1988) Abnormal gastroduodenal motility in children and adolescents with recurrent functional abdominal pain. J Pediatr 113: 820–825
23. Robinson JO, Alverez JH, Dodge JA (1990) Life events and family history in children with recurrent abdominal pain. J Psychosom Res 34: 171–181
24. Sanders MR, Morrison M, Rebgetz M, Bar W, Dadds M, Shepard R (1990) Behavioral treatment of childhood recurrent abdominal pain, children's psychological characteristics, and family functioning. Behav Change 7: 16–24
25. Sanders MR, Shepherd RW, Cleghorn G, Woolford H (1994) The treatment of recurrent abdominal pain in children: A controlled comparison of cognitive-behavioral family intervention and standard pediatric care. J Consult Clin Psychol 62: 306–314
26. Scharff L (1997) Recurrent abdominal pain in children: A review of psychological factors and treatment. Clin Psychol Rev 17: 145–166
27. Stickler GB, Murphy DB (1979) Recurrent abdominal pain. Am J Dis Child 133: 486–489
28. Thomson M, Walker-Smith J (1998) Dyspepsia in infants and children. Baillieres Clin Gastroenterol 12: 601–624
29. Turner K, Woolford HH, Sanders MR (1993) Pain management: A manual to help you manage your pain. Paediatric Psychology Clinic, Behaviour Research and Therapy Centre, University of Queensland (unveröffentlicht)
30. Van der Meer SB, Forget PP, Kuijten RH, Arends JW (1992) Gastrooesophageal reflux in children with recurrent abdominal pain. Acta Paediatr 81: 137–140
31. Walker LS (1999) The evolution of research on recurrent abdominal pain : history, assumptions, and a conceptual model. In: McGrath PJ, Finley GA (eds) Adolescents. Progress in pain research and management, vol 13. IASP Press, Seattle, pp 141–172
32. Walker LS, Greene JW (1989) Children with recurrent abdominal pain and their parents. More somatic complaints, anxiety, and depression than other families? J Pediatr Psychol 14: 231–243
33. Walker LS, Greene JW (1991) Negative life events and symptom resolution in pediatric abdominal pain patients. J Pediatr Psychol 16, 341–360
34. Walker LS, Garber J, Van Slyke DA, Greene JW (1995) Long-term health outcomes in patients with recurrent abdominal pain. J Pediatr Psychol 20: 233–245
35. Wassermann A, Whitington P, Rivara F (1988) Psychogenic basis for abdominal pain in children and adolescents. J Am Acad Child Adolesc Psych 27: 179–184
36. Webster RB, DiPalma JA, Gremse DA (1995) Lactose maldigestion and recurrent abdominal pain in children. Dig Dis Sci 40: 1506–1510
37. Wewer V, Strandberg C, Paerregard A, Krasilnikoff PA (1997) Abdominal ultrasonography in the diagnostic work-up in children with recurrent abdominal pain. Eur J Pediatr 156: 787–788

12 Kopfschmerztherapie im Kindes- und Jugendalter

M. A. Überall, H. Denecke, B. Kröner-Herwig

INHALT

12.1 Einleitung

Kopfschmerzen gehören zu den häufigsten Gesundheitsproblemen von Kindern und Jugendlichen in den Industrienationen der westlichen Welt [20]. Dessen ungeachtet sind Kopfschmerzpatienten in der kinder- und jugendärztlichen Praxis nicht allzu gern gesehen, gilt ihre Betreuung doch als schwierig und undankbar, möglicherweise wegen der auf den ersten Blick verwirrenden Kopfschmerzklassifikation und der ausgeprägten Placebo- wie inkonstanten Verumbehandlungseffekte.

12.2 Kopfschmerzklassifikation und -diagnostik

Akute und chronische Kopfschmerzen sind im Kindesalter häufig Begleitsymptome verschiedenster Infektionskrankheiten mit oder ohne Fieber, können Folge systemischer Erkrankungen, Teilaspekt einer akuten oder chronischen Störung des zentralen Nervensystems, psychisch bedingt, Unfallfolge oder – wie z. B. im Fall der Migräne bzw. der Spannungskopfschmerzen – Ausdruck einer eigenständigen Erkrankung sein.

Auf der Grundlage anamnestischer Angaben zum Erscheinungsbild der Kopfschmerzen und abhängig vom körperlichen Befund ist zu entscheiden, ob zunächst abgewartet, symptomatisch behandelt oder ergänzend apparative Untersuchungen zur differentialdiagnostischen Ursachenfindung durchgeführt werden müssen.

In diesem diagnostischen Spannungsfeld gilt es, zunächst zu klären, ob die Kopfschmerzen sekundäres Symptom einer Erkrankung mit definiertem organpathologischem Befund (sogenannte sekundäre Kopfschmerzen) oder Ausdruck einer eigenständigen Erkrankung ohne wesentliche Organpathologie sind (sogenannte primäre Kopfschmerzen).

Dabei bereitet die Diagnostik kindlicher Kopfschmerzen i. Allg. keine besonderen Probleme, soweit sie sich auf den Ausschluss organischer Ursachen bezieht. Nicht selten befindet sich der Patient jedoch in der unbefriedigenden Situation, dass die zahlreichen apparativen Verfahren unauffällige Befunde ergeben haben, seine Beschwerden jedoch unverändert andauern, u. U. sogar noch zunehmen. Hier hat sich die Kenntnis der 1988 von der International Headache Society (IHS) herausgegebenen Empfehlungen zur Klassifikation und Diagnostik von Kopfschmerzen als hilfreich erwiesen, die auch bei den primären Kopfschmerzerkrankungen ohne organpathologischen Befund eine positive Identifizierung erlaubt (IHS 1989).

Hauptmerkmal dieser klar zwischen primären (IHS-Code 1–4) und sekundären Kopfschmerzerkrankungen (IHS-Code 5–13) differenzierenden Leitlinien (s. Übersicht in Tabelle 12.1) ist die völlige Lösung von ätiologischen Ordnungsprinzipien. Die strenge operationale Orientierung an der klinischen Phänomenologie der Kopfschmerzattacken, dem körperlichen Befund und wenigen

Tabelle 12.1. Konversionstabelle für den IHS-Klassifikationscode [14] und den ICD-10 NA-Klassifikationscode

IHS-Code	Bezeichnung	ICD-10 NA-Code
1	Migräne	G43.9
1.1	• Migräne ohne Aura	G43.0
1.2	• Migräne mit Aura	G43.1
1.3	• Ophthalmoplegische Migräne	G43.80
1.4	• Retinale Migräne	G43.81
1.5	• Periodische Syndrome der Kindheit als mögliche Vorläufer oder Begleiterscheinungen einer Migräne	G43.82
1.6	• Migränekomplikationen (Status migraenosus etc.)	
1.7	• Andere migräneartige Störungen	G43.83
2	Kopfschmerz vom Spannungstyp	G44.29
2.1	• Episodischer Kopfschmerz vom Spannungstyp	G44.20/21
2.2	• Chronischer Kopfschmerz vom Spannungstyp	G44.22/23
3	Clusterkopfschmerz und chronische paroxysmale Hemikranie	G44.09
4	Verschiedenartige Kopfschmerzformen ohne begleitende strukturelle Läsion	G44.80
5	Kopfschmerz nach Schädeltrauma	G44.88
6	Kopfschmerz bei Gefäßstörungen	G44.81
7	Kopfschmerz bei nichtvaskulären intrakraniellen Störungen	G44.82
8	Kopfschmerz durch Einwirkung von Substanzen oder deren Entzug	G44.4
9	Kopfschmerzen bei einer primär nicht den Kopfbereich betreffenden Infektion	G44.88
10	Kopfschmerz bei Stoffwechselstörungen	G44.88
11	Kopfschmerz oder Gesichtsschmerz bei Erkrankungen des Schädels sowie im Bereich von Hals, Augen, Ohren, Nase, Nebenhöhlen, Zähnen, Mund oder anderen Gesichts- oder Kopfstrukturen und Deafferenzierungsschmerzen	G44.84
13	Nichtklassifizierbarer Kopfschmerz	R51

anamnestischen Verlaufsparametern ermöglicht in aller Regel die Formulierung einer definitiven Diagnose.

Obwohl die IHS-Klassifikation bislang nur geringfügig zwischen Kindern und Erwachsenen unterscheidet (Kopfschmerzdauer bei Patienten jünger als 15 Jahre 2–48 h vs. 4–72 h) und somit weder die ausgeprägte Variabilität des Beschwerdebildes noch die altersspezifischen Besonderheiten kindlichen Kopfschmerzempfindens, -erlebens und -wiedergebens ausreichend berücksichtigt [12], stellt sie dennoch das am besten validierte und für die klinische Routine auch praktikabelste Klassifikationsschema dar. Empfohlene (und wohl in der diesjährigen Revision) berücksichtigte Änderungen betreffen die Attackendauer („1–48 h" statt bislang „2–48 h"), die Lokalisation („bilateraler (frontaler/temporaler) oder einseitiger Kopfschmerz" statt bislang „einseitiger Kopfschmerz") und die Begleitphänomene („Photophobie und/oder Phonophobie" statt bislang „Photophobie und Phonophobie").

Unter Berücksichtigung dieser Änderungen steigt die Sensitivität der revidierten IHS-Kriterien ohne nennenswerte Spezifitätsminderung für Kinder jünger als 12 Jahre von 49% auf 87% und für Jugendliche von 80% auf 98% an [44].

12.3 Pathophysiologie

Grundsätzlich sind im Kopfbereich schmerzempfindliche Gewebe sowohl extra- als auch intrakraniell lokalisiert. Berücksichtigt werden muss, dass nicht alle Strukturen Schmerzreize registrieren können. Zu den extrakraniell gelegenen schmerzempfindlichen Strukturen gehören Haut und Schleimhäute, das Subkutangewebe, die Muskulatur, das Periost der Schädelknochen, die Zähne sowie einige der größeren Blutgefäße.

Intrakraniell umfassen die schmerzempfindlichen Gewebe die Gefäßsinus, die großen Venen einschließlich umgebender Dura, die Duraarterien sowie die Arterien im Bereich der Schädelbasis. Das Gehirn selbst (mit Ausnahme von Thalamus, Hypothalamus und verschiedener Kerngebiete im Hirnstamm) wie auch die größten Teile der Dura, das Ependym und die Plexus chorioidei sind nicht schmerzempfindlich.

Die Schmerzweiterleitung im Bereich des Gesichtsschädels und des vorderen Hirnschädels erfolgt vorwiegend über den V. Hirnnerv (N. trigeminus), während vereinzelte kleinere Regionen von Ästen des VII. (N. facialis), IX. (N. glossopharyngeus) und X. (N. vagus) Hirnnervs versorgt werden. Die Schmerzleitung der okzipitalen Schädelabschnitte erfolgt über die oberen Zervikalnerven (C1–C2).

Die Frage nach den grundlegenden pathophysiologischen Vorgängen bei den verschiedenen Kopfschmerzerkrankungen ist letztlich noch immer nicht vollständig geklärt. Zwar sind z. B. bei der Migräne die verschiedenen Vorgänge und Abläufe bezüglich ihrer zeitlichen Abfolge mittlerweile klar definiert, der kausale Zusammenhang bzw. die Frage, warum zuerst das eine und warum dann später das andere Ereignis folgt, bleiben weiter unklar. Eins steht bei all der beschriebenen Unkenntnis jedoch mittlerweile fest:

Auch primäre Kopfschmerzerkrankungen haben ein biologisch klar fassbares Korrelat und sind nicht – wie früher und z. T. auch heute mancherorts noch immer unterstellt – Ausdruck einer hysterisch gestörten Psychopathologie [10].

12.4 Psychologische Einflussfaktoren

Emotionale Stressreaktionen spielen bei der Auslösung von Kopfschmerzattacken eine wesentliche Rolle. Von über 2000 niederländischen Kindern gaben 40 % Stress als Auslöser von Kopfschmerzen an [30], wobei „Stress" eine Vielzahl von inneren und äußeren Belastungen einschließt (Ärger, belastende Schulsituationen, Erkältungskrankheiten [32]).

Die Anzahl belastender „life events" scheint bei Kindern nur von geringer Bedeutung zu sein [4, 15], vermutlich sind es eher die „daily hassles", also die alltäglichen kleinen Ärgernisse, die die Auslösung der Kopfschmerzattacken bei entsprechender dispositioneller Hypersensitivität – zumindest bei Migräne – begünstigen [36].

Emotionale Persönlichkeitsfaktoren wie generell erhöhte Ängstlichkeit und depressive Verstimmtheit wurden ebenfalls bei Kindern mit häufigem Kopfschmerz festgestellt [1, 24]. Ob es sich dabei allerdings um situationsübergreifende Persönlichkeitsmerkmale, die bereits vor der Kopfschmerzerkrankung bestanden haben, oder um Konsequenzen des Kopfschmerzes handelt, kann ohne prospektive Studien nicht geklärt werden.

Die Bedeutung sozialer Einflüsse bei Kopfschmerz, insbesondere im Sinne von Modelllernen in der Familie, ist umstritten, da hereditäre Bedingungsfaktoren in Betracht gezogen werden müssen.

12.5 Kopfschmerztherapie

Grundsätzlich ist das Spektrum therapeutischer Möglichkeiten zur Kopfschmerzbehandlung bei Kindern und Jugendlichen ähnlich vielgestaltig wie das zur Erwachsenenbehandlung; es ist allerdings wesentlich schlechter evaluiert [42]. Die Maxime: „keine spezifische Therapie ohne gesicherte Diagnose" setzt die Kenntnis der aktuellen Klassifikationsempfehlungen und -leitlinien der Internationalen Kopfschmerzgesellschaft (International Headache Society, IHS) voraus (s. oben).

Art und Umfang der therapeutischen Intervention müssen situativ und an den individuellen Leidensdruck angepasst werden. Die Behandlung problematischer Verläufe chronischer oder akut rekurrierender Kopfschmerzsyndrome erfordert eine enge Zusammenarbeit mit einem kompetenten Schmerzzentrum.

12.5.1 Sekundäre Kopfschmerzen

Bei den sekundären Kopfschmerzen ist die Beseitigung der zugrundeliegenden Organpathologie oberstes therapeutische Gebot. Dennoch kann es auch hier notwendig sein, initial – während der Phase der differentialdiagnostischen Aufarbeitung des Falles – adjuvant symptomatisch zu behandeln um den Zeitraum bis zur Diagnosestellung bzw. Restitution adäquat überbrücken zu können.

Tabelle 12.2 listet eine Vielzahl wirksamer Präparate auf. Häufig wird von den Eltern bereits vor Konsultation eines Arztes eine medikamentöse Behand-

Tabelle 12.2. Dosierungsempfehlungen für die gängigsten in Deutschland verfügbaren Analgetika

Wirkstoff	Präparat (Beispiel)	Initialdosis [mg/kg KG]	Dosierungsintervall [h]	Erhaltungsdosis [mg/kg KG]	Maximaldosis [mg/kg KG/ Tag]	Applikationsweg
Paracetamol	Ben-u-ron[a]	35–45[a] 15–20	6–8 6–8	15–20 10–20	100 100	Rektal p.o.
Acetylsalicylsäure	Aspirin[b]	10–15	4–6	10–15	60–80	p.o.
Ibuprofen	Nurofen	10–15	6–8	10	40	p.o.
Ketoprofen	Orudis	2–3	6–8	1–2	6–9	p.o., rect.
Naproxen	Proxen	5–10	8–12	5–10	30	p.o., rektal
Metamizol	Novalgin	10–20	4–6	10–20	80	p.o., rektal
Tramadol	Tramundin	1–2	3–4	1–2	8–10	p.o.

[a] Diese im Vergleich mit den Herstellerangaben deutlich höhere Initialdosierung von Paracetamol ist zum Erreichen einer analgetischen Wirksamkeit notwendig und geht – als Kurzzeittherapie in der genannten Dosierungen über 1–2 Tage verabeicht – mit keinem erhöhten Risiko einer Leberschädigung einher!

[b] Die Anwendung sollte wegen der Gefahr der Auslösung eines Reye-like-Syndroms bei virusinduzierten Infektionserkrankungen im Kindesalter auf nichtinfektassoziierte Kopfschmerzen beschränkt werden.

lung mit den Mitteln der „Hausapotheke" durchgeführt. In Deutschland am meisten angewandt wird dabei Paracetamol (z.B. ben-u-ron), ein Antipyretikum mit schwacher analgetischer Wirkung. Bei der rektalen Paracetamolanwendung ist zu berücksichtigen, dass die zur Erzielung eines sicheren analgetischen Effektes notwendige Dosis (initiale Ladedosis bei rektaler Anwendung: 35–45 mg/kg KG/ED, gefolgt von 15–20 mg/kg KG/ED alle 6–8 h, maximale Tagesdosis: 100 mg/kg KG/Tag) wesentlich über der üblicherweise empfohlenen Dosis (10–20 mg/kg KG/ED) liegt.

Trotz Unterdosierung berichten Eltern immer wieder von „guter Wirksamkeit", was seine Erklärung u.U. in der hohen spontanen Remissionsrate kindlicher Kopfschmerzen und der leicht euphorisierenden Nebenwirkung der Substanz hat.

Eine gute Alternative ist Ibuprofen, ein nichtsteroidales Antiphlogistikum mit guter und reproduzierbarer analgetischer Wirksamkeit bei Kindern ab dem 6. Lebensmonat, wie in zahlreichen Studien nachgewiesen [37].

Zur Linderung schwerster symptomatischer Zephalgien (z.B. bei Tumorerkrankung, Keilbeinhöhlenempyem, Sinusvenenthrombose etc.) wird biswei-

Tabelle 12.3. Dosierung von Opioiden i.v. zur Analgesie bzw. Analgosedierung bei symptomatischen Kopfschmerzen (z.B. bei Tumorerkrankung)

Indikation	Substanz	Initialdosis	Erhaltungsdosis
Analgesie	Morphin (z.B. MSI-Injektionslösung)	50–100 µg/kg KG	10–100 µg/kg KG/h
	Pethidin (z.B. Dolantin)	0,5–1 mg/kg KG	–
	Piritramid (z.B. Dipidolor)	50–200 µg/kg KG	20–50 µg/kg KG/h
	Nalbuphin (z.B. Nubain)	100–200 µg/kg KG	40–100 µg/kg KG/h
	Tramadol (z.B. Tramundin)	1–2 mg/kg KG	0,25 mg/kg KG/h
Analgosedierung	Fentanyldihydrogencitrat (z.B. Fentanyl) in Kombination mit	2–6 µg/kg KG	2(–6) µg/kg KG/h
	Midazolam (z.B. Dormicum)	0,1–0,2 mg/kg KG	0,1 (–0,2) mg/kg KG/h

len eine analgetische Behandlung mit Opioiden, ggf. auch eine Analgosedierung notwendig (s. Tabelle 12.3).

In der Behandlung schwerster Kopfschmerzen im Kindes- und Jugendalter ist der Einsatz patientenkontrollierter Analgesie (PCA) mittels Schmerzpumpe grundsätzlich eine Therapieoption (s. Kap. 9), allerdings nur in Zusammenarbeit mit einer Schmerzambulanz.

Mit Gabapentin (Neurontin) steht ein potentes Mittel zur Behandlung neuropathischer Schmerzen zu Verfügung, dessen Stellenwert für die Pädiatrie erst noch ermittelt werden muss.

12.5.2 Chronische Kopfschmerzen

Allgemeine Therapierichtlinien

Die Therapie der chronisch oder chronisch rezidivierend verlaufenden primären Kopfschmerzerkrankungen bleibt problematisch. Fehlende oder vom Behandler unzureichend formulierte Therapievorschläge oder übertriebene Erwartungen des Patienten sind häufiger Grund für unkontrollierte und bisweilen nebenwirkungsreiche Selbstmedikation.

Die zeitgemäße Kopfschmerztherapie beginnt mit einem aufklärenden Gespräch, in welchem dem Patienten der Hintergrund des Therapiekonzeptes erläutert wird und ihm ausreichend Zeit für Fragen gegeben werden muss. Ziel muss es sein – das gilt gleichermaßen auch für das Kind oder den Jugendlichen –, den Patienten zum kompetenten Partner in der Behandlung seiner eigenen Erkrankung zu machen.

Jeder Therapieplan sollte in Form eines situationsadaptierten Stufenplanes erstellt werden, welcher obligat sowohl nichtmedikamentöse wie medikamentöse Komponenten umfassen muss, wie in Tabelle 12.4 am Beispiel eines strukturierten Stufenplanes zur Migränetherapie dargestellt ist [20]. Dabei gilt als oberste Maxime, dass jeder Patient mit chronischen oder akut rekurrierenden Kopfschmerzen ein therapeutisches Basisprogramm zur nichtmedikamentösen Vorbeugung bzw. Akutbehandlung (s. unten) absolvieren sollte.

Darauf aufbauend wird ein hierarchisch strukturierter medikamentöser Behandlungsplan erarbeitet, der für die individuell sehr unterschiedlichen Kopfschmerzformen/-intensitäten verschiedene Behandlungsoptionen vorsieht [38]. Diese sollen vom Patienten nicht „Schritt für Schritt" („stepwise approach") durchlaufen werden, sondern müssen je nach Attacke gezielt zur Anwendung gelangen („stratified care").

Dieses Behandlungskonzept setzt voraus, dass der Patient durch Introspektion und ausreichende Information (ärztliche Aufklärung) in der Lage ist, kompetent verschiedene Kopfschmerztypen hinsichtlich Intensität und/oder Charakteristik zu unterscheiden (genau wie beim Führen eines Kopfschmerzkalenders) und fordert vom behandelnden Arzt, dass er die Entscheidung über die letztlich zur Anwendung gelangende Therapie dem chronisch kranken Patienten übergibt, dem er nurmehr beratend zur Seite steht.

Medikamentöse Behandlung

■ **Migräne.** Grundsätzlich empfiehlt sich für jede rationale medikamentöse Kopfschmerzbehandlung, insbesondere jedoch für die Migränetherapie, der möglichst frühzeitige Einsatz analgetisch wirksamer Monosubstanzen in ausreichend hoher Dosierung (keine schrittweise Dosistitration!) sowie bei der Migräne die obligate Kombination mit einem geeigneten Antiemetikum (wie z.B. Domperidon [39]). Bei starken oder schwierig zu therapierenden und in kritischen Situationen einsetzenden Migräneattacken (z.B. einer Attacke während einer längeren Autofahrt etc.) kann der Einsatz spezieller Migränetherapeutika [sog. Triptane = Serotonin-(5HT-)Agonisten] für die Akutbehandlung notwendig werden.

Von diesen spezifischen Migränetherapeutika hat bislang einzig Sumatriptan (z.B. Imigran) eine gut belegte Wirksamkeit und Verträglichkeit als Nasalspray und subkutane Injektionsform, auch bei Kindern (4–11 Jahre) und Jugendlichen (12–17 Jahre [21, 39–41, 43]). Derzeit ist weltweit keines der verfügbaren Triptane explizit für die Behandlung von Kindern und Jugendlichen zugelassen.

Mittlerweile mehrjährige praktische Erfahrungen, eine nach den Kriterien der „evidence-based medicine" nachgewiesene gute Wirksamkeit und ein geringes Nebenwirkungsspektrum (insbesondere im direkten Vergleich mit den häufig kritiklos und übereilt verabreichten Ergotaminpräparaten) weisen zum gegenwärtigen Zeitpunkt diese neuen Therapeutika als wertvolle Erweiterung des pharmakologischen Armamentariums zur Akutbehandlung pädiatrischer Migränepatienten aus. Hinzu kommt ihre einzigartige nasale oder subkutane Darreichungsform, speziell die von Sumatriptan (Imigran).

Tabelle 12.4. Therapeutischer Eskalationsplan zur situationsgerechten Behandlung kindlicher Migräneattacken

A) Allgemeine nichtmedikamentöse Maßnahmen (bei Ankündigungssymptomen und zur Unterstützung der medikamentösen Therapie)			
	1) Unterbrechung der ursprünglichen Tagesaktivität		
	2) Reizabschirmung	Ruhe abgedunkelter, akustisch gedämpfter Raum feuchtes, kühles Tuch auf die Stirn Schlaf etc.	
	3) Entspannung	autogenes Training progressive Muskelrelaxation nach Jacobson Joga, Traumreisen etc.	
	4) ätherische Öle	Eukalyptus und/oder Pfefferminze	
	5) Akupressur	(z. B. in Kombination mit 4)	
B) Medikamentöse Behandlung der leichten Migräneattacke (Definition: initial langsamer Schmerzanstieg, niedrige Intensität, fehlende oder geringe Aurasymptomatik, mäßige Übelkeit, kein Erbrechen)			
	1) Antiemetikum	Domperidon (z. B. Motilium)	1 gtt/kg KG/ED p.o. (maximal 33 gtt/ED)
		(Cave dyskinetisches Syndrom), Antidot:	Diphenhydramin (z. B. Benadryl): 1 mg/kg KG/ED alle 6 h p.o. oder rect. oder Biperiden (z. B. Akineton): 1–2 mg/ED i.v.)
	2) Analgetikum	Acetylsalicylsäure (z. B. Aspirin): oder	10–15 mg/kg KG/ED p.o. (maximal 1000 mg/ED)
		Ibuprofen (z. B. Nurofen): oder	15–25 mg/kg KG/ED p.o. oder rektal (maximal 40 mg/kg KG/Tag)
		Ketoprofen (z. B. Orudis) oder	0,5–1 mg/kg KG/ED p.o. oder rektal (maximal 100 mg/ED)
		Paracetamol (z. B. ben-u-ron):	35–45 mg/kg KG/ED rect., gefolgt von 15–20 mg/kgKG/ED alle 6–8 h (maximal 100 mg/kg KG/Tag) oder 10–20 mg/kg KG/ED p.o., gefolgt von 10–20 mg/kg KG/ED alle 6–8 h (maximal 100 mg/kg KG/Tag)

Tabelle 12.4. (Fortsetzung)

C) Medikamentöse Therapie der schweren Migräneattacke (Definition: rascher Schmerzanstieg, hohe Intensität, ausgeprägte Aurasymptomatik, starke Übelkeit/Erbrechen, fehlende/unzureichende Wirksamkeit bisheriger Therapieversuche)		
1) Siehe unter B1 und B2		
2) Serotoninagonist*	Sumatriptan (Imigran):	10–20 mg/ED nasal (maximal 40 mg/Tag) 0,03–0,06 mg/kg KG/ED s.c. (maximal 6 mg/ED, max. 12 mg/Tag)
	* (einziges Triptan mit in mehreren kontrollierten Studien bei Kindern (4–12 Jahre) und Jugendlichen (12–17 Jahre) nachgewiesener überlegener Wirksamkeit gegen Placebo; bislang keine Zulassung für Patienten jünger als 18 Jahre)	
3) Sedativum**	Lorazepam (z. B. Tavor expidet):	0,025–0,05 mg/kg KG/ED p.o. (maximal 1–2 mg/Tag)
	oder	
	Diazepam (z. B. Diazepam Desitin rect.):	0,2–0,5 mg/kg KG/ED rect. (maximal 5–10 mg/Tag)
	** (Cave: nur im äußersten Notfall, um dem Patienten einen entspannenden Schlaf zu ermöglichen)	
D) Medikamentöse Notfalltherapie der schweren Migräneattacke (Definition: Therapieresistenz gegenüber der oben genannten Selbstmedikation, langer Verlauf, komplexe Symptomatik)		
1) Antiemetikum	Metoclopramid (z. B. Paspertin):	0,1 mg/kg KG/ED i.v. (maximal 0,5–1,0 mg/kg KG/Tag)
	(Cave: dyskinetisches Syndrom, Antidot: Biperiden (z. B. Akineton): 1–2 mg/ED i.v.)	
2) Analgetikum	Lysinacetylsalicylat (z. B. Aspisol):	10–15 mg/kg KG/ED i.v. (maximal 1000 mg/ED)
	(Cave: Reye-like Syndrom bei Virusinfektionen)	
	oder	
	Metamizol (z. B. Novalgin):	10–15 mg/kg KG/ED i.v. (maximal 80 mg/kg KG/Tag)
	(Cave: Kreislauf-depressive NW, deshalb i.v. Gabe als Kurzinfusion bei liegendem Patienten)	
	oder	
	Propacetamol (z. B. Pro-Dafalgan):	30–40 mg/kg KG/ED i.v. (maximal 200 mg/kg KG/Tag)
	(Cave: in Deutschland noch nicht für die i.v. Behandlung zugelassen)	
	oder	
	Ketoprofen (Orudis):	1 mg/kg KG/ED i.v., i.m. (maximal 100 mg/ED)
	(Cave: in Deutschland noch nicht für die i.v. Behandlung zugelassen)	

3) Serotoninagonist	Sumatriptan (Imigran)*	20 mg/ED nasal (max. 40 mg/Tag) 0,3–0,6 mg/kg KG/ED s.c. (maximal 6 mg/ED, maximal 12 mg/Tag)
4) Sedativum**	Lorazepam (z. B. Tavor pro injectione)	0,05 mg/kg KG/ED i. v.
	oder	
	Diazepam (z. B. Diazepam Desitin Inj.)	0,2–0,5 mg/kg KG/ED i. v.
	oder	
	Levomepromazin (z. B. Neurocil):	1 mg/kg KG/Tag i. v. oder p. o.

E) Medikamentöse Therapie des Status migraenosus
(Definition: Attackendauer trotz Therapie über 72 h mit ausgeprägter Übelkeit, Erbrechen und sehr starker Schmerzintensität)
1–4) s. unter D1 – D4

5) Antiödematöse Therapie	Dexamethason (z. B. Fortecortin):	initial 1,5 mg/kg KG/ED i.v., anschließend 0,25–0,4 mg/kg KG/ED i. v. alle 4–6 h
	Furosemid (z. B. Lasix):	0,5–2 mg/kg KG/ED i. v
	Acetazolamid (z. B. Diamox)	10–20 mg/kg KG/ED (maximal 500 mg/ED) i. v.
6) Neuroprotektion	Phenobarbital (z. B. Luminal):	initial 10–20 mg/kg KG/ED i. v. für 48 h anschl. 3–5 mg/kg KG/Tag i. v. oder p. o.
	Magnesiumsulfat: (z. B. Magnesium Verla Injektionslsg.)	initial 25–50 mg/kg KG/ED i. v. anschl. 3–6 mg/kg KG/Tag i. v. oder p. o.

Spannungskopfschmerz. Die medikamentöse Akutbehandlung episodischer oder gar chronischer Kopfschmerzen vom Spannungstyp sollte eine Ausnahme sein. Aufgrund des guten Ansprechens der häufigen und in aller Regel bei jüngeren Patienten nur kurzzeitig manifesten Attacken auf nichtmedikamentöse Verfahren gelten diese als Mittel der Wahl. Selten ist der Einsatz einer analgetischen Pharmakotherapie gerechtfertigt, wobei Paracetamol (z. B. ben-u-ron) und Flupirtin (z. B. Katadolon) in Studien [33] vergleichbare Wirksamkeiten gezeigt haben. Bei Versagen dieser Verfahren kann eine medikamentöse Prophylaxe mit Amitryptilin (z. B. Saroten, s. unten) oder Gabapentin (z. B. Neurontin: 15–30 mg/kg KG/Tag in 3 ED) durchgeführt werden.

Mischformen. Die pharmakologische Behandlung gemischter Kopfschmerzen birgt ein deutlich erhöhtes Risiko für die Entwicklung analgetikainduzierter sekundärer Kopfschmerzen. Die vorliegenden Kopfschmerzentitäten sollten klar definiert und mit dem Patienten diskutiert werden, bevor die Formulierung eines medikamentösen Behandlungsplanes ansteht.

Grundsätzlich gilt, dass mit zunehmender Zahl der zum Einsatz gebrachten Wirkstoffe sowohl das Interaktionspotential als auch das Nebenwirkungsrisiko ansteigt. Unklar ist hingegen, ob die zugrundeliegenden verschiedenen Kopfschmerzformen durch die Kombination verschiedener Substanzen wirklich besser behandelt werden können als durch eine optimierte Monotherapie in Kombination mit geeigneten nichtmedikamentösen Verfahren.

Der Stellenwert einer kontinuierlichen Betreuung und Verlaufsbeobachtung durch den behandelnden Arzt ist bei therapiebedüftigen gemischten Kopfschmerzformen ungleich höher als bei isolierten. Eine Beschränkung des ärztlichen Behandlungskonzeptes auf den reinen Vorgang der Rezeptübergabe ist unverantwortlich.

Prophylaxe. Eine medikamentöse prophylaktische, d.h. vorbeugende Behandlung akut rekurrierender oder chronischer Kopfschmerzen ist naturgemäß nur bei primären Kopfschmerzsyndromen indiziert. Bei den im Kindes- und Jugendalter häufigereren episodischen oder chronischen Spannungskopfschmerzen ist vorwiegend eine nichtmedikamentöse Prophylaxe und nur selten eine medikamentöse Dauertherapie [z. B. mit Amitryptilin (z. B. Saroten: 5–10 (bis 25) mg/ED einmalig abends für 2–3 Monate] indiziert. Eine medikamentöse Dauertherapie kann jedoch bisweilen durchaus notwendig werden bei häufigen (mehr als 2–3 Attacken in den letzten 3 Monaten), schwer behandelbaren, komplizierten oder lange andauernden (>48 h) bzw. mit hohem Leidensdruck einhergehenden Migräneattacken.

Obligat sollte jede prophylaktische Dauermedikation mit geeigneten nichtmedikamentösen Therapieverfahren, ggf. auch mit diätetischen Maßnahmen im Sinne einer Gesundheitsberatung, kombiniert werden.

Von wissenschaftlich nachgewiesener Wirksamkeit bei pädiatrischen Migränepatienten sind β-Blocker (Propranolol, Metoprolol), bestimmte Kalziumantagonisten (Flunarizin) und niedrig dosierte Acetylsalicylsäure (Dosierungen s. Tabelle 12.5). Attraktive Alternativen und bei erwachsenen Migränepa-

Tabelle 12.5. Wirkstoffe und Dosierungen zur Durchführung einer oralen medikamentösen Migräneprophylaxe bei Kindern und Jugendlichen (*ED* Einzeldosis)

Substanzgruppe	Wirkstoff	Präparat (Beispiel)	Dosierung	Behandlungsdauer
β-Blocker[a]	Metoprolol	Beloc-Zok	1–2,5(–5) mg/kg KG/Tag in 1(–2) ED, bevorzugt abends	4–6 Monate
	Propranolol	Dociton	1–2 mg/kg KG/Tag in 1(–2) ED, bevorzugt abends	4–6 Monate
Kalzium-antagonisten	Flunarizin	Sibelium	5–10 mg/Tag in 1 ED, bevorzugt abends zum Essen	3–6 Monate
Nichtsteroidale Antiphlogistika	Acetylsalicylsäure	Aspirin	2,5–5 mg/kg KG/Tag in 1 ED abends nach dem Essen	2–3 (ggf. bis 6–8) Monate
Antiepileptika[b]	Valproinsäure	Orfiril long	10–15 mg/kg KG/Tag in 1–2 ED	4–6 Monate
NMDA-Antagonisten[b]	Cyclandelat	Spasmocyclon	5–10 Jahre: 1- bis 2-mal 200 mg/Tag, >10 Jahre: 2- bis 3-mal 200 mg/Tag	4–6 Monate
Trizyklische Antidepressiva	Amitryptilin	Saroten	Initial 0,1 mg/kg KG/Tag maximal 5 mg abends, Steigerung alle 2 Wochen auf 0,5–2 mg/kg KG/Tag, maximal 10–25 mg/Tag	2–3 Monate

[a] **Cave:** Reboundkopfschmerz bei zu raschem Absetzen!
[b] In der BRD nicht zur medikamentösen Migräneprophylaxe bei Jugendlichen zugelassen!

tienten erwiesenermaßen ebenfalls wirksam, bei Kindern und Jugendlichen jedoch noch nicht ausreichend evaluiert, sind das Antiepileptikum Valproinsäure und der NMDA-Antagonist Cyclandelat.

Selten kann z.B. bei sehr hartnäckigen gemischten Kopfschmerzen (Migräne plus Spannungskopfschmerzen) und eher depressiver Grundstimmung versucht werden, durch den Einsatz von Amitryptilin (s. oben) das Ansprechen auf die begleitenden, nichtmedikamentösen – und u.U. auch psychotherapeutischen – Maßnahmen zu verbessern (s. oben).

Das in Deutschland für die medikamentöse Migräneprophylaxe am häufigsten eingesetzte Dihydroergotamin, ein synthetisches Sekale-Alkaloid mit einer extrem breiten und unspezifischen serotonergen, adrenergen und dopaminergen Wirkung, hat trotz seiner weiten Verbreitung bisher in keiner kontrollierten Studie eine dem Placebo überlegene prophylaktische Wirksamkeit gezeigt.

Von der Verwendung von Dihydroergotamin als Prophylaktikum ist abzuraten.

Psychologische Interventionen

Psychologische Kopfschmerzbehandlung ist als ein Weg zur Schmerzprophylaxe zu verstehen. Ziel der Behandlung ist es, durch Verhaltensänderungen in der kopfschmerzfreien Zeit die Anfallshäufigkeit, Schmerzintensität und Anfallsdauer langfristig und dauerhaft zu reduzieren.
Sie ist angezeigt
- bei einer Erkrankungsdauer von >6 Monaten,
- bei >2 Kopfschmerzattacken pro Monat,
- bei saisonaler Häufung,
- bei einer Anfallsdauer von >1 h.

Hinzu kommt häufig der Wunsch von Kind und Eltern nach einer nebenwirkungsarmen Behandlung, häufig aus Angst vor den Folgen einer (langfristigen) medikamentösen Therapie.

Verhaltenstherapeutische Therapiemaßnahmen bilden den Schwerpunkt der psychologischen Kopfschmerzbehandlung. Ihre Überlegenheit gegenüber anderen psychologischen Verfahren ist belegt [13]. Dabei nehmen Verfahren zur physiologischen und kognitiven Entspannung den größten Raum ein.

■ **Entspannungsverfahren.** Entspannung wird entweder über auf Kinder adaptierte Formen der Progressiven Muskelentspannung (nach Jacobson), Autogenes Training (nach Schultz) oder mittels Biofeedbackverfahren induziert [vgl. 17]. Die Verfahren werden als eigenständige Methode oder in Kombination mit anderen Therapieelementen eingesetzt. Sie können relativ leicht und erfolgreich in alltäglichen Schmerz- und Stresssituationen eingesetzt werden und stärken darüber hinaus die Selbstkontrollbemühungen des Kindes.
Ziele der Entspannungsverfahren sind:
1. Verbesserung der Körperwahrnehmung, d.h. Wahrnehmung von An- und Entspannung,
2. Erlernen von selbstinitiierter und willkürlicher Entspannung in Belastungssituationen,
3. aktive Kontrolle des physiologischen Aktivitätsniveaus zur Vorbeugung bzw. Erleichterung des Kopfschmerzes,
4. Aufbau von Überzeugungen der Selbstwirksamkeit (s. Punkt 2).

Das Erlernen der Entspannungsübungen erstreckt sich über einen Zeitraum von mehreren Wochen, wobei die Kinder den Lernerfolg, insbesondere in Belastungssituationen, dokumentieren sollten. Ein schmerzlindernder Erfolg darf aber erst nach kontinuierlicher, längerfristiger Anwendung erwartet werden.

Progressive Muskelrelaxation (PMR). Bei der progressiven Muskelrelaxation werden Muskelgruppen in einer bestimmten zeitlichen Reihenfolge an- und entspannt. Beginnend mit den großen Muskelgruppen der Extremitäten über die Muskulatur des Rumpfes bis zu den kleinen Muskelgruppen des Gesichts wird jeweils die gleiche Abfolge eingeübt:

1. Anspannung der Muskelgruppe,
2. Empfindung der Anspannung,
3. langsame Entspannung der Muskelgruppe,
4. Lenkung der Aufmerksamkeit auf das Gefühl der Entspannung in den nun lockeren Muskelgruppen.

Die Kinder erhalten Tonkassetten mit den Entspannungsinstruktionen (z. T. mit musikalischer Unterstützung) für ihre häuslichen Übungen. Zu empfehlen ist eine Trainingsdauer von 5–10 Wochen unter fachkundiger Anleitung.

Autogenes Training (AT). Das autogene Training wird in unterschiedlichen Formen bei Kindern angewendet [z. B. 7, 11, 31; „Kapitän Nemo"]. Die Grundstufe des Trainings besteht aus 6 aufeinander aufbauenden Übungen:

1. Schwereübung: Hände, Arme, Füße, Beine, Nacken, Schulter, Körper,
2. Wärmeübung: Hände, Arme, Füße, Beine, Nacken, Schulter, Körper,
3. Atemübung,
4. Wahrnehmung des Herzschlags,
5. Organübung des Sonnengeflechts bzw. Bauchorganübung,
6. Empfinden der Stirnkühle.

Häufig werden die Übungen ergänzt durch formelhafte Vorsatzbildungen, die sich auf die positive Selbstverbalisation zur Veränderung des Schmerzes beziehen.

Gegenüber der PMR ist beim AT von Nachteil, dass eine längere Einübungszeit benötigt wird und die Methode für Kinder weniger konkret ist. Lediglich in einer kontrollierten Studie finden sich Belege für die Wirksamkeit von AT zur Entspannungsinduktion; die Effekte entsprechen etwa denen der Progressiven Muskelrelaxation [9].

Imaginationsverfahren. Diese Verfahren bedeuten eine weitere Entspannungsmöglichkeit. Darüber hinaus sind sie auch ein Mittel zur Aufmerksamkeitssteuerung und zur Ablenkung vom Kopfschmerz. Sie basieren auf bildhaften Vorstellungen von einem angenehmen Erlebnis, z. B. einem besonders schönen Ferienerlebnis, oder auf Phantasiereisen zu einem schönen Ort, an dem ein besonderes Ereignis stattfindet, z. B. einer Reise durch Disneyworld.

Die Imagination nutzt die intensive Vorstellungskraft der Kinder, um durch die schmerzinkompatiblen Bilder und Empfindungen den Schmerz in den Hintergrund der Wahrnehmung treten zu lassen. Imaginationen werden häufig mit Entspannungsinstruktionen kombiniert und haben sich v. a. auch bei jüngeren Kindern bewährt.

Nur in einer Studie wurde Selbsthypnose mit unterstützenden Imaginationsübungen – ebenfalls als Mittel zur Entspannung – eingesetzt, und sie waren einer prophylaktischen Propanololbehandlung überlegen [29].

■ **Biofeedbacktherapie.** Biofeedbackverfahren ermöglichen die Wahrnehmung und gezielte Beeinflussung physiologischer Funktionen (z.B. Muskelspannung, Hauttemperatur). Durch Umwandlung der gemessenen Körpersignale in ein Feedbacksignal (Töne oder Computerbilder) mit Hilfe eines Biofeedbackgerätes ist die gezielte Kontrolle nicht oder nur schwer wahrnehmbarer physiologischer Prozesse erlernbar [18]. Als Rückmeldesignal sollten kindgerechte und motivierende Bilder am Computermonitor verwendet werden (Kaleidoskop, einfache Form von Videospielen), die den Kindern ein aktives und spielerisches Mitmachen ermöglichen.

In der Kinderkopfschmerztherapie zielen die Biofeedbackverfahren meist auf die Induktion eines körperlichen und kognitiven Entspannungzustands. Beim EMG-Training wird beispielsweise der Tonus des M. frontalis zurückgemeldet. Mit Hilfe des Feedbacksignals lernt das Kind, An- und Entspannung im Frontalismuskel zu unterscheiden und im weiteren Trainingsverlauf bewusst den Muskeltonus in Richtung Entspannung zu verändern.

EMG-Biofeedback wird als prophylaktische Maßnahme bei Spannungskopfschmerz eingesetzt, obwohl nach jüngsten Erkenntnissen nur bei einem Teil der Patienten eine erhöhte Muskelspannung mittels EMG festgestellt werden kann [35]. Fast immer sind in die Biofeedbacktrainings zusätzliche Entspannungsübungen wie PMR, AT oder Imaginationen integriert.

Das Handtemperaturerwärmungstraining (HET) wird – auch in Kombination mit Entspannungsübungen – zur Therapie vom Migräne eingesetzt [3, 19]. Es soll über eine periphere Temperaturerhöhung mit verbesserter Durchblutung eine herabgesetzte körperliche und psychische Aktiviertheit erzeugen, die der Auslösung von Migräneattacken vorbeugen soll.

Das bei Migräne eingesetzte Vasokonstriktionsfeedback dient nicht zur Entspannungsinduktion. Es soll durch verstärkte Vasokonstriktion der Hirngefäße den beginnenden Migräneanfall verhindern oder ihn zumindest verkürzen. Bei Kindern war diese Form des Feedbacks effektiver als eine Prophylaxe mit Propanolol [34].

Bei kindgerechten Instruktionen und entsprechender technischer Umsetzung können Kinder ab 7 Jahren ein Biofeedbackverfahren erlernen [26]. Allerdings hängt der Einsatz in der Praxis von der Verfügbarkeit der technischen Geräte und der Kompetenz des Therapeuten ab. Relaxations- und Biofeedbacktrainings weisen bei Kindern mit Kopfschmerz eine hohe Wirksamkeit auf [vgl. 6, 16]. So ist eine Verbesserung der Kopfschmerzsymptomatik von im Mittel 60–90% zu beobachten, wobei bei 60% der Kinder die Symptomreduktion auch klinisch relevant ist.

■ **Kognitiv-behaviorale Therapien.** McGrath et al. [27] entwickelten zur Behandlung von Kopfschmerzen ein 8wöchiges multistrategisches Therapieprogramm „Help yourself", das in deutscher Übersetzung vorliegt [22]. Es enthält

Elemente wie Stresswahrnehmung und Stresscoping, Entspannung, Veränderung dysfunktionaler Gedanken zu Stress und Schmerz, Anleitung zur kognitiven Umstrukturierung und zum Problemlösen sowie Unterstützung zur Selbstbehauptung. Das Programm soll eigenständig zu Hause, jedoch mit therapeutischer Unterstützung durch wöchentliche Telefonkontakte, durchgearbeitet werden. Wöchentliche Hausaufgaben begleiten das Training. Die Evaluation an 87 Jugendlichen zeigte, dass das Selbsthilfeprogramm ebenso effektiv war wie eine Einzeltherapie, jedoch aufgrund der besseren Kosten-Nutzen-Relation zu bevorzugen wäre [28].

Im Rahmen eines Modellprojektes der Techniker-Krankenkasse wurde ein ähnliches Programm („Stop den Kopfschmerz"; Tabelle 12.6) für 11- bis 14-jährige Kinder entwickelt und erstmals als Gruppentraining sowie als Selbstlernversion evaluiert [5]. Die zentralen Inhalte des Trainings zielen auf den Prozess

Tabelle 12.6. Elemente des kognitiv-behavioralen Trainings „Stopp' den Kopfschmerz"

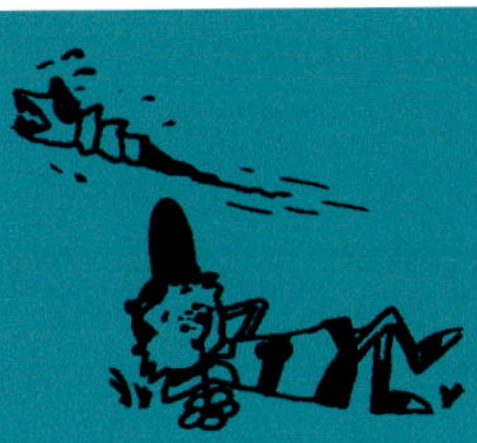	**Anamnesegespräch mit Kind und Eltern**
Woche 1	Was passiert in meinem Kopf? Informationen über den Schmerz
Woche 2	RELAX! Erlernen einer Entspannungsübung
Woche 3	„Nicht schon wieder …" Identifikation und Vermeiden von Kopfschmerzauslösern
Woche 4	Schwarzmalen und Hellsehen Umwandlung schwarzer Gedanken in bunte Gedanken
Woche 5	Der Aufmerksamkeitsscheinwerfer Aufmerksamkeit und Kopfschmerz
Woche 6	Ich bin o.k.! Selbstsicherer Umgang mit Freunden und Familie
Woche 7	Die Problemlösetreppe Problembewältigung
Woche 8	Was ein Kopfschmerzexperte tun kann Abschlußgespräch mit Kind und Eltern

der Schmerz- und Stressbewältigung. Auslöse- und Aufrechterhaltungsbedingungen des Schmerzes sollen gemindert, die Beeinträchtigung durch den Kopfschmerz verringert und nicht zuletzt die Kompetenz der Kinder zur Selbsthilfe gefördert werden.

In kindgerechter Form wird zunächst ein einfaches Kopfschmerzmodell vermittelt, sodass die Kinder verstehen, warum und wann sie selbst Einfluss auf das Kopfschmerzgeschehen nehmen können. Sie lernen, ihre individuellen Belastungen als Kopfschmerzauslöser zu erkennen und zu vermeiden, ihre Fähigkeiten zur Lösung spezieller schulischer oder anderer Probleme zu verbessern und Maßnahmen einzusetzen, die bei Kopfschmerzattacken hilfreich sind.

Das Gruppenprogramm ließ gegenüber der Selbsthilfeversion eine etwas größere Effektivität erkennen und war – gemessen am zeitlichen Aufwand pro Kind – kostengünstiger. Differentielle Unterschiede hinsichtlich Kopfschmerzdiagnose und Alter der Kinder zeigten sich nicht. Die Akzeptanz des Trainings war mit über 90 % zufriedenen Kindern sehr hoch.

12.6 Überwachung und Dokumentation

Wichtigstes Instrument zur Überwachung und Dokumentation jeglicher Form therapeutischer Intervention bei pädiatrischen Kopfschmerzpatienten ist ein für Kinder und Jugendliche geeigneter obligater Kopfschmerzkalender. Die meisten Kopfschmerzkalender wurden allerdings als Unterstützung für die Diagnose von Migräne und Spannungskopfschmerzen (die für 92–95 % aller chronischen bzw. akut rekurrierenden Kopfschmerzen im Jugendalter verantwortlich sind) entwickelt und können deshalb unter gewissen Umständen chronische Kopfschmerzen anderer Ursache nicht oder nur ungenügend genau erfassen.

Naturgemäß erfordert jede Form der patientgeführten Kopfschmerzdokumentation von ihm eine gewisse Fähigkeit zur Introspektion. Unabdingbar ist eine ausführliche Aufklärung seitens des betreuenden Arztes über Sinn und Zweck entsprechender Dokumentationssysteme. Grundsätzlich sollte der Patient *selbst* – und nicht seine Eltern, Großeltern oder gar Geschwister – seinen Kopfschmerzkalender führen. Zu warnen ist vor Kopfschmerztagebüchern, die in gutem Glauben von den Eltern, Großeltern oder gar den Geschwistern ausgefüllt werden.

12.7 Fazit

Die Behandlung kindlicher Kopfschmerzen sollte heute, ganz unabhängig von der Natur der zugrundeliegenden Erkrankung (primär oder sekundär), multifaktoriell aufgebaut sein und – im Sinne eines kritischen Polypragmatismus – verschiedene Therapieoptionen parallel berücksichtigen. Häufig ist zu beobachten, dass der Schwerpunkt gut formulierter „schulmedizinischer" Behandlungspläne auf der reinen Verordnung medikamentöser Therapien beruht, während die nichtmedikamentösen Behandlungsmöglichkeiten mehr oder weniger vernachlässigt werden.

Der durch sogenannte alternative oder komplementärmedizinische Therapeuten erzielte zusätzliche Behandlungserfolg beruht nicht auf irgendwelchen neuen pharmakologischen Strategien oder esoterischen Wirkmechanismen, sondern auf dem durch diese Behandler in aller Regel sinnvoll und geschickt genutzten kindlichen Selbstheilungspotential (wobei nicht einzusehen ist, warum dieses Konzept von einem schulmedizinisch ausgebildeten Arzt nicht ebenfalls genutzt werden kann und darf).

Im Sinne des kritischen Polypragmatismus sollten also obligat bei der Behandlung von Kopfschmerzpatienten im Allgemeinen und bei Kindern im Besonderen nichtmedikamentöse Behandlungsstrategien genutzt und mit geeigneten pharmakologischen Optionen kombiniert werden, um dem Patienten bestmöglich helfen zu können. Natürlich sind diese Maßnahmen nicht oder nur schwer im Rahmen der heute leider üblichen und z. T. auch notwendigen „Zwei-bis-fünf-Minuten-Sprechstunde"zu realisieren. Abrechnungstechnisch muss jedoch abgewogen werden, ob die bei Patienten mit chronischen Kopfschmerzen im Rahmen des „Doctor-(s)hopping" typischerweise zusätzlich entstehenden Kosten für parallel erfolgte Kurzzeitevaluationen nicht sinnvoller für die Vergütung einer ausführlichen Beratung, Untersuchung und kontinuierlichen Therapieentwicklung bei *einem* Arzt angelegt wären.

Eine psychologisch fundierte Kopfschmerzbehandlung bei Kindern hat unabhängig von der Art der Kopfschmerzen eine hohe Erfolgsquote. Auch die Stabilität der Effekte spricht für psychologische Interventionen, die möglicherweise der medikamentösen Prophylaxe sogar überlegen sind [13]. Aus der Mehrzahl der Studien ist jedoch erkennbar, dass sich die Häufigkeit der Kopfschmerzanfälle am deutlichsten reduzieren lässt, während die Dauer der einzelnen Attacken und die Schmerzintensität weit weniger zu beeinflussen sind. Weil demnach das Kind – unabhängig von der Art seiner Kopfschmerzdiagnose – auf einen einmal begonnenen Migräneanfall offenbar mit psychologischen Maßnahmen kaum noch Einfluss nehmen kann, sollte die Akutmedikation in Kooperation mit dem behandelnden Arzt optimiert werden.

Bei Kindern ist bereits nach relativ kurzer Behandlungsdauer von allen Verfahren eine große Wirkung zu erwarten.

Die verschiedenen Therapiemethoden scheinen gleichwertig. Kognitiv-behaviorale Programme haben allerdings ein besonders breites Wirkungsspektrum, sodass sich vermutlich die erlernten Kompetenzen auf andere Gesundheitsbereiche und in die Zukunft hinein positiv auswirken könnten. Zu wünschen wäre, dass bewährte und evaluierte Verfahren vermehrt den Weg in die Praxis finden und die vorhandenen psychologischen Möglichkeiten konsequent angewendet werden.

Literatur

1. Andrasik F, Kabela E, Quinn S et al. (1988) Psychological functioning of children who have recurrent migraine. Pain 34: 43–52
2. Bandura A, O'Leary A, Taylor CB, Gauthier J, Gossard D (1987) Perceived self-efficacy and pain control: Opiod and non-opiod mechanisms. J Personal Social Psychol 53: 563–571
3. Blanchard EB, Andrasik F (1987) Biofeedback treatment of vascular headaches. In: JP Hatch, JG Fisher, JD Rugh (Hrsg) Biofeedback – Studies in clinical efficacy. Plenum, New York
4. Cooper PJ, Awden HN, Camfield PR, Camfield CS (1987) Anxiety and life events in childhood migraine. Pediatrics 79: 999–1004
5. Denecke H, Kröner-Herwig B (2000) Kopfschmerztherapie mit Kindern und Jugendlichen. Hogrefe, Göttingen
6. Duckro PN, Cantwell-Simmons E (1989) A review of studies evaluating biofeedback and relaxation training in the management of pediatric headache. Headache 29: 428–433
7. Eberlein G (1985) Autogenes Training für Kinder. Springer, Berlin Heidelberg New York
8. Edvinsson L, Goadsby PJ (1998) Neuropeptides in headache. Eur J Neurol 5: 329–341
9. Engel JM, Rapoff MA (1990) A component analysis of relaxation training for children with vascular, muscle contraction, and mixed headache disorders. In: Tyler DC, Krane EJ (eds) Pediatric pain. Raven, New York, pp 373–290
10. Ferrari MD (1998) Migraine. Lancet 351: 1043–1051
11. Friedrich S, Fiebel V (1989) Entspannung für Kinder. Rowohlt, Reinbek
12. Gherpelli JLD, Nagae Poetscher LMN, Souza AMMH, Bosse EMB, Rabello GD, Diament A, Scaff M (1998) Migraine in childhood and adolescence. A critical study of the diagnostic criteria and of the influence of age on clinical findings. Cephalalgia 18: 333–341
13. Hermann C, Kim M, Blanchard EB (1995) Behavioral and prophylactic pharmacological intervention studies of pediatric migraine: an exploratory meta-analysis. Pain 60: 239–256
14. Kopfschmerz-Klassifikationskomitee der Internationalen Kopfschmerzgesellschaft (1989) Klassifikation und diagnostische Kriterien für Kopfschmerzerkrankungen, Kopfneuralgien und Gesichtsschmerz. Nervenheilkunde 8: 6–50
15. Kowal A, Pritchard DW (1990) Psychological characteristics of children who suffer from headache: a research note. J Child Psychol Psychiat Allied Disc 31: 637–649
16. Kröner-Herwig B, Ehlert U (1992) Relaxation und Biofeedback in der Behandlung von chronischem Kopfschmerz bei Kindern und Jugendlichen – Ein Überblick. Schmerz 6: 171–181
17. Kröner-Herwig B, Mohn U, Pothmann R (1998) Comparison of biofeedback and relaxation in the treatment of pediatric headache and the influence of parent involvement on outcome. Appl Psychophysiol Biofeedback 23: 143–157
18. Kröner-Herwig B, Sachse R (1988) Biofeedbacktherapie. Kohlhammer, Stuttgart
19. Labbé EE, Williamson DA (1983) Temperature biofeedback in the treatment of children with migraine headaches. J Pediatr Psychol 8: 317–326
20. Larsson B (1999) Recurrent headaches in children and adolescents. In: McGrath PJ, Finley GA (eds) Progress in pain research and management, vol 13: Chronic and recurrent pain in children and adolescents. IASP Press, Seattle, pp 115–139
21. Linder S (1996) Subcutaneous sumatriptan in the clinical setting: the first 50 consecutive patients with acute migraine in a pediatric neurology office practice. Headache 36: 419–422.
22. Luka-Krausgrill U, Reinhold B (1996) Kopfschmerzen bei Kindern: Auftretensrate und Zusammenhang mit Streß, Streßbewältigung, Depressivität und sozialer Unterstützung. Z Gesundheitspsychol 4: 137–151
23. Luka-Krausgrill U (1998) Kopfschmerz-Training für Kinder. Beltz-PVU, Weinheim
24. Maratos J, Wilkinson M (1982) Migraine in children: a medical and psychiatric study. Cephalalgia 2: 179–187

25. McGrath ML, Masek BJ (1993) Biobehavioral treatment of headache. In: Schechter NL, Berde CB, Yaster M (eds) Pain in infants, children and adolescents. Williams & Wilkins, Baltimore
26. McGrath PA (1990) Pain in children – nature assessment and treatment. Guilford, London
27. McGrath PJ, Cunningham SJ, Lascelles MA, Humphreys P (1990) Help yourself. A treatment for migraine headaches. University of Ottawa Press, Ottawa
28. McGrath PJ, Humphreys P, Keene D, Goodman JT, Lascelles MA, Cunningham SJ, Firestone P (1992) The efficacy and efficiency of a self-administered treatment for adolescent migraine. Pain 49: 321–324
29. Olness K, McDonald JT, Uden DL (1987) Comparison of self-hypnosis and propanolol in the treatment of juvenile classic migraine. Pediatrics 79: 593–597
30. Passchier J, Orlebeke JF (1985) Headache and stress in school children: an epidemiological study. Cephalalgia 5: 167–176
31. Petermann U, Petermann F (1984) Training mit aggressiven Kindern. Urban & Schwarzenberg, München
32. Pothmann R, von Frankenberg S, Müller B, Sartory G, Hellmeier W (1994) Epidemiology of headache in children and adolescents: evidence of high prevalence of migraine among girls under 10. Int J Behav Med 1: 76–89
33. Pothmann R, Lobisch M (2000) Akutbehandlung des episodischen kindlichen Spannungskopfschmerzes mit Flupirtin und Paracetamol. Schmerz 14: 1–4.
34. Sartory G, Müller B, Metsch J Pothmann R (1998) A comparison of psychological and pharmacological treatment of pediatric migraine. Behav Res Ther 36: 1155–1170
35. Schoenen L, Jamart B, Lenarduzzi P, Delwaide PJ (1987) Exteroceptive suppression of temporalis muscle activity in chronic headache. Neurology 37: 1834–1836
36. Soyka D (1999) 60 Jahre Migräneforschung. Retrospektive und Synopsis. Schmerz 13: 87–96
37. Southall D (1997) Prevention and control of pain in children. A manual for health care professionals. Royal College of Paediatrics and Child Health, BMJ Publishing Group, London
38. Überall MA (1999) Zeitgemäße Migränetherapie bei Kindern. Schmerz 13 (Suppl 1): 97–98
39. Überall MA (1999) Pharmakologische Akuttherapie der Migräne bei Kindern. Der Schmerz 13 (Suppl 1): 37–38
40. Überall MA, Wenzel D (1999) Intranasal sumatriptan for the acute treatment of migraine in children. Neurology 52: 1507–1510
41. Überall MA (1999 d) Efficacy of intranasal sumatriptan for the acute treatment of headache attacks in prepubertal children with migraine. Cephalalgia 19: 218.
42. Winner P (1999 a) Pediatric headaches: what's new? Curr Opin Neurol 12: 269–272
43. Winner P, Saper JR, Nett R, Asgharnejad M, Laurenza A, Peykamian (1999 b) Sumatriptan nasal spray in the acute treatment of migraine in adolescent migraineurs. Pediatrics 104: 694–695
44. Winner P, Wasiewski W, Gladstein J, Linder S (1997) Multicenter prospective evaluation of proposed pediatric migraine revisions to the IHS criteria: Headache 37: 545–548

13 Schmerztherapie auf der (neonatologischen) Intensivstation

E. Michel, B. Zernikow

INHALT

13.1 Physiologie des Schmerzes

Wann beim menschlichen Fetus die Schmerzempfindung einsetzt und wie überhaupt Schmerz von ihm empfunden wird, ist bis heute nicht endgültig geklärt [71]. Korrekterweise sollte man lieber über Nozizeption als über Schmerzempfindung sprechen: „Schmerz" ist definitionsgemäß mit dem Erleben starker Emotionen verbunden [3]; solche werden einem Fetus üblicherweise nicht zugestanden. Auf die feinsinnige Unterscheidung zwischen Nozizeption und Schmerzempfindung [3] wollen wir – wie in der einschlägigen Literatur durchaus üblich – in diesem Beitrag jedoch verzichten.

Die Neuroanatomie des menschlichen Fetus sagt nicht alles aus über seine neuronale Funktionalität [70]. Immerhin scheint die neurophysiologische Basis für die Sinnesqualität „Schmerz" am Ende des 2. Schwangerschaftsdrittels gelegt (vgl. Kap. 1; [54]). Reagiert der Fetus nicht auf Schmerzreize, so ist dies nicht unbedingt mit fehlender Schmerzempfindung gleichzusetzen; Schmerzen mögen sich auf einer anderen als der Verhaltensebene äußern (s. unten; [8]). Da motorische Reflexantworten gleichzeitige Schmerzempfindung nicht ausschließen, ist das Postulat eines rein subkortikalen Schmerzreaktionsmechanismus bei Früh- und Neugeborenen nicht zwingend [3]. Auch muss ein Schmerzreiz keineswegs bis ins Bewusstsein gelangen, um wesentlichen Einfluss auf die sensorische Entwicklung zu nehmen [42].

Von herausragender Bedeutung für die Regulation der neuronalen Entwicklung des Neugeborenen ist das Opioidsystem [45]. Endogene Opioide wirken inhibitorisch auf die dendritische Aussprossung [45]. Erhalten junge Ratten Morphin ohne gleichzeitigen Schmerzreiz, so zeigen sie als ausgewachsene Ratten eine reduzierte Opioidrezeptorendichte, eine veränderte Dosis-Wirkungs-Beziehung und ein ausgesprochen schnelles Toleranzverhalten gegenüber Opioiden. Diese Veränderungen beobachtet man nicht, wenn die jungen Ratten die Opioide während gleichzeitiger Schmerzen erhalten [17]. Die Langzeitauswirkungen früher Opioidapplikation auf die Entwicklung des Opioidsystems und die spätere neurologische Entwicklung des Menschen sind noch weitgehend ungeklärt [45].

Aufgrund der Unreife der somatosensorischen Reizverarbeitung des Neugeborenen besteht nur eine lose Kopplung zwischen Reiz, Reaktion und somatischer Lokalisation [7]. Dennoch sind gewebstraumabedingte zentrale Sensibilisierung und Hyperalgesie bereits beim Neugeborenen nachweisbar [7]. (Un)reifebedingt lässt die physiologische Reaktion oft nicht unterscheiden zwischen gewebsschädigendem und -nichtschädigendem Reiz [7].

Es ist denkbar, dass Neugeborene mit individuell niedriger Unbehagensschwelle bereits nichtinvasive Reize als Schmerz erleben [7]. Die Reifeabhängigkeit der Verhaltensbiologie zeigt sich auch darin, dass beim Frühgeborenen von der 32–34. SSW ein kleiner repetitiver Stimulus zu zunehmend unkontrollierter Reaktion führt, während das Termingeborene Habituation zeigt [47].

Schmerzreiz führt u.a. zum Anstieg der Stresshormonspiegel im Blut [20]; damit sind Schmerz und Stress eng miteinander verknüpft. Mittlerweile belegen genügend Daten aus Anatomie, Physiologie und Verhaltensbiologie, dass im Früh- und Neugeborenenalter eine Menge passiver und aktiver Aktivitäten für den Patienten Stress bedeuten [59]. Dass auch kleinere Schmerzreize bei Früh- und Neugeborenen erhebliche Stressreaktionen auslösen, liegt nicht zuletzt mit daran, dass das absteigende schmerzinhibitorische System erst nach der 40. Schwangerschaftswoche ausreift (s. Kap. 1).

Die Schmerzreaktion Neugeborener weist soziale Validität und kommunikative Spezifität auf, weshalb sie mehr als einen bloßen Reflex darstellt [3]. Neugeborene beherrschen nur ein beschränktes Schmerzkommunikationsrepertoire; kritisch kranke Neugeborene sind wegen ihrer körperlichen Minderbelastbarkeit und nur schwachen Abwehrreaktion besonders verletzlich [36].

13.2 Schmerzmessung

Wir werden nie wissen, ob Neugeborene Schmerzen auf die gleiche Weise empfinden wie wir – aber wissen wir dies von unseren Mitmenschen? Was wir sehen, ist deren Stress- und Schmerzverhalten [3, 59].

Die Schmerzempfindung selbst wird durch situative, verhaltensbiologische, emotionale, familiäre und kulturelle Faktoren moduliert [33]. Beim Früh-/Neugeborenen und Kleinkind hat eine strikte Unterscheidung in primären Stress- und primären Schmerzreiz keinen Sinn (s. oben; [47]).

Schmerz ist multidimensional [16] und führt zu 3 Arten von Reaktionen: biochemischen, physiologischen und verhaltensbiologischen [20, 47]. Entsprechend wird für Neugeborene die multimodale Schmerzmessung empfohlen [20]. Schmerzbedingte Verhaltensänderungen bei Neugeborenen sind eine infantile Form der Schmerzmitteilung, sollten aber nicht als Surrogatmarker für Schmerz verstanden werden [36]. Da im Einzelfall nicht festgelegt ist, auf welcher Ebene sich die Reizantwort abspielt, darf beispielsweise das Fehlen einer Reaktion auf der Verhaltensebene nicht als Schmerzfreiheit fehlgedeutet werden [20]. Genauso gut mag das Schmerzverhalten disproportional ausgeprägt sein, zeigen doch einige Neugeborene auf Schmerzreiz Irritabilität, andere verminderte Reagibilität (s. oben; [20]).

Physiologische Messungen sind objektiv und sensitiv, aber nicht schmerzspezifisch [10, 20, 24, 25, 36]. Bei Neugeborenen [20, 52] wie bei Erwachsenen [41] erscheint die Korrelation zwischen Schmerzintensität und Hormonausschüttung zunehmend fraglich, am ehesten sind noch die Serum- und Urinkatecholamine ein hormonaler Akutschmerzindikator [20]. Aber auch diese sind nur mäßig spezifisch, kommt es doch zu einem Anstieg auch unter pulmonaler Physiotherapie, endotrachealer Absaugung, Hypoxie und Azidose [20]. Möglicherweise sind vagaler Tonus und Hautdurchblutung schmerzintensitätsabhängig und unterscheiden gleichzeitig zwischen Schmerz- und Nichtschmerzreiz [20].

Man darf nicht vergessen, dass Früh- und Neugeborene nur ein eingeschränktes Verhaltensrepertoire besitzen. Und dennoch: In allen Altersgruppen sind Verhaltensänderungen besser mit dem Schmerzereignis korreliert als physiologische Veränderungen [36].

Der Gesichtsausdruck korreliert bei Frühgeborenen weniger als bei Termingeborenen mit der Schmerzstärke, gilt aber als brauchbares Schmerzmessinstrument, z. B. in Form des NFCS (vgl. Kap. 2 und Anhang B; [8, 20, 24]).

Die akustischen Eigenschaften des kindlichen Schreies erlauben keine sichere Unterscheidung in Schmerz und Nichtschmerz [20, 36, 59], und bei intubierten Kindern ist die Schreiqualität selbstverständlich kein brauchbares Schmerzmessinstrument [20]. Die *Schreilatenz* korreliert wesentlich besser mit der Schmerzintensität als Schreilänge, Schreidauer, Anzahl der Schreie und das Intervall zwischen einzelnen Schreien (kleinere Latenz bei stärkeren Schmerzen [20]).

Neugeborene zeigen keine spezifische Schwelle der physiologischen oder Verhaltensantwort auf prozeduralen Schmerz, deren Überschreiten klar das Vorhandensein von Schmerz anzeigt [55].

In der klinischen Praxis ist die Verhaltensbeobachtung entscheidend für das Erkennen von Schmerzen bei Früh- und Neugeborenen [8], z. B. auch als NFCS (s. oben; [8, 24]). Die Schmerzbeurteilung sollte immer das Gestationsalter, den Bewusstseinszustand des Patienten und seinen Allgemeinzustand mit einbeziehen; Unruhe beispielweise kann auch einen *nichtschmerzbedingten* Grund haben (Hunger, Kälte u. a. [8]).

Für das Extremfrühgeborene oder Frühgeborene an der Beatmung existieren kaum validierte Schmerzmessskalen [2].

Es bleibt zu beweisen, dass die Schmerzmessmethoden für prozeduralen Schmerz auch für chronischen Schmerz Gültigkeit haben [36]. Als Instrument zur Messung chronischer Schmerzen wird die Chaosanalyse physiologischer Parameter vorgeschlagen [47]. Obwohl beim Neugeborenen die Schmerzstärke gemessen werden kann, sind klinische Relevanz der Messung und Nutzen über Früh- und Neugeborenen noch spekulativ [20].

13.3 Schmerzauswirkungen

Schmerz führt bei Kleinkindern zu Katabolismus, Hypermetabolismus, Hyperkaliämie, Hyperkoagulabilität, Infektanfälligkeit und verlangsamter Wundheilung [36]. Einige Autoren vermuten, dass Schmerz bei Frühgeborenen eine intrazerebrale Blutung auslösen kann [36]. Bei Ratten kam es unter frühkindlichem Stress zu einer persistierenden Up-Regulation der Kortikosteronrezeptoren [70], und Ratten, die in einem sehr frühen Entwicklungsstadium Schmerzreize erfahren hatten, zeigten als erwachsene Tiere ein verändertes Sozialverhalten [70].

Noch Monate nach Zirkumzision zeigten Kinder eine stärkere Schmerzreaktion auf Impfung als Unbeschnittene [65], was auch als Ausdruck posttraumatischen Stresses gedeutet werden kann [64]. Während Änderungen des Gesichtsausdrucks auf Schmerzreiz und kardiale autonome Reaktivität in früheren Extremfrühgeborenen gegenüber entsprechend alten Reifgeborenen keinen Unterschied zeigten [49], korrelierte bei 8- bis 10-Jährigen die emotionale Reaktion auf Bilder schmerzhafter Ereignisse mit der Zeitdauer ihres Aufenthalts als Extremfrühgeborene auf der Intensivstation [36].

Schließlich konnte die NOPAIN-Studie zeigen, dass wiederholte Schmerzstimuli das klinische und neurologische Outcome von beatmeten Frühgeborenen signifikant verändern können [36].

Dem Schmerz sind durchaus auch positive Aspekte zueigen, man denke nur an die Warnfunktion vor Gewebszerstörung, und, nach dem oben Gesagten, an die Gewöhnung an unbeeinflussbare umweltbedingte nozizeptive Reize. Vielleicht sollte unser Ziel nicht unbedingt die völlige Schmerzausschaltung sein, sondern die Modulation der Schmerzreaktion auf ein erträgliches Maß [3, 70], hat doch überaggressive Schmerztherapie ihre eigenen Nebenwirkungen [70].

13.4 Allgemeine Betrachtungen

Kritisch Kranke auf einer Neugeborenenintensivstation müssen täglich mehr als 100 Routinemanipulationen über sich ergehen lassen [25], ein nicht unerhebliches Maß an Stress und Schmerz. Die täglichen Routinepflegemaßnahmen führten bei beatmeten Neugeborenen zu noch stärkeren Schwankungen physiologischer und biochemischer Parameter als endotracheale Absaugung [52]. Allein bloßes Handling bedeutet wesentlichen Stress für kranke Frühgeborene [20]; bereits das Positionieren zur Lumbalpunktion führte bei kranken Frühgeborenen zu Veränderungen der Vitalparameter, die nicht durch subkutane Lidocainanästhesie zu beeinflussen waren [20].

Nach akuten schmerzhaften Reizen entwickeln Frühgeborene eine zeitweise Hypersensitivität („wind-up"), die durch Reize niederer Intensitiät (z. B. mechanische Beatmung) prolongiert wird [25]. In solchen Perioden werden sogar nichtgewebeschädigende Reize als Schmerz erfahren und mit einer entsprechenden organischen Reizantwort bedacht [59]. Analgesie und Anästhesie mögen solchen Stress verhindern.

Bei der *Schmerzbekämpfung* ist systematisches Vorgehen anzuraten [39]:

- Erkennen der Schmerzursache,
- Abschätzen der Schmerzstärke,
- Schmerztherapie.

> Schmerzvermeidung hat Vorrang vor Schmerzminimierung und Schmerzbekämpfung [2]!

13.5 Schmerzvermeidung, Schmerzminimierung

Da beim Früh- und Neugeborenen nicht eindeutig – auch nicht hinsichtlich der Folgen – unterschieden werden kann zwischen Stress und Schmerz, sind *beide* zu minimieren [2]: Unnötige schädigende Stimuli (akustisch, visuell, taktil, vestibulär) sind zu vermeiden [2]. Dies gilt auch für gutgemeinte, aber nicht evaluierte entwicklungsneurologische Stimulationsmethoden und soziale Interaktionen, die in ihrem Stresspotential medizinischen Interventionen in nichts nachstehen [22].

Pflegerische Maßnahmen – Prototyp ist das endotracheale Absaugen – sollen nur bei absoluter medizinischer Notwendigkeit stattfinden [36, 38]. Beatmungstuben sind sorgfältig zu fixieren, um mechanische Irritation zu vermeiden [34]. Es ist der am wenigsten schmerzhafte Modus eines jeden Eingriffes zu wählen [2], z. B. venöse statt kapillärer Blutentnahme [36, 38] und Vorzug einer Automatiklanzette vor manueller Punktion [1, 36].

Um die Zahl der Punktionen bestmöglichst einzuschränken, sind Blutuntersuchungen zusammenzufassen [34]. Immer sollte die Alternative eines arteriellen oder zentralvenösen Dauerzugangs geprüft werden [2]. Auf Injektionen ist zu verzichten, zumindest auf intramuskuläre und subkutane [33], und es ist auf ausreichende Analgesie zu achten (s. unten; [2, 36]).

13.6 Schmerzbekämpfung

Jegliche rationale Schmerztherapie steht und fällt mit einer ordentlichen Schmerzmessung [36], um zum einen ein adäquates Analgesieverfahren auszuwählen, und zum anderen die Therapie am Effekt zu tituieren.

13.6.1 Nichtpharmakologische Maßnahmen

Nichtpharmakologische Maßnahmen zur Schmerzbekämpfung listet Tabelle 13.1 auf.

Tabelle 13.1. Nichtpharmakologische Antinozizeption bei Früh- und Neugeborenen (*NG* Neugeborene, *FG* Frühgeborene). (Mod. nach [23])

Modus	Nichtnutritives Saugen (Schnuller)		Geschmack/Aroma (Süß)		Kängurukontakt o.ä.	
Patienten	*NG*	*FG*	*NG*	*FG*	*NG*	*FG*
Wirksamkeit	(+)	?	(+)	?	+	?
Latenzzeit	Gering	?	Gering	?	10 min	?
Quelle	[14, 20, 54]		[11, 14, 29, 31, 44, 50, 54, 62–64]		[2, 23, 30, 62]	

Schnuller, taktile Stimulation, Musik

Schon seit alters her ist es üblich, Babys mit dem Schnuller zu beruhigen. Im Experiment zeigte sich, dass Schnuller bei Neugeborenen nicht in der Lage sind, die schmerzbedingten physiologischen Veränderungen zu unterdrücken [59].

Andere Studien zeigten bei gesunden, nicht aber bei kranken Frühgeborenen eine partielle Wirkung auf Herzfrequenz- und Atemfrequenzanstieg [20]. Weder Schnuller, taktile Stimulation noch Musik hatten einen relevanten Effekt auf die Schmerzreaktion unter Zirkumzision [20], auch blieb der Serumkortisolspiegel unbeeinflusst [54].

Wenn bei Schnullerapplikation die Schreidauer als Schmerzmaß genommen wurde [14], mag allein die Tatsache des „Mundstopfens" diese signifikant verändert haben.

Geschmacksqualität „süß"

Die Geschmacksqualität „süß" [57], ob von Sucrose [40, 57, 70], Saccharose [8], Glukose [61] oder Süßstoff, vermag die Schmerzreaktionen bei Neugeborenen auf Lanzettenstich bzw. Impfung [40] signifikant, aber nicht relevant zu reduzieren [29, 54, 62].

Die Kombination Schnuller mit Süß wirkte ein wenig stärker [11, 14, 28, 40, 62]. Neben der doch bescheidenen Wirkstärke ist die kurze Wirkdauer der „Sucroseanalgesie" von Bedeutung [40]. Sucrose ist kein Ersatz für eine ordentliche (pharmakologische) Analgesie [40].

Einer kürzlichen Metaanalyse gelang es nicht, die optimale analgetische Sucrosedosis zu definieren, zu groß war die Spanne der verabreichten Dosen bei inkonsistenten Studiendesigns [31, 63, 64]. Es gibt erste Berichte über die erfolgreiche Repetitivapplikation von Sucrose [30].

Milch hatte einen noch geringeren analgetischen Effekt als Sucrose [50].

Wiegen, Lagerung, Hautkontakt

Simuliertes Auf-dem-Arm-Wiegen verstärkte bei Extremfrühgeborenen den Sucroseeffekt nicht [30]. Bauchlagerung war ineffektiv [61]. Enger Hautkontakt konnte bei Neugeborenen das Weinen um 82%, das Grimassieren um 65% vermindern [23], tröstende Maßnahmen hatten einen ähnlichen Effekt [2].

Schon vor einiger Zeit konnte gezeigt werden, dass in der Intensivstation bereits einfaches *Handauflegen* unter gleicher Kalorienzufuhr zu deutlich besserer Gewichtszunahme von Neugeborenen führte als in der Kontrollgruppe [19], ein Hinweis auf das Potential derartiger Maßnahmen.

13.6.2 Pharmakologische Intervention

Lokale Maßnahmen

■ **EMLA.** Lokal aufgetragenes Lidocain war bei der Lancettenpunktion wirkungslos [20]. Das gleiche gilt für die Applikation eines Lokalanästhetikums vor Lumbalpunktion bei akut kranken Kindern [54]. Um den optimalen Effekt zu erlangen, wird in einer anderen Arbeit die Applikation des Lokalanästhetikums 1 h vor der geplanten Maßnahme empfohlen [2], ein Timing, das durchaus mit dem klinischen Alltag interferieren kann.

EMLA (*e*utektische *M*ischung von *L*okal*a*nästhetika) vermag bei Eingriffen wie Venenpunktion, i.m.-Injektion oder Lumbalpunktion ab einem Alter von 3 Monaten den Schmerz wesentlich zu verringern [1]. Es wirkt jedoch nicht bei Impfungen im Alter von 4–6 Monaten und nur schlecht bei der Neugeborenenbeschneidung [1, 67]. Bei der Venenpunktion Neugeborener war sein Effekt nur moderat [20, 37]. Unwirksam ist es bei der Lanzettenpunktion des Termin- und des Frühgeborenen von 26–34 SSW [1, 36].

Der beim Frühgeborenen gesehene Anstieg der Met-Hb-Konzentration nach EMLA ist bei einer Einzeldosis irrelevant; *EMLA sollte allerdings nicht zusammen mit anderen Met-Hb-Bildnern (Sulfonamide, Acetaminophen, Nitroglycerin, Nitroprussid, Phenytoin u. a.) verabreicht werden, insbesondere nicht in einem Alter von <3 Monaten [36, 37] oder <1 Jahr [3], und auch nicht, wenn beim Patienten bereits einmal eine Methämoglobinämie aufgetreten ist [13].* Bei Atopikern und Frühgeborenen ist die Applikation nicht ganz unproblematisch, sind doch in diesen Gruppen nach EMLA-Applikation gehäuft lokal Purpura oder Petechien beobachtet worden [13]; in einer klinischen Studie an Neugeborenen wurde der EMLA-Studienarm wegen Irritation der Penisvorhaut (Applikationsort) mit Rötung und Blasenbildung abgebrochen [27].

■ **Regionalanästhesie.** Die Regionalanästhesie ist in der Hand des Spezialisten auch bei Neugeborenen eine ausgezeichnete Alternative, z. B. bei postoperativen Schmerzen in Form einer mehrtägigen Dauerinfusion zum epiduralen Block (vgl. Kap. 8) [2].

Zu beachten ist beim Neugeborenen eine mögliche Exkretionsverzögerung des Anästhetikums durch metabolitbedingte Abbauhemmung [36]. Die Erwachsenenkapazität des Cytochrom-P450-Systems – wesentlicher Abbauweg der meisten Lokalanästhetika – wird erst in einem Alter von 1 Monat erreicht [36].

Bupivacain gilt aufgrund seiner langen Wirkdauer und seines Sicherheitsprofils als Mittel der Wahl zur postoperativen Schmerzbekämpfung [36].

Für kleinere operative Eingriffe wird auch die Kombination einer lokalen Infiltrationsanästhesie mit systemischem Morphin empfohlen [8].

Systemische Pharmakotherapie

■ **Paracetamol.** Paracetamol (Acetaminophen) muss als Einzeldosis [68] wie nach multipler Applikation [69] auch beim Neugeborenen als sicher angesehen werden. Seine rektale Resorptionsgeschwindigkeit weist allerdings eine weite Variabilität auf – von 30 bis 120 min bis zum Erreichen der Maximalkonzentration [68, 69], und Blutspiegel und Effekt sind nicht korreliert [69].

Empfohlen wird eine „loading dose" von 30 mg/kg KG rektal [68, 69], gefolgt von 20 mg/kg KG rektal alle 6–8 h (Frühgeborene: 8 h, [66]) als Erhaltungsdosis [69]. Die dieser Empfehlung zugrunde liegende pharmakokinetische Analyse [69] weist allerdings methodische Mängel auf; entsprechend vorsichtig sind die Empfehlungen zu betrachten.

Die Kombination von Acetaminophen als potentiellem Met-Hb-Bildner mit EMLA ist nicht erlaubt!

Wie dem auch sei, beim Neugeborenen hat sich Paracetamol selbst bei der einfachen Lanzettenpunktion als unwirksam erwiesen [60]; als eine Art Basisschmerzmedikation nach kleineren schmerzhaften Eingriffen wie Leistenhernienoperation mag es taugen.

■ **Ibuprofen.** Über die Effektivität von Ibuprofen zur Schmerzbekämpfung im Neugeborenenalter liegen keine Studien vor [2].

■ **Opioide.** Opioide haben ihren Hauptangriffspunkt im ZNS und modulieren dort die Weiterleitung des nozizeptiven Reizes [45]. Die verschiedenen Opioidrezeptoren (s. Kap. 1) wirken im Zusammenspiel mit anderen Rezeptoren [45]. Durch Studien an neugeborenen Ratten weiß man, dass die Opioidrezeptoren in den ersten Lebenstagen (vergleichbar mit dem Zeitraum ab der 24. SSW beim Menschen) eine Vielzahl von funktionellen, anatomischen und zahlenmäßigen Entwicklungen durchmachen [17].

Bei Frühgeborenen entspricht beispielsweise die Dichte der μ_2-Rezeptoren (verantwortlich für die Atemdepression) derjenigen bei Säuglingen [51]. Die Anzahl der die Analgesie vermittelnden μ_1-Rezeptoren nimmt hingegen erst in den ersten postnatalen Tagen dramatisch zu. Über die Langzeitwirkungen von Opioidgaben in einem frühen Entwicklungsstadium ist nur wenig bekannt [45].

Unter Opioiden kommt es zu vermindertem Katabolismus und Umlenkung der Energieflüsse in Richtung Wachstum und Heilung. Opioide tragen positiv bei zur klinischen Stabilisierung kritisch kranker Frühgeborener [25], indem sie hämodynamischen, hormonellen und metabolischen Operationsstress bei Früh-und Neugeborenen mildern [21].

Unumstrittene *Indikationen* für Opioide bei Früh- und Neugeborenen sind starker Akutschmerz, postoperativer Schmerz, ECMO und Sterbebegleitung [8]. Der wissenschaftliche Beweis, dass bei beatmeten Neugeborenen die Gabe von Opioiden mit dem Zweck der Sedierung, Erlangung von Synchronizität zwischen Atmung und Beatmung, Verbesserung der Beatmung, Schmerzstillung und Stressverminderung vorteilhaft zu deren Genesung beiträgt, ist noch schwach [21].

Zur Sedierung kranker Frühgeborener verwendet, zeigen sich keine einheitlichen Ergebnisse hinsichtlich eines verbesserten Outcome [44]. Es existieren nur wenige Daten zur i.v.-Applikation von Opioiden bei kritisch kranken Frühgeborenen [21], und es gibt erst recht keine Daten, die für die generelle Überlegenheit eines bestimmten Opioids in der Neonatologie sprechen; Opioide, aus denen toxische Metaboliten gebildet werden mit der Möglichkeit der Auslösung zerebraler Krampfanfälle, sind allerdings besser zu vermeiden (vgl. Kap. 3; [2]).

Morphin

- *Wirkungen.* Morphin ist ein spezifischer Agonist des μ-Rezeptors [44]. Man kann unterscheiden zwischen sedierender und analgesierende Wirkung [7]. Die tatsächliche Morphinwirkung hängt wesentlich ab von den Serumkonzentrationen seiner verschiedenen Metaboliten, im Wesentlichen M3G und M6G:
  M3G antagonisiert die analgetische Wirkung von Morphin (umstritten!) und M6G [45], führt zu verringerter gastrointestinaler Motilität, zu Harnverhalt, Atemdepression und arterieller Hypotension [58] und stimuliert die Atmung [26].
  M6G ist 20-mal so analgetisch wie Morphin selbst [15] und atemdepressiv [8, 42, 45]. Es trägt signifikant bei zur Effektivität von Morphin. Aufgrund der bei Frühgeborenen geringeren M6G-Produktion ist Morphin in dieser Patientengruppe vermindert analgetisch wirksam [26].
- *Nebenwirkungen.* Häufige Nebenwirkungen von Morphin sind bei Neugeborenen und Kindern Atemdepression, Nausea, Erbrechen (letztere beiden weniger bei Neugeborenen), Sedierung (oft durchaus gewünscht), Pruritus (beim Neugeborenen schwer zu eruieren) und Harnverhalt [33] und damit keine prinzipiell anderen als beim Erwachsenen [33].
  Neugeborene sind anscheinend nicht anfälliger für morphininduzierte Atemdepression als ältere Kinder [15, 33, 45], wenngleich es dazu auch gegenteilige Angaben gibt [9].
  Der Widerspruch erklärt sich dadurch, dass einmal äquianalgetische Dosen verglichen werden [45] – die wegen der beim Frühgeborenen niedrigeren analgetischen Potenz von Morphin höher liegen als beim Erwachsenen [15] – und das andere Mal identische Serummorphinkonzentrationen [33].
  Die Atemdepression kann einige Stunden anhalten und auf Grund des Metabolismus *durchaus auch erst nach Stunden auftreten* [8, 26, 33]. Morphin gilt bei Neugeborenen, Kleinkindern und Schulkindern als sicheres Medikament [33].
- *Pharmakokinetik.* Mittlerweile liegt eine Vielzahl von pharmakokinetischen Daten auch zu Früh- und Neugeborenen vor [15, 21, 26, 32, 43, 58]. Das Verteilungsvolumen ist altersunabhängig; Halbwertszeit und Clearance sind altersabhängig [32, 42], wobei sich die 3 Parameter nicht unterschieden zwischen Frühgeborenen und Reifgeborenen und auch nicht mit dem Körpergewicht korreliert waren [15].
  Kompliziert wird die Pharmakokinetik durch die altersabhängige Enzymreifung, die zu deutlich unterschiedlichen Kinetiken der aktiven Metaboliten führt, was altersabhängige Unterschiede der Wirkprofile bedeutet (s. oben; [15, 26, 45, 58]). Die Pharmakokinetik weist in Neugeborenen eine signifikante interindividuelle Schwankungsbreite (Faktor 3–12) auf [21, 43].
  Darüber hinaus bestimmt auch die Grundkrankheit des Patienten seine pharmakokinetischen Kennwerte [15, 43]. Wegen der großen interindividuellen Spannbreite der Pharmakokinetik können Morphindosierungsempfehlungen nur einen Startpunkt bedeuten; die Dosis ist am Effekt zu titrieren (Tabelle 13.2 [8, 33]).

Tabelle 13.2. Startdosierungsempfehlungen *(LD)* zu Morphin. **Cave:** Verwende nur halbe Erhaltungsdosis *(ED)* nach kardiochirurgischen Eingriffen [43]). Beachte: Die Dosis ist am Effekt zu titrieren! (Nach [53, 73])

Indikation	Frühgeborene	Neugeborene	Säuglinge >1 Monat	Ab Kleinkindalter
Kurzeingriff, Akutschmerz	30–100 μg/ kg KG i.v.	50–200 μg/ kg KG i.v.	50–200 μg/ kg KG i.v.	50–200 μg/ kg KG i.v.
Beatmung, ECMO	LD 50 μg/ kg KG i.v.,	LD 50 μg/ kg KG/h i.v.	LD 50–100 μg/ kg KG i.v.,	LD 50–100 μg/ kg KG i.v.,
	ED 5–10 μg/ kg KG/h i.v.,	ED 10–20 μg/ kg KG/h i.v.	ED 10–30 μg/ kg KG/h i.v.	ED 20–40 μg/ kg KG/h i.v.
Postoperativ	30–100 μg/ kg KG i.v. alle 2–6 h Dauerinfusion: s. Beatmung (Tabelle 13.5)	50–200 μg/ kg KG i.v. alle 2–6 h [8] Dauerinfusion: s. Beatmung (Tabelle 13.5)	50–200 μg/ kg KG i.v. alle 2–6 h [8] Dauerinfusion: s. Beatmung (Tabelle 13.5)	50–200 μg/ kg KG i.v. alle 2–6 h [8] Dauerinfusion: s. Beatmung (Tabelle 13.5)

Der kontinuierlichen i.v.-Infusion wird eine bessere analgetische Wirkung zugeschrieben als Morphineinzelgaben [32], allerdings komme es schneller zu Toleranzentwicklung hinsichtlich der Analgesie, nicht aber der Hemmung der Peristaltik [8]. Nach Meinung der Autoren mag hinsichtlich der Entwicklung analgetischer Toleranz eine Missinterpretation vorliegen: Ist es nicht eher so, dass sich Toleranz hinsichtlich des sedierenden Effektes einstellt, wie vom Erwachsenen bekannt? Zieht man in Betracht, dass Morphin bei Früh- und Neugeborenen häufig als Sedativum und nicht als Analgetikum eingesetzt wird, mag leicht der falsche Eindruck der Toleranzentwicklung gegenüber dem analgetischen Effekt entstehen.

- *Indikation.* Ob in der Neonatologie die einzige Indikation für Morphin wirklich nur in der postoperativen Analgesierung besteht [8, 21], darf nach derzeitiger Datenlage bezweifelt werden, zeichnen sich doch Vorteile seiner Verwendung ab in der Kardiochirurgie und bei beatmeten Frühgeborenen – auch wenn die Datenlage hier noch nicht eindeutig ist und die NOPAIN-Studie nur wenige Frühgeborene einschloss [5].

Pethidin

Pethidin hat bei Frühgeboren zwar keinen Einfluss auf die intrazerebrale Zirkulation [59], wird aber zu toxischen Metaboliten metabolisiert, die akkumulieren und zerebrale Krämpfe verursachen können. Aus diesem Grund wird dank besserer Alternativen von seiner Verwendung in der Früh- und Neugeborenenmedizin *abgeraten* (vgl. Kap. 3).

Fentanyl

Fentanyl, ein synthetisches Opioid [45], wirkt bei gleicher Dosis 50- bis 100-mal stärker analgetisch als Morphin, da es dank seiner höheren Fettlöslichkeit besser an die zentralen Opioidrezeptoren bindet [8]. Seine Metaboliten sind kaum oder nicht aktiv [8, 45].

Die Nebenwirkungen ähneln denen von Morphin mit einem geringeren Akzent auf den kardiovaskulären oder sedierenden Effekten [8]. Fentanyl senkt den pulmonalen Gefäßwiderstand und wird deshalb gern beim PFC-Syndrom eingesetzt [8]. Unter Fentanyl (auch Sufentanil und Alfentanil) wurden in Neonaten Brustkorbstarre und Laryngospasmus beobachtet [2, 8], die – gegen den Preis der Intubation – durch ein Muskelrelaxans aufgehoben werden konnten [8]. Nach Kombinationsinfusion von Fentanyl mit Midazolam wurde bei Säuglingen von reversiblen Enzephalopathien berichtet [8].

Die Pharmakokinetik von Fentanyl ist bei Frühgeborenen und Neonaten sehr variabel [45]. Dosierungsvorschläge sind Tabelle 13.3 zu entnehmen. Wie bei Morphin gilt, dass die Dosis an der Wirkung zu titrieren ist [35].

Bei beatmeten Früh- und Neugeborenen erwies sich Fentanyl als mindestens ebenso wirksam zur Schmerzbekämpfung wie Morphin bei weniger Nebenwirkungen, insbesondere was die Darmmotilitätshemmung Frühgeborener betrifft [58]. Es senkte im Gegensatz zu Morphin die Plasma-β-Endorphinkonzentrationen [58]. Plasmaadrenalin und -noradrenalin wurden durch beide vermindert [58]. Eine ähnlich gute Wirkung zeigte Fentanyl in Kombination mit Tubocurarin und N_2O während der Ductusligatur bei Frühgeborenen [5]. In der placebokontrollierten Studie von Guinsburg et al. kam es allerdings in Neonaten unter Fentanyl zu einem signifikanten *Anstieg* des Schmerzwertes PCS (vgl. Kap. 2 [25]).

Bauer et al. kommen zu dem Schluss, dass der routinemäßige Einsatz von Fentanyl bei beatmeten Frühgeborenen nicht gerechtfertigt ist [8]. An Indika-

Tabelle 13.3. Startdosierungsempfehlungen *(LD)* und Erhaltungsdosis *(ED)* zu Fentanyl. **Cave:** Dosis reduzieren bei gleichzeitiger Applikation eines Sedativums. (Nach [59])

Indikation	Frühgeborene	Neugeborene	Säuglinge >3 Monat	Ab Kleinkindalter
Kurzeingriff, Analgesie	2 μg/kg KG i.v.	2 μg/kg KG i.v.	2–3 μg/kg KG i.v.	2–3 μg/kg KG i.v.
Kurzeingriff, Anästhesie	10 μg/kg KG i.v.	10 μg/kg KG i.v.	10–50 μg/kgKG i.v.	10–50 μg/kg KG i.v.
Beatmung, ECMO	LD 2–10 μg/kg KG i.v., ED 0,5–2 μg/kg KG/h i.v. [35]	LD 2–10 μg/kg KG i.v., ED 0,5–2 μg/kg KG/h i.v. [35]	LD 5–10 μg/kg KG i.v., ED 1–4 μg/kg KG/h i.v.	LD 10 μg/kg KG i.v., ED 2–5 μg/kg KG/h i.v.
Akutschmerz, postoperativ	2–4(–10) μg/kg KG i.v. alle 2–4 h Dauerinfusion: s. Beatmung (Tabelle 13.5)	2–4(–10) μg/kg KG i.v. alle 2–4 h Dauerinfusion: s. Beatmung (Tabelle 13.5)	5–10 μg/kg KG i.v. alle 2–4 h Dauerinfusion: s. Beatmung (Tabelle 13.5)	5–10 μg/kg KG i.v. alle 2–4 h Dauerinfusion: s. Beatmung (Tabelle 13.5)

tionen für Fentanyl werden akute starke Schmerzen und postoperative Analgesie genannt [8].

Sonstige Opioide
Es ist eine Reihe weiterer Opioide auf dem Markt mit z. T. interessanten Eigenschaften. Der Metabolismus von Remifentanil ist leber- und nierenunabhängig [41]. Diamorphin, lipophiler als Morphin, erzeugte verglichen mit letzterem bei beatmeten Frühgeborenen bei gleicher Wirkung weniger Neigung zu arterieller Hypotension und mag für diese Patientengruppe den Vorzug verdienen [71]. Insgesamt ist die Datenlage zu diesen Opioiden jedoch noch zu dünn für fundierte Empfehlungen.

■ **Sonderproblem: das beatmete Früh- und Neugeborene.** Jeder endotracheale Tubus bedeutet eine mechanische Irritation für den Patienten. Hinzu kommt der mehr oder weniger synchronisierte Beatmungsreiz. Der Gedanke liegt nahe, dass Beatmungspatienten – insbesondere solche, die den Sinn der Prozedur noch nicht rational erfassen können, eben Früh-, Neugeborene und Kleinkinder – einem besonderen Stress, vielleicht auch Schmerzen ausgesetzt sind.

Dazu passt die Beobachtung, dass die Serumkatecholamine beatmeter Frühgeborener <34 SSW mit RDS in den ersten 24 h durch Morphintherapie signifikant gesenkt werden konnten [8, 44, 56]; Blutdruck, IVH-, PDA- und Pneumothoraxinzidenz, Anzahl der Beatmungstage, Todesfälle [56], Schmerzscore und Herzfrequenz [8] waren jedoch gegenüber einer Placebogruppe *nicht* verschieden.

Interessanterweise stehen die Ergebnisse der jüngsten Studie auf diesem Gebiet dazu in krassem Gegensatz (s. unten; [5]). Noch ist allerdings deren Fallzahl zu klein für definitive Schlüsse.

Meperidine konnte die Beeinträchtigung beatmeter Neugeborener durch Routinemaßnahmen und die Dauer hypoxämischer Phasen verringern [52]. Hinsichtlich Morbidität und Mortalität war Morphin allein oder in Kombination mit Pancuronium allerdings einer alleinigen Relaxierung mit Pancuronium *nicht* überlegen [44]. Fentanyl per infusionem über bis zu 3 Tage konnte in einem ähnlichen Patientenkollektiv einen Stressscore, die Urinkatecholaminausscheidung und die Anzahl der SO_2-Abfälle signifikant reduzieren, „short term outcome" und Beatmungsparameter waren jedoch *nicht* anders als in der Vergleichsgruppe [35]. Dabei ist Fentanyl möglicherweise mit weniger (gastrointestinalen) Nebenwirkungen behaftet als Morphin [58].

Eine jüngste Studie mit zugegebenermaßen bescheidener Fallzahl zeigte an Frühgeborenen mit 24–32 SSW eine unter Morphin mit 4% signifikant und wesentlich reduzierte Inzidenz an Neuropathologie gegenüber einer Midazolam- (32%) oder Placebogruppe (24% [5]). Immerhin, die kurzzeitige Morphinexposition Frühgeborener <34 SSW zur Erleichterung der Beatmungsführung hat offenbar keine im Alter von 5–6 Jahren nachweisbaren Nebenwirkungen hinsichtlich Intelligenz, motorischer Funktion und Verhalten [2, 44].

Die Wirkung von Opioidinfusionen bei mechanischer Beatmung ist bisher nicht hinlänglich untersucht [8], und es fehlt der sichere Nachweis, dass die positiven Effekte die Gefahren von Sedierung und Analgesie aufwiegen [5, 21, 34]. Es wird sogar spekuliert, ob Opioidbehandlung nicht den Stress insgesamt vergrößert, z. B. durch verlängerte Beatmungsnotwendigkeit, Notwendigkeit einer Opioidentwöhnungsphase oder die Nebenwirkungen der Opioidmedikation [33]. Auch 1998 noch werden weitere und umfassendere gut geplante Studien gefordert, bevor die Opioidanalgesie zur Standardtherapie für beatmete Frühgeborene gekürt werden kann [20, 24].

13.6.3 Gebrauch von Analgetika und Anästhesie im klinischen Alltag

Noch bis 1977 war man der festen Überzeugung, bei der Neugeborenenbeschneidung und bei kleineren operativen Eingriffen bis zum 3. Lebensmonat auf suffiziente Analgesie verzichten zu können, weil Babys bis zu diesem Zeitpunkt ob der Unreife ihrer afferenten Schmerzfasern ohnehin keinen Schmerz empfinden könnten [59]. Erst 1999 wurde die Forderung erhoben, endlich mit den placebokontrollierten Studien zur Analgesie bei der Neugeborenenzirkumzision aufzuhören zugunsten effektiver Analgesie [46].

Zumindest in Kanada wird auf der NICU kaum Analgesie betrieben, postoperative Schmerzen ausgenommen [28]. Was Anästhesisten von Analgesie und Anästhesie bei Neugeborenen abhält, ist ihre Angst vor kardiovaskulären Komplikationen und Atemdepression [59]. Zwischen dem Vorliegen von Leitlinien zur Schmerzbekämpfung und dem tatsächlichen Gebrauch von Analgesie besteht nach einer jüngeren groß angelegten kanadischen Untersuchung *kein* Zusammenhang [28]. Das Erstellen von Leitlinien ist wohl nur ein erster kleiner Schritt hin zu einem Bewusstseinswandel des medizinischen Personals.

13.6.4 Auswirkungen einer gut geführten Anästhesie

Babys, die während chirurgischer Eingriffe eine potente Anästhesie bekommen hatten, waren während des Eingriffes stabiler und hatten weniger postoperative Komplikationen [59]. Auch in Extremfrühgeborenen konnten Analgesie und Anästhesie die hormonellen und metabolischen Folgen schmerzhafter Eingriffe abschwächen [34].

In der Neonatalkardiochirurgie wurden Stressreaktion und physiologische Veränderungen durch tiefe Anästhesie und hochdosierte postoperative Opioidanalgesie abgeschwächt, und es wurde geschlussfolgert, dass dadurch Komplikationsanfälligkeit und Mortalität gesenkt werden könnten [4].

13.7 Zusammenfassende Bewertung

Schmerz bedeutet in der Neugeborenenintensivmedizin ein signifikantes Problem. Wie ist ihm zu begegnen?

An allererster Stelle steht die *Schmerzvermeidung*, und bei allen Maßnahmen am Kind, pflegerische eingeschlossen, müssen wir kritisch den Nutzen hinterfragen. Es folgt die *Schmerzminimierung* durch die Wahl von geeigneter Maßnahme und richtigem Applikations-/Interventionszeitpunkt. Die *Schmerztherapie* schließt die antizipatorische Gabe von Analgetika ein. Es stehen nichtpharmakologische und pharmakologische Maßnahmen zur Verfügung.

Trotz einer Fülle von Studien zu nichtpharmakologischen Maßnahmen – „Süßanalgesie" eingeschlossen – überzeugen die Daten zu deren Wirkung nicht. Entweder waren die Ergebnisse zwar signifikant, aber in ihrem Ausmaß nicht relevant, oder – weitverbreitet – es wurden inadäquate Schmerzparameter untersucht, z. B. die Schreifrequenz oder -dauer, denen im Gegensatz zur Schreilatenz nur geringe Schmerzspezifität zugeschrieben wird.
Ob es sinnvoll ist, einen künstlichen, in seinen Langzeitauswirkungen an Frühgeborenen überhaupt nicht ausgetesteten Süßstoff in das Analgesiepanoptikum einzuführen – zumal Zucker als natürliche Alternative existiert –, muss mehr als fraglich bleiben.

Erstaunlich sind die positiven Wirkungen von Geborgenheit und menschlicher Wärme.

Die Effekte von EMLA und Paracetamol – beide sollten nicht kombiniert werden – sind bei Früh- und Neugeborenen noch nicht hinreichend belegt. Zur Opioidanalgesie liegen überzeugende Daten vor – aber eben auch nur zu einigen wenigen Indikationen, und die Früh- und Neugeborenenbeatmung zählt noch nicht dazu. Erst in allerjüngster Zeit liegt mit der NOPAIN-Studie eine Publikation vor, die eine wesentliche Reduktion der Neuromorbidität unter Opioidanalgesie beatmeter Frühgeborener aufzeigt und sich damit in Widerspruch zu früheren Arbeiten stellt [5]. Die Opioidnebenwirkungen sind nicht unerheblich, und bis zur uneingeschränkten Empfehlung einer Opioidanalgesie beatmeter Frühgeborener bedarf es erst noch einer besseren Datenlage.

Die Vielzahl der Schmerzscores misst akuten, aber nicht chronischen Schmerz, was die Aussagekraft der Studien zur Analgesie unter Beatmung nicht gerade stärkt. Chronischer Schmerz, obwohl von nicht abzustreitender Relevanz im Intensivbereich, ist ohnehin noch ein Stiefkind der Schmerzforschung.

Die Entscheidung, Neugeborenen Analgesie oder Anästhesie vorzuenthalten, sollte auf den gleichen Kriterien basieren wie beim Erwachsenen und sich nicht am Alter oder kortikalen Reifungsgrad des Patienten orientieren [46]. Immer muss eine detaillierte, neutrale und empathische Nutzen-Risiko-Abwägung erfolgen. Egal, ob sie Schmerz empfinden oder ihre physiologischen Reaktionen nur als nozizeptiver Reflex verstanden werden: Neugeborenen der Intensivstation sollten die gleichen Rechte auf adäquate Analgesie zugestanden werden wie älteren Kindern und Erwachsenen. Es ist zynisch, Neugeborene hinsichtlich Schmerzbekämpfung schlechter zu stellen als kleine Labortiere; bei denen besteht eine gesetzliche Pflicht zur Schmerzminimierung [59].

13.8 Analgesie auf der pädiatrischen Intensivstation

Im Interesse einer stringenten Argumentation wurde in diesem Kapitel die Schmerzproblematik jenseits der Neugeborenenperiode weitgehend ausgeklammert. Zu Schmerzphysiologie und Schmerzmessung bei älteren Kindern verweisen wir auf Kap. 1 und 2.

Auch Intensivpatienten jenseits des Neugeborenenalters sind einem nicht unerheblichen Stress ausgesetzt, sei es durch Grundkrankheit, Behandlung, Komplikationen, Pflegemaßnahmen oder auch durch die Behandlungssituation an sich. Vertraute Umgebung und Personen werden vermisst, die Zukunft ist unklar, der Patient fühlt sich ausgeliefert und hilflos, es entstehen Ängste.

Je älter der Patient, umso mehr kann man auf Verständnis für invasive Maßnahmen hoffen – aber auch Verständnis und Akzeptanz führen nicht zur Schmerzfreiheit. Sie steigern jedoch den Wert psychologischer Maßnahmen zur Schmerzprophylaxe und -therapie (vgl. Kap. 4).

Die pharmakologische Analgesie arbeitet mit Substanzen und (körpergewichtsbezogenen) Dosierungen, die zu denen in der Erwachsenenmedizin weitgehend identisch sind mit einem gegenüber Früh- und Neugeborenen erweiterten Therapiespektrum.

EMLA führt in Dosierungen von 0,5–2,0 g zur präinterventionellen Analgesie zu einer signifikanten Schmerzreduktion bei Hautperforationen mittels venöser und arterieller Kanülen, bei Anlage perkutaner Katheter, bei Shuntpunktion bei Dialysepatienten und bei Lumbalpunktionen (s. Kap. 7). Die Regionalanästhesie ist eine gute Wahl insbesondere bei Kurzeingriffen und postoperativem Schmerz (vgl. Kap. 8). Postoperativ und bei Verbrennungen kommen auch nichtsteroidale Analgetika/Antiphlogistika zum Einsatz (Kap. 6 und 8 [12, 66]).

Morphin bedeutet auch in der pädiatrischen Intensivmedizin den „golden standard“ in der Opioidanalgesie, hat allerdings in speziellen Situationen Konkurrenten, die ihm aufgrund ihrer Pharmakokinetik oder -dynamik überlegen sind. Dazu gehören Fentanyl (kurze Wirkdauer; gemeinsam mit Droperidol ideal zur Neuroleptanalgesie [18]) oder Methadon (aufgrund seiner langen Wirkdauer ideal zur Behandlung des Opoidentzugssyndroms).

Vereinfachtes Absetzschema nach längerdauernder Morphin- und/oder Midazolam- (= Dormicum)therapie

Um eine Entzugssymptomatik zu vermeiden, muss nach längerdauernder Morphin- oder Midazolamtherapie ausgeschlichen werden.

- ***Indikation zum Ausschleichen:***
  - Kontinuierliche Morphintherapie (Bolus oder per infusionem) >7 Tage
  - Kontinuierliche Midazolamtherapie (Bolus oder per infusionem) >7 Tage.

- ***Ausschleichschema Morphin:***
  1) Alle 12 h die Morphindosis schrittweise senken, z. B. bei Dauerinfusion 50 – 40 – 30 – 20 µg/kg KG/h i. v.
  2) Sind 20 µg/kg KG/h erreicht, alle 12 h die Morphindosis um 10 % der Ausgangsdosis senken (20 – 18 – 16 – 14 – 12 – 10), bis 10 µg/kg KG/h erreicht sind.
  3) Falls Morphingabe per infusionem: Die letzte *kumulative Tagesdosis* (in µg) aufteilen in 6 Boluseinzeldosen Morphin i. v.
  4) Nach weiteren 1 – 2 Tagen Morphin in eine *Äquivalenzdosis Methadon* umsetzen (Start mit 0,05 mg/kg KG Methadon alle 6 h p.o.). *Falls unter dieser Umstellung eine Entzugssymptomatik auftritt, Methadon um 0,05 mg/kg KG pro Dosis erhöhen, bis die Symptome verschwunden sind.* Vorteil von Methadon: wesentlich längere Halbwertszeit als Morphin, deshalb zunächst in 4, später in 2 Einzeldosen pro Tag aufzuteilen
  5) Über 1 – 2 Wochen Substitution abbauen bis auf Methadon 0,05 mg/kg KG/Tag in 2 Einzeldosen, dann *Stopp!*
- *Therapie von abbaubedingten Krämpfen:*
  Diazepam 0,1 – 0,3 mg/kg KG alle 6 h i. v.
- *Therapie von Entzugserscheinungen:*
  Clonidin 3–4 µg/kg KG/Tag verteilt auf 4 Einzeldosen p. o.
  Alternativ: Phenobarbital 2 – 4 mg/kg KG/Tag verteilt auf 2 Einzeldosen p. o.
- ***Ausschleichschema Midazolam (= Dormicum):***
  1) Für einen Tag Tagesdosis auf 70 % der zuletzt gehabten maximalen Dosierung reduzieren.
  2) Am nächsten Tag Tagesdosis auf 40 % der gehabten maximalen Dosierung reduzieren.
  3) 48 h nach Beginn des Dosisabbaus Midazolam STOPP!
- *Therapie von Abstinenzerscheinungen:*
  Midazolam 0,5 mg/kg KG **(p. o. oder rektal)**.
  Alternativ (exzellente Wirkung): Clonidin 5 µg/kg KG/Tag verteilt auf 4 Einzeldosen p. o.
- ***Monitoring der Entzugserscheinungen:***
  - Finnigan-Score.

Die pädiatrische Intensivmedizin betreut eine hohe Anzahl postoperativer (Kap. 8) und onkologischer Patienten (Kap. 9). Für Letztere mit ihren chronischen Schmerzen bedeutet die PCA (patientenkontrollierte Anästhesie) nicht selten die optimale Therapieform (Abschn. 9.4.3).

Typische Indikation zur Analgesie auf der Intensivstation ist neben der Analgesie bei Kurzeingriffen die tracheale Intubation mit anschließender künstlicher Beatmung. Die Tabellen 13.4 und 13.5 listen kochbuchartig eine Reihe von Analgesieoptionen auf; der Vollständigkeit halber werden passende Sedierungsregime gleich mitgenannt.

In der Praxis werden Analgesie und Sedierung häufig kombiniert.

Tabelle 13.4. Analgesie und Sedierung auf der pädiatrischen Intensivstation: Intubationsmedikation (Auswahlsets nach Altersgruppe)

Präparat	Handelsname	Dosierung	Bemerkung
Neugeborene			
Atropin	Atropin	0,01 mg/kg KG i.v. minimal 0,1 mg i.v. maximal 0,4 mg i.v.	Einmalig
Morphin	MSI	0,1 mg/kg KG i.v.	Gegebenenfalls nachspritzen
Midazolam	Dormicum	0,1 mg/kg KG i.v.	Gegebenenfalls nach einigen Minuten nachspritzen
Vecuronium-bromid	Norcuron	0,1 mg/kg KG i.v.	Oft nicht nötig
Säuglinge und Kinder			
Atropin	Atropin	0,01 mg/kg KG i.v. minimal 0,1 mg i.v. maximal 0,4 mg i.v.	Einmalig
Morphin	MSI	0,1 mg/kg KG i.v.	
Midazolam	Dormicum	0,1 mg/kg KG i.v.	
Vecuronium-bromid	Norcuron	0,1 mg/kg KG i.v.	Großzügige Indikation; Voraussetzung: Sicherheit in der Maskenbeatmung
Alle Altersgruppen (Alternative)			
Fentanyl	Fentanyl	5 µg/kg KG i.v.	Gegebenenfalls stattdessen Morphin 0,1 mg/kg KG i.v.
Etomidat	Hypnomidate	0,3 mg/kg KG i.v.	Wirkt innerhalb weniger Sekunden; wirkt nur für wenige Minuten; hat eine Art muskelerschlaffende Wirkung
Vecuronium-bromid	Norcuron	0,1 mg/kg KG i.v.	Meist nicht nötig
Schnelle Notfallintubation („rapid sequence intubation")			
Etomidat	Hypnomidate	0,3 mg/kg KG i.v.	Wirkt innerhalb weniger Sekunden ; wirkt nur für wenige Minuten
Succinylcholin	Succinylcholin	1 mg/kg KG i.v.	**Cave:** bei genetischer Anlage zu maligner Hyperthermie. **Cave:** nach großflächigen Brandwunden oder Muskelverletzungen älter als einige Stunden

Tabelle 13.5. Analgesie und Sedierung auf der pädiatrischen Intensivstation bei Kurzeingriffen und Beatmung

Präparat	Handelsname	Bolusdosis	Als i.v.-Dauerinfusion	Bemerkungen
Beatmete Neugeborene, Säuglinge, Kinder				
Morphin	MSI	0,1 mg/kg KG i.v.	10–30 (–...) μg/kg KG/h	Gegebenenfalls in einer Spritze mit Midazolam
Midazolam	Dormicum	0,1 mg/kg KG i.v.	0,03–0,1 mg/kg KG/h	Gegebenenfalls in einer Spritze mit Morphin
Alter >3 Monate				
Fentanyl	Fentanyl	3–5 μg/kg KG i.v.	1–4 μg/kg KG/h	Opioid
Ältere Kinder, Reserve				
Ketamine	Ketanest	1–3 mg/kg KG i.v.	10 (–80–150) μg/kg KG/min	Als Bolus Wirkdauer 5–8 min; Loading dose immer mit Atropin kombinieren; **Cave:** steigert den Hirndruck; Infusion *immer* mit Midazolam- (= Dormicum-)infusion kombinieren, sonst erzeugt es psychotische Zustände
Midazolam	Dormicum	0,1 mg/kg KG i.v.	0,03–0,1 mg/kg KG/h	
Neugeborene, Säuglinge, Kleinkinder, größere Kinder				
Chloralhydrat	Chloralhydrat	25–80 mg/kg KG p.o., rektal maximale Tagesdosis 200 mg/kg KG/Tag in 4 ED		Wirkeintritt nach 10–20 min, typische Wirkdauer 30–90 min; gut geeignet für Sedierung zu NMR, CT o.ä.

Wichtige Hinweise zu Analgesie und Sedierung

- Dosis nach Effekt titrieren; bei Dauertherapie Dosissteigerung nötig.
- Für Morphin extra Loading-Bolusdosis bei Erhöhung der Infusionsgeschwindigkeit, sonst tritt der Effekt zu langsam ein.
- *Immer* versuchen, die Ursache einer Unruhe zu beseitigen:
  - Tubus geknickt?
  - Tubusfehllage?
  - Unzureichende Beatmung?
  - Blase voll?

- Manchmal hilft vorübergehende Sedierung durch Bolusgabe, um Zeit zu gewinnen, das Problem zu beseitigen (z. B. Optimieren der Beatmung, Anfertigung eines Röntgenbildes).
- Bei nur leichter Grundsedierung ist es oft hilfreich, jeweils zum Versorgen einen Bolus von z. B. Fentanyl oder Ketanest oder Chloralhydrat extra zu verabreichen.
- Bitte nicht verwechseln: Sedierung ist Sedierung und keine Analgesie. Deshalb häufig Kombination von Sedativum mit Analgetikum.
  Merke: Phenobarbital sediert, verstärkt aber die Schmerzempfindung!
- *Achtung:* Eine Morphin- oder Midazolaminfusion über mehr als 7 Tage führt bei plötzlichem Absetzen zu Entzugssymptomen. Deshalb: Ausschleichen über mehrere Tage (Übersicht s. oben).

Auch auf der pädiatrischen Intensivstation verdient jeder Patient den nötigen Respekt und damit ausreichende Analgesie. Erschwert wird diese durch oft anzutreffende hämodynamische und/oder respiratorische Instabilität, was eine sorgfältige und situationsgerechte Medikamentenwahl erzwingt. Andererseits ist gerade die Intensivstation der Ort, wo notgedrungen in Kauf genommenen kardiovaskulären oder respiratorischen Nebenwirkungen gezielt begegnet werden kann (Katecholamine, künstliche Beatmung etc.). Dank des Routinemonitorings kann die Analgesie ausgereizt werden – so nötig, bis an die Grenzen der Dekompensation, etwa zur Durchführung invasiver Maßnahmen (vgl. Kap. 7), solange, bis durch den Heilungsprozess die Notwendigkeit dazu nachlässt. An dieser Stelle verschwimmen die Grenzen zwischen Intensivmedizin und Anästhesie.

Literatur

1. Acharya AB, Bustani PC, Phillips JD, Taub NA, Beattle RM (1998) Randomised controlled trial of eutectic mixture of local anaesthetics cream for venepuncture in healthy preterm infants. Arch Dis Child Fetal Neonatal Ed 78: F138–142
2. American Academy of Pediatrics, Canadian Paediatric Society (2000) Prevention and management of pain and stress in the neonate. Pediatrics 105: 454–461
3. Anand KJS, Hickey PR (1987) Pain and its effects in the human neonate and fetus. N Engl J Med 817: 1321–1329
4. Anand KJS, Hickey PR (1992) Halothane-morphine compared with high-dose sufentanil for anesthesia and postoperative analgesia in neonatal cardiac surgery. N Engl J Med 326: 1–9
5. Anand KJS, McIntosh N, Lagercrantz H, Pelausa E, Young TE, Vasa R (1999) Analgesia and sedation in preterm neonates who require ventilatory support. Arch Pediatr Adolesc Med 153: 331–338
6. Anand KJS, Sippell WG, Aynsley-Green A (1987) Randomised trial of fentanyl anaesthesia in preterm babies undergoing surgery: effects on the stress response. Lancet (1)8524: 62–66
7. Andrews K, Fitzgerald M (1997) Biological barriers to paediatric pain management. Clin J Pain 13: 138–143
8. Bauer K, Versmold H (1999) Analgesie bei Früh- und Neugeborenen. Pädiatr Prax 57: 169–78

9. Baumgartner R, Fauchère JC, Bucher HU (2000) Künstliche Süßstoffe reduzieren die Schmerzreaktion beim Guthrie-Test. Z Geburtsh Neonatol 204: S1
10. Barr RG (1998) Reflections on measuring pain in infants: dissociation in responsive systems and „honest signalling“. Arch Dis Child Fetal Neonatal Ed 79: F152–156
11. Blass EM, Watt LB (1999) Suckling- and sucrose-induced analgesia in human newborns. Pain 83: 611–23
12. Brent A StG (2000) The management of pain in the emergency department. Ped Clin North Am 47: 651–679
13. Calobrisi SD, Drolet BA, Esterly NB (1998) Petechial eruption after the application of EMLA cream. Pediatrics 101: 471–473
14. Carbajal R, Chauvet X, Couderc S, Olivier-Martin M (1999) Randomised trial of analgesic effects of sucrose, glucose, and pacifiers in term neonates. BMJ 19: 1393–1397
15. Chay PCW, Duffy BJ, Walker JS (1992) Pharmacokinetic-pharmacodynamic relationship of morphine in neonates. Clin Pharmacol Ther 51: 334–342
16. Derbyshire SWG, Furedi A (1996) "Fetal pain" is a misnomer. BMJ 313: 795
17. Dickenson A, Rahman W (1999) Mechanisms of chronic pain and the developing nervous system. In: McGrath PJ, Finley GA (eds) Chronic and recurrent pain in children and adolescents. IASP Press, Seattle, pp 5–39
18. Dripps RD, Eckenhoff JE, Vandam LD (1982) Introduction to anesthesia. The principles of safe practice. Saunders, Philadelphia, pp 152–154
19. Field T (1982) Alleviating stress in newborn infants in the intensive care unit. Clin Perinat 17: 1–9
20. Franck LS, Miaskowski C (1997) Measurement of neonatal responses to painful stimuli: A research review. J Pain Symptom Manage 14: 343–378
21. Franck LS, Miaskowski C (1998) The use of intravenous opioids to provide analgesia in critically ill, premature neonates: A research critique. J Pain Symptom Manage 15: 41–69
22. Gorski PA, Huntington L, Lewkowicz DJ (1990) Handling preterm infants in hospitals. Clin Perinatol 17: 103–112
23. Gray L, Watt L, Blass EM (2000) Skin-to-skin contact is analgesic in healthy newborns. Pediatrics 105: 14
24. Grunau RE, Oberlandr T, Holsti L, Whilfield MF (1998) Bedside application of the Neonatal Facial Coding System in pain assessment of premature neonates. Pain 76: 277–286
25. Guinsburg RG, Kopelman BI, Anand KJS, de Almeida MFB, Peres CA, Miyoshi MH (1998) Physiological, hormonal, and behavioral responses to a single fentanyl dose in intubated and ventilated preterm neonates. J Pediatr 132: 954–959
26. Hartley R, Quinn M, Green M, Levene MI (1993) Morphine glucuronidation in premature neonates. Br J Clin Pharmac 35: 314–317
27. Holliday MA, Pinckert TL, Kiernan SC, Kunos I, Angelus P, Keszler M (1999) Dorsal penile nerve block vs topical placebo for circumcision in low-birth-weight neonates. Arch Pediatr Adolesc Med 153: 476–480
28. Johnston CC, Collinge JM, Henderson SJ, Anand KJS (1997) A cross-sectional survey of pain and pharmacological analgesia in Canadian neonatal intensive care units. Clin J Pain 13: 308–312
29. Johnston CC, Sherrard A, Stevens B, Franck L, Stremler R, Jack A (1999) Do cry features reflect pain intensity in preterm neonates? A preliminary study. Biol Neonate 76: 120–124
30. Johnston CC, Stremler RL, Stevens BJ, Horton LJ (1997) Effectiveness of oral sucrose and simulated rocking on pain response in preterm neonates. Pain 72: 193–199
31. Johnston CC, Stremler R, Horton L, Friedman A (1999) Effect of repeated doses of sucrose during heel stick procedures in preterm neonates. Biol Neonate 75: 60–66
32. Kart T, Christrup LL, Rasmussen M (1997) Recommended use of morphine in neonates, infants and children based on a literature review, pt 1: Pharmacokinetics. Paediatr Anaesth 7: 5–11

33. Kart T, Christrup LL, Rasmussen M (1997) Recommended use of morphine in neonates, infants and children based on a literature review, pt 2: Clinical use. Paediatr Anaesth 7: 93–101
34. Kennedy KA, Tyson JE (1999) Narcotic analgesia for ventilated newborns: Are placebo-controlled trials ethical and necessary? J Pediatr 134: 127–129
35. Lago P, Benini F, Agosto C, Zacchello F (1998) Randomised controlled trial of low dose fentanyl infusion in preterm infants with hyaline membrane disease. Arch Dis Child Fetal Neonatal Ed 79: F194–197
36. Larsson BA (1999) Pain management in neonates. Acta Paediatr 88: 1301–1310
37. Larsson BA, Tannfeldt G, Lagercrantz H, Olsson GL (1998) Alleviation of the pain of venepuncture in neonates. Acta Paediatr 87: 774–779
38. Larsson BA, Tannfeldt G, Lagercrantz H, Olsson GL (1998) Venipuncture is more effective and less painful than heel lancing for blood tests in neonates. Pediatrics 101: 882–886
39. Lee TC, Charles BG, Harte GJ, Gray PH, Steer PA, Flenady VJ (1999) Population pharmacokinetic modeling in very premature infants receiving midazolam during mechanical ventilation. Anesthesiology 90: 151–157
40. Lewindon PJ, Harkness L, Lewindon N (1998) Randomised controlled trial of sucrose by mouth for the relief of infant crying after immunisation. Arch Dis Child 78: 453–6
41. LLoyd-Thomas AR (1997) Paediatric pain management – the next step? Paediatric Anaesthesia 7: 487–493
42. Lloyd-Thomas AR, Fitzgerald M (1996) Reflex responses do not necessarily signify pain. BMJ 313: 797–798
43. Lynn A, Nespeca MK, Bratton SL, Strauss SG, Shen DD (1998) Clearance of morphine in postoperative infants during intravenous infusion: The influence of age and surgery. Anesth Analg 86: 958–963
44. MacGregor R, Evans E, Sugden D, Gaussen T, Levene M (1998) Outcome at 5–6 years of prematurely born children who received morphine as neonates. Arch Dis Child Fetal Neonatal Ed 79: F40–43
45. Marsh DF, Hatch DJ, Fitzgerald M (1997) Opioid systems and the newborn. Br J Anaesthesia 79: 787–795
46. Maxwell LG, Yaster M (1999) Analgesia for neonatal circumcision. No more studies, just do it. Arch Pediatr Adolesc Med 153: 444–445
47. McIntosh N (1997) Pain in the newborn, a possible new starting point. Eur J Pediatr 156: 173–177
48. McLaughlin CR, Hull JG, Edwards WH, Cramer CP, Dewey WL (1993) Neonatal pain; a comprehensive survey of attitudes and practices. J Pain Symptom Manage 8: 7–16
49. Oberlander TF, Grunau RE; Whitfield MF, Fitzgerald C, Pitfield S, Saul JP (2000) Biobehavioral pain responses in former extremely low birth weight infants at four months' corrected age. Electronic Abstr: http://www.pediatrics.org #e6 page 107
50. Örs R, Özek E, Baysoy G, Cebeci D, Bilgen H, Türküner M, Basaran M (1999) Comparison of sucrose and human milk on pain response in newborns. Eur J Pediatr 158: 63–66
51. Pasternak GW, Zhang A, Tecott L (1980) Developmental differences between high and low affinity binding sites: their relationship to analgesia and respiratory depression. Life Science 27: 1185–1190
52. Pokela ML (1994) Pain relief can reduce hypoxemia in distressed neonates during routine treatment procedures. Pediatrics 93: 379–383
53. Polander DM, Berde CB (1993) Postoperative pain management. In: Coté CJ, Ryan JF, Todres ID, Goudsouzian NG (Hrsg) A practice of anesthesia for infants and children. Saunders, Philadelphia, pp 451–467
54. Porter FL, Wolf CM, Gold J, Lotsoff D, Miller JP (1997) Pain and pain management in newborn infants: A survey of physicians and nurses. Pediatrics 100: 626–632
55. Porter FL, Wolf CM, Miller JP (2000) Procedural pain in newborn infants: The influence of intensity and development. Electronic Abstr: http: //www.pediatrics.org #e13

56. Quinn MW, Wild J, Dean HG, Hartley R, Rushforth JA, Puntis JWL, Levene MI (1993) Randomised double-blind controlled trial of effect of morphine on catecholamine concentrations in ventilated preterm babies. Lancet 342: 324–327
57. Ramenghi LA, Evans DJ, Levene MI (1999) "Sucrose analgesia": absorptive mechanism or taste perception? Arch Dis Child Fetal Neonatal Ed 80: F146–147
58. Saarenman E, Huttunen P, Leppäluoto J, Meretojy O, Fellmann V (1999) Advantages of fentanyl over morphine in analgesia for ventilated newborn infants after birth. A randomized trial. J Pediatr 134: 144–150
59. Schuster A, Lenard HG (1990) Pain in newborns and prematures: Current practice and knowledge. Brain Dev 12: 459–465
60. Shah V, Taddio A, Ohlsson A (1998) Randomised controlled trial of paracetamol for heel prick pain in neonates. Arch Dis Child Fetal Neonatal Ed 79: F209–211
61. Skogsdal Y, Eriksson M, Schollin J (1997) Analgesia in newborns given oral glucose. Acta Paediatr 86: 217–220
62. Stevens B, Johnston C, Franck L, Petryshen P, Jack A, Foster G (1999) The efficacy of developmentally sensitive interventions and sucrose for relieving procedural pain in very low birth weight neonates. Nurs Res 48: 35–43
63. Stevens B, Ohlsson A (2000) Sucrose for analgesia in newborn infants undergoing painful procedures. Cochrane Database Syst Rev 2: CD001069
64. Stevens B, Taddio A, Ohlsson A, Einarson T (1997) The efficacy of sucrose for relieving procedural pain in neonates – a systematic review and meta-analysis. Acta Paediatr 86: 837–842
65. Taddio A, Katz J, Illersich AL, Koren G (1997) Effect of neonatal circumcision on pain response during subsequent routine vaccination. Lancet 349: 599–603
66. Tobias JD, Rasmussen GE (1994) Pain management and sedation in the pediatric intensive care unit. Ped Clin North Am 41: 1269–1292
67. Van Howe RS (1997) Neonatal circumcision. Lancet 349: 1257
68. Van Lingen RA, Deinum JT, Quak JME, Kzizenga AJ, van Dam JG, Anand KJS, Tibboel D, Okken A (1999) Pharmacokinetics and metabolism of rectally administered paracetamol in preterm neonates. Arch Dis Child Fetal Neonatal Ed 80: F59–63
69. Van Lingen RA, Deinum HT, Quak CME, Okken A, Tibboel D (1999) Multiple-dose pharmacokinetics of rectally administered acetaminophen in term infants. Clin Pharmacol Ther 66: 509–515
70. Winberg J (1998) Do neonatal pain and stress program the brain's response to future stimuli? Acta Paediatr 87: 723–725
71. Wolf AR (1997) Pain, nociception and the developing infant. Paediatr Anaesth 9: 7–17
72. Wood CM, Rushford JA, Hartley R, Dean H, Wild J, Levine MI (1998) Randomised double blind trial of morphine vs. diamorphine for sedation of preterm neonates. Arch Dis Child Fetal Neonatal Ed 79: F34–39
73. Yaster M, Bean J D, Schulman SR, Rogers MC (1996) Pain, sedation, and postoperative anesthetic management in the pediatric intensive care unit. In: Rogers M (eds) Textbook of pediatric intensive care. Williams & Wilkins, Baltimore, pp 1547–1593

14 Schmerztherapie in der Zahnheilkunde

P. Jöhren, O. Tarsaev, J. Dieckmann

INHALT

14.1 Einleitung

Traumatische Erfahrung mit Zahnschmerzen ist ein Hauptgrund für die Entstehung von Ängsten vor einer Zahnbehandlung. Trotz des technologischen und pharmazeutischen Fortschrittes auf dem Gebiet der Schmerzreduktion werden zahnärztliche Therapien häufig noch immer von Anspannung und Schmerz begleitet [6].

Physiologisch betrachtet ist die Mundhöhle ein sehr differenziertes Organ, das nicht nur die Nahrung zerkleinert, sondern diese auch aus der Umwelt aussuchen kann und als schmackhaft identifiziert. Ihre außerordentlich hohe Innervationsdichte mit Sinnesrezeptoren macht die Mundschleimhaut für alle chemischen und physikalischen Reize hochempfindlich. Zähne sind ausschließlich durch Schmerzfasern innerviert; schon kleinste chemische, physikalische oder mechanische Reize führen zu einer Schmerzperzeption.

Die Bedeutung der „Oralität“ als Empfindung wird unterstrichen durch die neurophysiologisch überdimensional große Projektion der Mundhöhle auf die sensorischen Areale der Hirnrinde.

Vor diesem Hintergrund wird klar, wie wichtig v. a. im Kindesalter eine adäquate, schmerzfreie Behandlung ist, um zu verhindern, dass durch traumatische Zahnbehandlungen eine Angsterkrankung mit Vermeidung des regelmäßigen Zahnarztbesuches entsteht („Zahnbehandlungsphobie“).

14.2 Schmerztherapie während des Zahndurchbruchs

Der Durchbruch der Milchzähne zwischen des 6. und 30. Monats kann für den Säugling mitunter zu erheblichen Schmerzen führen. In der Regel brechen die Milchzähne im Unterkiefer etwas früher durch als im Oberkiefer.

Trotz der Schmerzen, die der Säugling während der Eruption empfindet, ist bei normalem Verlauf keine unterstützende Schmerztherapie erforderlich. In seltenen Fällen jedoch kann es in der präeruptiven Phase zu kugeligen, erbs- bis kirschgroßen Auftreibungen der Gingiva kommen, durch die sogenannten *Durchbruchszysten* bläulich hindurchschimmern können. Die Zysten entsprechen einer Auftreibung des Zahnsäckchens.

Diese Befunde sind nur temporär und verschwinden mit dem Durchbruch der in den Zysten liegenden Zähne und bedürfen daher nur sehr selten chirurgischer Intervention. Sobald die ersten Zähne durchgebrochen sind, also mit Ende des 1. Lebensjahres, müssen die Eltern die Reinigung der Zähne mit Q-Tips oder einem sauberen Leinenläppchen vornehmen, um Infektionen der Gingiva vorzubeugen.

Bei druckschmerzhafter Infektion nach teilweisem Durchbruch der Zahnkronen, der so genannten Dentitio difficilis, kann der perikoronare Schleimhautbereich mit 10 %iger Bepanthenlösung touchiert werden. Auch das Auftragen von lokal antiphlogistisch wirksamen Salben wie Dynexan-Haftsalbe oder

Dontisolon führt häufig zu deutlicher Besserung der lokalen Symptome. Nur in seltenen Fällen ist unterstützend die Gabe von peripher wirksamen Analgetika in Form von Suppositorien indiziert.

14.3 Schmerztherapie bei Zahnschmerzen

Nach dem aktuellen Wissensstand ist die Zahnkaries eine bakterielle Infektionskrankheit, die auf die Verstoffwechselung von alimentär zugeführten Kohlenhydraten durch in der Plaque organisierte Mikroorganismen zurückzuführen ist [12].

Nach Keyes besteht in der gesunden Schmelzoberfläche durch die von außen einwirkenden Prozesse ein physikochemisches Gleichgewicht zwischen De- und Remineralisation [8]. Dies ist bei der Kariesentstehung zugunsten der Demineralisation gestört. Die beim Katabolismus der Nahrungskohlenhydrate entstehenden Säuren führen zur Destruktion der Schmelzoberfläche.

Der aus der Freilegung von Dentin resultierende Zahnschmerz wird als sehr starker, eher „heller" (epikritischer) Schmerz angegeben, der durch die Reizung von freien Nervenendigungen der A_{δ}- und C-Fasern des Trigeminusnervs entsteht. Diese Fasern füllen gemeinsam mit der vasalen Versorgung den Hohlraum des Zahnes und bilden die Zahnpulpa. Adäquate Stimuli stellen chemische, thermische und mechanische Reize dar. Die Transmission der Reize durch das Dentin wird durch Flüssigkeitsbewegungen in den Dentintubuli verursacht, die an der Grenze zwischen der Zahnpulpa und dem Dentin zu einer Abscherung der Nervenendigungen führen, die in den so genannten Dentintubuli bis in das Dentin hineinreichen (hydrodynamische Hypothese der Dentinsensibilität).

Infolge einer nicht therapierten Karies kommt es letztlich zu einer entzündlichen Reaktion der Pulpa (Pulpitis), die mit starken Schmerzen einhergehen kann. Wenn in der Phase der Pulpitis keine Therapie erfolgt, ist nach einer meist schmerzfreien enossalen Phase und Chronifizierung eine akute Exazerbation mit Durchbruch der Entzündung in die umgebenden Weichgewebe, begleitet von massiven Schwellungen möglich. Stellt sich der Durchbruch des entzündlichen Geschehens chronisch dar, imponieren im Bereich der Zahnwurzeln häufig kleine Fisteln, über die sich auf Druck Pus exprimieren lässt.

Eine akute Exazerbation ist dennoch jederzeit möglich. In der Regel muss hier symptomatisch eine Inzision nach dem Prinzip „ubi pus, ibi evacua" durchgeführt werden. Kausal muss der ursächliche Zahn trepaniert werden, um auch über die Öffnung des Pulpenkavums zur Mundhöhle eine Entlastung der Entzündung zu erreichen.

Eine Antibiose ohne Inzision ist nicht indiziert, da es sonst zur Abkapselung der Entzündung kommt. Ebenso wenig ist die Gabe eines Antibiotikums bei akuten Zahnschmerzen angezeigt. Die Therapie der Wahl besteht in der Abtragung des zerstörten Zahnhartgewebes und der Abdeckung des zur Mundhöhle exponierten gesunden Dentins durch Füllungsmaterial. Ist die Pulpa bereits lädiert, muss in der Regel eine teilweise oder vollständige Entfernung des infizierten Pulpengewebes erfolgen. Die antimikrobielle systemische Therapie hat nur dann ihre Berechtigung, wenn die Gefahr einer Ausdehnung in die verschiedenen Logen des Kopf-Hals-Bereiches besteht, oder wenn nach Inzision und bei massiver Schwellung kein Pus abfließt.

Muss ein Zahn extrahiert werden, weil der Zahn selbst oder der umgebende Knochen mit dem Zahnhalteapparat zu stark zerstört ist, stellt die vorherige Chronifizierung eine Conditio sine qua non dar.

Im akut entzündlichen Zustand wird durch die vermehrte Wasserstoffionenkonzentration der pH-Wert abgesenkt. Unter diesen sauren Verhältnissen liegt ein Lokalanästhetikum in ionisierter Form vor (bei normalem pH-Wert dissoziiert) und kann nicht durch den lipophilen Anteil der Nervenmembran zu den Natriumkanälen penetrieren, auf deren Blockierung seine analgetische Potenz beruht. Eine suffiziente lokale Schmerzausschaltung ist daher bei akut entzündlichen Prozessen nur selten zu gewährleisten.

14.3.1 Sonderfall: Mehrfachbehinderte Kinder

Es ist anzunehmen, dass mehrfachbehinderte Kinder häufiger an Zahnschmerzen leiden als ihre gesunden Altersgenossen:

- Eine Spastik der Mundmuskulatur führt zu Fehlstellungen von Zähnen und Kiefer, die die Zahnhygiene – die ja in der Regel durch Pflegende und nicht durch das Kind selbst durchgeführt wird – verkomplizieren.
- Das Problem wird aggraviert durch die die Mundschleimhaut verändernden Antikonvulsiva.
- Mehrfachbehinderte, sprachunfähige Kinder können nicht auf ihre Zähne als Schmerzursache hinweisen. Sie reagieren mit für sie schmerztypischen Verhaltensweisen, die vom Betreuer interpretiert werden müssen, was oft eine verzögerte Therapie nach sich zieht.

Je nach Behinderungsgrad und Einsichtsfähigkeit des Kindes muss eine zahnärztliche Behandlung im Wachzustand des Kindes – dies ist bei 40 % der behinderten Kinder möglich –, unter Sedierung oder in Intubationsnarkose durchgeführt werden. Die Universität Witten/Herdecke hat mit Schaffung des Bereiches „Zahnheilkunde für Behinderte“ der eben beschiebenen Problematik Rechnung getragen [3].

14.4 Schmerztherapie bei Erkrankungen der Mundschleimhaut

14.4.1 Entzündungen des Zahnbetts (marginale Parodontopathien)

Mit dem populärwissenschaftlich verwendeten Begriff „Parodontose“ wird im Allgemeinen ein möglicher Zahnverlust durch Erkrankungen des Zahnbetts verstanden. In der Fachsprache heißen diese Erkrankungen, die über eine Erkrankung des Zahnhalteapparates zum Zahnverlust führen können, marginale Parodontopathien. Zu ihnen zählen die entzündlichen Veränderungen der die

Zähne begrenzenden keratinisierten Schleimhaut, der Gingiva (Gingivitis). Ist auch der Knochen des Zahnhalteapparates mitbetroffen, spricht man von einer Parodontitis.

Die Gingivitis als Vorstufe der Parodontitis ist definiert als eine isolierte Entzündung der Gingiva. Sie ist immer assoziiert mit einer Belagbildung auf den Zähnen (Plaque). Durch unzureichende Mundhygiene verschiebt sich das Gleichgewicht zwischen Wirt und fakultativ pathogenen Keimen zu Gunsten der mikrobiellen Belastung. Schon im frühen Kindesalter können so Entzündungen der Gingiva entstehen.

Schützmanski stellte 1950 in einer Untersuchung an 1000 Schulanfängern fest, dass bereits 63,4% der Schulanfänger Karies hatten, 24,1% oberflächliche Zahnbettveränderungen, davon 0,3% in ulzerierender Form [10]. Nach Massler sind bereits 35% der 6-Jährigen an Parodontopathien erkrankt, 61% der 11-Jährigen und 60,3% der 17- bis 21-Jährigen [9]. Allerdings bilden Kinder bei ungehinderter Plaqueakkumulation geringere Gingivitiszeichen aus als Erwachsene. Offensichtlich ist präpubertär die Gefäßreaktion bei gleicher Zellantwort geringer ausgeprägt.

In einer aktuellen Studie des Instituts der deutschen Zahnärzte konnten trotz zunehmender Prophylaxeinhalte der zahnärztlichen Therapie in den zurückliegenden Jahren immer noch bei rund 2/3 der Kinder geringgradige bis mittelgradige Anzeichen einer Gingivitis gefunden werden. 1% wies sogar Zeichen einer starken Gingivitis auf [5].

Auch wenn die entzündlichen Veränderungen des Zahnhalteapparates immer mit Plaquebildung einhergehen, so ist dennoch die Reaktion des Wirtes sehr unterschiedlich, da die Ursachen der Parodontopathien multikausal sind und ihr Verlauf somit nicht mit der Belagsmenge korreliert, sondern durch die Virulenz der Erreger und durch die Wirtsfaktoren bestimmt wird.

So ist die Klinik dieser Erkrankung von dispositionellen, physischen, psychischen, von exogenen und endogenen Noxen gesteuert. Es sind beispielsweise eine Reihe von Medikamenten bekannt, die zu einer Vermehrung der Gingiva (Gingivahyperplasie) führen und damit die Zahnfleischtaschen vergrößern (Kalziumantagonisten, Immunsuppressiva, Phenytoin und Hydantoin). Daraus resultiert eine schlechtere Zugänglichkeit des Zahnhalteapparates für die Mundhygiene mit einer plaqueassoziierten Entzündungsreaktion. Auch eine herabgesetzte Wirtsreaktion bei systemischen Erkrankungen (Diabetes, Neutropenie, Agranulozytose und Trisomie 21) kann den Verlauf dieser Erkrankung begünstigen.

Die ersten Anzeichen einer Gingivitis treten bereits 2–4 Tage nach der bakteriellen Plaqueadhäsion auf. Die Gingivitis ist gekennzeichnet durch eine entzündliche Gefäßreaktion in der natürlichen Zahnfleischtasche, die zuerst lediglich mit einem Verlust der apfelsinenhautähnlichen Tüpfelung der Gingiva einhergeht. Die sich anschließende Rötung der Gingiva kann mit einer massiven Schwellung des Zahnfleischsaumes assoziiert sein, die als Zeichen der Entzündung schon auf Berührung blutet.

Als Therapie der Gingivitis steht die Beseitigung lokal irritierender Faktoren (überstehende Füllungsränder) und eine gründliche Zahnreinigung mit

Plaque- und Konkremententfernung im Vordergrund. Dadurch kommt es zum vollständigen Ausheilen der Gingivitis. Lokal können zusätzlich desinfizierende Mundspüllösungen wie Chlorhexidin-diglukonat 1% oder Kamillosan rezeptiert werden. Durch den Zahnarzt kann eine lokale Desinfektion mit 3%igem Wasserstoffperoxid vorgenommen werden. Im Kindesalter ist die Antibiotikagabe nur selten erforderlich. Um den Schmerz zu lindern, sollten unterstützend nichtsteroidale Antirheumatika eingesetzt werden.

14.4.2 Entzündungen im Bereich der nicht keratinisierten Mundschleimhaut

Es kann nicht der Anspruch dieses Übersichtsbeitrags sein, alle Mundschleimhauterkrankungen im Kindesalter und ihre Therapieformen zu besprechen. Hier sei auf umfassende Standardwerke, wie z.B. den (in der Quintessenz-Bibliothek erschienenen) *Farbatlas und Lehrbuch der Mundschleimhauterkrankungen* von Manfred Straßburg und Gerhard Nolle, verwiesen [11].

Dennoch sollen 2 schmerzhafte Mundschleimhauterkrankungen Erwähnung finden, die immer wieder zur Vorstellung von betroffenen Patienten in unserer Klinik führen:
- chronisch rezidivierende Aphten,
- Stomatitis herpetica.

Auch Kinder können bereits von einer aphtösen Veränderung der Mundschleimhaut betroffen sein, die bei Erwachsenen des jüngeren bis mittleren Lebensalters zu den häufigsten Erkrankungen der Mundschleimhaut gehört. Ihr erstes Auftreten fällt bereits in den Beginn des 2. Lebensjahrzehnts, und ihr rezidivierendes Erscheinen kann für die Betroffenen zu einer regelrechten Plage werden. Betroffen sind ausschließlich die nicht keratinisierten Bereiche der Mundschleimhaut wie Lippen, Zungenrand und Planum buccale mit Aussparung des harten Gaumens und des Zungenrückens. Die Ursachen für die Entstehung von Aphten sind letztlich ungeklärt.

Die Gingivostomatitis herpetica ist verursacht durch das Typ-I-Herpes-simplex-Virus. Sie tritt meistens begrenzt auf das Versorgungsgebiet eines Trigeminusastes auch im Bereich der keratinisierten Gingiva als akute Gingivitis auf. Ihr definitiver Nachweis erfolgt durch virusspezifische Nachweismethoden. Sie ist daher in der Regel gut von rezidivierenden Aphten abzugrenzen. Fieber, Abgeschlagenheit und Schwellungen der regionalen Lymphknoten können die lokale Infektion begleiten

Bei beiden genannten Stomatitiden besteht die Therapie v.a. in einer Bekämpfung des starken Brennens und der Schmerzen (v.a. auch bei der Nahrungsaufnahme). Beide Erkrankungen bilden sich im Laufe von 10–14 Tagen spontan wieder zurück. Die Effloreszenzen sollten lokal mit Kortikosteroiden in Form von oralen Haftsalben touchiert werden. Bei starken Schmerzen können anästhetisch wirkende Lutschtabletten und unterstützend systemisch gegebene NSAR helfen.

Eine systemische Gabe von Antibiotika ist nur bei einer nachgewiesenen bakteriellen Superinfektion angezeigt und sollte nur in diesen Ausnahmefällen vorgenommen werden. Eine systemische antivirale Therapie mit Aciclovir hingegen ist bei einem komplizierten Verlauf der Stomatitis herpetica erfolgversprechend und sollte unterstützend zur lokalen Therapie vorgenommen werden. Eigene Erfahrungen zeigen v.a. bei Aphten eine Linderung der Schmerzen durch Lutschen von Malzbonbons.

14.4.3 Schmerztherapie bei traumatischen Ereignissen

Traumatische Schädigungen der Frontzähne treten im Milchgebiss mit einer Prävalenz von 30–45% auf [1, 2]. Die häufigste Ursache für Zahnverletzungen bei Kindern sind Stürze, die meist zu Frakturen der Zähne und/oder Wurzeln mit oder ohne Beteiligung des Endodonts (Pulpa) führen. Bei freiliegendem Dentin und/oder eröffneter Pulpa können schon geringe thermische Reizungen zu sehr starken Schmerzen führen. Als weitere Folge akuter traumatischer Einflüsse kann es zu Verletzungen des umgebenden Knochens kommen.

Von der plötzlichen mechanischen Gewalteinwirkung eines akuten Traumas, z.B. durch einen Schlag oder einen Sturz, muss das chronische Trauma abgegrenzt werden. Die chronischen Traumatisierungen von Zähnen und Weichteilen durch so genannte Parafunktionen, wie Wangensaugen oder Knirschen mit den Zähnen, spielen bei Kindern jedoch nur eine untergeordnete Rolle und sollen hier vernachlässigt werden.

Traumata der Zahnhartsubstanz und des Zahnhalteapparates

Zahnfrakturen und Zahnluxationen sind die häufigsten Konsequenzen eines akuten Traumas bei Kindern und Jugendlichen, Tendenz steigend [4]. Dabei steht die reine Kronenfraktur, speziell die Fraktur ohne Eröffnung der Pulpa, im Vordergrund. Die am häufigsten betroffenen Zähne sind aufgrund ihrer Exposition die Ober- und Unterkieferfrontzähne. Immer ist bei einem solchen Trauma die Möglichkeit einer Commotio cerebri oder einer Subarachnoidalblutung zu bedenken. Dies sollte daher pädiatrisch untersucht werden.

■ **Traumata der Zahnhartsubstanz.** Die Traumata der Zahnhartsubstanz unterteilen sich in
- reine Kronenfrakturen mit und ohne Eröffnung des Pulpenkavums,
- kombinierte Kronen-Wurzel-Frakturen,
- Wurzelfrakturen.

Für diese einzelnen Verletzungsformen stehen etablierte Therapiekonzepte fest: Kronenfrakturen ohne Mitbeteiligung der Pulpa werden durch Restaurationen mit lichthärtenden Kompositkunststoffen versorgt. Die Abdeckung pulpennaher Bezirke erfolgt durch ein Kalziumhydroxidpräparat, das nachfolgend mit dem Füllmaterial abgedeckt wird. Ist die Pulpa zu breitflächig eröffnet, kann in Abhängigkeit von der Zeitdauer zwischen dem Trauma und der Erstversorgung eine Devitalisierung des Zahnes in Form einer Wurzelbehandlung erforderlich sein. Die zeitnahe Versorgung des traumatisierten Frontzahnes ist daher für die Vitalität des Zahnes von großer Bedeutung.

Die Behandlung von Wurzelfrakturen ist abhängig vom Verlauf der Fraktur und vom Wurzelwachstum. Bei ungünstigem Frakturverlauf an nicht ausgewachsenen Wurzeln ist eine Extraktion notwendig.

■ **Traumata des Zahnhalteapparates.** Bei der Traumatisierung des Zahnhalteapparates (Parodont) sind meistens Gingiva, Parodont und Endodont betroffen. Die klinische Klassifikation geht auf Andreasen zurück (Tabelle 14.1 [2]).

Die Behandlungsbedürftikgkeit des Traumas muss immer auch unter Berücksichtigung der Kooperation des Kindes entschieden werden.

Jedes **Milchzahntrauma** kann zu bleibenden Verletzungen der darunter liegenden Zahnkeime der 2. Dentition führen. Dies ist der wichtigste Grund für die eher zurückhaltenden therapeutischen Bemühungen im Milchgebiss:

Keiner Therapie bedürfen im Milchgebiss subluxierte, intrudierte und vollständig luxierte Zähne (keine Replantation!). Auch direkt vor dem Zahnwechsel sind meistens keine therapeutischen Maßnahmen erforderlich. Falls das Kind kooperativ ist, ist bei Luxationen eine Schienung der luxierten Zähne an den Nachbarzähnen durch den behandelnden Zahnarzt sinnvoll. Toleriert das Kind die erforderliche Schienung nicht, sollte weiche Kost verordnet werden, um eine weitere Traumatisierung des Zahnes zu vermeiden.

Im **bleibenden Gebiss** bedürfen die nicht therapiebedürftigen Formen der Konkussion und der Subluxation lediglich der Beseitigung von schmerzhaften Kontakten zum Gegenkiefer und regelmäßiger Kontrollen. Teilweise und vollständig dislozierte Zähne sollten heute immer erhalten werden. Sie müssen über einen Schienenverband ruhiggestellt werden. Im Unterschied zu exartikulierten Zähnen oder Zähnen mit Wurzelquerfrakturen, die ungefähr 3–

Tabelle 14.1. Klinische Klassifikation des Zahnhalteapparates. (Nach [2])

Klasse	Trauma	Beschreibung
1	Konkussion	Erschütterung des Zahnes ohne Luxation
2	Subluxation	Der Zahn ist in seinem Zahnfach gelockert, aber nicht disloziert
3	Intrusion	Der Zahn ist ad axim in den Kiefer gedrückt
4	Extrusion	Der Zahn ist ad axim aus seinem Zahnfach herausbewegt
5	Luxation	Der Zahn ist vollständig disloziert
6	Avulsion	Der Zahn ist nicht mehr in der Mundhöhle
7	Verletzungen der Gingiva	

6 Wochen ruhiggestellt werden müssen, reicht bei der Luxatio incompleta (Intrusion, Extrusion, laterale Luxation) in den meisten Fällen nach der Reposition eine Schienung von 10 Tagen aus.

Auch Zähne, die bereits mehrere Stunden oder Tage außerhalb der Mundhöhle waren, können replantiert werden, auch wenn die Wurzelhaut aufgrund der langen extraoralen Verweildauer längst abgestorben ist. In den folgenden Jahren kommt es zwar zur Resorption der Wurzel, diese kann aber durch ein 30minütiges Bad des Zahnes in 2,5 %iger, angesäuerter Natriumfluoridlösung verzögert werden.

Bei jeder Replantation ist eine Tetanusprophylaxe obligatorisch.

Liegt eine Disposition für traumatische Verletzungen vor (zerebrales Anfallsleiden, protrudierte Frontzahnstellung, fehlender Mundschluss, fehlende Weichteilbedeckung der Frontzähne, Hyperaktivität), so ist es durchaus sinnvoll, Eltern oder Betreuern einen kleinen Behälter mitzugeben, in dem durch einfache Zugabe einer Nährlösung mit antimikrobiellen und fungiziden Zusätzen die Wurzelhaut bis zu 48 h vital bleibt (z. B. Dentosafe). Ist ein derartiges Gefäß nicht verfügbar, sollte der luxierte Zahn bis zur Replantation in der Mundhöhle oder in Milch aufbewahrt werden.

Traumata des Weichgewebes und der ossären Strukturen

Bei der Wundversorgung kindlicher Patienten kann intraoral resorbierbares Nahtmaterial verwendet werden, um eine 2. Behandlung zum Entfernen des Nahtmaterials zu umgehen. Aufgrund der oft eingeschränkten Mundpflege ist eine antibiotische Abdeckung bei größeren Verletzungen indiziert. Eine regelmäßige Wundkontrolle ist bis zur Nahtentfernung nach etwa 7 Tagen durchzuführen. Sind kombinierte Verletzungen von intraoralen und extraoralen Strukturen vorhanden, muss zuerst in der Mundhöhle und sekundär außerhalb der Mundhöhle rekonstruiert werden.

Bevor extraorale Verletzungen voreilig versorgt werden, sollte die Mundhöhle genau inspiziert werden, ob Frakturen der Kieferknochen oder Traumata der Zähne eine intraorale Behandlung erfordern, die zum erneuten Einreißen der bereits versorgten extraoralen Strukturen führen würden. Im Bereich der Lippen ist aus ästhetischen Gründen eine Versorgung mit nicht resorbierbaren Nahtmaterial vorzuziehen. Nach gründlicher Wundtoilette wird ein primärer Wundverschluss angestrebt, der gerade in den sichtbaren Regionen von einem Spezialisten durchgeführt werden sollte. Nach der operativen Versorgung sollte eine adäquate postoperative Schmerztherapie (vgl. Kap. 8) durchgeführt werden.

14.5 Fazit

Für alle Therapien im stomatognathen System muss gelten, dass der Patient während der Behandlung keine Schmerzen empfindet. Die Entscheidung für eine lokale oder eine allgemeine Anästhesie wird dabei durch die Kooperation des Patienten, den Umfang der Therapie und die zu erwartenden Schmerzen bestimmt [7]. Je weniger traumatisch die Therapie für das zu behandelnde Kind ist, um so größer ist die Wahrscheinlichkeit, dass im reiferen Alter der regelmäßige Zahnarztbesuch und die Gesunderhaltung der Zähne zur Selbstverständlichkeit wird.

Literatur

1. Andreasen JO (1985) Challenges in clinical dental traumatology. Endod Dent Traumatol 1: 45
2. Andreasen JO (1988) Traumatologie der Zähne. Schlütersche Verlagsanstalt, Hannover
3. Cichon P, Grimm WD (Hrsg) (1999) Zahnheilkunde für behinderte Patienten. Schlütersche Verlagsanstalt, Hannover
4. Gängler P (1995) Lehrbuch der konservierenden Zahnheilkunde. Ullstein Mosby, Berlin Wiesbaden
5. Institut deutscher Zahnärzte (1996) Risikogruppenprofile bei Karies und Parodontitis. Deutscher Ärzte-Verlag, Köln
6. Jöhren P, Gängler P (1999) Die Zahnbehandlungsangst, die Zahnbehandlungsphobie. Defintionen und ätiologische Modelle (Teil 1). Zahnärztl Welt Ref 108: 685–688
7. Jöhren P, Tarsaev O, Buschmann F, Jackowski J (2000) Die Zahnbehandlungsangst, die Zahnbehandlungsphobie. Ein therapeutisches Konzept. Die Behandlung unter Allgemeinanästhesie (Teil 3b). Zahnärztl Welt Ref 109: 99–105
8. Keyes PH (1962) Recent advances in dental research. Bacteriology. Int Dent J 12: 443–450
9. Massler M, Schour I, Chopra B (1950) Occurrence of gingivitis in suburban Chicago school children. J Periodontol 21: 146
10. Schützmannski G (1950) Die sogenannte Spirillose (Gins) bei Schulanfängern. In: Gkorkhaus V (Hrsg) Zahn-Mund-und Kieferheilkunde in Vorträgen, Heft 2. Hanser, München
11. Straßburg M, Knolle G (1991) Farbatlas und Lehrbuch der Mundschleimhauterkrankungen. Quintessenz, Berlin, Tokio, Sao Paulo
12. Van Houte J (1994) Role of micro-organisms in caries etiology. J Dent Res 73: 672–681

15 Ergänzende, naturheilkundlich orientierte Pflege bei schmerzhaften Erkrankungen

G. Blaser

INHALT

Naturheilkundliche Pflege verlangt gute Krankenbeobachtung. Soweit bei den Standards Dosierungen angegeben werden, darf der Leser darauf vertrauen, dass die Autorin die Auswahl des Mittels und der Dosierung mit großer Sorgfalt getroffen hat. Für Angaben über Dosierungen und Applikationsformen kann jedoch keine Gewähr übernommen werden. Jede Dosierung erfolgt auf eigene Gefahr des Benutzers.

15.1 Einleitung

Einreibungen, Kompressen, Wickel und Ganzkörperwaschungen sind bei Kindern sehr beliebt. Sie ergänzen die therapeutischen Möglichkeiten bei Schmerzen im Kindesalter, sollen aber keinesfalls eine notwendige kausale oder gezielte medikamentöse Therapie verzögern oder ersetzen.

Zur Allergietestung wird vor Anwendung ätherischer Öle eine kleine Menge des Öls, der ölhaltigen Salbe oder des Tees an der Innenseite des Unterarms eingerieben. Treten Rötung, Juckreiz oder Schwellung auf, muss auf das Öl, die Salbe oder den Tee verzichtet werden. Ätherische Öle sollten grundsätzlich nur bei einer Erkrankung oder Funktionsstörung und nicht unkritisch bei gesunden Kindern aufgetragen werden, um Allergisierungen zu vermeiden.

Eine grundsätzliche Kontraindikation für den Einsatz ätherischer Öle ist die Abneigung des Kindes gegen den Geruch des Öls.

Von Salbei als Tee oder Öl wird bei der Neigung zu zerebralen Krampfanfällen abgeraten, da Salbei die Krampfschwelle zu senken scheint.

Sollte bei dem Patienten eine Thrombozytopenie vorliegen, werden Kompressen auf der Wärmflasche angewärmt und körperwarm aufgelegt. Direkt aufgelegte schwere Wärmflaschen könnten Blutungen verursachen.

15.2 Einreibungen

Die Durchführung erfolgt mit warmen, weichen und entspannten Händen. Das Öl oder die Salbe sollte vor Beginn in den Händen erwärmt werden. Die Einreibungen werden dem Kind natürlich vorher angekündigt.

Die Einreibungen wirken durch die Inhaltstoffe der verwendeten Öle und zusätzlich über die Berührung durch die Hände. Es wird ohne Druck und rhythmisch eingerieben, mit eindeutigem Hautkontakt. Die Einreibung fühlt sich idealerweise wie ein „Kommen und Gehen“ an. Bei den Einreibungen ist es wichtig, punktuelle, oberflächliche und streifende, zerstreute Berührungen zu vermeiden.

Mit den Händen werden Hauttemperatur, Muskeltonus und Spannung im Körper des Patienten wahrgenommen. Während der Einreibung sollte die ganze Aufmerksamkeit dem Patienten gehören. Unterhaltungen sind zu vermeiden. Nach der Einreibung ist eine kurze Zeit der Nachruhe wichtig.

Wenn keine spezielle Körperstelle für die Einreibung vorgesehen ist, richtet man sich bei der Auswahl der einzureibenden Körperregion nach den Wünschen des Kindes und den realen Möglichkeiten. Wegen Wunden, Kathetern und Elektroden müssen bestimmte Areale ausgespaart werden. Bevorzugt werden Rücken, Beine und Füße eingerieben.

Einreibungen mit ätherischen Ölen werden frühestens nach dem 12. Lebensmonat durchgeführt. Ausnahmen sind das Antiblähungsöl (Einsatz ab dem 3. Lebensmonat) sowie Rosen- und Lavendelöl (Einsatz ab dem 6. Lebensmonat).

Indikation	*Methode*
Schmerzen, allgemein (z. B. Erkrankungen des Bewegungsapparates, Neuralgien, Weichteilschmerzen mit sichtbarem Ödem)	Solum uliginosum comp. (Moor-Lavendel-Öl; z. B. Fa. Wala)
Abdominelle Schmerzen, Blähungen	Das Abdomen spiralförmig und ohne Druck im Uhrzeigersinn einreiben, um die Peristaltik anzuregen: – Melissenöl 5 % oder 10 % – Anti-Blähungsöl für Säuglinge: 100 ml süßes Mandelöl (Basisöl) + 1 Trpf. Fenchelöl + 1 Trpf. Korianderöl + 1 Trpf. Kümmelöl (ab 3 Monate) – Bauchweh-Ölmischung jenseits des Säuglingsalters: 50 ml Johanniskrautöl (Basisöl) + 2 Trpf. Fenchelöl + 2 Trpf. Estragonöl + 2 Trpf. Korianderöl + 2 Trpf. Kümmelöl Für Kleinkinder bis zum Alter von 3 Jahren nur die Hälfte der ätherischen Öle in das Basisöl geben!
Schlafstörungen, Unruhe	– Lavendelöl 2–5–10 %
Wundsein, trockene Haut	– Calendula-Kinderöl (z. B. Fa. Weleda) – Kamillenöl – Wundölmischung: + 75 ml Johanniskrautöl + 20 ml Sanddornöl + 20 Trpf. Manukaöl (ätherisch) + 60 Trpf. Lavendelöl fein (ätherisch)

Indikation	*Methode*
	Für Kleinkinder bis zum Alter von 3 Jahren 1/3, im Alter 3–7 Jahre 2/3 der Dosis der ätherischen Öle nehmen, ab 7 Jahre volle Dosis. Für Säuglinge nur Johanniskrautöl + Sanddornöl anwenden.
Übelkeit	50 ml Johanniskrautöl + 1 Trpf. Rosenöl + 8 Trpf. Lavendelöl fein + 4 Trpf. Litseaöl Geeignet für Kinder ab 1 Jahr. Mit dieser Mischung eine Baucheinreibung durchführen.
Stress, seelische Belastung, Angst	Rosenöl oder Malvenöl (z. B. Fa. Wala)
Depressive Verstimmung	50 ml Jojobaöl + 1 Trpf. Rosenöl türk. + 2 Trpf. Jasminöl (3–7 Jahre: 1 Trpf.)
Kälte, Frieren bei Anämie oder schweren Erkrankungen, Rekonvaleszenz	Schlehenblütenöl oder Johanniskrautöl 5%
Polyneuropathie nach Chemotherapie	Aconit-Nervenöl
Spastik	Lavendelöl 2–5–10%
Hämatome	Arnikaöl 5% oder Kytta F Salbe
Tachykardie	Aurum-Lavandulae-Rose-Salbe Pulsstellen und Herzgegend einreiben.
Sterbebegleitung	30 ml Jojobaöl + 2 Trpf. bulgarisches Rosenöl + 1 Trpf. Melissenöl + 2 Trpf. Zederöl + 1 Trpf. Irisöl oder: Aurum-Lavandulae-Rose Salbe Schläfen, Gesicht, Herzgegend, Pulsstellen bzw. die Stellen, die das Kind wünscht, einreiben.

15.3 Kompressen

■ **Eukalyptusölkompresse als Blasenauflage.** Eine Eukalyptusölkompresse als Blasenauflage wird unterstützend bei Blasenentzündungen, Harnverhalt im Rahmen einer Opioidtherapie und bei Inkontinenz eingesetzt.

Heilpflanze	*Eucalyptus citridiora*
Dosierung:	10 ml Basisöl (z. B. Olivenöl) + Eukalyptusöl: 1–2 Trpf. (Kinder 1–3 Jahre) 2–3 Trpf. (Kinder 3–7 Jahre) 3–4 Trpf. (Kinder 7–12 Jahre) 4–5 Trpf. (Kinder ab 12 Jahre)
Materialien:	– 1 Esslöffel Basisöl wie z. B. Olivenöl – Eukalyptusöl in entsprechender Dosierung – 1 zusammengelegtes Leinentuch Größe 20×30 cm oder 1 Mullkompresse 20×30 cm – 1 Plastiktüte (klein) – 1 Wärmflasche – 1 Waschlappen – 1 Wolltuch oder Rohwolle – 1 Moltonaußentuch
Durchführung in der Küche:	1. Mullkompresse oder Leinentuch in die Plastiktüte legen. 2. 1 Esslöffel Basisöl + entsprechende Menge ätherisches Öl daraufgeben. 3. Tüte verschließen und Stoff darin zusammendrücken. Der Stoff soll mit dem Öl getränkt sein, aber beim Herausnehmen nicht tropfen. 4. Wärmflasche mit 60° heißem Wasser füllen. 5. Ölkompresse in der verschlossenen Plastiktüte auf der Wärmflasche anwärmen, ebenso Waschlappen, Rohwolle oder Wolltuch.
Durchführung am Patienten:	6. Erwärmte Kompresse auf die Blasenregion auflegen. 7. Mit angewärmtem Waschlappen und Wolltuch zudecken. 8. Schlüpfer und Schlafanzughose oder Nachthemd darüberziehen. 9. Dünngefüllte Wärmflasche auf den Unterbauch legen. 10. Bei kalten Füßen Wollsocken anziehen und evtl. 2. Wärmflasche an die Füße legen.

	11. Wache Kinder auffordern, eine Hand auf die Kompresse zu legen und so die milde Wärme noch bewusster wahrzunehmen.
Auflagedauer der Kompresse:	In der Regel 30 min. Die Kompresse darf aber solange liegen bleiben, wie sie als angenehm empfunden wird.
Nachruhe:	30 min
Anwendungshäufigkeit:	2-mal tgl.
Nebenwirkungen:	Eine zu hohe Dosis kann zu Übelkeit, Erbrechen und Kopfschmerzen führen.
Pflegeerfahrung:	Gute Erfolge bei Harnverhalt, etwa 70 % der Patienten konnten bis zu 2 h nach der Auflage spontan Wasser lassen.

■ **Fenchelölkompresse.** Eine Fenchelölkompresse wird angewendet bei Verdauungsstörungen, Blähungen, abdominellen krampfartigen Schmerzen, Schluckauf, Übelkeit und Brechreiz im Rahmen einer Opioidtherapie. Sie sollte erst ab dem 3. Lebensjahr zum Einsatz kommen und wird durchgeführt wie die Eukalyptusölkompresse mit folgenden Änderungen:
1. Erwärmte Kompresse auf den Bauch auflegen.
2. Kompresse kann, wenn sie abends aufgelegt wird und der Patient darüber einschläft, über Nacht liegenbleiben.
3. Bei Übelkeit und Brechreiz die Kompresse im oberen Sternumbereich auflegen.

■ **Lavendelölkompresse.** Indikation für eine Lavendelölkompresse sind Nervosität, Unruhe, Stress, Ein- und Durchschlafstörungen im Rahmen von Schmerzzuständen, Husten und Bronchitis. Gern wird die Kompresse auch zur Unterstützung der Entspannung bei Schmerzen eingesetzt. Die Durchführung entspricht im wesentlichen der der Eukalyptusölkompresse mit folgender Änderung:
1. Erwärmte Kompresse auf die Brust im oberen Sternumbereich auflegen.

■ **Thymianölkompresse.** Die Heilpflanze Thymus vulgaris hat ihre Indikation vornehmlich bei Erkältung, Bronchitis, Keuchhusten, Reizhusten, zähem Schleim bei Beatmungspatienten und zur Förderung der Sekretolyse nach Extubation. Auch beim Reizhusten im Rahmen von Pleura und Lunge betreffenden Malignomen wurden mit der Thymianölkompresse gute Erfahrungen gemacht.

Die Durchführung entspricht der der Lavendelkompresse.

Thymus vulgaris ist der Name der Spezies. Zur Anwendung bei Kindern kommen die milden ätherischen Öle des Chemotyps Linalool und Geraniol.

15.4 Ganzkörperwäsche

■ **Juckreizreduzierende Ganzkörperwäsche mit Stiefmütterchentee.** Im Kindesalter kommt es häufiger als im Erwachsenenalter beim Einsatz von Opioiden zu Juckreiz. Gezielte pharmakotherapeutische Möglichkeiten sind begrenzt (s. Kap. 9). Hier kann eine Ganzkörperwäsche mit Stiefmütterchentee sehr hilfreich sein.

Stiefmütterchen (Herba viola tricolore) gehört zu den Veilchengewächsen und ist eine einjährige Pflanze, die etwa 20–30 cm groß wird. Die Blütezeit ist von Mai bis August. Sie wächst auf Äckern, trockenen Wiesen und im Garten. Zur Anwendung kommt das ganze Kraut. Wirksame Inhaltstoffe sind Saponine, Schleim, Flavonoide, Vitamin C und Methylsalicylglycosid.

Temperatur des Waschwassers:	30–35 °C
Zusätze:	Stiefmütterchentee: 1 Esslöffel (Säuglinge und Kleinkinder) 2 Esslöffel (Schulkinder) 3 Esslöffel (Erwachsene) mit 500 ml kochendem Wasser überbrühen und 5 min ziehen lassen, absieben und zu 3–4 l Wasser dazugeben.
Durchführung am Patienten:	Beruhigende Waschung; vom Körperstamm zur Peripherie ausleitend waschen.
Anwendungshäufigkeit:	1- bis 3-mal tgl.
Pflegeerfahrung:	Linderung des Juckreizes, Beruhigung des Patienten, Wirkung kann noch verstärkt werden durch orale Einnahme von Tee (tgl. 3-mal 1 Tasse)

■ **Schweißreduzierende Ganzkörperwäsche mit Salbeitee im Rahmen maligner Erkrankungen und der Therapie mit starken Analgetika.** Salbei gehört zu den Lippenblütengewächsen. Die ursprüngliche Heimat ist der Mittelmeerraum. Salbei wird kultiviert und wächst im Garten. Verwendet werden die Blätter und das daraus gewonnene ätherische Öl.

Temperatur des Waschwasser:	32–35 °C
Zusätze:	Salbeitee 1 Esslöffel (Säuglinge und Kleinkinder) 2 Esslöffel (Schulkinder) 3 Esslöffel (Erwachsene) mit 500 ml kochendem Wasser überbrühen und 5 min ziehen lassen, absieben und zu 3–4 Wasser dazugeben.

Durchführung am Patienten:	Vorbereitung wie bei der Ganzwaschung! An Armen und Beinen beginnend mit nassem Waschlappen waschen, Körper abtupfen, nicht abtrocknen
Anwendungshäufigkeit:	1- bis 2-mal tgl.
Pflegeerfahrung:	Bei Anwendung über einen längeren Zeitraum kann Salbei die Haut austrocknen, ggf. Rückfettung mit W/O-Lotion oder Pflanzenöl. Vermindert Schweißsekretion für 4–6 h

15.5 Pflegestandard für Wundsein im Gesäßbereich

Nicht nur im Säuglingsalter, sondern auch im Rahmen von Diarrhöen und chemotherapiebedingt kann eine Dermatitis im Perianalbereich auch bei älteren Kindern auftreten und starke Schmerzen verursachen. Meist sind Gesäßfalte und vorderer Gesäßbereich gerötet, manchmal ist der gesamte Gesäßbereich befallen. In dem warmen, feuchten Windelmilieu kann es zu einer Superinfektion kommen.

Maßnahmen	***Eingesetzte Mittel***
Reinigen:	Olivenöl oder Calendulakinderöl auf Watte oder weiche Einmaltücher geben
Waschen:	1. *Kamillentee* (entzündungshemmend, wundheilungsfördernd) 2. *Calendulablütentee* (entzündungshemmend, granulationsfördernd, desinfizierend) 3. *Salbeitee* (adstringierend, desinfizierend, antibakteriell, fungistatisch) 4. *Teemischung* zu je gleichen Teilen mit Kamillen-, Salbei- und Frauenmanteltee (wundheilend, desinfizierend, gerbend) – Mischung indiziert bei infiziertem, nässendem Wundsein 1 Esslöffel (Säuglinge und Kleinkinder) 2 Esslöffel (Schulkinder) 3 Esslöffel (Erwachsene) – Tee in Teekanne geben, mit kochendem Wasser übergießen, 5 min ziehen lassen, absieben und dem Waschwasser zugeben. 5. *Basensalz* (hautberuhigend, entzündungshemmend, stärkt die Selbstfettung der Haut) 1 gehäufter Teelöffel basisches Badesalz für die Kinderbadewanne (ca. 20 l). Dieses Bad entfettet nicht die zarte Babyhaut und brennt nicht in den Augen; auch für empfindliche Haut geeignet

Pflegen:

- Calendulasalbe 10 % (z. B. Fa. Weleda)
- Calendulababycreme + Propolistinktur (1 cm Salbe + 3 – 5 Trpf. Propolis)
- Tea-Tree-Creme (35 g Basiscreme + 30 g Olivenöl + 5 ml Propolistinktur + 10 – 30 Trpf. Tea-Tree-Öl). Besonders geeignet bei Windeldermatitis mit Pilzbefall
- Wundölmischung
  30 ml Olivenöl oder Johanniskrautöl
  + 45 Trpf. Lavendel extra (desinfizierend, schmerzstillend, kühlend)
  + 3 Trpf. Teebaumöl (desinfizierend)
  + 3 Trpf. Schafgarbe (granulationsfördernd)
  + 25 Trpf. Rosengeranie (granulationsfördernd)
- Schafgarbe erst ab 3. Lebensjahr einsetzen in einer Dosis von 1 Trpf. In den ersten beiden Lebensjahren Dosis der ätherischen Öle jeweils dritteln.
- Wundölmischung bei Pilzbefall
  30 ml Olivenöl oder Johanniskrautöl
  + 12 Trpf. Lavendel extra (desinfizierend, schmerzstillend, kühlend)
  + 12 Trpf. Thymian (antimykotisch, antibakteriell)
  + 12 Trpf. Teebaumöl (desinfizierend)
  In den ersten beiden Lebensjahren Dosis der ätherischen Öle jeweils dritteln.

15.6 Spezielle Mundpflege

Teezubereitungen für die spezielle Mundpflege sollen nicht in Metallgefäßen hergestellt werden, da Inhaltsstoffe sonst verändert werden können.

Zubereitungsarten

Aufguss:

- Blätter, Blüten, Samen
- Tee mit kochendem Wasser übergießen und zugedeckt einige Minuten ziehen lassen und danach absieben.

Aufkochung:

- Rinden, Wurzeln, Hölzer
- Tee in Kochtopf mit kaltem Wasser geben, zum Kochen bringen, 5 – 10 min zugedeckt leicht kochen lassen, Herdplatte abschalten und noch 10 min ziehen lassen, abseihen.

Kaltauszug:

- Spezielle Pflanzen mit hohem Schleimgehalt
- Tee in Kanne mit kaltem Wasser ansetzen und entsprechende Zeit ziehen lassen. Abseihen, evtl. auf Körpertemperatur erwärmen.

Cave:
Kaltauszüge bei immunsupprimierten Patienten wegen Infektionsgefahr nicht anwenden.

Anwendung

Haltbarkeit:

Teekannen müssen bei 93–96 °C gereinigt werden und verschließbar sein. Tees müssen mit abgekochtem Wasser zubereitet sein. Wenn diese Voraussetzungen erfüllt sind, darf der Tee 12–14 h benutzt werden.

Anwendungsdauer:

4 Wochen für einen speziellen Tee, danach eine Pause von 4 Wochen einlegen oder eine andere Heilpflanze auswählen.

Dosierung:

Bei innerlicher Einnahme bis 3 Tassen pro Tag:

- *Heilpflanzentees*
  Kinder bis 1 Jahr 1/2 Teelöffel Teedroge auf 250 ml
  Kinder bis 10 Jahre 1 Teelöffel Teedroge auf 250 ml
  Erwachsene 1 Teelöffel Teedroge auf 150 ml
- *Ätherische Öle*
  Kinder ab 3 Jahre 1 Trpf. auf 1 Glas Wasser
  Kinder ab 10 Jahre 2 Trpf. auf 1 Glas Wasser
  Erwachsene 3–5 Trpf. auf 1 Glas Wasser
- *Tinkturen*
  Kinder ab 3 Jahre 1 Trpf.
  Kinder ab 10 Jahre 2 Trpf.
  Erwachsene 3–5 Trpf.
  Vorsichtige Dosierung, ggf. Tropfenzahl erhöhen.
  Bei Überdosierung von Heilpflanzentees kann es zu Übelkeit und Kopfschmerzen kommen.

■ Entzündungshemmende Mundspülungen

Kamillentee:

- Tonisierend, desinfizierend, desodorierend wundheilungsfördernd.
- Aufguss 3 min ziehen lassen.
- Kamille gilt als „Antidot" bei homöopathischer Behandlung.

Salbeitee:
- Desinfizierend, austrocknend, gerbend, antimykotisch.
- Aufguss 10 min ziehen lassen.
- Gut geeignet bei Patienten mit starkem Speichelfluss.

Ringelblumentee:
- Desinfizierend, antibakteriell, antimykotisch, viruzid, antiphlogistisch, wundheilend.
- Aufguss 5–10 min ziehen lassen.

Thymiantee:
- Antibakteriell, antimykotisch, antiviral.
- Aufguss 5–10 min ziehen lassen.

Myrrhetinktur:
- Desinfizierend, desodorierend und granulationsfördernd.
- 3–5 Trpf. auf 1/2 Glas lauwarmes Wasser geben.

Australisches Teebaumöl (Tea-Tree-Öl):
- Antibakteriell, antimykotisch, schmerzstillend, entzündungshemmend.
- 1–3 Trpf. Tea-Tree-Öl auf 1/2 Glas lauwarmes Wasser geben.

■ **Schleimhautschützende Mundspülungen**

Malvenblüten:
- Reizmildernd, entzündungshemmend, wundheilungsfördernd.
- Kaltansatz 5–10 h ziehen lassen, gelegentlich umrühren und dann abseihen.
- Auf Wunsch vor dem Trinken leicht erwärmen.

Eibischwurzel:
- Reizmildernd, entzündungshemmend.
- Aufkochung 5 min köcheln lassen. Als Gurgelmittel wird die Eibischwurzel aufgekocht, da es förderlich ist, wenn die Stärke aus der Wurzel herausgelöst wird.

Leinsamen:
- 1 Esslöffel ganze Leinsamen mit 1/4 l kaltem Wasser übergießen und 20 min ziehen lassen, gelegentlich umrühren, Flüssigkeit abgießen und leicht erwärmen. Der Schleim legt sich bei diesen Anwendungen wie ein Schutzfilm auf die entzündeten und gereizten Schleimhäute und verschafft Linderung.

■ **Gerbende Mundspülungen**. Wenn die akuten Entzündungszeichen abgeklungen sind, kann ein Gerbmittel zur Stabilisierung der Schleimhaut gegeben werden, es wirkt adstringierend, antibakteriell und blutstillend. Die gerbenden Abkochungen können auch zu je gleichen Teilen mit entzündungshemmenden oder schleimhautschützenden Tees gemischt werden.

Ratanhiawurzeltinktur:	– 5–10 Trpf. auf 1 Glas lauwarmes Wasser geben.
Blutwurzeltee:	– 2–3 Esslöffel auf 1 l Wasser geben, aufkochen lassen, Hitze abschalten, 10 min ziehen lassen, abseihen.
Getrocknete Heidelbeeren:	– 2–3 Esslöffel auf 1 l Wasser geben, 5–10 min aufkochen lassen, 20 min ziehen lassen, abseihen.

Mundpflege gezielt nach Symptomen

Symptom	*Maßnahme*
Aphten:	– Gezieltes mehrfach tägliches Auftragen von Myrrhetinktur mit Stieltupfern auf die betroffenen Stellen; wenn der Patient dies toleriert, wird die Tinktur, die ein brennendes Gefühl auslösen kann, pur auftragen. – Mundspülung mit Kamillentee 2- bis 3-mal tgl. – Mundbalsam-Gel (z. B. Fa. Wala) mehrmals täglich nach gründlicher Reinigung der Zähne, besonders vor der Nachtruhe, auf die schmerzenden Stellen auftragen. Danach keine Mundspülung! – Zahnfleischbalsam (z. B. Fa. Weleda) kann mit Watteträger oder mit dem Finger in den schmerzenden Stellen einmassiert werden. Danach keine Mundspülung!
Borkenbildung:	– Mundspülung mit Kamille-Salbei-Tee mehrmals tgl. – Mundspülung mit Myrrhe-Ratanhia-Tinktur zu gleichen Teilen gemischt wie z. B. je 20 Trpf. auf 150 ml warmes Wasser – Butter mit Watteträger dünn aufstreichen, nach 5 min die aufgeweichten Beläge mit einer Teekompresse abwischen
Superinfektionen:	– Regelmäßige Zahnpflege – Mundspülen und Gurgeln mit Calendula-, Salbei-, oder Thymiantee – Mundspülen mit Rizol-neu-Öl: einige Tropfen Öl in 1 Glas lauwarmes Wasser geben und kräftig gurgeln und spülen. Inhaltsstoffe: 33,0 g Rizol-Rohstoff, 11,5 g Minzöl, 5,5 g Geraniumöl.

Herpes labialis:
- z. B. Lomaherpan-Salbe (Melissenblätterextrakt)
- ätherisches Melissenöl
- Propolistinktur (Kittharz der Bienen)
- Tea-Tree-Öl pur oder in wenig Basiscreme gemischt dünn auftragen

Rhagaden:
- Ausgewogene Ernährung
- Nahrungsergänzungsmittel in Form von Basica (Mineralstoffkonzentrat) oder Sanddornöl (einige Tropfen auf 1 Teelöffel Honig 2- bis 3-mal tgl.) oder Sanddornsaft (z. B. von Fa. Weleda).
- Lippenpflege mit Lippenbalsam

Trockener Mund:
- Auf ausreichende Trinkmenge achten
- Fruchtsäurehaltige Säfte trinken
- Mundspülung mit Malvenblütentee (Kaltauszug)
- Mundspülung mit NaCl-haltigen Mineralwässern
- Kauen von zuckerfreiem Kaugummi
- Nahrungsmittel essen, die kräftiges Kauen erfordern
- 1 Trpf. ätherisches Zitronenöl an den Naseneingang tupfen oder Patienten an einem Stück Zitrone riechen lassen
- Mundspülung mit Basensalz: 1 Messerspitze Basensalz auf 1/2 Glas lauwarmes Wasser, kräftig damit spülen

Soor:
Ergänzend zu antimykotischer Therapie den Mund vor oder nach jeder Mahlzeit ausspülen und ausspinseln mit:
- Mischung aus 20 g Stiefmütterchen, 20 g Salbei, 10 g Arnikablüten, 10 g Ringelblumen; Aufguss herstellen, 5 min ziehen lassen
- Mundspülung mit Para-Rizolöl (35,0 g Rizol-Rohstoff, 5,0 g Nelkenöl, 5,0 g Wermutöl, 5,0 g Walnussöl): 1–3 Trpf. in 1/2 Glas lauwarmes Wasser geben
- Salbeitee
- 5 Trpf. Tea-Tree-Öl + 1 Trpf. Melisse 100 %ig in 50 ml Rosenhydrolat mischen, in einer braunen Flasche gut verschütteln, vor jeder Anwendung die Flüssigkeit aufschütteln. Mehrmals tgl. mit Watteträger oder Kugeltupfer auf die befallenen Stellen auftragen.

Mund- und Zahnfleischblutungen:	– Spülung mit Kamillen-, Ringelblumen-, oder Thymiantee – Blutende Stellen mit Ratanhia- oder Blutwurztinktur abtupfen, bei starker Blutung getränkte Tupfer in die Wangentaschen einlegen
Parotitis (Ohrspeicheldrüsenentzündung):	– Getränkte Myrrhe oder Ratanhia-Tupfer in die Wangentaschen einlegen, 2 min liegenlassen, Tupfer erneuern – Wärmeanwendung von außen in Form von Kataplasmen, jedoch nur, wenn keine Speicheldrüsensteine vorliegen – Ätherisches Zitronenöl riechen lassen und an den Naseneingang tupfen – Mundausspülen mit Tees, die Bitterstoffe enthalten, z. B. Tausendgüldenkraut, Wermut, Enzianwurzel. Diese Tees regen die Speichelsekretion an. – Kauübungen durch Kauen von Brotrinde, Dörrobst oder zuckerfreiem Kaugummi
HIV-Infektion (zur Prophylaxe von Infektionen)	– Gute mechanische Reinigung der Zähne nach jedem Essen – Mundspülung mit Kamille-, Salbei-, Ringelblumen- oder Thymiantee mehrmals tgl. – Mundspülung mit Teemischung 20 g Stiefmütterchen, 20 g Salbei, 10 g Arnikablüten, 10 g Ringelblumen mehrmals tgl. – Mundspülung mit Para-Rizolöl (35,0 g Rizol-Rohstoff, 5,0 g Nelkenöl, 5,0 g Wermutöl, 5,0 g Walnussöl). 1–3 Trpf. in 1/2 Glas lauwarmes Wasser geben und kräftig damit den Mund spülen. – 5 Trpf. Tea-Tree-Öl + 1 Trpf. Melisse 100 %ig in 50 ml Rosenhydrolat mischen, in einer braunen Flasche gut verschütteln, vor jeder Anwendung die Flüssigkeit aufschütteln. Mehrmals tgl. mit Watteträger oder Kugeltupfer auf entzündete Stellen auftragen.

■ Mundpflege während antineoplastischer Therapie (Chemotherapie)

Indikation	*Maßnahme*
a Infektionsprophylaxe im chemotherapiefreien Intervall b Normale Mundschleimhaut	– Einreiben von Zähnen und Zahnfleisch mit Basensalz – Mundspülung und -gurgeln mit Kamillentee
a Patienten mit Chemotherapie und zu erwartender Aplasie mit Leukozytenwerten unter 1000/μl b Leichte Mundschleimhautentzündung c Freiliegende Zahnhälse und locker sitzende Zähne	– Zusätzlich Mundspülung mit Salbeitee
a Schwere Mundschleimhautentzündung	– Zusätzlich Mundspülung mit Ratanhiatinktur

15.7 Bezugsquellen und Weiterbildungsstätten

Bezugsquellen

- Heilpflanzentees:
  - Wala- und Weleda-Produkte sind über die Apotheke zu beziehen.
- Basensalzkörperpflegemittel:
  - Fa. Orgon, Dülmener Str. 33, 48163 Münster, Tel. 02536-33100.
- Propolistinktur:
  - Fa. Remmele, Leopoldstr. 1, 94032 Passau, Tel.: 0851-7880.
- Ätherische Öle:
  - Fa. Primavera, Am Fichtenholz 5, 87477 Sulzberg.
  - Gebhardt Naturkosmetik Gmbh, St.-Wendelin-Str. 3, 86935 Rott-Pessenhausen.
- Rizolprodukte:
  - Einhorn-Apotheke Erlangen, Tel. 09131-50494, Fax: 0931-51949.

Weiterbildungsstätten

- Ausbildung in rhythmischen Einreibungen:
  - Fortbildungsinstitut für Pflegeberufe, Bad Liebenzell, Tel.: 07052-2587.

Literatur

1. Zimmermann E (1998) Aromatherapie für Pflege- und Heilberufe. Sonntag, Stuttgart
2. Sonn A (1998) Wickel und Auflagen. Thieme, Stuttgart
3. Thüler M (1991) Wohltuende Wickel. Thüler, Worb (CH)
4. Lange P (1987). Hausmittel für Kinder. RoRoRo, Hamburg
5. Gebhardt M (1997) Natürliche Hautpflege für Babys und Kleinkinder. Midena, Augsburg
6. Fischer-Rizzi S (1996) Himmlische Düfte. Verlag Irisana, München
7. Weiss RF, Fintelmann V (1997) Lehrbuch der Phytotherapie. Hippokrates, Stuttgart
8. Wichtl M (1989) Teedrogen. Wissenschaftliche Verlagsgesellschaft, Stuttgart
9. Kraft K (2000) Checkliste Phytotherapie. Thieme, Stuttgart
10. Liese P, Hierholz T (1996) Kann auf pharmazeutische Produkte verzichtet werden? Kohlhammer, Stuttgart

Anhang A: Dattelner Schmerzfragebogen

INHALT

Bemerkung

- Zeichnungen: Monika Eckey

A.1 Fragebogen für Kinder

Hallo Du!

Wir möchten Dich ein paar Dinge zu Deinen Schmerzen fragen. Mit Deinen Antworten hilfst Du uns, Deine Schmerzen besser zu verstehen. Wenn Du eine Frage nicht verstehst, frag' einen Erwachsenen – Deine Eltern, den Arzt oder eine Krankenschwester. Und los geht's!

Heutiges Datum: ______________________

Dein Name: ______________________

Dein Alter ______________________

Mädchen

1. Bitte mach ein „X" an die Stellen, an denen Du Schmerzen hast und wo es Dir weh tut.

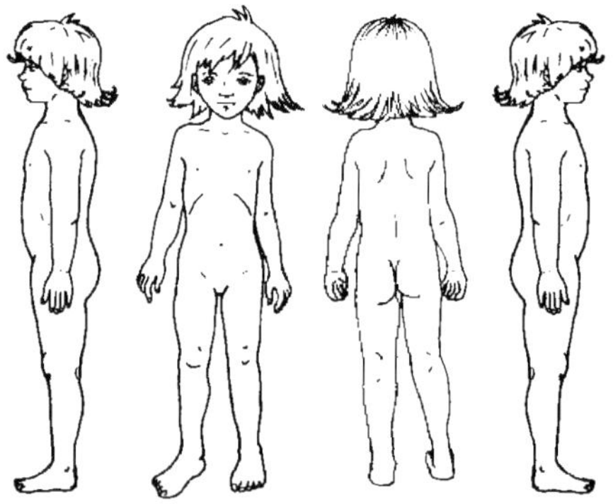

2. **Bitte mach zusätzlich einen Kreis um die Stelle, die Dir am meisten weh tut!**

Jungen

1. Bitte mach ein „X" an die Stellen, an denen Du Schmerzen hast und wo es Dir weh tut.

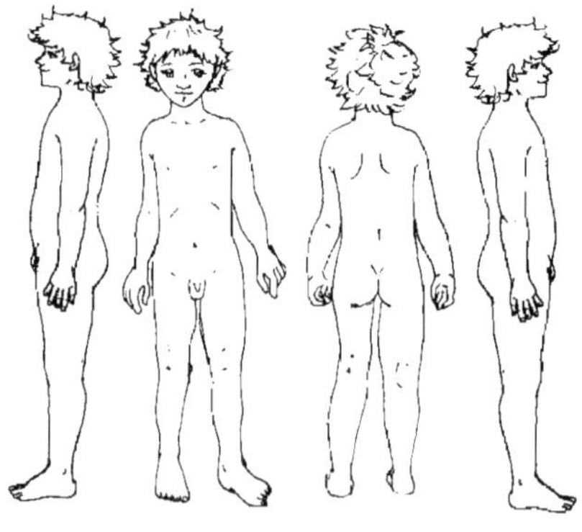

2. **Bitte mach zusätzlich einen Kreis um die Stelle, die Dir am meisten weh tut!**

3. Wie stark, sind die **Schmerzen**, um die Du eben den Kreis gemacht hast *zur Zeit*?

↘ 

bedeutet, dass Du zur Zeit keine Schmerzen hast,

↘ 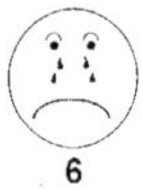

bedeutet, dass Du zur Zeit die stärksten Schmerzen hast, die Du Dir überhaupt vorstellen kannst.

Bitte mach ein Kreuz durch das Gesicht, das passt!

Keine Schmerzen

Stärkste vorstellbare Schmerzen

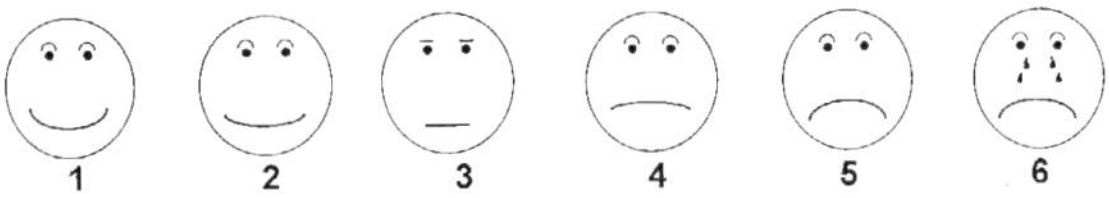

4. Wie stark waren Deine **stärksten** Schmerzen *in der letzten Woche*? Bitte mach ein Kreuz durch das Gesicht, das passt!

Keine Schmerzen

Stärkste vorstellbare Schmerzen

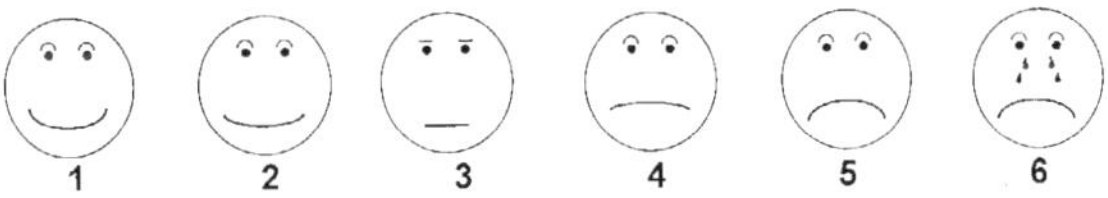

5. Wie stark waren Deine **schwächsten** Schmerzen *in der letzten Woche*? Bitte mach ein Kreuz durch das Gesicht, das passt!

Keine Schmerzen

Stärkste vorstellbare Schmerzen

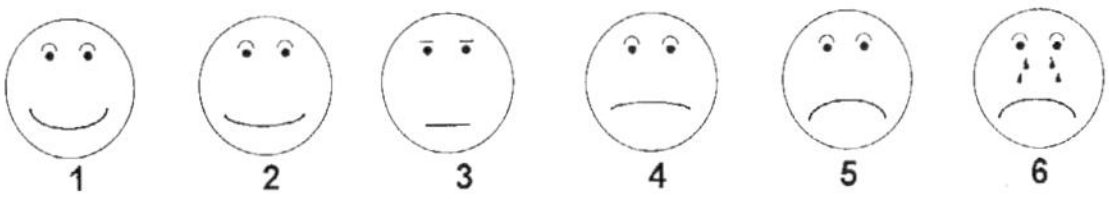

5b. Wie stark waren Deine Schmerzen, die Du in der *letzten Woche die meiste Zeit über* hattest? Bitte mach ein Kreuz durch das Gesicht, das am besten passt!

Keine Schmerzen

Stärkste vorstellbare Schmerzen

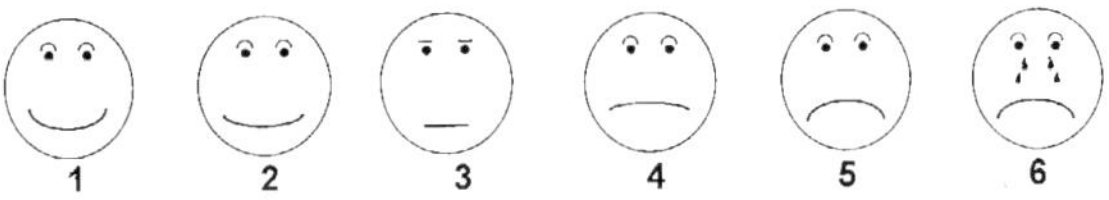

6.

	Ja	Nein
a) Mein Schmerz ist ganz tief drin und drückt! (dumpf)	○	○
b) Mein Schmerz sticht wie eine Nadel! (spitz/stechend)	○	○
c) Mein Schmerz kommt ganz plötzlich! (einschießend)	○	○
d) Mein Schmerz pocht wie mein Herz! (pulsierend)	○	○
e) Mein Schmerz brennt wie Feuer oder Brennesseln!	○	○
f) Bei Schmerzen zieht sich alles zusammen! (krampfartig)	○	○

7. Was glaubst Du, woher Deine Schmerzen kommen oder was der Grund für Deine Schmerzen ist?

____

____

____

8. Was tust Du, wenn Du Schmerzen hast?

____

____

____

9. Was tun Deine Eltern, wenn Du Schmerzen hast?

____

____

____

10. Kannst Du Deine Schmerzen beschreiben oder malen?

A.2 Fragebogen für Jugendliche

Hallo!

Dieser Fragebogen soll uns helfen, einen ausführlichen Überblick über Deine Schmerzen zu gewinnen. Alle Informationen, die wir aus diesem Fragebogen und durch Gespräche mit Dir erhalten, bleiben strikt vertraulich. Manche Fragen werden Dir „unwichtig" vorkommen und scheinen mit Deinen Schmerzen nichts zu tun zu haben. Schmerzen sind jedoch ein so umfassendes Problem, dass auch scheinbar unwichtige Kleinigkeiten für uns Bedeutung haben. Wenn Du bestimmte Fragen nicht beantworten möchtest, trag' bitte in das entsprechende Feld „Möchte nicht antworten" ein. Alles klar? Sonst frag' uns einfach!

Heutiges Datum: ______________________________

Dein Name: ______________________________

Dein Alter __________ Dein Geburtsdatum: ________________

Auf welche Schule gehst Du? (zum Beispiel: Realschule) ________________

Und in welche Klasse? Schulklasse: ________________

1. Welche schweren und/oder langdauernden *Schmerzprobleme* anderer Familienmitglieder oder Freunde kennst Du?

Familienmitglied	*Jahr der Erkrankung*	*Art der Erkrankung und Schmerzort*	*Ausgang der Erkrankung*
zum Beispiel: Bruder	*1997*	*Rheuma, Gelenke*	*besteht weiterhin*

Deine Schmerzgeschichte

2. *Wann* hat Dein aktuelles Schmerzproblem *begonnen*?

____

3. Welche *Beschwerden* hattest Du zu Beginn der Schmerzen (zum Beispiel: Kopfschmerzen mit Erbrechen einmal pro Monat, meistens montags)?

____

____

____

4. An welchen Körperstellen hattest Du bis jetzt Schmerzen (zum Beispiel „beide Kniegelenke, im Bauch und am rechten Fuß")?

___

___

___

5. Haben die Schmerzen in ihrer Stärke geschwankt (zum Beispiel: sind stärker geworden, sind schwächer geworden, sind gleich geblieben, ständig wechselnd, von April bis Juni 1998 ganz verschwunden usw.)? Wenn ja, versuche dies zu beschreiben

___

___

___

6. Hast Du etwas besonderes erlebt, als die Schmerzen begannen (zum Beispiel: mein bester Freund ist weggezogen; mein Hamster ist gestorben; ich habe die Schule gewechselt; ich habe die Vereinsmeisterschaft im Schwimmen gewonnen; ...)

___

___

___

Deine Schmerzen – jetzt

7. Bitte mach' ein „X" an die Stellen, an denen Du Schmerzen hast.

Mädchen

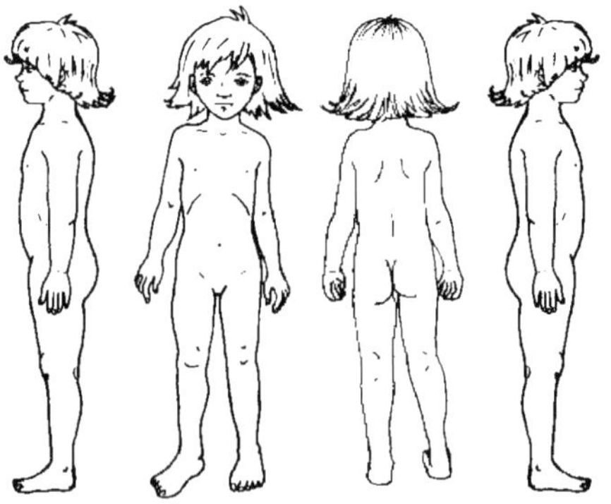

8. Bitte mach zusätzlich einen Kreis um die Stelle, die Dir am meisten weh tut!

Jungen

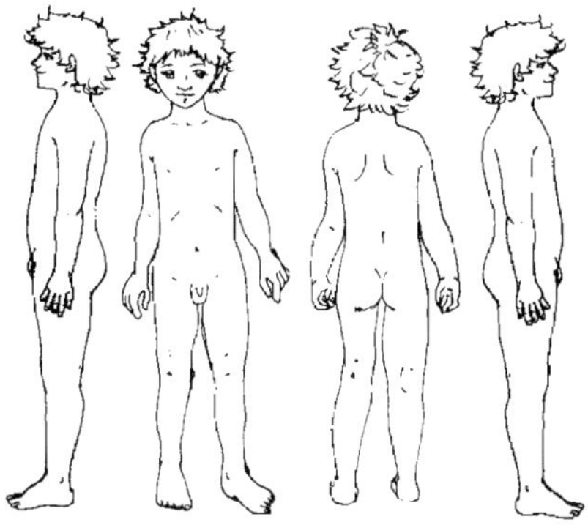

8. Bitte mach zusätzlich einen Kreis um die Stelle, die Dir am meisten weh tut!

9. Wie stark, sind die **Schmerzen**, um die Du eben den Kreis gemacht hast *zur Zeit*?

   ➘ 0 bedeutet, dass Du zur Zeit keine Schmerzen hast,
   ➘ 10 bedeutet, dass Du zur Zeit die stärksten Schmerzen hast, die Du Dir überhaupt vorstellen kannst.

   0 – 1 – 2 – 3 – 4 – 5 – 6 – 7 – 8 – 9 – 10
   Keine Schmerzen … Stärkste vorstellbare Schmerzen

10. Wie stark waren Deine **stärksten** Schmerzen, die Du *in den letzten (7) Tagen* hattest? Bitte mach ein Kreuz durch die Zahl, die stimmt!

   0 – 1 – 2 – 3 – 4 – 5 – 6 – 7 – 8 – 9 – 10
   Keine Schmerzen … Stärkste vorstellbare Schmerzen

11. Wie stark waren Deine **schwächsten** Schmerzen, die Du *in den letzten (7) Tagen* hattest? Bitte mach ein Kreuz durch die Zahl, die stimmt!

   0 – 1 – 2 – 3 – 4 – 5 – 6 – 7 – 8 – 9 – 10
   Keine Schmerzen … Stärkste vorstellbare Schmerzen

12. Wie stark sind die Schmerzen, die Du **die meiste Zeit über** hast? Bitte mach ein Kreuz durch die Zahl, die stimmt!

   0 – 1 – 2 – 3 – 4 – 5 – 6 – 7 – 8 – 9 – 10
   Keine Schmerzen … Stärkste vorstellbare Schmerzen

13. Was ist die schlimmste Zeit des Tages?

____

14. Was ist die beste Zeit des Tages?

____

15. An welchem Wochentag hast Du die meisten Schmerzen?

____

16. In welcher Jahreszeit oder welchem Monat hast Du die meisten Schmerzen?

____

17. Wie häufig hast Du **Schmerzen**?
    wenige Male pro Jahr ○
    wenige Male pro Monat ○
    mehrmals pro Woche ○
    einmal täglich ○
    mehrmals täglich ○
    dauernd ○

18. Wie lange dauern Deine Schmerzen (zum Beispiel: einige Minuten oder 2 Stunden)?

____

19. Wenn Du zur Zeit täglich Schmerzen hast, wieviel Stunden pro Tag sind das?

____

20. Wie sind Deine Schmerzen genau? (Bitte lies Dir alle drei Beschreibungen durch und kreuze danach das an, was für Deine Schmerzen stimmt!)
    ➢ Meine Schmerzen treten nur manchmal auf, zwischendurch habe ich keine Schmerzen. ○
    ➢ Ich habe dauernd gleichstarke Schmerzen. ○
    ➢ Ich habe dauernd Schmerzen, aber manchmal sind die Schmerzen viel stärker. ○

21. Bitte umkringele die Worte in der Liste, die zu Deinen Schmerzen passen. Wenn was fehlt, schreib einfach ein neues Wort auf! Du kannst so viele Worte umkringeln oder aufschreiben, wie Du magst.

beängstigend	kribbelnd	scharf	sprunghaft	eng
brennend	kühl	scheußlich	beißend	schreiend
heiß	ausbreitend	wund	einschießend	mörderisch

klopfend	drückend	hart	ängstlich	einsam
kneifend	unerträglich	pulsierend	grausam	schrecklich
kratzend	dumpf	traurig	juckend	ziehend
schlecht	oberflächlich	unangenehm	kalt	schwer
schneidend	hämmernd	außerhalb des Körpers	quälend	tief
stechend	warm	prickelnd	ermüdend	glühend
entnervend	marternd	elend	dehnend	………
………	………	lähmend	reißend	………
………	………	………	………	………

22. Wenn Du Schmerzen hast, hast Du dann *manchmal* noch andere körperliche Probleme?

Wenn ich Schmerzen habe,
- ist mir übel ○
- muss ich kotzen ○
- nervt mich helles Licht ○
- flimmert es mir vor den Augen ○
- stören mich laute Geräusche ○
- ist mir schwindelig ○
- wird die Haut ganz rot oder weiß ○
- wird die Stelle, wo's weh tut, dick ○
- bin ich ganz müde oder fertig ○
- muss ich oft zur Toilette ○
- hab ich ein komisches Gefühl in den Händen ○
- fühl' ich mich komisch ○

oder was noch? → ……………………………………… ○
→ ……………………………………… ○

23. Bemerkst Du schon, bevor die Schmerzen da sind, dass Du bald welche bekommst? Wenn ja, woran merkst Du, dass die Schmerzen bald anfangen werden? (zum Beispiel: ich bin müde; mir gehen bestimmte Gedanken durch den Kopf; meine Laune ist schlecht; ich fühle mich schlapp; …)

____

____

____

24. Gibt es bestimmte Dinge oder Ereignisse, die Deine Schmerzen **auslösen**? (zum Beispiel: zu wenig geschlafen, Aufregung vor einer Klassenarbeit, Kälte, körperliche Anstrengung beim Sport, Wetterwechsel, Licht, Lärm, Computerspiele, Fernsehen, Hektik, Schulprobleme, Wochenende oder Ferienbeginn, ...)

____

____

____

25. Erscheinen Dir Deine Schmerzen schlimmer, wenn Du

	Ja	*Nein*		*Ja*	*Nein*
müde bist	○	○	wütend bist	○	○
angespannt bist	○	○	beschäftigt bist	○	○
gelangweilt bist	○	○	einsam bist	○	○
glücklich bist	○	○	streitsam bist	○	○
unglücklich bist	○	○	aufgeregt bist	○	○

26. Was glaubst Du, woher Deine Schmerzen kommen oder was der Grund für Deine Schmerzen ist?

____

____

____

27. Was tust Du, wenn Du Schmerzen hast?

____

____

____

28. Was tun Deine Eltern, wenn Du Schmerzen hast?

____

____

____

29. Was würde sich ändern, wenn Du plötzlich keine Schmerzen mehr hättest?

____

____

____

30. Was *lindert* Deine Schmerzen und hilft dagegen? Was macht Deine Schmerzen schlimmer und *verstärkt* sie?

Situation	*lindert*	*keine Änderung*	*verstärkt*
➘ Körperliche Bewegung (zum Beispiel: Rennen, Fahrrad fahren, ...)	○	○	○
➘ Seelische Belastung (zum Beispiel: Klassenarbeit, Streit, ...)	○	○	○
➘ Ungünstige Körperhaltung (zum Beispiel: krummes Sitzen, langes Stehen, ...)	○	○	○
➘ Häufiges Aufstehen, Hinsetzen, Herumgehen	○	○	○
➘ Sich ausruhen, liegen, ruhighalten	○	○	○
➘ Meine Schmerzen können durch nichts verändert werden.	stimmt ○	stimmt nicht ○	

31. Gibt es noch irgend etwas anderes, wodurch Deine Schmerzen schlimmer werden?

Die Auswirkungen der Schmerzen auf Deinen Alltag

32. ***Stören Dich Deine Schmerzen*** bei folgenden Beschäftigungen? Umkreise bitte die Zahl, die Deiner Meinung nach am besten passt!

	Niemals	*Selten*	*Manchmal*	*Häufig*	*Immer*
Familienleben genießen	1	2	3	4	5
Essen/meinen Appetit	1	2	3	4	5
Freunde treffen	1	2	3	4	5
Sport	1	2	3	4	5
Schlafen	1	2	3	4	5
Fernsehen	1	2	3	4	5
Lesen	1	2	3	4	5
Hausaufgaben	1	2	3	4	5
Schulbesuch	1	2	3	4	5
Ins Kino gehen	1	2	3	4	5
Lieblingsbeschäftigung	1	2	3	4	5
Ungeliebte Beschäftigungen ...	1	2	3	4	5

Fällt Dir noch etwas anderes ein, wo Dich Deine Schmerzen stören? Oder möchtest Du einen Punkt etwas ausführlicher beschreiben? Hier kannst Du es aufschreiben!

33. Haben Dich Deine Schmerzen während der letzten drei Monate von Dingen abgehalten, die Du tun wolltest (z. B. in den Urlaub fahren oder reiten)?

Ja ○ Nein ○ Falls ja, was war das?

Vielen Dank!

A.3 Fragebogen für Eltern

Liebe Eltern,
dieser Fragebogen soll uns helfen, einen ausführlichen Überblick über die Schmerzproblematik Ihres Kindes zu gewinnen. Alle Informationen, die wir aus diesem Fragebogen und durch Gespräche erhalten, bleiben strikt vertraulich. Manche Fragen werden Ihnen „unwichtig" vorkommen und scheinen überhaupt nicht mit dem Problem Ihres Kindes im Zusammenhang zu stehen. Schmerzen sind jedoch ein so umfassendes Problem, dass auch scheinbar unwichtige Einzelheiten für uns Bedeutung haben. Wenn Sie eine bestimmte Frage nicht beantworten möchten, tragen Sie in das entsprechende Feld bitte „Möchte nicht antworten" ein. Bitte schreiben Sie in Druckschrift oder sehr deutlich.

Heutiges Datum: ______________________________

Ihr Name: ______________________________

Anschrift: ______________________________

____

Telefon: ______________________________

Ihre Beziehung/Verwandtschaft zum Kind (z. B. Mutter, Vater, Bruder, Großmutter): __________________ Alter: ____________

Daten des Kindes

Name: ______________________________

Alter ____________ Geburtsdatum: ____________

Geschlecht: ______________________________

Schulform (z.B. Realschule) ____________________ Schulklasse: ________

Informationen über die familiäre Gemeinschaft

Bitte nennen Sie alle Personen, die in familiärer Gemeinschaft mit dem Kind wohnen.

Beziehung zu Ihnen	*Alter*	*Geschlecht*
z. B. Lebenspartner	*35 Jahre*	*männlich*
z. B. Schwester	*10 Jahre*	*weiblich*

Kind und Familie

1. Bitte nennen Sie **alle** gesundheitlichen Probleme, die Ihr Kind früher hatte oder jetzt hat.

   ____

   ____

   ____

2. Wenn noch eine andere Person in der Familie gesundheitliche Probleme hat, nennen Sie bitte die Person und die gesundheitlichen Probleme, z. B. Sohn mit Asthma, Ehemann mit Herzbeschwerden!

   ____

   ____

   ____

3. Bitte nennen Sie alle schweren oder chronischen *Familienkrankheiten*, von denen Ihr Kind *weiß*.

Familienmitglied	*Jahr der Erkrankung*	*Art der Erkrankung*	*Ausgang der Erkrankung*
z. B. Onkel in Polen	*1997*	*Blutkrebs*	*geheilt*

4. Bitte nennen Sie alle schweren und/oder chronischen *Schmerzprobleme* anderer Familienmitglieder, die Ihr Kind *miterlebt hat.*

Familienmitglied	*Jahr der Erkrankung*	*Art der Erkrankung und Schmerzort*	*Ausgang der Erkrankung*
z. B. Bruder	*1997*	*Rheuma, Gelenke*	*besteht weiterhin*

5. Gibt es zur Zeit schwere Belastungen in Ihrer Familie (z. B. Scheidung, Trennung, schwere finanzielle Belastung, Krankheit)? Falls ja, benennen Sie diese bitte.

____

____

____

Schmerzgeschichte Ihres Kindes

6. *Wann* hat das aktuelle Schmerzproblem Ihres Kindes *begonnen*?

____

____

____

7. Welche *Beschwerden* hat Ihr Kind zu Beginn der Schmerzen gehabt?

____

____

____

8. Geben Sie bitte die Körperstellen an, wo Ihr Kind *bis jetzt* Schmerzen *hatte*?

____

____

____

9. Haben die Schmerzen in ihrer Stärke geschwankt (z. B. abnehmend, zunehmend, ständig wechselnd, von April bis Juni 1998 ganz verschwunden usw.)? Wenn ja, beschreiben Sie dies bitte.

____

____

____

10. Wie haben Sie auf die Schmerzen Ihres Kindes zu Anfang reagiert?

11. Traten zu Beginn der Schmerzen größere Veränderungen in Ihrem oder dem Leben Ihres Kindes auf? Bitte erläutern Sie.

Aktuelle Schmerzen

12. Bitte markieren Sie durch ein „X“ die Stellen, an denen Ihr Kind Schmerzen hat.

Mädchen

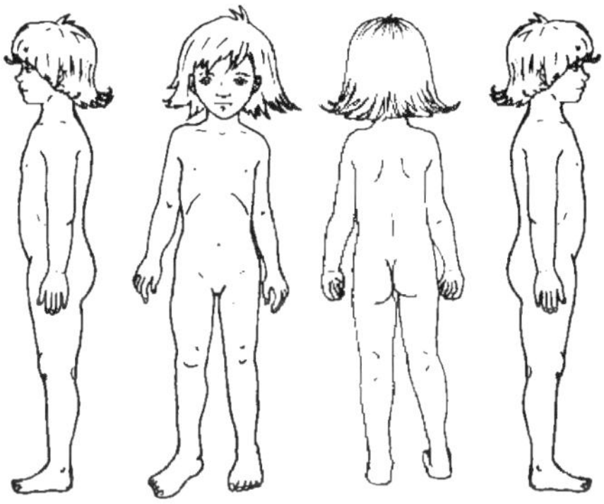

Bitte markieren Sie zusätzlich mit einem Kreis die am meisten schmerzende Stelle.

Jungen

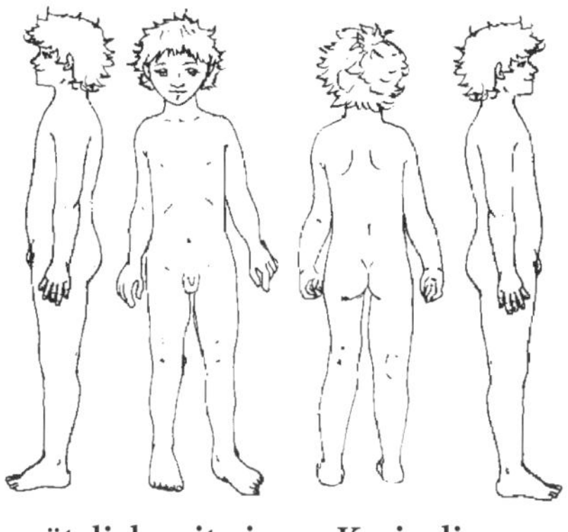

Bitte markieren Sie zusätzlich mit einem Kreis die am meisten schmerzende Stelle.

13. Wie nennen Sie die Schmerzen Ihres Kindes? (Zum Beispiel „Kopfschmerzen", „Gelenkschmerzen", „Bauchweh", „Rückenweh" etc.). Bitte geben Sie die Schmerzen in der Reihenfolge der Stärke an, die stärksten Schmerzen zuerst.
Schmerzproblem Nr. 1 (**Hauptschmerzen, durch Kreis gekennzeichnet**):

____

Schmerzproblem Nr. 2: ______________________

Schmerzproblem Nr. 3: ______________________

weitere Schmerzprobleme ______________________

14. Wie stark denken Sie, sind die **Hauptschmerzen**, die Ihr Kind *zur Zeit hat*? Bitte kreuzen Sie die entsprechende Zahl an!

0 – 1 – 2 – 3 – 4 – 5 – 6 – 7 – 8 – 9 – 10

Keine Schmerzen — Stärkste vorstellbare Schmerzen

15. Wie stark waren die **stärksten** Schmerzen Ihres Kindes *in der letzten Woche (in den letzten 7 Tagen)*? Bitte kreuzen Sie die entsprechende Zahl an!

0 – 1 – 2 – 3 – 4 – 5 – 6 – 7 – 8 – 9 – 10

Keine Schmerzen — Stärkste vorstellbare Schmerzen

16. Wie stark, denken Sie, waren die **schwächsten** Schmerzen, die Ihr Kind *in der letzten Woche (7 Tage)* hatte? Bitte kreuzen Sie die entsprechende Zahl an!

0 – 1 – 2 – 3 – 4 – 5 – 6 – 7 – 8 – 9 – 10

Keine Schmerzen — Stärkste vorstellbare Schmerzen

17. Wie stark, denken Sie, sind die Schmerzen, die Ihr Kind *im Durchschnitt zur Zeit* hat. Bitte kreuzen Sie die entsprechende Zahl an!

0 – 1 – 2 – 3 – 4 – 5 – 6 – 7 – 8 – 9 – 10

Keine Schmerzen — Stärkste vorstellbare Schmerzen

18. Wann im Tagesverlauf sind die Schmerzen **am stärksten**?

____

19. Wann im Tagesverlauf sind die Schmerzen am schwächsten?

____

20. An welchem Wochentag hat Ihr Kind die meisten Schmerzen?

____

21. In welcher Woche des Monats hat Ihr Kind die meisten Schmerzen?

____

22. In welcher Jahreszeit oder welchem Monat hat Ihr Kind die meisten Schmerzen?

____

23. Wie häufig tritt der **Hauptschmerz (der mit dem Kreis)** bei Ihrem Kind auf? (Bitte ankreuzen)

wenige Male pro Jahr	○
wenige Male pro Monat	○
mehrmals pro Woche	○
einmal täglich	○
mehrmals täglich	○
dauernd	○

24. Wie lange dauern die Schmerzen (Minuten, Stunden)?

____

25. Wenn Ihr Kind zur Zeit täglich Schmerzen hat, wieviel Stunden pro Tag hat Ihr Kind Schmerzen?

____

26. Welchen Verlauf haben die Schmerzen Ihres Kindes? (Bitte nur ein Kreuz machen!)

➢ Die Schmerzen meines Kindes treten **nur anfallsweise** auf, **dazwischen** ist mein Kind **schmerzfrei.** ○
➢ Die Schmerzen meines Kindes sind **dauernd vorhanden.** ○
➢ Die Schmerzen sind bei meinem Kind **dauernd vorhanden** ***und*** **zusätzlich** treten **Schmerzspitzen** auf. ○

27. Bitte umkringeln Sie die Worte in der Liste, die Ihrer Meinung nach die Schmerzen Ihres Kindes beschreiben, oder fügen Sie neue Worte ein.

beängstigend	kribbelnd	scharf	sprunghaft	eng
brennend	kühl	scheußlich	beißend	schreiend
heiß	ausbreitend	wund	einschießend	mörderisch
klopfend	drückend	hart	ängstlich	einsam
kneifend	unerträglich	pulsierend	grausam	schrecklich

kratzend	dumpf	traurig	juckend	ziehend
schlecht	oberflächlich	unangenehm	kalt	schwer
schneidend	hämmernd	außerhalb des Körpers	quälend	tief
stechend	grausam	prickelnd	ermüdend	dehnend
entnervend	marternd	warm	elend	glühend
………	………	lähmend	reißend	………
………	………	………	………	………

28. Gehen die Schmerzen Ihres Kinder mit Übelkeit, Erbrechen, Lichtempfindlichkeit, Sehstörungen, Schwindel, Schwellung, Rötung, Schwäche, Angespanntheit, schneller Atmung, Überempfindlichkeit der Haut oder anderen **Begleiterscheinungen** einher? Falls ja, bitte benennen Sie die Begleiterscheinungen.

____

____

____

29. Merken Sie, wenn sich Schmerzen bei Ihrem Kind **ankündigen**? Wenn ja, welche Zeichen weisen auf kommende Schmerzen hin (z. B. Steifheit, bestimmte Gedanken oder Aussagen, körperliche Empfindungen oder Verstimmtheit)?

____

____

____

30. Gibt es **Auslöser** für die Hauptschmerzen bei Ihrem Kind (beispielsweise Schlafmangel, Aufregung, Kälte, körperliche Anstrengung, Wetterwechsel, Licht, Lärm, Computerspiele, Fernsehen, Hektik, Schulprobleme, Wochenende oder Ferienbeginn)?

____

____

____

31. Welche **Ursache** haben die Hauptschmerzen Ihres Kindes Ihrer Meinung nach?

____

____

____

32. Was macht Ihr Kind, wenn es Schmerzen hat?

33. Wie reagieren Sie, wenn Ihr Kind Schmerzen hat? Bitte erläutern Sie.

34. Wie würde das Leben Ihres Kindes verändert, wenn die Schmerzen plötzlich verschwänden?

35. Wie würde sich Ihr Familienleben verändern?

36. Unter der Annahme, dass die Schmerzen bleiben: Was denken Sie, was für Dinge Ihr Kind *jetzt* tun sollte, die ihm später helfen?

Schmerzbehandlung

37. Nimmt Ihr Kind **zur Zeit** Medikamente gegen Schmerzen ein?
Ja ○ **Nein** ○

Falls ja, bitte tragen Sie die folgenden Informationen ein:

Medikament	*Dosis/Art (Tabletten/ Zäpfchen, Tropfen, Hübe)*	*Wie oft pro Tag?*	*Wann?*	*Wie wirksam?* 0 = nicht wirksam *1 = wenig wirksam* *2 = gut wirksam*
z. B. Ben-u-ron	*500 mg pro Tablette*	*3 × 1*	*8, 14, 21 Uhr*	*1*

38. Welche Medikamente oder welche Behandlungen wurden **in der Vergangenheit** gegeben?

Zeitraum	*Medikamente/Behandlung/Operation*	*Wie wirksam* 0 = nicht wirksam 1 = wenig wirksam 2 = gut wirksam

39. Wieviele verschiedene Ärzte haben Sie wegen der Schmerzen Ihres Kindes bisher aufgesucht?

keine ○ ca. ________

40. Wie häufig haben Sie mit Ihrem Kind in den *letzten vier Wochen* einen Arzt wegen der Schmerzen Ihres Kindes aufgesucht?

noch nie ○ ca. ______ Termine in den letzten vier Wochen

41. Was machen Sie derzeit, um die Schmerzen Ihres Kindes zu mindern?

____

____

____

42. Was lindert, was verschlimmert den Hauptschmerz Ihres Kindes?

Situation	*lindernd*	*kein Einfluss*	*verstärkend*
Körperliche Aktivität (Rennen, Fahrrad fahren etc.)	○	○	○
Psychische Belastung (Klassenarbeit, Streit etc.)	○	○	○
Ungünstige Körperhaltung (krummes Sitzen, langes Stehen)	○	○	○
Häufiger Lagewechsel, Herumgehen	○	○	○
Sich ausruhen, hinlegen, ruhighalten	○	○	○
....	○	○	○
....	○	○	○

Die Schmerzen meines Kindes sind *durch nichts zu beeinflussen*

Ja ○ Nein ○

43. Gibt es weitere Situationen, in denen die Schmerzen Ihres Kindes stärker werden? Bitte erläutern Sie.

____

____

____

Allgemeine und körperliche Beeinträchtigungen durch die Schmerzen

44. Welche der folgenden **Tätigkeiten** Ihres Kindes werden **durch die Schmerzen behindert**? Bitte umkreisen Sie die jeweils am ehesten zutreffende Ziffer:

	Niemals	*Selten*	*Manchmal*	*Häufig*	*Immer*
Familienleben genießen	1	2	3	4	5
Essen/Appetit	1	2	3	4	5
Freunde treffen	1	2	3	4	5
Sport	1	2	3	4	5
Schlafen	1	2	3	4	5
Fernsehen	1	2	3	4	5
Lesen	1	2	3	4	5
Hausaufgaben	1	2	3	4	5
Schulbesuch	1	2	3	4	5
Ins Kino gehen	1	2	3	4	5
Lieblingsbeschäftigung	1	2	3	4	5
Ungeliebte Beschäftigungen	1	2	3	4	5

Kommentare:

____

____

____

45. Haben die Schmerzen Ihr Kind während der letzten **vier Wochen** von Dingen abgehalten, die es tun wollte?

Ja ○
Nein ○

Falls ja, bitte erläutern Sie.

____

____

____

46. Wie oft haben die Schmerzen Ihr Kind in den **letzten vier Wochen** *vom Schulbesuch abgehalten?*

nie ○
nur 1 Tag ○
2–7 Tage ○
mehr als 1 Woche ○
die ganzen vier Wochen ○

47. Wie oft haben die Schmerzen Ihr Kind während der **letzten vier Wochen** von *anstrengenden* körperlichen Aktivitäten abgehalten, wie z.B. Rennen, Radfahren, Heben schwerer Gegenstände oder der Teilnahme an anstrengenden Sportarten?

nie	○
nur 1 Tag	○
2–7 Tage	○
mehr als 1 Woche	○
die ganzen vier Wochen	○

48. Wie oft haben die Schmerzen Ihr Kind während der **letzten vier Wochen** von *gemäßigten* körperlichen Aktivitäten abgehalten, wie z.B. mehrere Etagen Treppen Steigen, Bücken, schnelles Gehen oder Heben?

nie	○
nur 1 Tag	○
2–7 Tage	○
mehr als 1 Woche	○
die ganzen vier Wochen	○

49. Wie oft haben die Schmerzen Ihr Kind während der **letzten vier Wochen** von *leichten* körperlichen Aktivitäten abgehalten, wie z.B. gehen, sitzen oder stehen?

nie	○
nur 1 Tag	○
2–7 Tage	○
mehr als 1 Woche	○
die ganzen vier Wochen	○

50. Gibt es noch etwas anderes, was Sie uns über die Schmerzen Ihres Kindes mitteilen möchten oder über den Einfluss, den die Schmerzen auf Ihr Kind, Sie oder Ihre Familie haben?

____

____

____

Vielen Dank!

Anhang B: Schmerzbeurteilung

INHALT

B.1 Neonatal Infant Pain Scale (NIPS) – invasive Maßnahmen bei nichtbeatmeten Früh- und Neugeborenen

	0	*1*	*2*
Gesichtsausdruck	*Entspannte Muskeln:* ruhiges, friedliches Gesicht/neutraler Gesichtsausdruck	*Grimassieren:* angespannte Gesichtsmuskulatur, Kiefer, Kinn, gerunzelte Augenbrauen und Stirn	
Weinen/ Schreien	*Kein Schreien:* ruhig, schreit nicht	*Wimmern:* leichtes Stöhnen, intermittierend	*Kraftvolles Schreien/ Weinen:* lautes, ansteigendes Schreien, schrill, kontinuierlich
Atmungsmuster	*Entspannt:* normales Atemmuster für dieses Kind	*Veränderungen in der Atmung:* Dyspnoe, Tachypnoe, vermehrte Apnoen, unregelmäßige Atmung	
Arm- und Beinbewegung	*Entspannt/verhalten:* keine muskuläre Steifheit, gelegentlich zufällige Arm- und Beinbewegungen	*Gebeugt/gestreckt:* angespannte Arme/ Beine, starre und/ oder schnelle Streckung/Beugung	
Wachheit/ Aufmerksamkeit	*Schlafend/wach:* ruhig, friedlich schlafend oder wach, ruhig, aufmerksam	*Unruhig/irritiert:* wach, ruhelos, um sich schlagend, nicht zu beruhigen	

Deutsche Übersetzung. [Englische Version: Lawrence J, Alcock D, McGrath PJ, Kay J, MacMurray SB, Dulberg C (1993) The development of a tool to assess neonatal pain. Neonatal Network 12: 59–66].

B.2 Universitäts-Kinderklinik Köln: Sedierungsbogen für beatmete Früh-, Neugeborene und Säuglinge

Name: ______________________ Geburtsdatum: ______________________

Datum, Uhrzeit
A. Motorik
B. Mimik
C. Augen öffnen
D. Beatmung
E. Absaugen
Summe

1	*2*	*3*	*4*	*5*	
A. Motorik	Keine Spontanbewegungen	Spontanbewegungen bei Schmerzreizen	Spontanbewegungen mit den Extremitäten	Spontane Massenbewegungen	Dauernde spontane Bewegungen, Unruhe
B. Mimik	Keine Reaktionen	Grimassieren nur bei Schmerzreizen	Weint nur bei Schmerzreizen, beruhigt sich rasch wieder	Weint auch ohne Schmerzreize, beruhigt sich rasch	Weint, kaum zu beruhigen
C. Augen öffnen	Kein Öffnen der Augen	Öffnen nur bei Schmerzreizen	Öffnen bei Manipulationen, schläft rasch wieder ein	Öffnet spontan die Augen, schläft nach kurzer Zeit wieder ein	Öffnet spontan die Augen, lange Zeit wach, schwitzt
D. Beatmung		Keine Eigenatmung	Problemlose Eigenatmung voll synchronisiert	Apparative Beatmung durch Eigenatmung nicht gestört	Atmet gegen den Respirator, Tachypnoe
E. Absaugen		Keine Reaktionen beim Absaugen	Zeigt allenfalls Grimassieren oder Bewegungen mit den Extremitäten	Kurzes Husten oder Würgen	Wehrt sich heftig, hustet stark, presst

Nachdruck mit freundlicher Genehmigung von Dr. Susanne Reiser-Hartwig, Universitäts-Kinderklinik Köln.
Zielbereich 8–14 Punkte! Zu wenig sediert > 14 Punkte! Untersediert < 8 Punkte!

B.3 Kindliche Unbehagens- und Schmerzskala KUSS – postoperativer Schmerz bei nichtbeatmeten Kindern

Beobachtung	Bewertung	Punkte
Weinen	Gar nicht	0
	Stöhnen, Jammern, Wimmern	1
	Schreien	2
Gesichtsausdruck	Entspannt, lächelnd	0
	Mund verzerrt	1
	Mund und Augen grimassieren	2
Rumpfhaltung	Neutral	0
	Unstet	1
	Aufbäumen, Krümmen	2
Beinhaltung	Neutral	0
	Strampelnd, tretend	1
	An den Körper gezogen	2
Motorische Unruhe	Nicht vorhanden	0
	Mäßig	1
	Ruhelos	2
Gesamt		

Nachdruck mit freundlicher Genehmigung von PD Dr. med. W. Büttner, Ruhr-Universität Bochum.

- Die Skala ist gültig für Neugeborene und Kleinkinder bis zum Ende des 4. Lebensjahres.
- Für jede Variable ist nur eine Aussage zulässig. *Die Dauer der Beobachtung beträgt 15 s.* Es sind nur Daten aus dieser Zeit festzuhalten, auch wenn sich das Verhalten des Kindes danach ändert. Wiederholte Beobachtungen in festen zeitlichen Abständen sind aussagekräftiger als eine Einzelbeobachtung.
- Zu jeder Beobachtung gehört die Kontrolle des Wachheitsgrades. Ein schlafendes Kind hat keinen akuten analgetischen Therapiebedarf.
- Analgetischer Therapiebedarf beginnt mit 4 Punkten. Mit steigenden Punkten nimmt seine Dringlichkeit zu.

B.4 Kopfschmerztagebuch

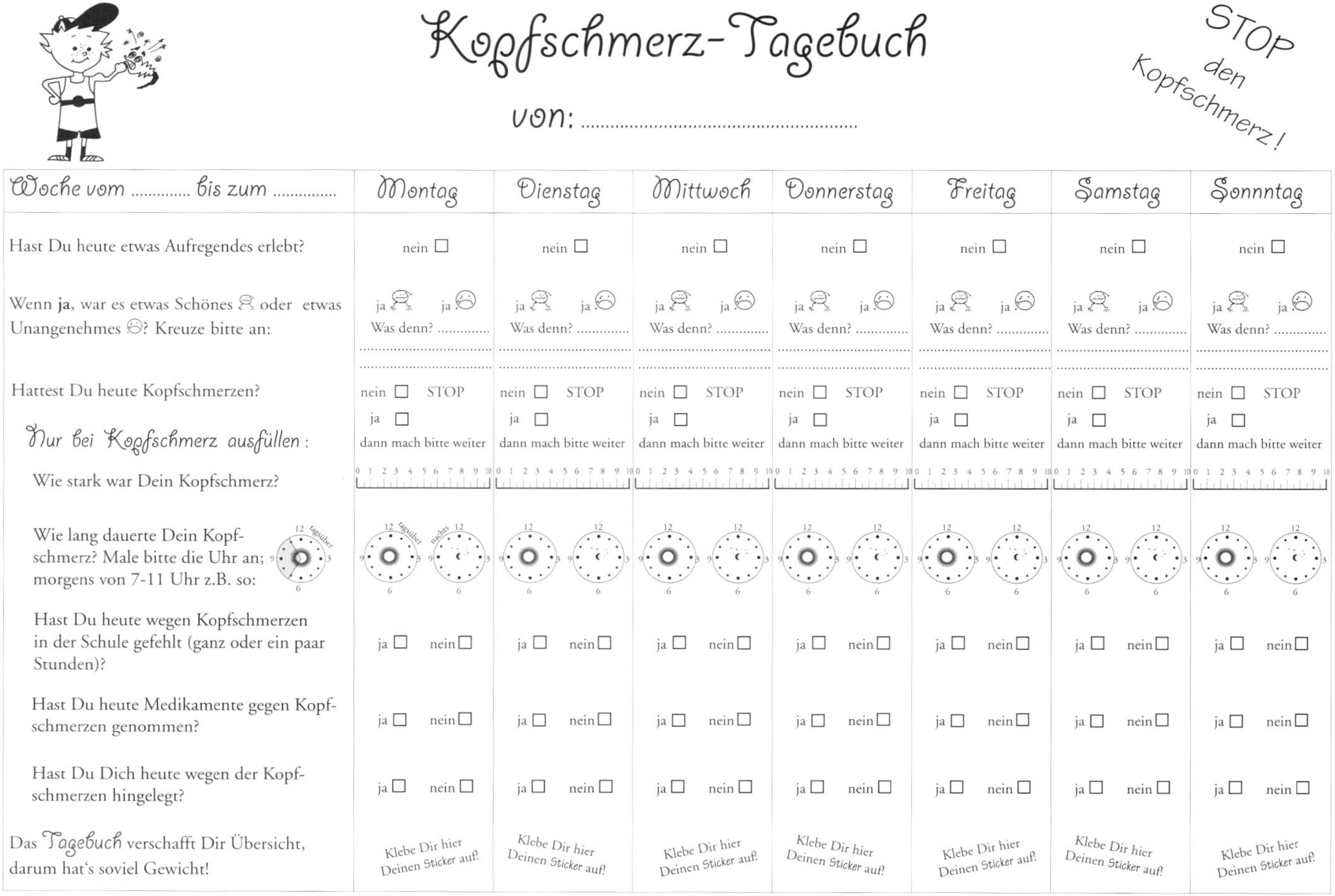

Kopfschmerz-Tagebuch

von: ....

STOP den Kopfschmerz!

Woche vom .... bis zum	Montag	Dienstag	Mittwoch	Donnerstag	Freitag	Samstag	Sonntag
Hast Du heute etwas Aufregendes erlebt?	nein ☐	nein ☐	nein ☐	nein ☐	nein ☐	nein ☐	nein ☐
Wenn **ja**, war es etwas Schönes oder etwas Unangenehmes? Kreuze bitte an:	ja ja Was denn?	ja ja Was denn?	ja ja Was denn?	ja ja Was denn?	ja ja Was denn?	ja ja Was denn?	ja ja Was denn? ....
Hattest Du heute Kopfschmerzen?	nein ☐ STOP ja ☐	nein ☐ STOP ja ☐	nein ☐ STOP ja ☐	nein ☐ STOP ja ☐	nein ☐ STOP ja ☐	nein ☐ STOP ja ☐	nein ☐ STOP ja ☐
Nur bei Kopfschmerz ausfüllen:	dann mach bitte weiter	dann mach bitte weiter	dann mach bitte weiter	dann mach bitte weiter	dann mach bitte weiter	dann mach bitte weiter	dann mach bitte weiter
Wie stark war Dein Kopfschmerz?	0 1 2 3 4 5 6 7 8 9 10	0 1 2 3 4 5 6 7 8 9 10	0 1 2 3 4 5 6 7 8 9 10	0 1 2 3 4 5 6 7 8 9 10	0 1 2 3 4 5 6 7 8 9 10	0 1 2 3 4 5 6 7 8 9 10	0 1 2 3 4 5 6 7 8 9 10
Wie lang dauerte Dein Kopfschmerz? Male bitte die Uhr an; morgens von 7-11 Uhr z.B. so: (12 tagsüber 3 6 9)	tagsüber nachts (12 3 6 9)	12 3 6 9	12 3 6 9	12 3 6 9	12 3 6 9	12 3 6 9	12 3 6 9
Hast Du heute wegen Kopfschmerzen in der Schule gefehlt (ganz oder ein paar Stunden)?	ja ☐ nein ☐	ja ☐ nein ☐	ja ☐ nein ☐	ja ☐ nein ☐	ja ☐ nein ☐	ja ☐ nein ☐	ja ☐ nein ☐
Hast Du heute Medikamente gegen Kopfschmerzen genommen?	ja ☐ nein ☐	ja ☐ nein ☐	ja ☐ nein ☐	ja ☐ nein ☐	ja ☐ nein ☐	ja ☐ nein ☐	ja ☐ nein ☐
Hast Du Dich heute wegen der Kopfschmerzen hingelegt?	ja ☐ nein ☐	ja ☐ nein ☐	ja ☐ nein ☐	ja ☐ nein ☐	ja ☐ nein ☐	ja ☐ nein ☐	ja ☐ nein ☐
Das Tagebuch verschafft Dir Übersicht, darum hat's soviel Gewicht!	Klebe Dir hier Deinen Sticker auf!	Klebe Dir hier Deinen Sticker auf!	Klebe Dir hier Deinen Sticker auf!	Klebe Dir hier Deinen Sticker auf!	Klebe Dir hier Deinen Sticker auf!	Klebe Dir hier Deinen Sticker auf!	Klebe Dir hier Deinen Sticker auf!

Abb. B.1. Kopfschmerztagebuch

B.5 Vorbereitung von jüngeren Kindern auf medizinische Prozeduren anhand von Bildern

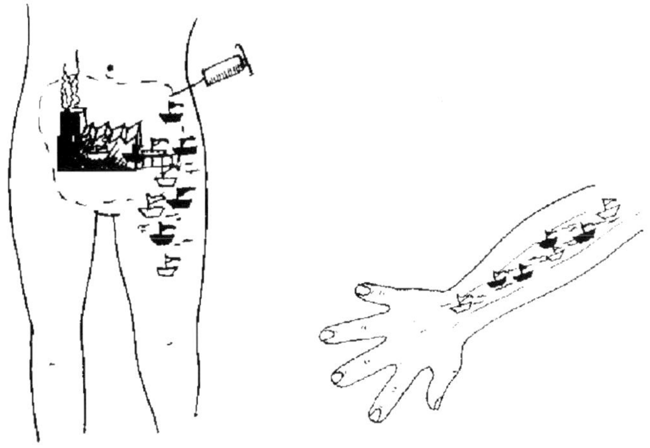

Abb. B.2. 1. Beispiel: Bild zu Erklärungen, was und wo Leukämiezellen im Körper sind

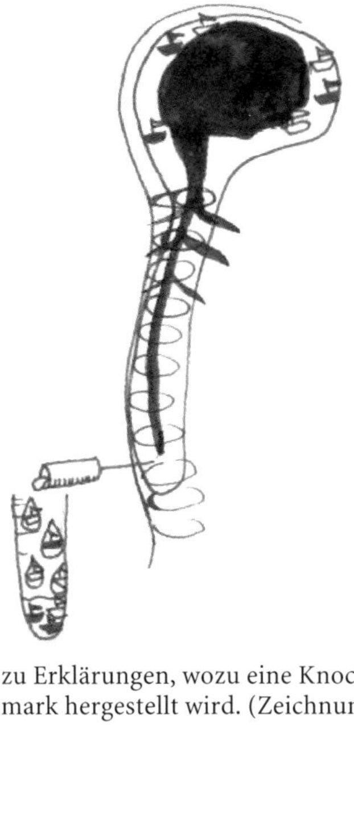

Abb. B.3. 2. Beispiel: Bild zu Erklärungen, wozu eine Knochenmarkpunktion gemacht wird und was im Knochenmark hergestellt wird. (Zeichnungen: Monika Eckey, Lohne)

B.6 Vorbereitung auf medizinische/pflegerische Maßnahmen

Beratung: Vorbereitung auf medizinische/pflegerische Maßnahmen

Aufklärung

Im Folgenden möchten wir Ihnen zeigen, wie die Vorbereitung auf eine medizinische oder pflegerische Prozedur, die für Kinder angstauslösend, unangenehm oder schmerzhaft ist, aussehen sollte. Anhand des Schemas soll für Sie als Eltern ein Vorgehen erläutert werden, mit dem Sie Ihr Kind ebenfalls auf belastende Maßnahmen vorbereiten können. Um mit einer belastenden Situation angemessen umgehen zu können, sollte man immer nach folgenden Informationen fragen oder solche weitergeben. An einem Beispiel wird das Vorgehen erläutert.

Behandlungsmaßnahme: **z. B. die Lumbalpunktion**

Hintergrundinformationen

Warum ist die Prozedur notwendig?	z. B. Leukämiezellen können im Spinalkanal sein, dies muss man herausfinden.
Wozu dient die Prozedur?	z. B. die entnommene Flüssigkeit wird auf Leukämiezellen hin untersucht.
Welcher Effekt wird ***erwünscht?***	z. B. keine Zellen zu finden.
Welche ***Nebeneffekte*** gibt es?	z. B. möglicherweise Kopfschmerzen.
Welche ***Risiken*** bestehen dabei?	z. B. Infektion, Nervenreizung.

Prozedurale Informationen

Wie wird Prozedur durchgeführt?	z. B. im Sitzen auf der Behandlungsliege, Schwester hält Kind im „Polizeigriff".
Wann wird die Prozedur durchgeführt?	z. B. abends gegen 17.00 Uhr, damit die Liegezeit möglichst in die Nacht fällt.
Wo wird die Prozedur durchgeführt?	z. B. im Behandlungszimmer, auf der Behandlungsliege.
Durch wen wird sie vorgenommen?	z. B. ein Arzt und zwei Schwestern, häufig mehrere Personen.

Prozedurale Informationen (Fortsetzung)

Mit wem wird sie durchgeführt?	z. B. mit Anwesenheit eines Elternteils.
Was ist zur Durchführung ***notwendig?***	z. B. Rücken so krumm wie möglich machen, stillhalten.
Welche ***Materialien*** werden verwendet?	z. B. Desinfektionslösung, Punktionsnadel, Röhrchen

Sensorische Informationen

Welche körperlichen ***Empfindungen*** haben Kinder dabei?	z.B. Schmerz durch Stich, durch Lokalanästhesie fast ganz weg, Empfindung von Drücken, Brennen, bei Sedierung wird nichts empfunden.
Welche ***Reaktionen*** kennt man von anderen Kindern?	z. B. Angst vor der Prozedur ist meist größer als der Schmerz, Umgebungsbedingungen werden als unangenehm und bedrohlich empfunden.
Was ***berichten andere*** Kinder über ihre Erfahrungen?	z. B. vorher skeptisch und ängstlich, danach sagen viele Kinder, dass es doch nicht so schlimm gewesen sei.

Anleitung zur Bewältigung

Gemeinsam mit den Eltern (und dem Kind) wird ein so genannter Bewältigungsplan erarbeitet, mit dessen Hilfe es leichter werden soll, die Angst zu beherrschen, den möglichen Schmerz auszuhalten und an der Durchführung der Maßnahme aktiv mitzuwirken. Ziel ist es, dass Eltern und Kind am Ende eine Strategie gefunden haben, die vor der Maßnahme eingeübt, währenddessen erinnert und nachher auf ihren Nutzen hin bewertet werden kann. Eine Strategie bedeutet Sicherheit für das Kind, ein Anker, an dem es sich in der Belastungssituation festhalten kann.

Vergangene ähnliche Belastungen

Welche ähnlichen Belastungen wurden in der Vergangenheit bereits vom Kind bewältigt?

Situation	*Wie empfand das Kind die damalige Situation?*	*Wie reagierte das Kind auf die damalige Situation?*
z. B. Impfen beim Kinderarzt		
Vorher		
im Wartezimmer der Arztpraxis	z. B. Erleben von Angst, Ungewissheit „Die Mama ist böse", „Der Doktor ist böse".	Unruhig, zappelig, aggressiv abwehrend, musste ins Zimmer gezerrt werden, weinte.
Während		
Im Behandlungszimmer	z. B. Erleben von großer Angst, Bedrohung, Ohnmacht.	Musste festgehalten werden, wehrte sich körperlich und verbal („Laßt mich in Ruhe").
Nachher		
Im Flur der Arztpraxis/zu Hause	z. B. Erleben von Ärger, Trauer und Unverständnis.	Nahm keine Belohnung an, wollte ganz schnell die Praxis verlassen, war böse auf die Mutter.

Die bevorstehende Belastung

Wie wird die bevorstehende neue Belastung bewältigt werden?

Situation	*Wie empfindet das Kind die neue Situation?*	*Wie wird das Kind auf die neue Situation reagieren?*
z. B. Venenpunktion im Krankenhaus		
Vorher		
Im Patientenzimmer/Flur	z. B. Erleben von Angst und Bedrohung, großer Erklärungsbedarf, will verstehen.	Unruhig, versucht mitzuarbeiten und die Angst zu bändigen, will sich ablenken.
Während		
Im Behandlungszimmer	z. B. zunehmende Angst durch die medizinischen Vorbereitungen, die vielen Menschen.	Unruhig, will über alles informiert sein, zusehen, mögliches „Kippen" zu Panikreaktion kurz vorher.
Nachher		
Im Spielzimmer	z. B. Erleben von Stolz über das Aushalten, Freude über Erfolg.	Möchte sich ablenken und spielen und nicht mehr daran denken.

Der Bewältigungsplan

Hier wird kurz festgehalten, welche Strategien gemeinsam erarbeitet wurden. Dabei ist wichtig, daß mit Eltern und Kind für die Phasen vorher, während und nachher eine Bewältigungsstrategie gefunden wurde, auf die in der aktuellen Situation zurückgegriffen werden kann.

Was machen das Kind und die Eltern ***vor*** der Maßnahme?	z. B. längere Zeit vorher: verständliche Erklärungen, Üben im Doktorspiel; kurz vorher: Ablenken durch Spielen, das hohe Aufmerksamkeit fordert, evtl. Entspannungsübungen, evtl. Absprache von Vereinbarungen.
Was machen das Kind und die Eltern ***während*** der Maßnahme?	z. B. es wird ein Bilderbuch mitgenommen und Tiere/Personen darin gezählt, es werden gemeinsam Kinderlieder gesungen, dem Arzt oder den Schwestern erzählt, welche Hobbys das Kind hat; das Kind soll bestimmen können, wann der „Pieks" gemacht wird und zählt dabei bis drei, will das Pflaster danach selber kleben.
Was machen das Kind und die Eltern ***nach*** der Maßnahme?	z. B. Lob und Belohnung, eine Trophäe darf ausgesucht werden, ein Lieblingsspiel wird gespielt, den anderen wird erzählt, dass man es nun hinter sich gebracht hat.
Was könnte Ihrer Meinung nach ***besonders schwierig/belastend*** für Ihr Kind werden?	z. B. wenn die Vorbereitungen im Behandlungszimmer zu lange dauern, wenn zuviel auf das Kind eingeredet wird, wenn ohne Ankündigung „gepiekst" wird, wenn Ungeduld und Hektik aufkommen.
Wünschen Sie während der Durchführung der Maßnahme ***Hilfestellungen von uns?***	z. B. Hilfe geben, das Kind vorher zu beruhigen, Strategien gemeinsam einüben, eine entspannte und angenehme Atmosphäre schaffen, in der Situation daran erinnern und darauf achten, dass gemeinsame Vereinbarungen eingehalten werden.
Was sollte ***das Team*** aufgrund des erarbeiteten Bewältigungsplans Ihres Kindes beachten?	z. B. nicht zu viele Personen sollten auf das Kind einreden, vorher nicht unnötig über die bevorstehende Prozedur reden, im Behandlungszimmer keine langen Vorbereitungszeiten aufkommen lassen, das O.K. des Kindes abwarten und bei den Ablenkungsversuchen mithelfen, ungewöhnliche Aktionen wie z. B. Musikhören zulassen.

Formen der Angst- und Schmerzbewältigung

Längere Zeit vorher	Kurz vorher	Währenddessen	Kurz nachher	Längere Zeit nachher
Aufklärung	Progressive	Kognitive Selbstkontrolle	Positive Anreize	Aufarbeitung
Kognitive Umstrukturierung	Muskelentspannung	Externale	Trophäe	Reflektion
Selbstkontrolle	Ablenkung	Aufmerksamkeitsfokussierung	Geschenk	Neubewertung
Was ich machen muss	Coping:	Luftblasen	Vereinbarung	Modifizierung
Was ich machen darf	Stellungnahmen	Arm-/Handdrücken	Verstärkung	Optimierung
Shaping und Üben		Zählen	Kommentieren	
Doktorspiel	Selbstverbalisationen	Internale		
Trockenübung	Passive Relaxation	Aufmerksamkeitsfokussierung		
Stressimunisierung	Die Geschichte	Bild		
Informieren		Trophäe		
Gedanken und Vorstellungen		Somatisierung		
Selbstberuhigung		Imaginative Unaufmerksamkeit		
Modelling		Schmerztransformation		
Rollenspiel		Kontexttransformation		
Gespräch		„Superman“		
Videomodelling		Gedankenstopp		
Systematische Desensibilisierung		Kontrolle sozialer Kontingenzen		
Übungen		Atemübungen		
		Pusten		
		Atmen		
		Selfpacing		
		Kommentar		
		Fragen		

Aus: Kusch M, Labouvie H, Bode U (1998). Patientenschulungsprogramm: „Hilfe zur Selbsthilfe“ für Familien mit einem krebskranken Kind (3. Version). Manual der stationären psychologischen Betreuung: Pädiatrische Onkologie (MSPB:PO). Zentrum für Kinderheilkunde, Psychosozialer Dienst der Abteilung für Hämatologie und Onkologie, Bonn.

Schmerztherapie-Dokumentationsbogen

(wenn Tage nicht ausreichen bitte neues Blatt beginnen)

Blatt Nr.: ______

bei Folgeblatt entfallen Schmerzanamnese und Medikamente „bis heute"

Name, Vorname: ______ ______ Geb.-Datum: __ __ __ (Tag Monat Jahr) Gewicht: ___ kg Größe: ___ cm

Die Schmerzanamnese bitte 1x zu Beginn eines Schmerzzyklus (Schmerzzyklus: therapiebedürftige Schmerzen bis stabile Situation Schmerzwert ≤ 2) ausfüllen

Schmerzanamnese

Datum	Schmerzlokalisation	Zeitliche Charakteristik	Schmerzursache	Schmerzcharakter	Diagnosen bis jetzt
	Kurz beschreiben:	(0) nicht abgeklärt (1) Einzelperiode (2) dauernd (3) dauernd mit aufgesetzten Attacken (4) wiederholt ohne Rhythmik (z.B. 3-4 mal pro Woche) (5) nur bei körperl. / seel. Belastung (6) andere:	(a) postop. / posttraumatisch (z.B. nach Punktion) (b) entzündlich (c) tumorbedingt (nicht postoperativ) (d) strahlenbedingt (e) chemotherapiebedingt (f) tumorunabhängig (wie Migräne) (g) andere:	(I) dumpf (II) spitz, stechend (III) einschießend (IV) pulsierend (V) brennend (VI) krampf- oder kolikartig (VII) andere:	1. 2. 3. 4. 5. 6.

Schmerzmittel und Begleitmedikamente

Datum/Therapietag	Dat: / Tag Nr. ___	Dat: / Tag Nr. ___	Dat: / Tag Nr. ___	Dat: / Tag Nr. ___
Medikamente ab heute⇨ (bis heute ⇩)				
Zusatzgaben bei Bedarf (mit Uhrzeit)				
Begleitmedikamente (Abführmittel, Medikamente gegen Übelkeit oder Juckreiz, etc. mit Dosis und Uhrzeit)				

Schmerzwerte

Meßlatte Fremdbeurt.	Schulnoten/ Smileys	
10	6	
8	5	
6	4	
4	3	
2	2	
0	1	

Atemfrequenz / min.	

Uhrzeit 8 12 16 20 24 4 8 12 16 20 24 4 8 12 16 20 24 4 8 12 16 20 24 4 8

Bitte die Nummer des Schmerzbehandlungstages und Intensität der Beschwerden eintragen:

0=nicht vorhanden; **1**=leicht; **2**=stark

Schmerztherapie - Tag Nummer	Nr.	Nr.	Nr.	Nr.
Wachheitsgrad				
Verstopfung				
Juckreiz				
Übelkeit				
Erbrechen				
Harnverhalt				
Schwitzen				

Therapie bei Entlassung (einschl. Bedarfs- und Begleitmedikation):

______

______

______

______

Abb. B.4. Schmerztherapiedokumentationsbogen der Vestischen Kinderklinik Datteln (Copyright Dr. B. Zernikow 1998)

B.7 Schmerztherapiedokumentationsbogen der Vestischen

Gebrauchsanweisung für Schmerzmessung und Dokumentation

Liebe Kinderkrankenschwester, lieber Kinderkrankenpfleger,
liebe Kollegin, lieber Kollege,
um die Schmerztherapie optimal zu gestalten und uns selbst den Überblick zu erleichtern, sollte die medikamentöse Schmerztherapie dokumentiert werden. Zur Arbeitserleichterung haben wir deshalb den Schmerztherapie-Dokumentationsbogen und eine Schmerz-Messkarte entwickelt.

A. Bitte vor Therapiebeginn eintragen:

- Patientendaten, Schmerzanamnese, bisherige Schmerztherapie
  (Änderungen der Schmerzsymptomatik bitte mit Datum dokumentieren)

B. Bitte regelmäßig eintragen:

1. Schmerzwerte/Atemfrequenz

Mindestens 4 mal pro Tag (beim Versorgen) messen und Schmerztherapie danach ausrichten. Bitte unbedingt links ankreuzen, ob Schmerzwerte mittels Fremdbeobachtung, Smileys, Schulnoten oder Meßlatte gemessen wurden!

2. Beschwerden des Patienten

Bitte Nummer (Nr.) des Behandlungstags und Stärke der Beschwerden eintragen:
0: nicht vorhanden 1: leichte 2: starke

Nr. des Behandlungstags	Tag Nr. 1	Tag Nr. 2	Tag Nr. 3
Wachheitsgrad	0	1	2
Atemstörung	0	0	1
Verstopfung	0	0	0
Juckreiz	1	1	1
Harnverhalt	0	0	1

Wachheitsgrad	1	=	Müde, öffnet die Augen auf Ansprache
	2	=	Müde, reagiert nur auf Stimulation oder Schmerz
Atemstörung	1	=	Atemfrequenz: 6-12 Monate < 20/min. 1 - 2 Jahre < 15/min. über 2 Jahre < 10/min.
	2	=	Narcantigaben, $SaO_2 < 90$; Sauerstoffgaben
Verstopfung	1	=	Stuhlfrequenz < 3/Woche
	2	=	zusätzlich harter Stuhl oder schmerzhafter Stuhlgang
Harnverhalt	1	=	mit laufendem Wasserhahn etc. zu beheben
	2	=	Blasenkatheter oder Medikamente erforderlich

Bitte tragen Sie Nebenwirkungen **täglich während der Mittagsübergabe** ein. Der Eintrag bezieht sich dann auf den Zeitraum der letzten 24 Stunden (z.B. von 13 Uhr des gestrigen Tages bis heute 13 Uhr).

C. Bitte bei Entlassung eintragen: Schmerztherapie bei Entlassung

Falls Sie Bögen mit Durchschlag benutzen → Original in die Kurve, Durchschläge senden an: **Dr. Boris Zernikow, Vestische Kinderklinik, Universität Witten-Herdecke, Lloydstr. 5, 45711 Datteln. Bei Rückfragen: Tel. 02363-975-0. Ich danke Ihnen herzlich für Ihre Mitarbeit.**

Weitere Schmerz-Messkarten und Schmerztherapie-Dokumentationsbögen können Sie anfordern bei:
Mundipharma GmbH, Limburg / Lahn Infoline: Tel. 0800/ 8 55 11 11

Abb. B.5. Gebrauchsanweisung für Schmerzmessung und Dokumentation (Copyright Dr. B. Zernikow 1998)

Schmerzmessung bei <2,5 Jahre alten Kindern

	Ja (1)	Nein (0)
Schreien/Weinen	1	0
Unruhig/Weinerlich	1	0
Grimassieren	1	0
Erwartungsangst	1	0
Läßt sich <u>nicht</u> leicht beruhigen	1	0
Schlafstörungen	1	0
Zieht sich zurück	1	0
Ißt weniger	1	0
Spielt weniger	1	0
Ist weniger lange aufmerksam	1	0

=> Summe in Dokumentationsbogen eintragen

Schmerzmessung ab 2,5 Jahren

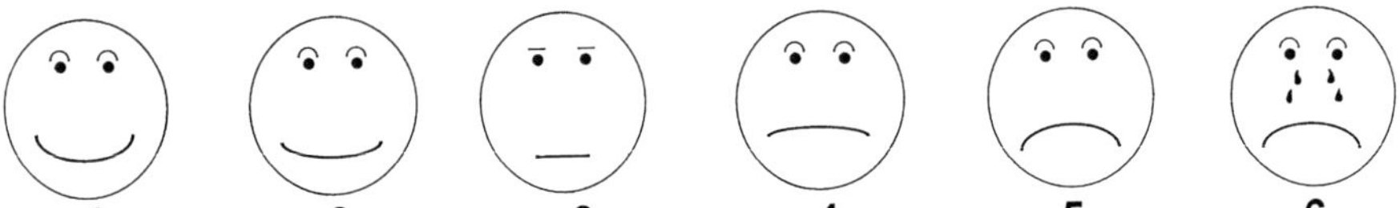

1 2 3 4 5 6

[0]-----[1]-----[2]-----[3]-----[4]-----[5]-----[6]-----[7]-----[8]-----[9]-----[10]

keine Schmerzen — **stärkste vorstellbare Schmerzen**

Abb. B.6. Schmerzmesskarte (Copyright Dr. B. Zernikow 1998)

Kinderklinik Datteln
B.8 Schmerzmessung und Dokumentation
B.9 Bauchschmerztagebuch und Anleitung

Liebe ...!

Liebe Eltern!

Dies ist ein Bauchschmerztagebuch. 2 Wochen lang sollst Du mit Hilfe der Fragen in diesem Tagebuch Deine Bauchschmerzen beobachten. Denn je genauer Du den Verlauf der Bauchschmerzen kennst, desto besser kannst Du etwas dagegen unternehmen! Außerdem kannst Du genau sehen, ob sich mit der Zeit etwas verändert, ob Deine Bauchschmerzen zum Beispiel seltener auftreten oder weniger schlimm sind.

Am besten legst Du dieses Tagebuch an einen festen Platz, zum Beispiel auf den Schreibtisch oder neben Dein Bett. Jeden Abend nimmst Du Dir fünf Minuten Zeit, vielleicht bevor Du ins Bett gehst, und füllst die Spalte des entsprechenden Tages aus.

Wie Du die einzelnen Fragen des Bauchschmerztagebuchs beantworten kannst, ist auf der nächsten Seite beschrieben.

Viel Spaß und viel Erfolg!

Datum		Hier trägst Du ein, an welchem Tag Du Deine Bauchschmerzen beobachtet hast.
Hattest Du heute Bauchschmerzen?	ja ☐ nein ☐	Wenn Du heute keine Bauchschmerzen hattest, kreuze „nein" an. Die anderen Fragen brauchst Du dann heute nicht mehr zu beantworten. Hattest Du heute Bauchschmerzen, kreuze „ja" an und ...
↳ **wenn ja, bitte weiter**		... beantworte bitte auch die folgenden Fragen.
In welcher Zeit hattest Du Schmerzen?		Hier kannst Du auch mehrere Zeiten aufschreiben, wenn Du z.B. morgens und abends Bauchschmerzen hattest. Wenn Du unterschiedliche Farben dafür benutzt, kann man Deine Antworten hinterher besser unterscheiden.
Wie stark waren Deine Schmerzen auf einer Skala von 1 (keine Schmerzen) bis 10 (schlimmste Schmerzen)?		Schätze bitte mit Hilfe der Zahlenskala ein, wie schlimm Deine Schmerzen heute waren. **1** 2 3 4 5 6 7 8 9 **10** **keine Schmerzen** … **schlimmste Schmerzen**
Gab es heute ein besonderes Ereignis? ↳ wenn ja: War es ein angenehmes Ereignis (z.B. Spielnachmittag, Schwimmen gehen) oder ein unangenehmes Ereignis (z.B. Klassenarbeit, Streit mit jemandem)?	ja ☐ nein ☐	Hier sollst Du überlegen, ob heute irgend etwas besonderes passiert ist. Kreuze bitte „nein" an, wenn nichts besonderes vorgekommen ist. Wenn es heute etwas besonderes gab, kreuze „ja" an und schreib auf, was es gewesen ist.
Was hast Du gegen Deine Bauchschmerzen getan (z.B. hingelegt, ferngesehen, etwas gespielt)?		Wenn Du versucht hast, etwas gegen Deine Bauchschmerzen zu tun, schreib bitte alles auf, was Du unternommen hast. Hier kannst Du auch aufschreiben, wenn Du Medikamente genommen oder Dir eine Wärmeflasche auf den Bauch gelegt hast, um die Schmerzen zu lindern.
Wie gut hat das gegen die Bauchschmerzen geholfen?	sehr gut☐ gut ☐ mittelmäßig☐ etwas ☐ gar nicht ☐	Zum Schluss schätze bitte ein, wie gut das, was Du getan hast, gegen Deine Schmerzen geholfen hat.

Abb. B.7. Bauchschmerztagebuch (Copyright Vestische Kinderklinik Datteln 2000)

Bauchschmerztagebuch für

Datum							
Hattest Du heute Bauchschmerzen?	ja ☐ nein ☐	ja ☐ nein ☐	ja ☐ nein ☐	ja ☐ nein ☐	ja ☐ nein ☐	ja ☐ nein ☐	ja ☐ nein ☐
↳ **wenn ja, bitte weiter**							
In welcher Zeit hattest Du Schmerzen?							
Wie stark waren Deine Schmerzen auf einer Skala von 1 (keine Schmerzen) bis 10 (schlimmste Schmerzen)?							
Gab es heute ein besonderes Ereignis? ↳ wenn ja: War es ein angenehmes Ereignis (z.B. Spielnachmittag, Schwimmen gehen) oder ein unangenehmes Ereignis (z.B. Klassenarbeit, Streit mit jemandem)?	ja ☐ nein ☐	ja ☐ nein ☐	ja ☐ nein ☐	ja ☐ nein ☐	ja ☐ nein ☐	ja ☐ nein ☐	ja ☐ nein ☐
Was hast Du gegen Deine Bauchschmerzen getan (z.B. hingelegt, ferngesehen, etwas gespielt)? Wie gut hat das gegen die Bauchschmerzen geholfen?	sehr gut ☐ gut ☐ mittelmäßig ☐ etwas ☐ gar nicht ☐	sehr gut ☐ gut ☐ mittelmäßig ☐ etwas ☐ gar nicht ☐	sehr gut ☐ gut ☐ mittelmäßig ☐ etwas ☐ gar nicht ☐	sehr gut ☐ gut ☐ mittelmäßig ☐ etwas ☐ gar nicht ☐	sehr gut ☐ gut ☐ mittelmäßig ☐ etwas ☐ gar nicht ☐	sehr gut ☐ gut ☐ mittelmäßig ☐ etwas ☐ gar nicht ☐	sehr gut ☐ gut ☐ mittelmäßig ☐ etwas ☐ gar nicht ☐

Abb. B.7. (Fortsetzung)

Woche 2

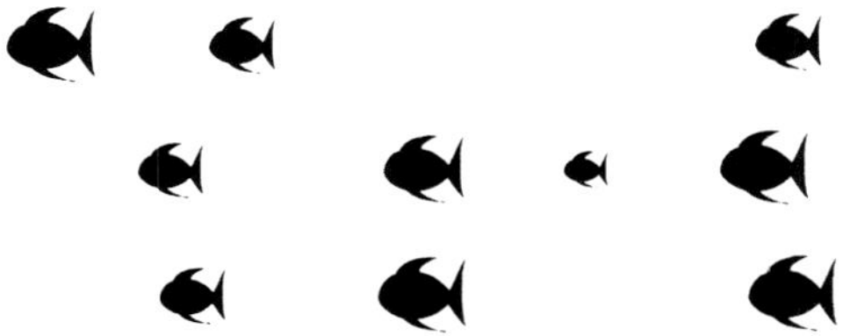

Fragen an Entspannungs-Chef ____________________

	Beispiel	Donnerstag	Freitag	Samstag	Sonntag	Montag	Dienstag	Mittwoch
Hast Du heute geübt, langsam und tief in den Bauch einzuatmen? (Ja / Nein) Wie oft?	Ja 2 mal							
Wie gut hat es heute geklappt? ① ② ③ ④ ⑤ (Von *1 = sehr gut* bis *5 = überhaupt nicht*)	3							
Wie gerne hast Du die Übung heute gemacht? ① ② ③ ④ ⑤ (Von *1 = sehr gerne* bis *5 = überhaupt nicht gern*)	1							
Wenn Du heute alle Fragen beantwortet hast, kannst Du Dir zur Belohnung einen Sticker einkleben!								

Abb. B.7. (Fortsetzung)

Woche 3

Fragen an Ablenkungs-Meister ____________________

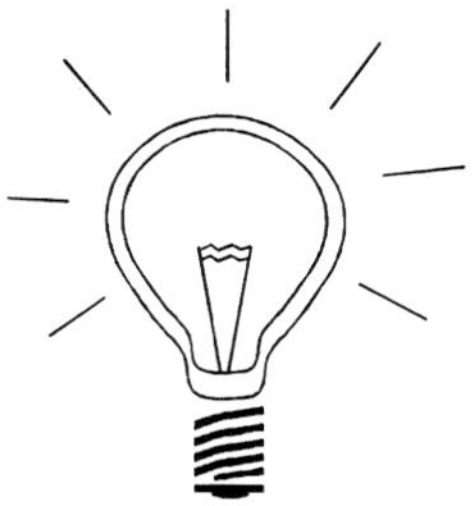

Wenn ich Bauchschmerzen habe, lenke ich mich ab, indem ich

1. ____

2. ____

	Beispiel	Donnerstag	Freitag	Samstag	Sonntag	Montag	Dienstag	Mittwoch
Hast Du Deine Ablenkungstechniken heute durchgeführt, als Du Bauchschmerzen hattest? (Ja / Nein) Wie oft?	Ja 2 x							
Wie gut haben Dir Deine Ablenkungstechniken gegen die Bauchschmerzen geholfen? ① ② ③ ④ ⑤ (Von *1 = sehr gut* bis *5 = überhaupt nicht*)	2							
Wie gerne hast Du diese Übung heute angewendet? ① ② ③ ④ ⑤ (Von *1 = sehr gerne* bis *5 = überhaupt nicht gern*)	1							
Wenn Du heute alle Fragen beantwortet hast, kannst Du Dir zur Belohnung einen Sticker einkleben!								

Abb. B.7. (Fortsetzung)

Woche 4

Fragen an Gedanken-Boss ______________________

Wenn ich Bauchschmerzen habe, denke ich

1.____

2.____

	Beispiel	Donnerstag	Freitag	Samstag	Sonntag	Montag	Dienstag	Mittwoch
Hast Du heute Deine positiven Gedanken angewandt, als Du Bauchschmerzen hattest? (Ja / Nein) Wie oft?	Ja 3 x							
Wie gut haben Dir diese Gedanken gegen die Bauchschmerzen geholfen? ① ② ③ ④ ⑤ (Von *1 = sehr gut* bis *5 = überhaupt nicht*)	1							
Wie gerne hast Du diese Übung heute angewendet? ① ② ③ ④ ⑤ (Von *1 = sehr gerne* bis *5 = überhaupt nicht gern*)	2							
Wenn Du heute alle Fragen beantwortet hast, kannst Du Dir zur Belohnung einen Sticker einkleben!								

Abb. B.7. (Fortsetzung)

Woche 5

Fragen an Schmerz-Fighter ______________________

Wenn ich Bauchschmerzen habe, hole ich mir in Gedanken ______________

zu Hilfe und stelle mir vor, wie wir gemeinsam die Schmerzen besiegen.

	Beispiel	Donnerstag	Freitag	Samstag	Sonntag	Montag	Dienstag	Mittwoch
Hast Du Dir heute vorgstellt, gemeinsam mit __________ die Bauchschmerzen zu besiegen, als Du welche hattest? (Ja / Nein) Wie oft?	Ja 1 x							
Wie gut hat Dir diese Vorstellung gegen die Bauchschmerzen geholfen? ① ② ③ ④ ⑤ (Von *1 = sehr gut* bis *5 = überhaupt nicht*)	4							
Wie gerne hast Du diese Übung heute angewendet? ① ② ③ ④ ⑤ (Von *1 = sehr gerne* bis *5 = überhaupt nicht gern*)	3							
Wenn Du heute alle Fragen beantwortet hast, kannst Du Dir zur Belohnung einen Sticker einkleben!								

Abb. B.7. (Fortsetzung)

C Informationen zum Thema

INHALT

Informationen, Broschüren, Ratgeber

- Bestrahlen. Was ist das, bestrahlen? Ein Patienteninformationsfilm. MAK, Medienabteilung, Klinikum Eberhard-Karls-Universität, Tübingen.
- Bode G, Hoffmann M: Wenn ein Schüler Krebs hat. Ein Leitfaden für Lehrer. Zu beziehen bei: DLFH-Dachverband, Joachimstraße 20, 53113 Bonn (Schutzgebühr).
- Bode G, Schmalenbach U: Mein Kind hat Krebs. Ein Ratgeber für Eltern krebskranker Kinder.
  Zu beziehen bei: DLFH-Dachverband, Joachimstraße 20, 53113 Bonn (Schutzgebühr).
- Der Chemo-Kaspar. Ein Bilderbuch für kleine Patienten über die Wirkung der Chemotherapie.
  Zu beziehen bei: DLFH-Dachverband, Joachimstraße 20, 53113 Bonn (Schutzgebühr).
- Deutsche Krebshilfe e.V.: Krebs im Kindesalter. Ein Ratgeber für Eltern krebskranker Kinder und Jugendlicher.
  Kostenlos zu beziehen bei der Deutschen Krebshilfe, Thomas-Mann-Straße 40, 53111 Bonn.
- Frank G (1995) Leben mit einem Tumor. Ein Buch für Kinder, Jugendliche und ihre Eltern. Münster: Druckwerkstatt, 5. Auflage.
  Zu beziehen bei: DLFH-Dachverband, Joachimstraße 20, 53113 Bonn (Schutzgebühr).
- Giddings DF, Buff W: Feuerfrost. Die Geschichte vom Drachenmädchen, das nicht mehr Feuerspucken konnte. In Märchenform wird hier Kindern die Knochenmarktransplantation erklärt.
  Zu beziehen bei: Drexler'sche Verlagsgesellschaft, Banneggstr. 55, 88214 Ravensburg.
- Kusch M: Psychologische Vorbereitung auf schmerzhafte Prozeduren bei Kindern – Die Lumbalpunktion. Video-Lehrfilm für Eltern und Behandler im Krankenhaus.
  Zu beziehen bei: Förderkreis für Tumor- und Leukämieerkrante Kinder e.V., oachimstr.20, 53113 Bonn (Schutzgebühr).
- Prinzessin Luzie und die Chemo-Ritter. Ein Bilderbuch für Kinder über die Chemotherapie.
  Zu beziehen bei: DLFH-Dachverband, Joachimstraße 20, 53113 Bonn (Schutzgebühr).
- Rutkowski-Damminger L: Chemotherapie – Ein Bilderbuch für Kinder. In schematischen Bildern wird Kindern das Phänomen Krebs und die Behandlung erklärt.
  Zu beziehen bei: DLFH-Dachverband, Joachimstraße 20, 53113 Bonn (Schutzgebühr).
- Schröder J, Hiller-Kettere, I, Häcker W, Klemm M, Böpple E (1996) Liebe Klasse, ich habe Krebs! Pädagogische Begleitung lebensbedrohlich erkrankter Kinder und Jugendlicher.

Eine wichtige, umfassende Handreichung für Lehrer, Psychologen, Erzieher, die hilft, die Herausforderung im Umgang mit lebensbedrohlich erkrankten Kindern und Jugendlichen anzunehmen. Attempto, Tübingen.

- Schulz CM: Warum, Charlie Brown, warum? Begleitbuch zum Zeichentrickfilm („Der große Kampf der kleinen Janice"), in dem in kindgerechter Sprache von einem Mädchen erzählt wird, das an Leukämie erkrankt.
  Zu beziehen bei: DLFH-Dachverband, Joachimstraße 20, 53113 Bonn (Schutzgebühr).
- Stamatiadis S, Sellschop A (Hrsg) (1993) Thema Krebs, Fragen und Antworten des Kinderkrebsinformationsdienstes Heidelberg. Ein handliches Nachschlagewerk zur gesamten Thematik. Springer, Berlin Heidelberg New York.
- TUZ Freiburg: Wenn Thomas zur Bestrahlung geht. Eine Fibel für Kinder zur Vorbereitung auf die Strahlentherapie.
  Erhältlich bei: Tumorzentrum Freiburg, Hugstetter Str. 55, 79106 Freiburg (Schutzgebühr).
- Waldorf S, Friedrich C: Ich will auch Geschenke. Mit Illustrationen von Hartmut Kreß. Hilfen für Geschwisterkinder.
  Zu beziehen bei: DLFH-Dachverband, Joachimstraße 20, 53113 Bonn (Schutzgebühr).
- Was nun? Was tun! Ein Ratgeber für jugendliche Krebspatienten und ihre Freunde.
  Zu beziehen bei: DLFH-Dachverband, Joachimstraße 20, 53113 Bonn (Schutzgebühr).
- Zernikow B, Damschen U (1999) Dattelner Schmerzfragebogen für Kinder und Jugendliche.
  Zu beziehen bei: Vestische Kinderklinik Datteln, Universität Witten/Herdecke, Dr. Friedrich-Steiner-Str. 5, 45711 Datteln.

Wichtige Adressen im Internet

Schmerztherapie im Kindesalter führt in Deutschland ein Schattendasein. Umso wichtiger ist der nationale und internationale Austausch mit den wenigen Kinderschmerzexperten. Hierzu bietet das Internet hervorragende Möglichkeiten.

Im Folgenden einige wichtige Adressen:

- http://www.schmerzforum.de
  - Wichtigste Internetadresse. Unzählige interessante Links zu allen wichtigen Fachgesellschaften, Organisationen, Pharmakonzernen, Zeitschriften etc. Über die Deutsche Gesellschaft zum Studium des Schmerzes (DGSS) können Informationen über den Arbeitskreis „Schmerztherapie bei Kindern" abgerufen werden.
- http://is.dal.ca./pedpain/pedpain.html
  - Öffnet alle Möglichkeiten der kanadischen Schmerzgesellschaft. Teilnahme an einer Pediatric Pain Mailing List möglich.

- www.dal.ca./~painscr/docs/pps28.html
  - Beinhaltet Empfehlungen zur praktischen pädiatrischen Schmerztherapie.
- http://www.jr2.ox.ac.uk/Bandolier/painres/MApain.html
  - Enthält Quellenangaben zu systematischen Reviews.
- http://www.powh.edu.au/pain/program.htm
  - Verbindet mit der Pediatric Pain Interest Group des Children Hospitals Sydney.
- http://www.cochrane.de
  - Enthält systematische Reviews.
- http://www.painandhealth.org/
  - Kontaktiert das Upper Peninsula Pain Project mit einer umfassenden Liste von Aktivitäten zur Schmerztherapie im Kindesalter.

Sachverzeichnis

A

C

D

F

I

J

K

L

M

N

O

P

R

U

V

W

Z

Druck (Computer to Film): Saladruck, Berlin
Verarbeitung: Lüderitz & Bauer, Berlin